精品教材
guaranteed

全国高职高专医药院校
医教协同"十三五"规划教材

人体解剖学和组织胚胎学

主　编　马永贵　铁岭卫生职业学院
宋　斌　铁岭卫生职业学院
副主编　李　勇　铁岭卫生职业学院
刘丽娇　铁岭卫生职业学院
编　者　罗　辑　铁岭卫生职业学院
刘喜军　铁岭卫生职业学院
刘　鹏　铁岭卫生职业学院
马德航　铁岭卫生职业学院
潘　琦　铁岭卫生职业学院
许连静　铁岭卫生职业学院
王　强　铁岭卫生职业学院
郑一鸣　铁岭卫生职业学院
杨雅迪　铁岭卫生职业学院
程　龙　铁岭卫生职业学院
韩丽华　铁岭卫生职业学院
杨春青　贵州工商职业学院

華中科技大學出版社
http://www.hustp.com
中国·武汉

内 容 简 介

本书为全国高职高专医药院校医教协同"十三五"规划教材。

本书根据高职高专医药院校的专业特点，结合实际教学条件，充分体现"医教协同"的教学理念而编写。全书共十一章，内容包括组织学基础、运动系统、消化系统、呼吸系统、泌尿系统、生殖系统、脉管系统、感觉器、内分泌系统、神经系统、人体胚胎概要。要求掌握与护理及其他专业密切相关的各器官的位置、形态、结构和功能。

本书适用于高职高专护理专业教学，还可供康复、检验、药学、口腔等专业使用。

图书在版编目(CIP)数据

人体解剖学和组织胚胎学/马永贵，宋斌主编. —武汉：华中科技大学出版社，2015.5
ISBN 978-7-5680-0883-9

Ⅰ.①人… Ⅱ.①马… ②宋… Ⅲ.①人体解剖学-教材 ②人体组织学-人体胚胎学-教材
Ⅳ.①R32

中国版本图书馆 CIP 数据核字(2015)第 106065 号

人体解剖学和组织胚胎学 马永贵 宋 斌 主编

策划编辑：居 颖
责任编辑：叶丽萍
封面设计：原色设计
责任校对：张会军
责任监印：周治超
出版发行：华中科技大学出版社(中国·武汉)
武昌喻家山 邮编：430074 电话：(027)81321913
录 排：华中科技大学惠友文印中心
印 刷：武汉精一佳印刷有限公司
开 本：787mm×1092mm 1/16
印 张：21
字 数：458 千字
版 次：2017 年 8 月第 1 版第 2 次印刷
定 价：78.00 元

华中出版

本书若有印装质量问题，请向出版社营销中心调换
全国免费服务热线：400-6679-118 竭诚为您服务

前言

本书根据高职高专医药院校的专业特点，结合实际教学条件，遵循思想性、科学性、先进性、适应性和启发性原则，贯彻高职高专“双证书”人才培养目标，充分体现“医教协同”的教学理念而编写。全书共十一章，内容包括组织学基础、运动系统、消化系统、呼吸系统、泌尿系统、生殖系统、脉管系统、感觉器、内分泌系统、神经系统和人体胚胎概要，要求掌握与护理专业密切相关的各器官的位置、形态、结构和功能。

本书注重学生职业能力和素质的培养。本书具有以下特色：①以就业为导向，适应学历证书和护理执业资格证书“双证书”制度的要求。以必需、够用为度，以护士资格考试的知识点为主，将教材定位在教学要求的范畴，以适应为基层、社区和农村培养技能型、实用型医学人才的需求。②内容简洁、图表清晰，充分调动学生的形象思维和逻辑思维。③贯彻工学结合理念，注重人体形态结构在其他基础课和临床课的应用，适应相应行业的要求。④本书在每章附有“能力检测”，利于学生掌握学习重点。

在本书编写过程中，华中科技大学出版社给予了大力支持和帮助，各位编者也付出了辛勤劳动，在此表示感谢和敬意。

由于编者水平有限，书中难免有不足之处，敬请同行专家、老师和读者给予批评指正，以便进一步修改完善。

编　者

目录

绪论/1

第一章　组织学基础/6

第一节　细胞/6
第二节　基本组织/12

第二章　运动系统/41

第一节　骨学/41
第二节　关节学/57
第三节　肌学/72

第三章　消化系统/90

第一节　概述/90
第二节　消化管/93
第三节　消化腺/107
第四节　腹膜/112

第四章　呼吸系统/117

第一节　呼吸道/118
第二节　肺/123
第三节　胸膜与纵隔/128

第五章　泌尿系统/132

第一节　肾/133
第二节　输尿管/143
第三节　膀胱/144
第四节　尿道/146

第六章　生殖系统/148

第一节　男性生殖系统/148
第二节　女性生殖系统/155
第三节　乳房和会阴/163

第七章　脉管系统/166

第一节　心血管系统/166
第二节　淋巴系统/197

第八章　感觉器/206

第一节　视器/206
第二节　前庭蜗器/213
第三节　皮肤/219

第九章　内分泌系统/225

第一节　概述/225
第二节　垂体/226
第三节　甲状腺/228
第四节　甲状旁腺/229
第五节　肾上腺/230
第六节　松果体/231
第七节　胸腺/232

第十章　神经系统/233

第一节　概述/233
第二节　中枢神经系统/236
第三节　周围神经系统/255
第四节　脑和脊髓的被膜、血管及脑脊液循环/281
第五节　脑和脊髓的传导通路/287

第十一章　人体胚胎概要/296

第一节　胚胎早期发育/296

第二节　胎膜和胎盘/306
第三节　双胎、多胎、联胎与畸胎/310

附录　人体解剖学和组织胚胎学学时分配（供参考）/315

中英文名词对照/316

参考文献/329

绪论

学习目标

1. 掌握人体解剖学和组织胚胎学的方位术语。
2. 熟悉人体解剖学和组织胚胎学的定义与人体的组成和分部。
3. 了解人体解剖学和组织胚胎学在医学中的地位和发展史。

一、人体解剖学和组织胚胎学的定义及在医学中的地位

人体解剖学和组织胚胎学是研究人体正常形态结构及其发生、发展规律的科学。

人体解剖学和组织胚胎学属于生物学科中的形态学范畴，为重要的医学基础课程。医学名词中有 1/3 以上来自人体解剖学和组织胚胎学，与其他医学基础学科和临床学科关系极为密切。只有充分认识了人体正常形态结构，才能正确判断人体的异常及病理状态，才能正确理解人体生理功能和病理现象，才能较为准确地诊断和治疗疾病。

二、人体解剖学和组织胚胎学的分科

人体解剖学和组织胚胎学可分为人体解剖学、组织学和胚胎学。

人体解剖学是通过肉眼观察，借助解剖的方法，研究人体正常形态结构的科学。它可分为系统解剖学、局部解剖学。系统解剖学是按照人体各功能系统（如运动系统、脉管系统等）来描述和研究的学科。局部解剖学是在系统解剖学的基础上按照局部（头部、颈部、躯干、四肢）来描述和研究各器官结构的分布、位置关系的学科。随着科学技术、研究手段等的发展，人体解剖学又可分为断层解剖学、X 线解剖学、外科解剖学、运动解剖学、艺术解剖学等。

组织学是通过显微镜观察，研究人体组织、器官微细结构的科学。它是解剖学的一个分支，也称为显微解剖学。组织学包括细胞学、基本组织学和器官组织学。

胚胎学是利用胚胎研究人体组织、器官发生、发展规律的科学。它包括生殖细胞的发生、受精、胚胎发育、胚胎和母体的关系及先天畸形等。试管婴儿、克隆动物是现代胚胎学最著名的研究成就。

三、人体的组成和分部

细胞为人体结构和功能的基本单位。许多形态、功能相似或相近的细胞和细胞间

质构成组织。人体有四大基本组织:上皮组织、结缔组织、肌组织和神经组织。由多种组织构成的、能行使一定功能的结构单位称为器官,如胃、肠、肝、脾、肾等。具有一种生理功能的、多个器官的总和称为系统。人体有运动系统、消化系统、呼吸系统、泌尿系统、生殖系统、内分泌系统、脉管系统、感觉器和神经系统。各个系统在神经、体液的调节下,相互作用、相互影响,共同构成完整统一的有机体。

按照人体的形态,将人体分为四部分:头部、颈部、躯干、四肢。头部分为面部、颅部;颈部连接头部和躯干;躯干分为胸部、腹部、盆部、会阴、背部、腰部等;四肢分为上肢和下肢。

四、人体解剖学和组织胚胎学的常用术语

在日常生活过程中,人体各部分与器官结构的位置关系不是永恒不变的。为了能正确地描述人体各器官的形态结构和位置,需要有公认的统一标准和描述语言,这一点在临床对患者的检查记录和病志的书写上尤其重要。以便统一认识,避免错误描述,确定了轴、面和方位术语等。这些概念和术语是人为规定的,是学习解剖学必须遵循的基本原则。

(一)解剖学姿势

解剖学姿势(又称标准姿势):描述人体形态结构和位置关系时,均以解剖学姿势为标准。人为规定为:身体直立;两眼向正前平视;上肢自然下垂,下肢并拢;手掌、足尖朝前。

(二)轴

按照解剖学姿势,规定了人体的两两互相垂直的三种轴(图 0-1)。轴主要是用来描述关节运动的常用术语。

(1)冠状轴　由左向右,与垂直轴和矢状轴相垂直的轴。

(2)矢状轴　由前向后,与垂直轴和冠状轴相垂直的轴,又称额状轴。

(3)垂直轴　由上向下,与冠状轴和矢状轴相垂直的轴。

(三)面

在解剖学姿势下,按上述三种轴,设置人体两两互相垂直的三种面。

(1)矢状面　按照矢状轴方向,将人体分成左、右两部分的纵切面。通常将通过人体正中线的矢状面称为正中矢状面,它将人体分为左、右相等的两部分。

(2)冠状面　冠状面又称额状面,按照冠状轴方向,将人体分成前、后两部分的纵切面。

(3)水平面　水平面又称横切面,为水平地将人体分为上、下两部分的切面。

对于器官来讲,将沿器官长轴所做的切面称为纵切面;将与其长轴垂直的切面称为横切面。

(四)方位术语

按照人体的解剖学姿势,人为规定了一些方位术语。

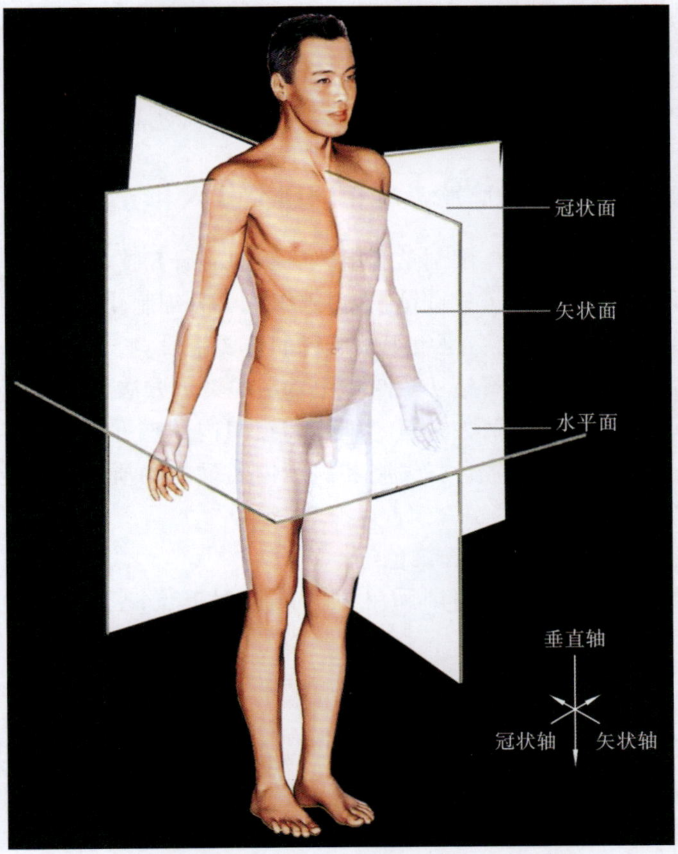

图 0-1 人体的轴和面

(1)上和下　描述位置高低的关系。近头者为上;近足者为下。在胚胎学中分为头侧和尾侧。

(2)前和后　近腹者为前,近背者为后。在躯干上,也称为腹侧和背侧。

(3)深和浅　以体表为准,近体表者为浅;远离体表者为深。

(4)内和外　适用于空腔器官。在腔内或近腔为内,在腔外为外。

(5)内侧和外侧　对于躯干来讲,近正中矢状面的为内侧;远离正中矢状面的为外侧。前臂的内侧称为尺侧,外侧称为桡侧;小腿的内侧称为胫侧,外侧称为腓侧。

(6)近侧和远侧　对于四肢,近躯干者为近侧;远离躯干者为远侧。

知识链接

人体方位术语名称歌

头为上,脚为下;腹为前,背为后;

体表为浅,体内为深;近腔为内,离腔为外;

里尺外桡，里胫外腓；
躯干近“中”为内侧，远“中”为外侧；
四肢近“干”为近侧，远“干”为远侧。

五、人体解剖学和组织胚胎学常用的研究技术和方法

随着科学技术的进步，人体解剖学和组织胚胎学的研究技术和方法也在不断发展，主要分为光学显微镜技术、电子显微镜技术、组织化学和细胞化学技术三种。

制作切片，通过显微镜观察，是组织学研究的重要手段。

常用的切片为石蜡切片；石蜡切片制作中常用的染色方法为苏木精-伊红染色(HE染色)。主要用苏木精和伊红两种染料。细胞和组织内的碱性物质或结构与酸性染料亲和力强，被染成红色，称为嗜酸性；细胞和组织内的酸性物质或结构与碱性染料亲和力强，被染成蓝色，称为嗜碱性。

染色方法还有银染、铬染、瑞氏染色等。

组织学常用的计量单位是用国际单位制的长度单位：毫米(mm)、微米(μm)和纳米(nm)。

$$1\ \text{mm}=10^3\ \mu\text{m}=10^6\ \text{nm}$$

六、学习人体解剖学及组织胚胎学的基本观点和方法

(一)进化发展的观点

进化发展的观点也称为动态发展的观点。经过长期进化发展，人体在不断发展变化中，形态结构经历了由简单到复杂、由低级到高级等变化。个体在出生以后，也在不断地发展，不同年龄、不同社会生活、不同劳动条件，都可以影响人体形态结构的发展；不同种族、不同性别、不同地区的人，个体都有差异。这些都是正常现象。正确理解进化发展的观点，可以更好地认识人体组织、器官的位置和形态结构，进而更好地认识人体。

(二)形态与功能相互联系的观点

人体任何组织、器官都具有一定的形态结构，并与其功能相互适应、相互制约。器官的形态结构是功能的基础，功能的变化影响器官的形态结构的变化。如眼球为圆形，能灵活运动，利于视野的扩大；直立行走，导致了上、下肢形态结构的变化；再如长期卧床的患者，易导致肌肉萎缩等。正确理解形态与功能相互联系，既可深入认识人体，有助于学习解剖学，同时也为学习生理学等学科打下了坚实基础。

(三)理论联系实际的观点

医学是实践科学，理论联系实际，对于解剖学的学习更加重要。因此在解剖学教学时，实验教学尤为重要。

解剖学教学中要做到以下几个方面。

(1)图文相结合　教学中要充分利用挂图、简图。图将概念形象化、直观化,以利于理解和记忆。

(2)理论学习与人体相结合　解剖学讲述的就是人体结构。学习中密切结合人体,形象生动,有利于增强学生学习兴趣。如讲述外鼻时,适时让学生之间相互观察外鼻的结构。

(3)理论学习与标本相结合　通过对标本的直观观察和识别,加强形象记忆。

(4)理论学习与临床应用相结合　理论学习要联系临床,服务于临床。这可激发学生学习动力,也充分贯彻"工学结合"原则。

(四)局部和整体统一的观点

人体是由组织、器官构成的不可分割的有机体。两者相互联系,相互影响。局部的改变,不仅影响此部的功能,也可影响相邻结构和器官的功能,乃至影响到整体;人体整体的功能则是各组织、器官功能的综合体现。如脑的功能非常复杂,但离开人体的脑,则不再具有功能;反之没有脑的个体,也没有了复杂的功能。

(五)现代科学技术与人体解剖学传统教学相结合的观点

当今的信息时代,科学技术飞速发展,医学技术也进展迅速,学科间相互渗透、相互影响。网络学习资源的发展,给学习提供了大量的学习资源,打开了更广阔的空间,出现了课件、网络教学、精品课程、素材库等。人体解剖学是实践性非常强的学科,因此必须使现代科学技术与人体解剖学传统教学相结合。

能力检测

一、名词解释

解剖学姿势

二、问答题

人体的轴、面和方位术语有哪些?

(马永贵)

第一章 组织学基础

第一节　细　　胞

学习目标

1. 掌握细胞的基本结构。
2. 熟悉细胞器的种类及其功能。
3. 熟悉细胞的特殊结构。
4. 了解细胞的电镜结构。

所有生物体都是由细胞组成的(病毒除外)。细胞是人体结构和功能的基本单位。所有生命现象如生长、发育、代谢、遗传、衰老和死亡等,都会在细胞水平得到体现和诠释。人体的各种生化反应和生理功能都是在细胞的基础上进行的,因此,学习细胞的结构和功能,有利于更好地理解人体的生命现象。

一、细胞的形态

人体细胞很多,形态和大小各不相同,随其所处的环境和功能的不同而异。构成人体的细胞,必须借助显微镜才能看见。

二、细胞的结构

在光学显微镜(简称光镜)下,细胞由三部分组成:细胞膜、细胞质和细胞核。在电子显微镜(简称电镜)下,可见细胞由膜相结构和非膜相结构两部分组成。本章主要讲述光学显微镜可见的结构(简称光镜结构)。

(一)细胞膜

细胞膜又称质膜,为细胞外周的一层薄膜,厚度约为 7.5 nm,主要由脂质、蛋白质和少量糖类组成,还有水、无机盐等。其中脂质含量最多(约占 50%),其次为蛋白质(约占 40%),糖类较少(约占 10%)。

电镜下可见,细胞膜分三层:内外两层深暗,中间一层浅淡,一般称这三层结构为单位膜。因为单位膜不仅见于细胞膜,也见于各种细胞器膜(包括核膜),所以统称为生物膜。关于细胞膜分子结构，现在广泛应用的是液态镶嵌模型学说，认为类脂分子排列成内、外两层，且类脂分子呈液态。膜上的蛋白质分子在两层类脂分子之间，称为镶嵌蛋白质；少量蛋白质附着在类脂分子的内面，称为附着蛋白质。糖分子位于细胞膜的外表面，形成糖脂和糖蛋白。

细胞膜主要功能：维持细胞形态；保护细胞；作为细胞与周围环境进行物质交换和信息交换的媒介；受体功能。

（二）细胞质

细胞质是在细胞膜和细胞核之间的物质，主要有细胞器、基质和包含物三部分。

1. 细胞器　细胞器是细胞质中具有一定形态和功能的结构，主要有以下几种：核糖体、线粒体、内质网、高尔基复合体、溶酶体、中心体、微管、微丝（表 1-1，图 1-1 至图 1-7）。

表 1-1　真核细胞细胞器的主要形态结构和功能

细胞器	膜的性质	主要形态结构	主要功能
核糖体	非膜相结构	由核糖核酸和蛋白质构成，椭圆形粒状结构，分为游离核糖体和附着核糖体两类	前者合成结构蛋白和特殊功能的蛋白；后者合成分泌蛋白
内质网	膜相结构	粗面内质网：表面有大量核糖体附着	合成、加工和转运蛋白质
		滑面内质网：表面无核糖体附着	功能复杂，参与脂类和糖原的代谢，参与类固醇激素的合成、解毒以及调节 Ca^{2+} 的浓度等
高尔基复合体	膜相结构	由扁平囊、小囊泡和大囊泡组成	蛋白质的“加工厂”，对粗面内质网合成的蛋白质加工、修饰和浓缩；最后形成分泌泡，以胞吐方式将内容物排出细胞外
线粒体	膜相结构	双层单位膜形成线状、粒状或杆状等，外膜平整，内膜向内折叠成嵴	人体的“供能站”，含多种酶，是三大营养物质（糖、蛋白质和脂肪）分解氧化并释能的场所，是细胞的能量工厂
溶酶体	膜相结构	内含多种水解酶，呈扁平囊状，分为初级、次级和终级溶酶体	细胞内消化器，具有异溶作用：消化分解入胞的吞噬小泡和吞饮小泡。自体吞噬清除作用：分解衰亡的细胞器。自溶作用：分解整个细胞或组织
中心体	非膜相结构	圆筒状小体，由中心粒和中心球组成	参与细胞分裂，与纺锤丝的排列和染色体的移动有关

续表

细胞器	膜的性质	主要形态结构	主要功能
微管	非膜相结构	空心柱状结构，直径约25 nm，壁厚约5 nm	细胞骨架成分，维持细胞形态，参与细胞运动和分裂
微丝	非膜相结构	实心柱状结构，直径5～6 nm	

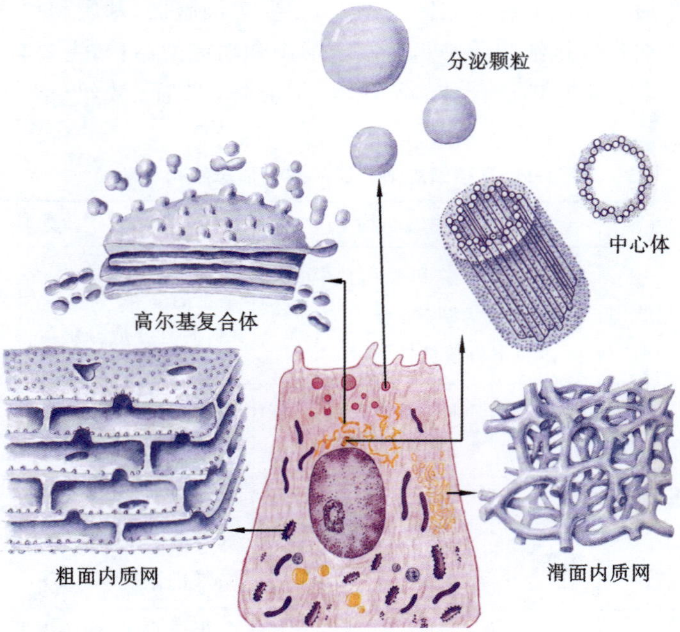

图1-1　细胞器超微结构模式图

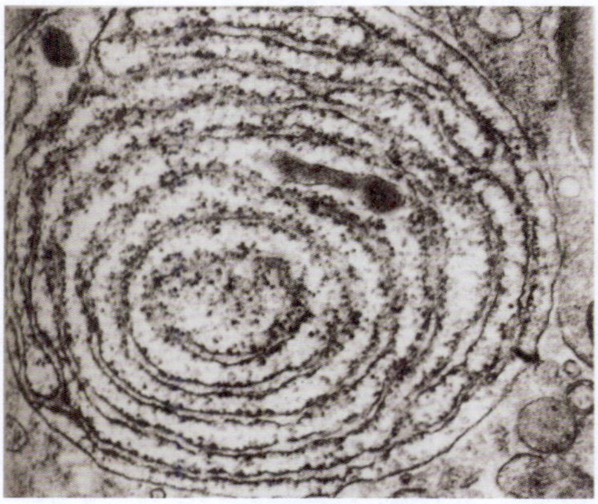

图1-2　人肾间质浆细胞的粗面内质网

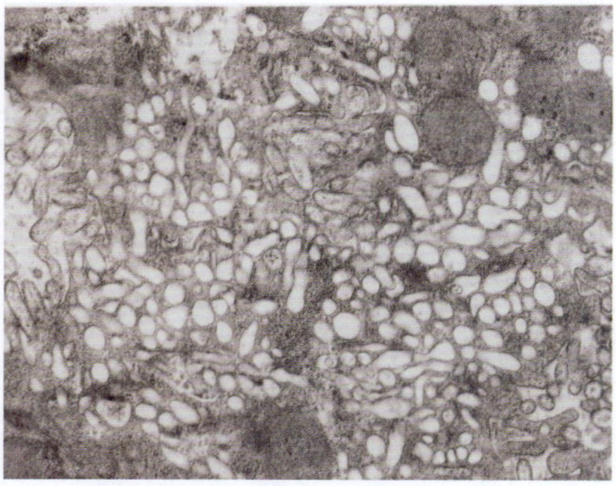

图1-3　人胃壁细胞的滑面内质网

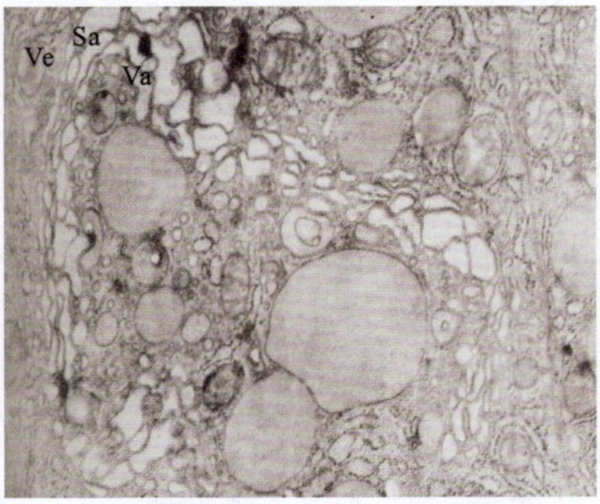

图 1-4　人胃主细胞的高尔基复合体

注：Sa—扁平囊；Va—大囊泡；Ve—小囊泡。

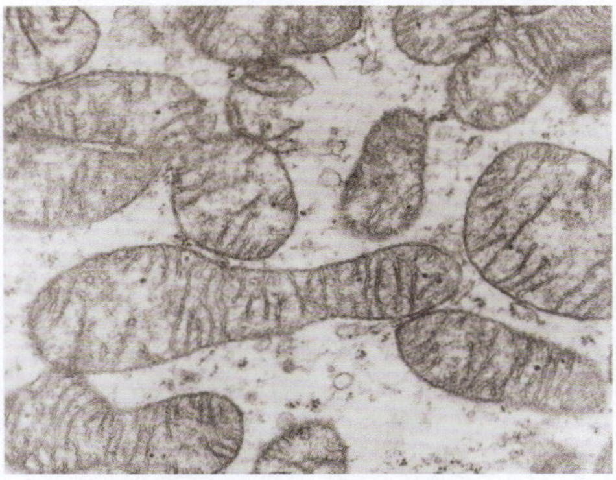

图 1-5　人肾近曲小管上皮细胞的线粒体

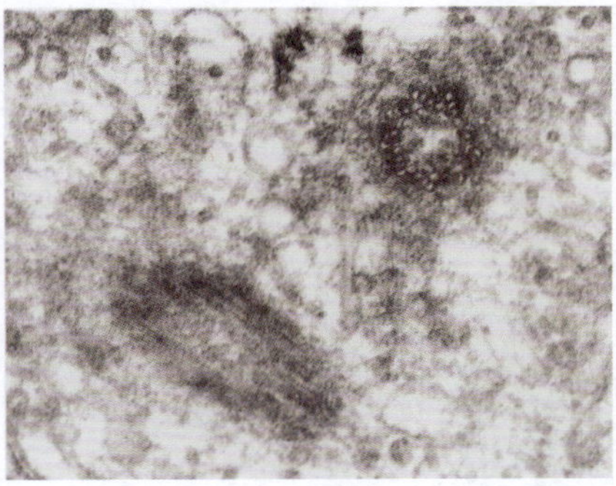

图 1-6　人肾主细胞的中心体

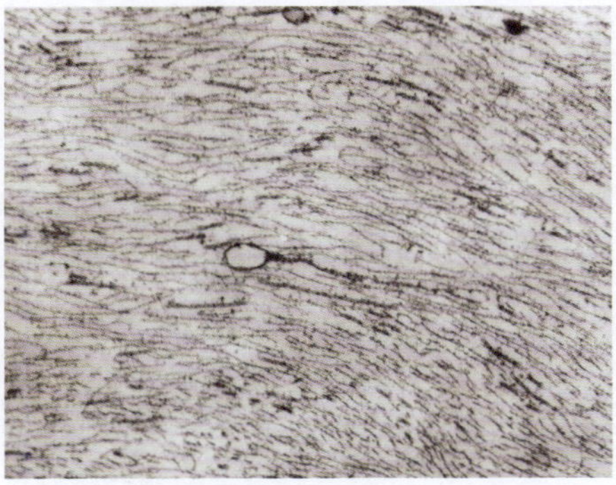

图 1-7　人神经元树突内的微丝

2. 基质　细胞质内无形结构，透明而均匀的胶状物质，称为基质。其内含水、糖原、酶、脂滴和无机盐离子等，参与维持细胞形态和各种功能。

3. 包含物　在基质中的一些不定形成分，包括营养物质和代谢产物，如糖原、脂类、色素及分泌颗粒。

（三）细胞核

细胞核的形态多种多样，有圆形、椭圆形、蹄铁形、分叶状等，一般与细胞形状相适应。细胞核位置多位于细胞中央，也有偏于一边的。细胞核是细胞遗传、代谢、生长和繁殖的调控中心。细胞核的基本结构如下。

1. 核膜　核膜位于核的表面，电镜下可见两层单位膜，两层之间的间隙称核周隙。外层核膜常附有核糖体，外层核膜形态和功能与粗面内质网相近，某些部位与粗面内质网相通；内层核膜光滑无核糖体附着，朝向核基质面紧密接触染色质。核膜上有许多小孔，称核孔，贯穿核膜内外两层间，是细胞质和核基质进行物质交换的通道。

2. 核仁　在光镜下核仁一般为球形或不规则形，位于核中央。电镜下可见核仁裸露、无膜的结构。核仁的化学成分主要是核酸、蛋白质和少量的脂类。其功能与蛋白质合成有关。

3. 染色质和染色体　染色质和染色体是同种物质在细胞不同时期的两种表现形式。两者在光镜下为嗜碱性，呈颗粒状、块状或丝状。

染色质主要化学成分为DNA、组蛋白、非组蛋白和少量RNA。染色质的基本结构单位是核小体。在细胞分裂过程中，染色质高度螺旋化缩短变粗，形成的棒状结构为染色体。

机体染色体的数目是恒定的。人类染色体为23对，其中常染色体为22对，性染色体为1对。在细胞分裂中期，染色体排列整齐，按其形态特征有序排列成图案，称为染色体组型。男性染色体组型为46，XY，女性的为46，XX。染色体组型清晰显示染色体的形状、数目、大小及其他特征，对于遗传有重要意义。

染色质还可分为常染色质和异染色质两类。在细胞分裂间期，常染色质为松散状，螺旋化程度低，染色均匀且浅，功能活跃，具有转录活性；异染色质为凝集状态，螺旋化程度高，染色较深，功能不活跃，几乎无转录活性（图1-8，图1-9）。

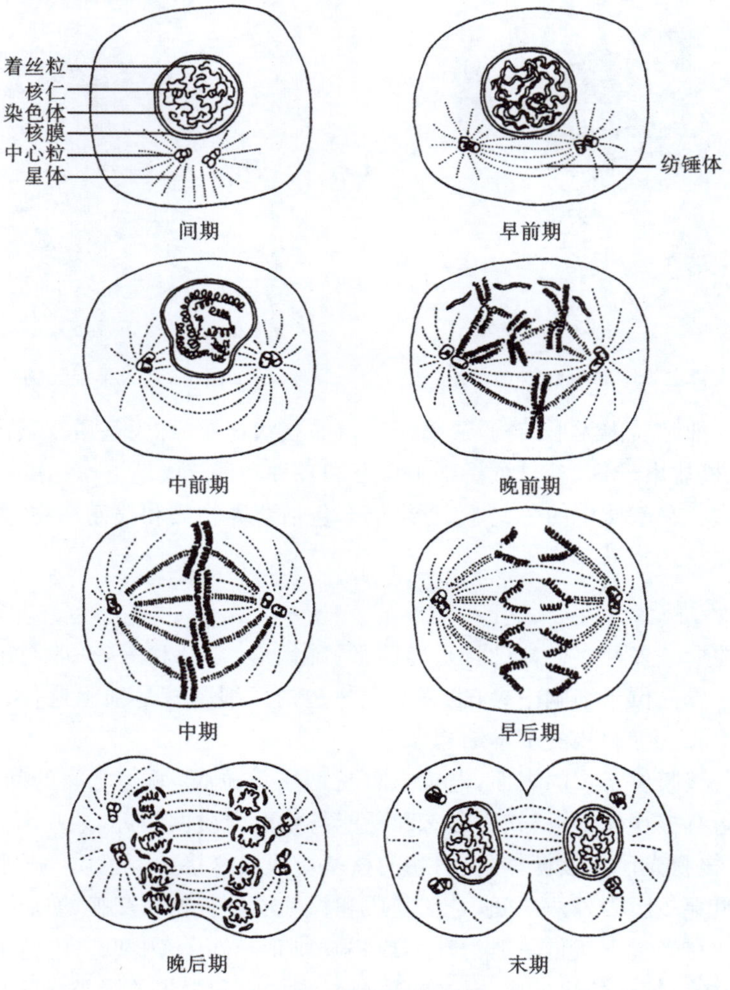

图1-8　动物细胞有丝分裂

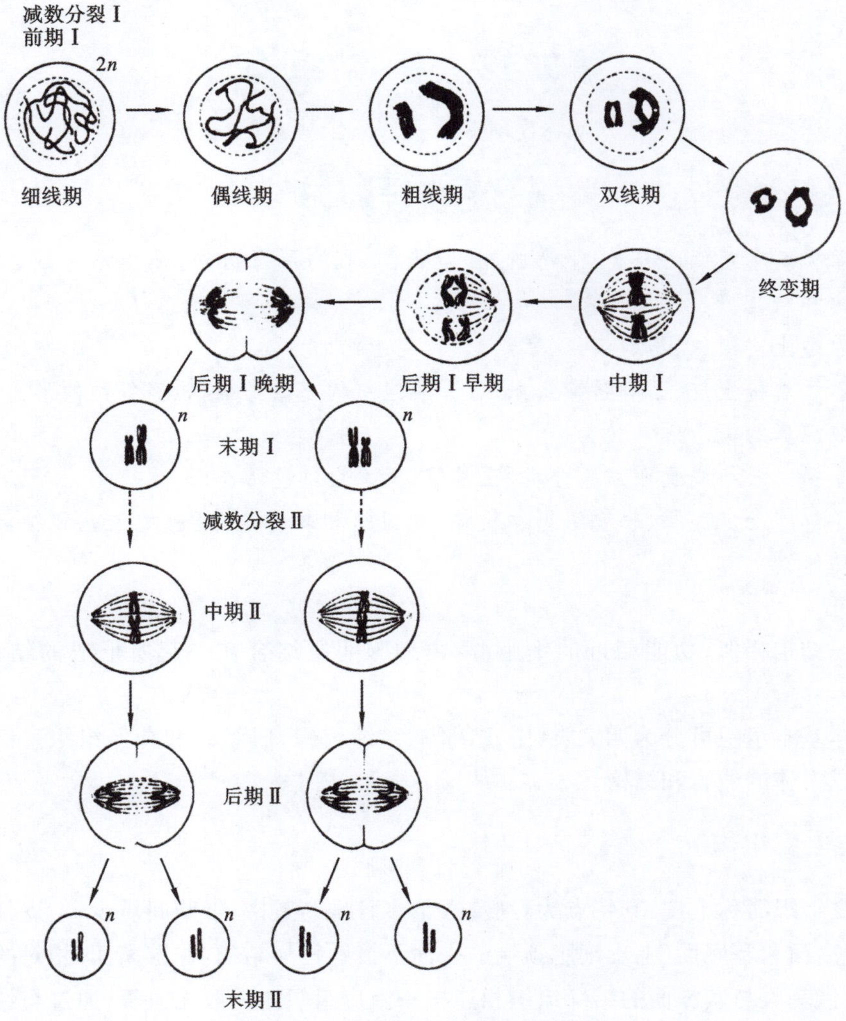

图 1-9　减数分裂过程图解

4. 核基质　核基质是一种透明的液态胶状物，又称核液，含有水、蛋白质、无机盐和代谢产物等。其功能包括参与核内 DNA 复制、染色体构建及维持细胞形态等。

知识链接

先天性睾丸发育不全：染色体数目为 47 或者 48 条，比正常男性多 1 条或者 2 条。先天性卵巢发育不全：染色体数目为 45 条，比正常的少 1 条。

（刘丽娇）

第二节　基本组织

学习目标

1. 掌握基本组织的分类；平滑肌、骨骼肌、心肌的形态结构；神经元的形态结构、突触的概念和结构。

2. 熟悉上皮组织、结缔组织、肌组织、神经组织的分类。

3. 熟悉被覆上皮、固有结缔组织；各种肌组织的超微结构；神经纤维的形态结构、感受器和效应器的概念。

4. 掌握血液组成及血细胞分类、正常值；熟悉血细胞形态。

5. 了解腺上皮和腺、软骨组织和软骨、骨组织和软骨；神经胶质细胞和神经末梢的种类和功能。

形态结构相似、功能相近的细胞群，由细胞间质结合在一起所形成的结构，称为组织。

人体基本组织可分为四大类：上皮组织、结缔组织、肌组织和神经组织。组织有机结合构成人体的器官和结构。

一、上皮组织

上皮组织简称上皮，其特点为：细胞数量多且排列紧密，细胞间质少；上皮细胞有极性，分游离面和基底面（上皮细胞顶端的一面不接触任何结构，称游离面；相对的一面称基底面，借基膜与其深面的结缔组织相连接）；上皮组织内一般无血管，通过与结缔组织内的血管进行物质交换；上皮组织内可有丰富的感觉神经末梢。

根据结构和功能，上皮组织分为三类：被覆上皮、腺上皮和特殊上皮（感觉和生殖上皮等）。

（一）被覆上皮

被覆上皮覆盖于身体表面和中空器官的内表面和某些器官的外表面，有保护、吸收、分泌和排泄等功能。

根据细胞层数，被覆上皮分为单层上皮和复层上皮两类。根据细胞在垂直切面上的形态，单层上皮分为四类，复层上皮主要分为两类，见表 1-2。

表 1-2　被覆上皮的分类、分布和功能

细胞分类			分布	功能
单层上皮	单层扁平上皮	内皮	心、血管、淋巴管等的内表面	润滑、减少摩擦，有利于血液和淋巴的流动
		间皮	胸膜和腹膜等处	减少摩擦
	单层立方上皮		甲状腺滤泡、肾小管等处	分泌、吸收
	单层柱状上皮		胃、小肠、子宫等的内腔面	分泌、吸收、保护
	假复层纤毛柱状上皮		呼吸道等的内腔面	分泌、保护
复层上皮	复层扁平上皮		表皮、食管、阴道等处	保护
	变移上皮		膀胱、输尿管、肾盏、肾盂等处	保护

1. 单层上皮

(1)单层扁平上皮　单层扁平上皮即单层鳞状上皮，由一层扁平细胞组成(图 1-10)。表面观细胞多为多边形，细胞边缘锯齿状，彼此嵌合；细胞核一个，呈圆形，位于细胞中央。侧面观细胞为梭形，细胞核一个，呈卵圆形，位于细胞中央。分布于心脏、血管、淋巴管内表面的单层扁平上皮称内皮，其表面光滑，减少摩擦，有利于血液和淋巴的流动；分布于胸膜、腹膜和心包膜表面等处的单层扁平上皮称为间皮，其表面光滑，有利于内脏运动。

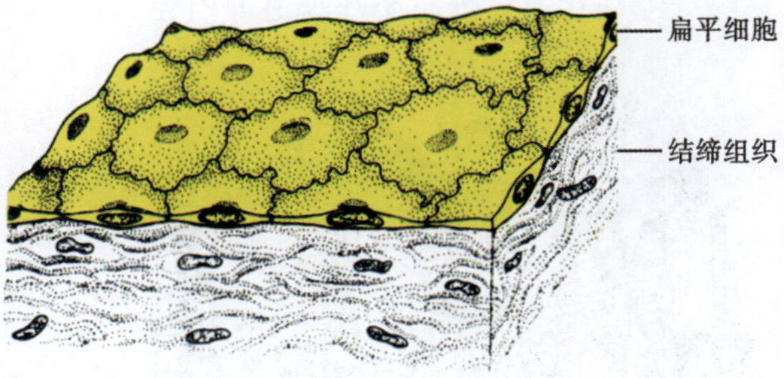

图 1-10　单层扁平上皮

(2)单层立方上皮　由一层立方上皮构成(图 1-11)。表面观细胞为多边形(多为六边形)；侧面观细胞呈立方形，细胞核一个，呈圆形，位于细胞中央。单层立方上皮分布于甲状腺滤泡、肾小管等处，具有分泌、吸收功能。

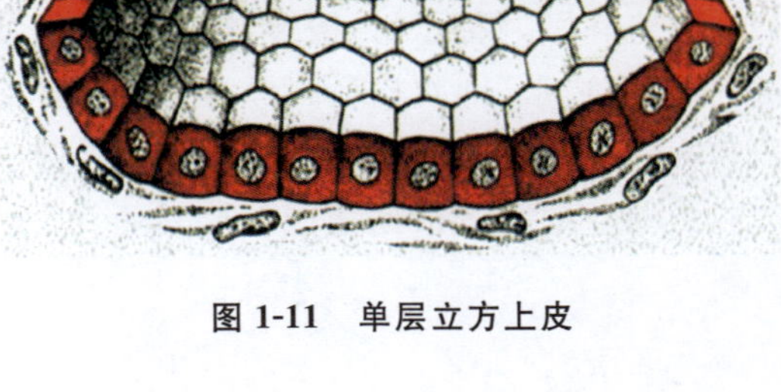

图 1-11　单层立方上皮

(3)单层柱状上皮　由一层柱状细胞构成(图 1-12)。表面观细胞为多边形(多为五边形)。侧面观细胞呈柱状,细胞核一个,呈椭圆形,位于细胞近基底部,分布于胃、小肠、子宫、输卵管等处,具有分泌、吸收、保护等功能。柱状细胞间常夹有杯状细胞,是人体唯一的单细胞腺。杯状细胞呈高脚杯状,核呈三角形位于细胞基底部,细胞质内含大量嗜碱性黏原颗粒,其在 HE 染色时,易被溶解呈空泡状。

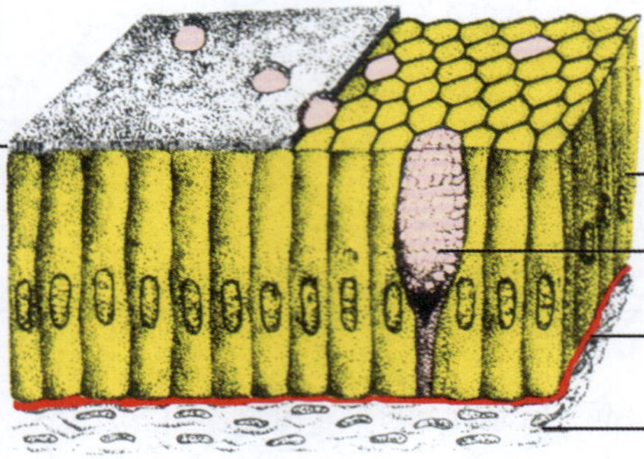

图 1-12　单层柱状上皮

(4)假复层纤毛柱状上皮　假复层纤毛柱状上皮主要有四种细胞:柱状细胞、锥形细胞、梭形细胞和杯状细胞(图 1-13)。其结构特点为:①细胞核位置高低不等,看似多层,但所有细胞都附于基膜,故实质是一层;②柱状细胞最多,其表面有大量纤毛,纤毛可节律性摆动。假复层纤毛柱状上皮分布于呼吸道等内腔面,具有分泌、保护的功能。

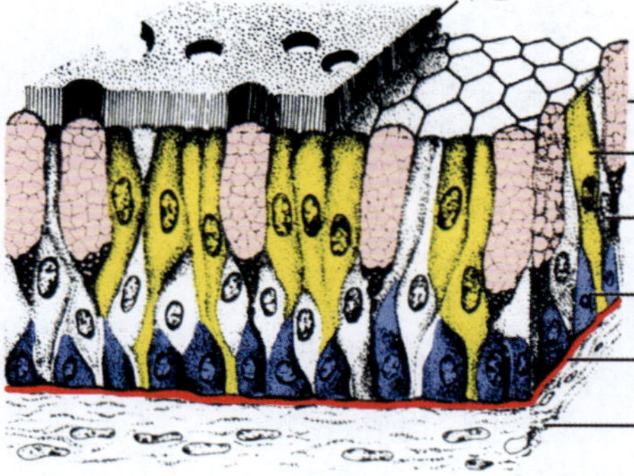

图 1-13　假复层纤毛柱状上皮

2. 复层上皮

(1)复层扁平上皮　由多层上皮构成(图 1-14),为最厚的一种上皮。细胞分为三部分:浅部由多层细胞构成,细胞扁平,侧面观为梭形,细胞核呈卵圆形,位于细胞中央;中间部由多层细胞构成,细胞呈多边形,细胞核呈圆形,位于细胞中央;基底部只有一层细胞,附于基膜称基底细胞,为低柱状或立方形,核近似椭圆形,位于细胞基底部。基底层细胞有旺盛的分裂增殖能力的干细胞。根据浅层细胞是否角化,可分为角化复层扁平上皮和未角化复层扁平上皮。角化复层扁平上皮主要分布于皮肤的表皮，其表层上皮细胞质出现角化蛋白，细胞核和细胞器消失，具有耐酸碱、抗摩擦的作用；未角化复层扁平上皮分布于口腔、食管、阴道等器官的内表面，其表层扁平上皮是有细胞核和细胞器的活细胞，具有保护作用。

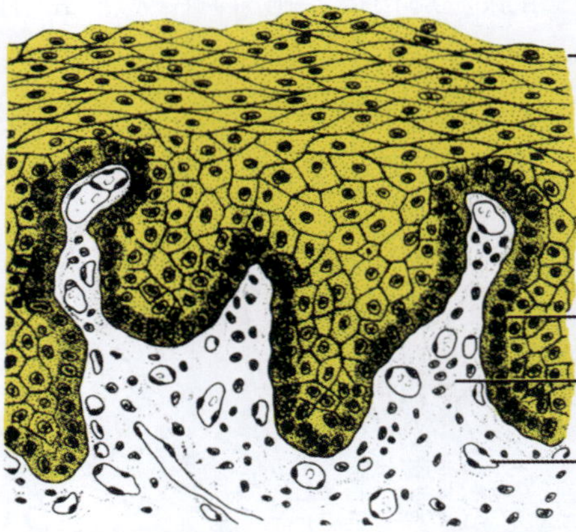

图 1-14　复层扁平上皮

(2)变移上皮　变移上皮又称移行上皮(图 1-15)，由多层上皮构成。细胞也分为三部分：表层细胞较大，呈立方形，细胞核一个，偶有双核；中间部细胞多层，呈多边形，有些为倒置梨形；基底层细胞呈低柱状或立方形。变移上皮的细胞形态和层数会随器官的功能状态而改变。当器官扩张时，细胞层数减少，细胞变扁；器官空虚时，细胞层数增多，细胞个体变大。其主要分布于膀胱、输尿管、肾盏、肾盂等处。这种上皮具有保护功能。

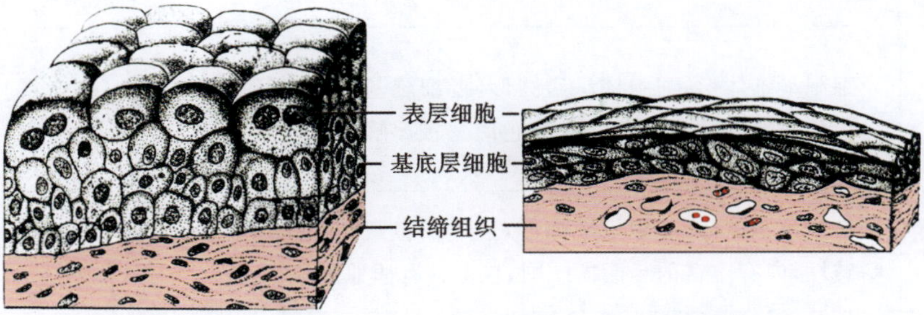

图 1-15　变移上皮

(二)腺上皮和腺

人体内以分泌为主要功能的上皮为腺上皮，主要由腺上皮构成的器官称为腺。腺上皮是由胚胎时期被覆上皮向深部结缔组织下陷形成。有的腺有导管称外分泌腺，分泌物经导管排到体表或器官腔内。有的腺没有导管称内分泌腺(无管腺)，其分泌物是激素，经毛细血管直接进入血液。外分泌腺表面有外膜，由结缔组织组成，常深入、分隔腺实质。外分泌腺结构如下。

（1）导管　导管管壁由上皮构成，连于腺泡。其主要有输送分泌物的功能，少数腺体导管有分泌和吸收功能。

（2）分泌部　分泌部即腺泡，由腺上皮构成。中央可有腺泡腔，连于腺导管，具有分泌功能。

外分泌腺按腺细胞的数量可分为单细胞腺和多细胞腺。按腺泡的形态可分为管状腺、泡状腺和管泡状腺（图 1-16）。按腺的分泌物不同，可分为黏液腺、浆液腺和混合腺（表 1-3，图 1-17）。

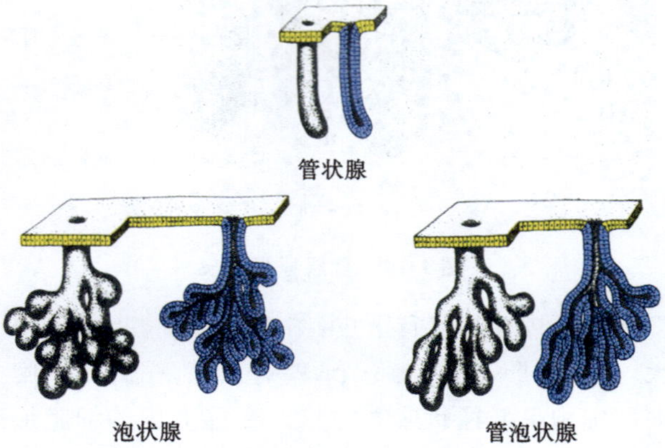

图 1-16　管状腺、泡状腺和管泡状腺

表 1-3　黏液腺、浆液腺和混合腺的区别

分　类	结构特点	分泌物	分　布
黏液腺	细胞呈锥体形，细胞核呈扁圆形，近细胞基底部；细胞质含大量嗜碱性黏原颗粒，HE 染色时易被溶解呈空泡状	黏液	腮腺、胰腺
浆液腺	细胞呈锥体形，细胞核呈圆形，位于细胞基底部；细胞质嗜碱性，内有丰富的粗面内质网，顶部含有酶原颗粒	浆液	食管腺
混合腺	黏液腺和浆液腺这两种腺泡都有	黏液、浆液	舌下腺、下颌下腺

（三）特殊上皮

特殊上皮为具有特殊功能的上皮，分为感觉上皮和生殖上皮两类。感觉上皮是与味觉、嗅觉、听觉和视觉有关的上皮；生殖上皮是产生生殖细胞的上皮。

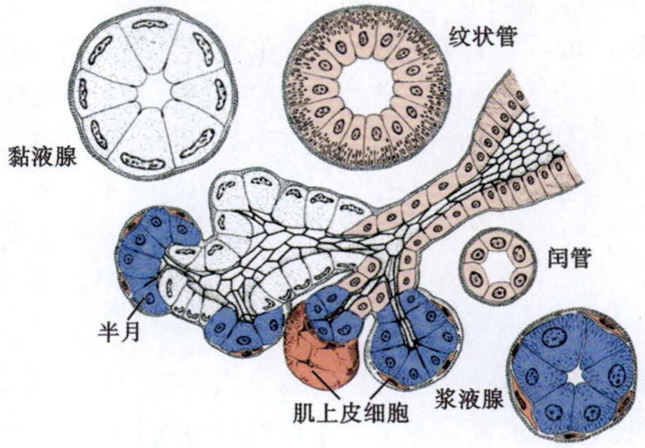

图 1-17 浆液腺和黏液腺

（四）上皮的特殊结构和功能

1. 上皮细胞的游离面

（1）纤毛　光镜下可见。由细胞膜和细胞质向上皮游离面突出形成，内含有微丝。可以有节律性地向一定方向摆动。

（2）微绒毛　电镜下可见。微绒毛也是细胞膜和细胞质向上皮游离面突出形成，内含有微管。其作用为增加细胞的表面积。在肠管上皮细胞的游离面，有较多密集的微绒毛，称纹状缘。

2. 上皮细胞的侧面

（1）紧密连接　紧密连接即闭锁小带，在相邻上皮细胞的侧面近细胞的游离面处，细胞膜外层呈嵴状部分融合，呈圆箍形围绕细胞顶部的四周。闭锁小带使细胞连接紧密，还可封闭细胞顶部的细胞间隙，阻止细胞外大分子物质经细胞间隙进入组织内。

（2）中间连接　中间连接即黏着小带，在闭锁小带深面，相邻细胞间的狭小间隙，内充满均质状物质，其两侧的细胞质面有少量致密物质，并有很多平行的微丝附着于此。其作用为加强细胞间的黏着性和传递细胞间的收缩力。

（3）桥粒　桥粒即黏着斑，在相邻细胞间的斑状连接，间隙中央有一条致密线，细胞胞质面有致密斑（致密物质和张力丝）。桥粒是很牢固的细胞连接，多见于复层扁平上皮中。

（4）缝管连接　缝管连接即缝隙连接，位于相邻细胞侧面近基底部，细胞膜呈间断融合形成的许多规则的小管，起到细胞间离子交换和冲动传递的作用。

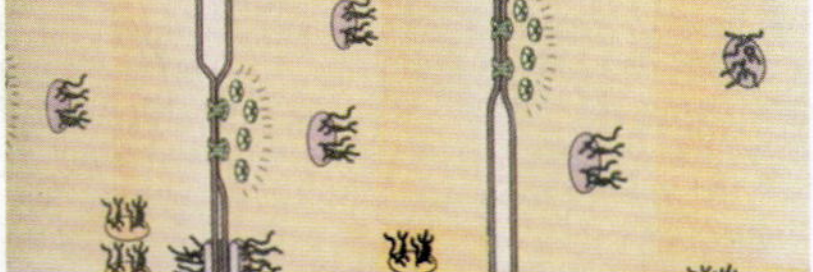

图 1-18　单层柱状上皮间的细胞连接

上述四种细胞连接（图 1-18），一般只有两个或两个以上的连接在一起，称为连接复合体。

3. 上皮细胞的基底面　上皮细胞的基底面主要是基膜。它是上皮细胞基底面与结缔组织间的薄膜。其主要由糖蛋白构成，是一种半透膜，是上皮组织和结缔组织间物质交换必须经过的结构。HE染色时，呈红色波浪线状。

（马永贵）

二、结缔组织

结缔组织的一般特点包括：细胞种类多、数量少，分布稀疏；细胞间质多，分基质和纤维；细胞无极性；组织内毛细血管丰富。结缔组织分布广泛，形态多样，具有支持、连接、营养和保护等作用。一般分为四类：固有结缔组织、软骨组织、骨组织和血液（表1-4）。

表 1-4　结缔组织的分类

分类		细胞
固有结缔组织	疏松结缔组织	成纤维细胞、巨噬细胞、脂肪细胞、浆细胞、肥大细胞、未分化的间充质细胞等
	致密结缔组织	成纤维细胞
	脂肪组织	脂肪细胞
	网状组织	网状细胞
软骨组织		软骨细胞
骨组织		骨细胞
血液		红细胞、白细胞、血小板

（一）固有结缔组织

1. 疏松结缔组织　疏松结缔组织又称蜂窝组织（图1-19），其分布广泛，位于器官、组织以及细胞之间，起到连接、支持、营养、防御、保护和修复等作用。

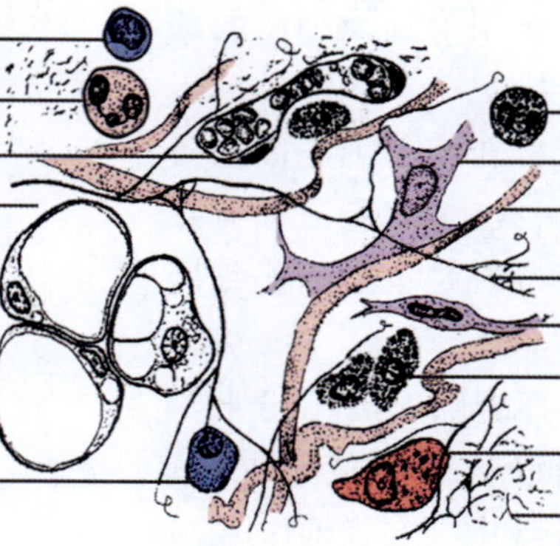

图 1-19　疏松结缔组织

1)细胞

(1)成纤维细胞　细胞扁平而有突起,细胞核较大,呈椭圆形位于细胞中央,染色质细小、疏松、着色浅,核仁明显;细胞质在 HE 染色下呈嗜碱性,着色浅,在电镜下可见细胞质内富含粗面内质网、游离核糖体和高尔基复合体。成纤维细胞有合成蛋白质和纤维的功能。成纤维细胞处于相对静止时,称为纤维细胞。纤维细胞小,为长梭形;细胞核小,着色深;细胞质内细胞器不发达。当结缔组织再生和创面修复等情况下,纤维细胞可转化为活跃的成纤维细胞。

(2)巨噬细胞　其又称组织细胞。静止状态下,巨噬细胞呈圆形,常沿纤维分布。当遇到异物和炎症刺激时,会伸出伪足,细胞形态呈不规则状;细胞核小呈卵圆形,着色深;细胞质呈嗜酸性,内有异物颗粒。在电镜下,巨噬细胞的细胞质内含有大量溶酶体、吞饮小泡、吞噬体、微管和微丝等结构(图 1-20)。

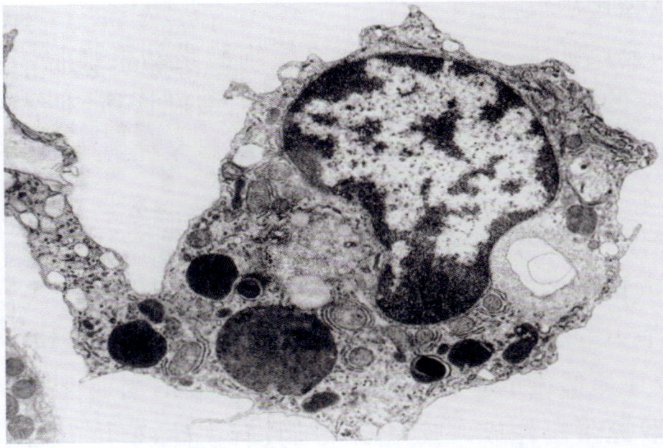

图 1-20　巨噬细胞电镜图

巨噬细胞是由血液内的单核细胞转移到结缔组织内形成的。其主要功能包括以下几点。①具有活跃变形能力:当机体遇见异物或有炎症刺激时,巨噬细胞会受趋化因子刺激而发生定向移动,聚集到病变部位,这种现象称为巨噬细胞的趋化性,有利于巨噬细胞的防御。②吞噬作用:巨噬细胞有强大的吞噬能力,是体内重要的防御细胞之一。巨噬细胞通过膜受体识别抗原物质,伸出伪足,并黏附和包围它们,吞入胞体,形成吞噬体或吞饮小泡,随后与初级溶酶体融合成次级溶酶体,形成异物颗粒,最后被酶分解和消化。③分泌作用:巨噬细胞有较强的分泌功能,能合成和分泌溶菌酶、干扰素、补体、血小板活化因子及粒细胞生成素等生物活性物质。巨噬细胞参与机体的调节,还可激活和调节有关细胞功能活动。④参与免疫应答的调节:巨噬细胞摄取和加工处理抗原后,把抗原储存在巨噬细胞表面,呈递给淋巴细胞,引起淋巴细胞发生免疫应答。巨噬细胞本身也是免疫细胞,可杀伤肿瘤细胞和病原体。免疫细胞分泌的一些活性物质也可参与调节免疫应答。

(3)脂肪细胞　单个或成群存在。胞体大,呈球形或多边形;胞质内有大量脂滴,HE 染色时常被溶解,使细胞呈空泡状;胞核小,扁圆形,常与少量其余的细胞质位于细胞一侧。脂肪细胞功能为合成和储存脂肪，参与脂肪代谢。

(4)浆细胞　细胞呈圆形或卵圆形；细胞核大而圆，常偏于细胞一侧，HE 染色时，细胞核内染色质呈车轮样(或辐射状)排列。细胞质丰富，呈嗜碱性，细胞核旁有一浅染区。电镜下，可见细胞质内有大量平行排列的粗面内质网和游离的核糖体，细胞核浅染区有大量高尔基复合体。浆细胞是由 B 淋巴细胞转化而来。浆细胞的功能是合成和分泌免疫球蛋白(即抗体)，参与免疫应答。

(5)肥大细胞　细胞大，呈圆形或卵圆形；细胞核小而圆，染色深，居中；细胞质含有大量嗜碱性颗粒，颗粒内主要含有肝素、组织胺、白三烯和嗜酸性粒细胞趋化因子等物质。肝素有抗凝血作用；组织胺、白三烯能使细支气管平滑肌收缩，引起呼吸道水肿、哮喘等疾病，使微静脉和毛细血管扩张，通透性增加，血浆蛋白和液体溢出，导致组织水肿，形成荨麻疹，这些症状统称过敏反应。而嗜酸性粒细胞趋化因子可使嗜酸性粒细胞聚集到病变部位，减轻过敏反应。

(6)未分化的间充质细胞　未分化的间充质细胞是幼稚细胞，分化程度低，保留着间充质细胞多向分化的潜能，分布于血管(尤其是毛细血管)周围。在特定条件下，可分化为成纤维细胞、脂肪细胞、平滑肌纤维和内皮细胞等多种细胞。

2)细胞间质

(1)纤维　疏松结缔组织内主要有三种纤维。

①胶原纤维　数量最多，分布广泛。新鲜时呈白色有光泽，故称白纤维；HE 染色时，呈粉红色；其粗细不等呈波浪形，多排列成束，相互交织。电镜下可见，胶原纤维由胶原原纤维组成，胶原原纤维的蛋白分子形成明暗相间的周期性横纹，使胶原纤维也显横纹。胶原纤维由胶原蛋白构成。胶原原纤维具有韧性，抗拉力强。

②弹性纤维　数量较胶原纤维少，但分布很广。新鲜时呈黄色，故称黄纤维；HE 染色时，染成淡红色，不易与胶原纤维区别，用地衣红或醛复红可使弹性纤维染成棕褐色或紫色；弹性纤维细且有分支，交织成网。电镜下可见，弹性纤维由中间均质状的弹性蛋白和外周的微原纤维组成。其特点是具有弹性，但韧性差。

③网状纤维　HE 染色时，不易着色，不能分辨，银染呈棕黑色，故称嗜银纤维；网状纤维细短，分支较多，交织成网；主要存在于网状组织中，也分布于基膜的网板等处。

(2)基质　基质为无定形胶状物，主要由蛋白多糖、糖蛋白和水分构成。蛋白多糖是蛋白质和大量多糖组成的大分子复合物；多糖主要由透明质酸、硫酸软骨素 A 及 C、硫酸角质素和硫酸乙酰肝素等构成，这些物质总称为糖胺多糖。透明质酸含量最多，构成蛋白多糖复合物的主干；其他糖胺多糖连接许多蛋白质和多糖，附在透明质酸长链分子上，形成有许多筛孔的分子筛。小于分子筛孔径的营养物质、水分、激素、代谢产物和气体等可以通过；而大于分子筛孔径的大分子物质(如病菌等)不能通过，故透明质酸有防止病菌蔓延的屏蔽作用。而少数病菌(如癌细胞和溶血性链球菌)可分泌透明质酸酶，破坏透明质酸，致使肿瘤和炎症蔓延、扩散。

2. 致密结缔组织　致密结缔组织分为规则的致密结缔组织和不规则的致密结缔组

织等。结构特点：细胞排列紧密，主要有成纤维细胞；纤维成分多，而细胞和基质成分少。纤维成分主要是胶原纤维和弹性纤维。规则的致密结缔组织主要见于肌腱，内有大量平行排列的胶原纤维，之间有特殊的成纤维细胞（即腱细胞），其突起插入纤维间。不规则的致密结缔组织主要见于真皮、硬脑膜、巩膜和一些器官的被膜，其内的纤维交织成致密的板层结构，纤维间有少量成纤维细胞和基质。

3. 脂肪组织　脂肪组织由大量脂肪细胞组成（图 1-21），疏松结缔组织将其分隔成许多脂肪小叶。脂肪组织分布广泛，分为两类：①黄（白）色脂肪组织，主要分布于浅筋膜、网膜和系膜等处；②棕色脂肪组织，其内的脂肪细胞为多泡脂肪细胞，细胞核呈圆形，位于细胞中央，细胞质含大量小脂滴，有丰富的大线粒体。

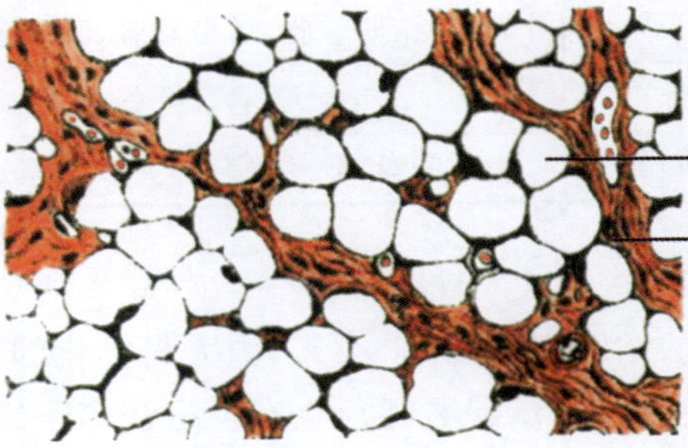

图 1-21　脂肪组织模式图

4. 网状组织　网状组织主要由网状细胞、网状纤维和基质组成。网状细胞多突起，突起彼此相连；网状纤维由网状细胞产生，多分支，交织成网，为网状细胞依附的支架。网状组织为血细胞的发育提供所需要的微环境。

（二）软骨组织和软骨

1. 软骨组织　软骨组织的细胞间质呈均质状，由基质和纤维组成（图 1-22）。在软骨基质内含有大量小腔隙，称为软骨陷窝。软骨陷窝内有软骨细胞。由外向内，软骨组织内的软骨陷窝由小变大；每个软骨陷窝内软骨细胞的数目由 1 个到多个，一般成群存在。软骨基质内无血管、神经和淋巴管。

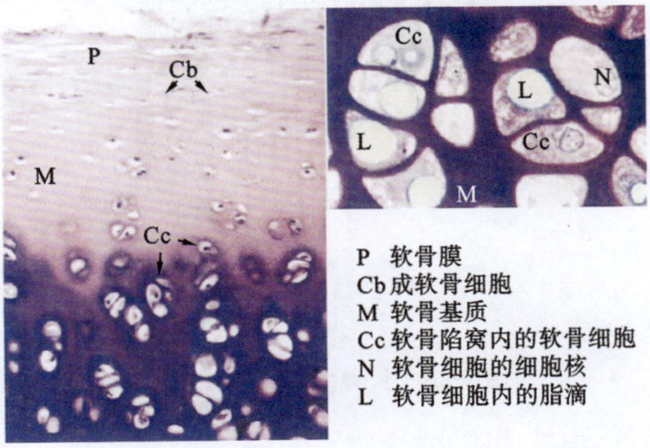

图 1-22　透明软骨光镜图

2. 软骨 软骨由外周的软骨膜和深部的软骨组织组成。软骨膜对软骨组织有营养、保护等作用。软骨组织是软骨的主要成分。

(1)软骨膜 软骨膜包绕在软骨组织周围,分为两层:外层厚,为致密结缔组织,含有少量血管、神经、少量结缔组织细胞等,有保护作用;内层较疏松,含有丰富的血管、神经和成软骨细胞等,对软骨的生长发育有重要作用。

(2)软骨的构造和分类 根据软骨组织内所含纤维的不同,可把软骨分为三类:透明软骨、弹性软骨和纤维软骨。软骨的区别具体见表1-5。

表1-5 软骨的区别

分类	细胞间质	分布	特点
透明软骨	基质中含有胶原原纤维	分布广泛,肋软骨、关节软骨、呼吸道软骨	呈半透明状
弹性软骨	基质中含有弹性纤维	会厌、耳廓等处	有弹性
纤维软骨	基质中含有大量的胶原纤维束	椎间盘、耻骨联合和关节盘等处	有韧性

(三)骨组织和骨

1. 骨组织 骨组织是坚硬的结缔组织(图1-23)。由大量钙化的细胞间质和细胞构成。骨基质主要是钙盐(如磷酸钙和少量碳酸钙),也有少量镁离子、氟离子等。骨钙和血钙可以相互转化,保持血钙的稳定。骨组织内有机质和无机质交互排列,形成的板状结构,称为骨板。骨板内或骨板间有大量小腔隙,称为骨陷窝。骨陷窝内有骨细胞。骨细胞有细长的突起。骨陷窝呈放射状发出小管,相邻骨陷窝通过这些小管相连,这些小管称为骨小管。相邻骨陷窝内骨细胞的突起在骨小管内相连。

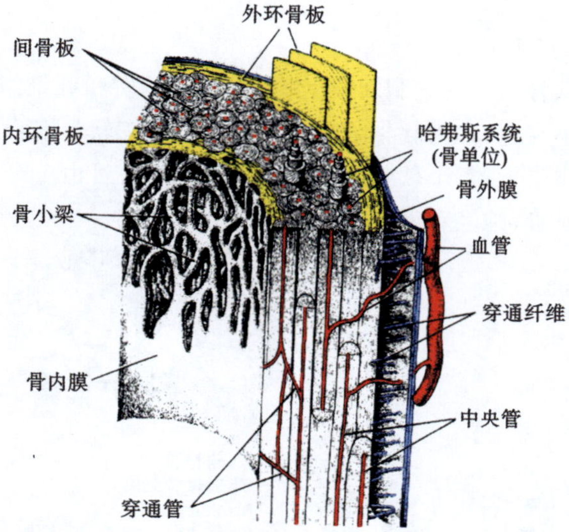

图1-23 长骨骨干结构模式图

2. 骨 以长骨为例,由外向内,骨由骨膜、骨质和骨髓构成。

(1)骨膜　骨膜分为两层。①骨外膜:位于骨的表面,较厚,由致密结缔组织组成,内有大量血管、神经、淋巴管和骨原细胞等结构,有营养骨组织和造骨作用。因此骨折时要尽量保留骨膜,以利于骨的修复。②骨内膜:衬附于骨髓腔面,较薄,也含有骨原细胞,故也有造骨作用。

(2)骨质　骨质分为骨密质和骨松质两部分。

①骨密质又简称为密质,构成密质骨。位于骨质外层,由规则排列的骨板和其间的骨细胞构成。

骨板分为环骨板、间骨板和骨单位三种。

a. 环骨板有两类:外环骨板和内环骨板。外环骨板位于骨的外周,较大且厚,有10～40层;内环骨板位于骨的内部,较小且薄,只有几层骨板,排列不规则。在外环骨板和内环骨板间有横向穿越的小管,称为穿通管,与骨单位的中央管相连,为血管、神经进出骨组织的通道。

b. 骨单位又称哈弗斯系统,是长骨起支持作用的主要结构。骨单位位于外环骨板和内环骨板之间,呈圆筒状。其结构主要包括:外周为10～20层环形的骨板,又称哈弗斯骨板,骨板内或骨板间有骨细胞;中央为中央管,又称哈弗斯管,内有来自骨膜的血管、神经。

c. 间骨板为填充于骨单位之间的不规则的骨板。间骨板是破碎的骨板,是环骨板和骨单位的残留部分。

②骨松质又简称为松质,构成松质骨,位于骨质内层,由片状或针状的骨小梁构成。骨小梁由不规则排列的骨板和骨细胞构成。骨小梁的排列方向与骨所受力的方向一致。

(3)骨髓　骨髓位于骨髓腔和骨松质内,内有丰富的血管,由多种类型的细胞和网状组织构成。儿童时期骨髓全是红骨髓,具有造血功能;在婴幼儿时期以后(5～7岁),骨髓腔内的红骨髓逐渐转化为脂肪组织,称为黄骨髓,失去造血功能,但有造血潜能。在大失血或贫血时,黄骨髓可转化为红骨髓,恢复造血功能。

3. 骨的发生　骨起源于胚胎时期的间充质。骨的发生有两种方式。

(1)膜性骨的发生　过程为间充质→结缔组织薄膜→膜性骨。膜性骨主要见于颅顶骨。

(2)软骨性骨的发生　过程为间充质→软骨→软骨性骨。软骨性骨较为多见。

(四)血液

血液由血浆和血细胞组成。血液约占体重的7%,成年人的血液总量大约为5 L。

血液有重要的生理功能。其具有运输氧和养料给细胞和组织,带走二氧化碳等代谢产物的功能;血液还可以运输激素到达相应的组织和器官,起到体液调节作用;血液内白细胞有防御、保护和免疫作用。

血液有恒定的比重,为1.050～1.060,pH值为7.3～7.4,还有一定的渗透压、黏滞性和化学成分。临床上可根据血液的各种变化作为诊断的依据。

取少量血液放入试管，加适量抗凝剂（如肝素或枸橼酸钠），经过离心沉淀后，血液可分为三层：上层是血浆，中间层是白细胞和血小板，下层是红细胞。

血浆相当于细胞间质，约占血液容积的55%，为血液中分离出血细胞后剩下的黄色液体。血浆内水含量最多，约占90%，还有纤维蛋白原、白蛋白、球蛋白、各种营养物质、代谢产物、酶、激素和无机盐等。当血液凝固时，血浆内的纤维蛋白原（处于溶解状态）转化为纤维蛋白（呈纤维状），从血液中析出，在血块周围出现的淡黄色液体，称为血清。血清相当于基质。

血细胞约占血液容积的45%，分为红细胞、白细胞和血小板三种。正常生理状态下，血细胞数量稳定，有一定的形态结构。可以通过瑞氏染色法制作血涂片，观察血细胞形态结构。血细胞的分类及正常值见表1-6和表1-7。

表1-6　血细胞的分类及正常值

分　类	正　常　值
红细胞	男性$(4.0\sim5.5)\times10^{12}/L$ 女性$(3.5\sim5.0)\times10^{12}/L$
白细胞	$(4\sim10)\times10^{9}/L$
血小板	$(100\sim300)\times10^{9}/L$

表1-7　白细胞的分类及正常值

分　类		正　常　值
粒细胞	中性粒细胞	50%～70%
	嗜酸性粒细胞	0.5%～3%
	嗜碱性粒细胞	0～1%
无粒细胞	淋巴细胞	20%～30%
	单核细胞	3%～8%

观察血细胞，通过制作血涂片，利用瑞氏染色法观察（图1-24）。

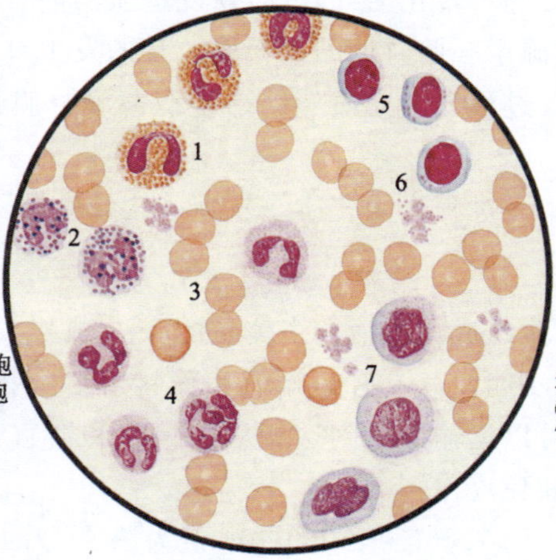

1—嗜酸性粒细胞
2—嗜碱性粒细胞
3—血细胞
4—中性粒细胞
5—淋巴细胞
6—血小板
7—单核细胞

图1-24　血细胞（血涂片）

1. 红细胞　红细胞在血液中的正常值：男性为(4.0～5.5)×10^{12}/L，女性为(3.5～5.0)×10^{12}/L。成熟的红细胞直径约为 7.5 μm，为双面凹的圆饼状；无细胞核、细胞器；细胞质内含有大量血红蛋白，为含铁的淡红色的蛋白质。它具有运输氧和二氧化碳的功能。血红蛋白的支撑含量为：男性 120～150 g/L，女性 110～140 g/L。

红细胞数量及形态和血红蛋白的含量，可有生理性和病理性改变。如婴儿高于成人，高原地区居民高于平原地区居民。一般认为，红细胞数量少于 3.0×10^{12}/L，或者血红蛋白少于 100 g/L，即为贫血；红细胞直径大于 9 μm，为大红细胞性贫血，小于 6 μm，为小红细胞性贫血。

红细胞的平均寿命约为 120 天。衰老的红细胞多被脾、骨髓和肝内的巨噬细胞吞噬，同时主要在骨髓内产生新的红细胞进入血液循环，使人体红细胞数量保持相对稳定。

知识链接

红细胞的渗透压和血浆的相等，使出入红细胞的水分维持平衡。在血浆渗透压降低时，使过量水分进入红细胞，造成红细胞膨胀，严重的破裂，血红蛋白溢出，此种现象称为溶血。

2. 白细胞　白细胞在血液中的正常值：(4～10)×10^{9}/L。白细胞一般比红细胞大，呈圆形，为无色有核的细胞。白细胞可做变性运动而穿过血管内皮细胞，进入血管周围组织内，具有防御和免疫等功能。

根据细胞质内颗粒的大小和多少，可把白细胞分为两类。①有粒细胞：细胞质内含有大量粗大的颗粒，分为中性粒细胞、嗜酸性粒细胞和嗜碱性粒细胞三种。②无粒细胞：细胞质内含有少量细小的颗粒，分为淋巴细胞和单核细胞两种。

在各种生理状态下，尤其是病理情况下，白细胞的总数及其各种白细胞的含量都发生明显改变。这是临床诊断的重要指标。

(1)中性粒细胞　中性粒细胞占白细胞的 50%～70%，为含量最多的白细胞。细胞为圆形，直径为 10～12 μm；细胞核为 2～5 叶，多见 3 叶，叶间以细丝相连，幼稚细胞核为杆状，衰老的细胞核分叶较多；细胞质内含有大量细小的颗粒，瑞氏染色下呈淡红色。

电镜下可见，颗粒表面包有薄膜，颗粒分为以下两种。

①特殊颗粒：约为颗粒总数的 80%，含有碱性磷酸酶、溶菌酶、吞噬素等。溶菌酶可溶解细菌表面的糖蛋白；吞噬素有杀菌作用。

②嗜天青颗粒：约为颗粒总数的 20%，含有碱性磷酸酶、过氧化物酶等物质，是一种溶酶体，有直接杀菌作用。

中性粒细胞吞噬细菌，将细菌分解消化，本身也死亡，形成脓球。中性粒细胞在血液内停留时间为 6～7 h，在结缔组织内存活为 1～3 天。

(2)嗜酸性粒细胞　嗜酸性粒细胞占白细胞的0.5%～3%。细胞为圆形，直径为10～15 μm；细胞核为2叶，呈“八”字形；细胞质内含有大量粗大的嗜酸性颗粒，瑞氏染色下呈橘红色。

电镜下可见，颗粒含有组织胺酶、酸性磷酸酶、芳基硫酸酯酶和过氧化物酶等，因此认为此颗粒也是一种溶酶体。

嗜酸性粒细胞也能做变形运动，被嗜酸性粒细胞趋化因子吸引，穿过血管壁汇聚于患处，吞噬抗原-抗体复合物，释放组织胺酶灭活组织胺，减轻过敏反应。嗜酸性粒细胞还可释放颗粒内物质杀灭寄生虫。所以嗜酸性粒细胞有抗过敏和杀灭寄生虫作用。当人体患过敏性疾病(如支气管哮喘、过敏性皮炎等)和寄生虫病时，嗜酸性粒细胞会显著增多。

嗜酸性粒细胞一般在血液内仅停留数小时，在结缔组织内存活8～12天。

(3)嗜碱性粒细胞　嗜碱性粒细胞占白细胞的0～1%，数量最少。细胞为圆形，直径10～12 μm；细胞核不规则，分叶状或呈“S”形，瑞氏染色下，着色较浅；细胞质内含有大量粗大的嗜碱性颗粒，瑞氏染色下，呈紫蓝色。

电镜下可见，细胞质颗粒内含有肝素、组织胺和慢反应物质。肝素具有抗凝血作用，组织胺和慢反应物质可参与过敏反应。

嗜碱性粒细胞进入结缔组织内，可存活12～15天。

(4)淋巴细胞　淋巴细胞占白细胞的20%～30%，为含量较多的白细胞。细胞为圆形，大小不等；细胞种类多，小淋巴细胞直径为6～8 μm，中淋巴细胞直径为9～12 μm，大淋巴细胞直径为13～20 μm；细胞核为圆形，常见一侧稍凹，较大，染色质密集呈块状，瑞氏染色下着色深，呈深紫蓝色；细胞质少，瑞氏染色下呈天蓝色，内有少量细小的嗜天青颗粒。

根据淋巴细胞的发生部位、表面特征、寿命长短及其免疫功能的不同，可分为T淋巴细胞、B淋巴细胞。其中血液内的T淋巴细胞含量最多，约占75%，可参与免疫，且有免疫调节功能。B淋巴细胞占10%～15%，遇抗原可转化为浆细胞，产生抗体，参与免疫。

(5)单核细胞　单核细胞占白细胞的3%～8%。细胞为圆形，直径为14～20 μm，是白细胞中最大的细胞；细胞核为肾形或蹄铁形，常为偏位，染色质颗粒松散，瑞氏染色下，着色浅；细胞质丰富，瑞氏染色下，呈灰蓝色，内有少量细小的嗜天青颗粒。此颗粒是一种溶酶体，内有溶菌酶、过氧化物酶、酸性磷酸酶等物质。

单核细胞有活跃的变形能力，具有吞噬功能，参与人体免疫应答。单核细胞在血液内存留1～5天，然后出毛细血管，进入结缔组织，分化为巨噬细胞，构成单核巨噬细胞系统。

3. 血小板　血小板在血液中的正常值：$(100\sim300)\times10^9/L$。血小板是骨髓内巨核细胞的细胞质脱落形成的碎片，故体积较小，大小不等，且无细胞核，有完整的细胞膜，直径为2～4 μm，呈双面凸的圆盘状；血涂片观察，在瑞氏染色下，血小板常成群出现，其中央部分为颗粒区，有紫红色颗粒，周围部分为透明区，着色较淡，为均质状淡蓝色。

电镜下可见，血小板的质膜表面有糖衣，质内含多种物质，如纤维蛋白原、血小板因子、5-羟色胺、肾上腺素等，质内还含有线粒体、微管、微丝、溶酶体等细胞器。

血小板主要有促进止血、加速凝血作用。血液凝固主要是纤维蛋白原转变为纤维蛋白的过程，也就是溶胶状血浆转变为凝胶状血块的过程。血小板表面的糖衣可以吸附血浆蛋白和凝血因子。当血管受损害，乃至破裂时，表面黏度增大，凝集成团，形成血小板血栓，黏附在破损处。同时，血小板能加速凝血酶的形成，使纤维蛋白原转化成纤维蛋白，使血液形成凝血块止血；血小板释放的5-羟色胺、肾上腺素使血管平滑肌收缩。

血小板的寿命为7～14天。血液中血小板的数量少于100×10^9/L，为血小板减少；低于50×10^9/L，就有出血危险，可形成血小板减少性紫癜。

4. 血细胞发生概述 人的血细胞最早由胚胎时期卵黄囊壁的血岛生成，形成造血干细胞，胚胎后期以后，骨髓成为主要的造血器官，产生红细胞系、粒细胞系、单核细胞系和巨核细胞-血小板系，合称为骨髓成分；脾、淋巴结、扁桃体等器官和淋巴组织，产生淋巴成分。

红骨髓为主要的造血器官，主要由造血组织和血窦组成。其造血组织的网架由网状细胞和网状纤维组成，网眼中充满不同发育时期的各种血细胞，还有少量造血干细胞、巨噬细胞、脂肪细胞和间充质细胞等。红骨髓内血窦丰富，血窦内皮细胞、巨噬细胞等构成造血微环境。在此造血微环境中，造血干细胞分化形成各种血细胞和血小板。

(1)造血干细胞　造血干细胞产生于胚胎早期，又称多能干细胞，有很强的增殖能力、多向性能力和自我复制能力。在机体一定生理条件下，分化形成各系的定向干细胞。造血干细胞能终身自我更新，保持分化功能。

(2)定向干细胞　定向干细胞又称造血祖细胞，由造血干细胞分化形成，其增殖能力有限，在一定生理条件下，只能定向分化成某一系的血细胞，形成特定的某种血细胞。

(3)血细胞发生过程和形态演变　血细胞的发生、发育一般可分为三个阶段，即原始阶段、幼稚阶段和成熟阶段。血液病诊断常采用骨髓涂片检查作为重要依据。原始阶段、幼稚阶段在造血组织、器官内完成，成熟阶段在外周血内完成。

血细胞的发生、发育过程中，细胞的形态、数量都发生相对变化，不同血细胞也有所不同，但有一定规律，主要有以下四点：①细胞体由大变小，只有巨核细胞是由小变大；②细胞核由大变小(红细胞的细胞核最后消失，粒细胞的细胞核由杆状变成分叶状，叶数逐渐增多)，而巨核细胞的细胞核是由小变大，呈分叶状；③细胞质的量是由少变多，嗜碱性由强转弱，只有淋巴细胞和单核细胞的细胞质仍为嗜碱性，细胞质内同时出现特殊结构，如粒细胞中的颗粒和红细胞中的血红蛋白；④细胞分裂能力由有到无，只有淋巴细胞保持较强分裂能力。

(4)各系血细胞的发生及其命名　血细胞的发生是一个持续的过程，比较复杂(表1-8)。

表 1-8　各系血细胞的发生及其命名

名　称	红　骨　髓		外　周　血
	原始阶段	幼稚阶段	成熟阶段
红细胞系	原始红细胞、早幼红细胞、中幼红细胞、晚幼红细胞		网织红细胞、成熟红细胞
粒细胞系	原始粒细胞、早幼粒细胞、中幼粒细胞、晚幼粒细胞		杆状核粒细胞、分叶核粒细胞
单核细胞系	原始单核红细胞、幼单核细胞、单核细胞（量少）		单核细胞（量多）
血小板	原始巨核细胞、幼单核细胞、巨核细胞（其细胞质脱落成血小板）		血小板

知识链接

人类白血病的确切病因至今未明。许多因素被认为和白血病的发病有关。病毒可能是主要的因素。此外，尚有遗传、放射物质、化学毒物或药物等因素。白血病的症状，主要与骨髓内造血功能的破坏有关。由于白细胞有穿渗组织的作用，部分症状也与此种特性有关。白血病是骨髓的病变，因此，需要进行骨髓穿刺检查以及骨髓切片检查，才能够确定诊断。

（刘丽娇）

三、肌组织

肌组织主要由肌细胞构成。肌细胞呈细长纤维状，故又称肌纤维。肌细胞的细胞膜称肌膜，细胞质称肌浆。肌细胞间无特殊的细胞间质，含有少量的结缔组织、血管、淋巴管及神经等。肌组织分为骨骼肌、心肌和平滑肌三种，前两种都有明显的横纹，是横纹肌。骨骼肌的收缩受人的意识支配，称随意肌。心肌与平滑肌的收缩不受人的意识支配，称不随意肌。

（一）骨骼肌

骨骼肌一般借肌腱附着于骨骼，其收缩具有迅速而不持久的特点。

1. 骨骼肌纤维的光镜结构　骨骼肌纤维呈长圆柱状，直径为 10～100 μm，长短不一，一般为 1～40 mm。细胞核呈扁椭圆形，数十至数百个，位于肌膜下方。肌浆中有大量与肌纤维长轴平行排列的肌原纤维，呈细丝状，直径 1～2 μm。每条肌原纤维上都有明暗相间的带，各条肌原纤维的明带和暗带都准确地排列在同一平面上，构成了骨骼肌纤维明、暗相间的横纹（图 1-25）。暗带又称 A 带，中央有一条浅色窄带，称 H 带，H 带的中央有一条深色的 M 线。明带又称 I 带，中央有一条深色的 Z 线。相邻两条 Z 线之间的一段肌原纤维称为肌节。每个肌节由 1/2 I 带、A 带及 1/2 I 带组成（图 1-26）。肌节是肌原纤维结构和功能的基本单位。

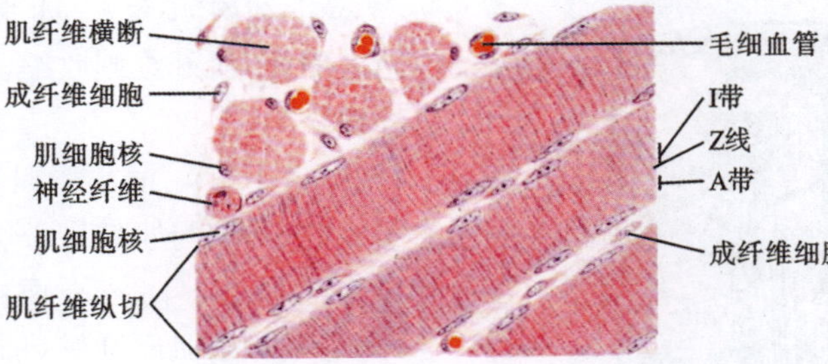

图 1-25 骨骼肌纤维光镜结构模式图

2. 骨骼肌纤维的超微结构

(1)肌原纤维 电镜下可见肌原纤维由与之平行排列的粗、细两种肌丝构成。粗肌丝由许多豆芽状的肌球蛋白分子组成，位于肌节中部的 A 带内，中点固定于 M 线上，两端游离；细肌丝由肌动蛋白、原肌球蛋白和肌钙蛋白三种蛋白分子组成，位于肌节两侧，其一端附着于 Z 线上，另一端伸入粗肌丝之间，达 H 带外缘。因此，I 带内仅有细肌丝，H 带内仅有粗肌丝，H 带以外的暗带含两种肌丝(图 1-26)。当粗肌丝牵拉细肌丝

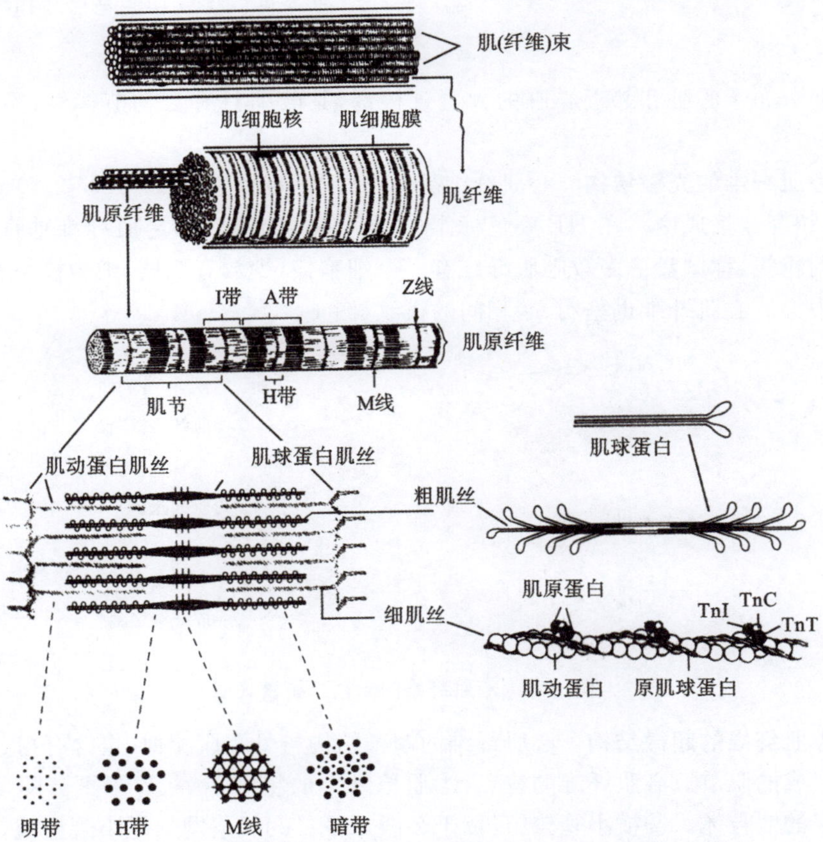

图 1-26 骨骼肌肌原纤维超微结构及肌丝分子构成示意图

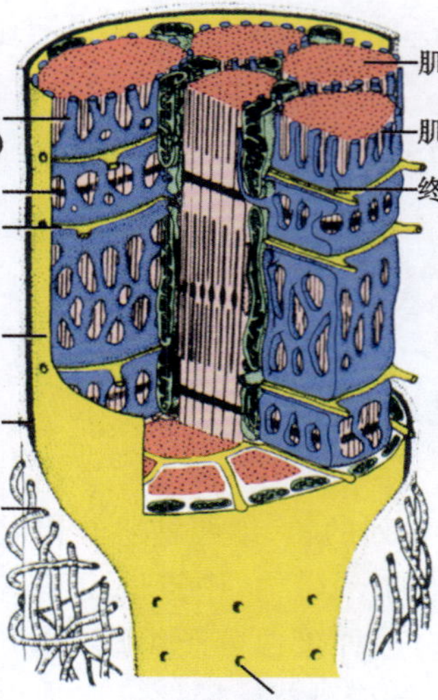

图 1-27　骨骼肌纤维超微结构立体模式图

向 M 线滑动时，I 带和 H 带同步缩短，肌节也随之缩短，肌纤维则收缩。当收缩结束后，肌纤维松弛。

(2)横小管　横小管是肌膜向肌浆内凹陷形成的小管，与肌纤维长轴垂直，位于明带与暗带交界处。同一平面的横小管分支吻合，环绕每一条肌原纤维(图1-27)，可将肌膜的兴奋迅速传至肌纤维内。

(3)肌浆网　肌浆网是肌纤维内特化的滑面内质网，分支吻合成网，包绕每条肌原纤维，并沿其长轴纵行排列位于横小管之间。肌浆网中部纵行包绕一段肌原纤维，故又称纵小管；邻近横小管的两端膨大呈扁囊状，称为终池。每条横小管与两侧的终池组成三联体(图1-27)。肌浆网的主要功能是存储和释放 Ca^{2+}。

(二)心肌

心肌分布于心脏和邻近心脏的大血管根部，其收缩具有自动节律性、不易疲劳的特点。

1. 心肌纤维的光镜结构　心肌纤维呈短圆柱状，直径 10～20 μm，长 80～150 μm，有分支，相互连接成网。在 HE 染色标本中，连接处着色较深，与肌纤维垂直或呈阶梯状排列的粗线，称闰盘。多数心肌纤维有一个细胞核，少数有双核，细胞核呈卵圆形，位于细胞中央。心肌纤维也呈明、暗相间的横纹(图 1-28)。

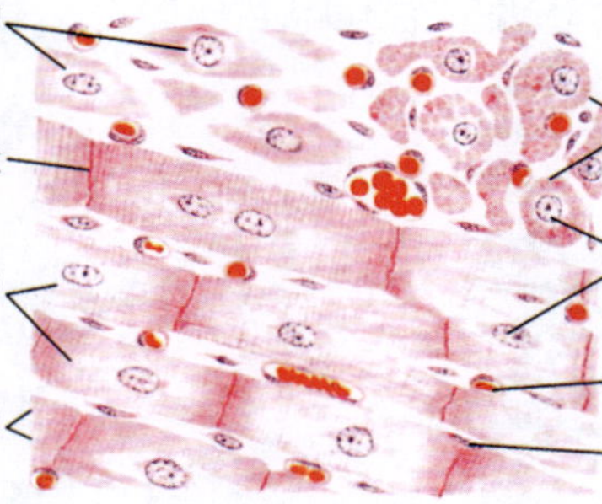

图 1-28　心肌纤维的光镜结构模式图

2. 心肌纤维的超微结构　心肌纤维的超微结构与骨骼肌相似，也含有粗、细两种肌丝及其组成的肌节。心肌纤维的特点：①肌原纤维的粗细不等、界限不分明，肌原纤维间有丰富的线粒体。②横小管较粗，位于 Z 线水平。③肌浆网的纵小管稀疏，终池少而小，多见一侧的终池与横小管相贴形成二联体(图 1-29)。④闰盘的横向部分位于 Z 线水平，有中间连接和桥粒，牢固连接心肌纤维；纵向部分有缝隙连接，便于细胞间化学信息的交流和电冲动的传递，使心肌舒缩同步化(图 1-30)。

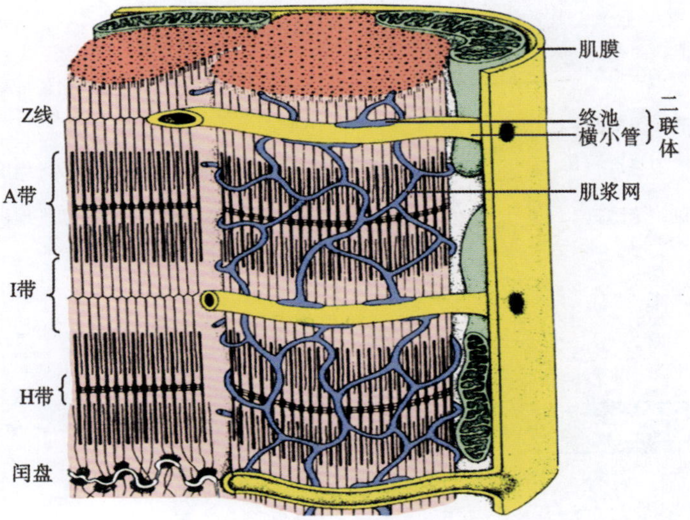

图 1-29　心肌纤维超微结构立体模式图

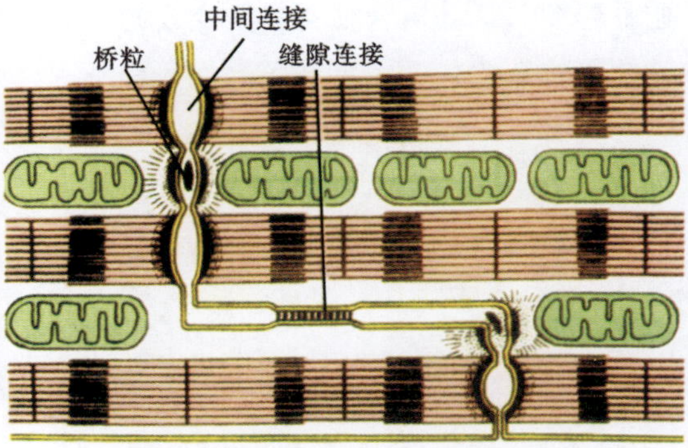

图 1-30　心肌纤维及闰盘模式图

(三)平滑肌

平滑肌由平滑肌纤维构成，广泛分布于血管壁、淋巴管壁及内脏等中空性器官上，收缩缓慢而持久。平滑肌纤维呈长梭形(图 1-31)，直径 8 μm，长短不一，一般长度约 200 μm，其长度随器官而异。平滑肌纤维的细胞核为一个，呈杆状或椭圆形，居细胞中央膨大处，当肌纤维收缩时，细胞核常呈螺旋状扭曲。细胞质嗜酸性，无横纹。电镜下肌膜向肌浆内凹陷形成许多小凹。平滑肌纤维内不形成肌原纤维，可见大量电子密度高的密斑和密体、中间丝、细肌丝和粗肌丝。细胞核两端肌浆中含线粒体、高尔基复合体、粗面内质网和游离核糖体，细胞周边部肌浆中含粗、细肌丝。肌浆网不发达，呈泡状或管状。若干条粗、细肌丝聚集形成肌丝单位，又称收缩单位。目前认为平滑肌纤维和横纹肌一样是以粗、细肌丝之间滑动为基础进行收缩的。

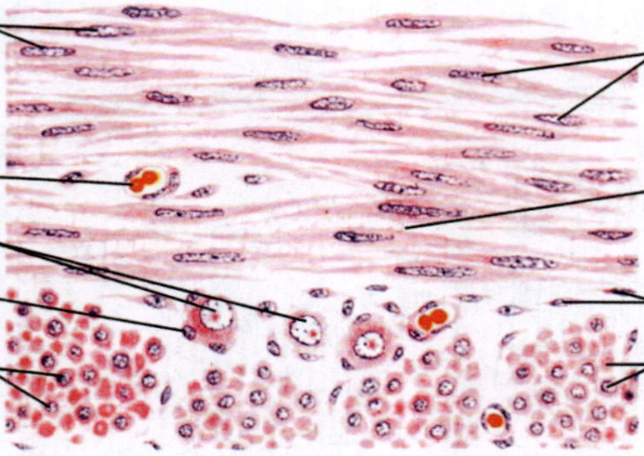

图 1-31　平滑肌纤维光镜结构模式图

知识链接

运动健美的奥秘

坚持体育锻炼会使骨骼肌隆起而变得强壮，这是因为每一条肌纤维增大了：肌丝与肌节增多，使肌原纤维变粗加长；线粒体等细胞器以及储存的糖原增加了；骨骼肌中的结缔组织和毛细血管也都增多。这些因素使得肌肉变发达，而非肌纤维的数量增加，因为胚胎第 24 周，骨骼肌纤维的数量就不再增加了。

（程　龙）

四、神经组织

神经组织由神经细胞和神经胶质细胞组成。神经细胞又称神经元，是神经系统的结构和功能单位，约有 10^{12} 个，具有接受刺激、整合信息和传导冲动的能力。神经胶质细胞数量为神经元的 10～15 倍，对神经元起支持、营养、保护和绝缘等作用。

（一）神经元

神经元形态多样，但每个神经元都由胞体和突起两部分组成（图 1-32）。

1. 神经元的形态结构

1）胞体　胞体是神经元的营养和代谢中心，主要位于大、小脑的灰质，脑干和脊髓的灰质以及神经节内，其大小不一，体态多样，有圆形、锥形、星形及梭形等（图 1-32）。胞体分为细胞膜、细胞质和细胞核三部分。

（1）细胞膜　细胞膜是可兴奋膜，具有接受刺激、信息处理、产生和传导神经冲动的作用。在神经元的连接处，它可以转化为突触前膜或突触后膜。

（2）细胞核　细胞核位于胞体中央，细胞核大而圆，常染色质丰富，着色较浅，核仁也大而圆（图 1-33，图 1-34）。

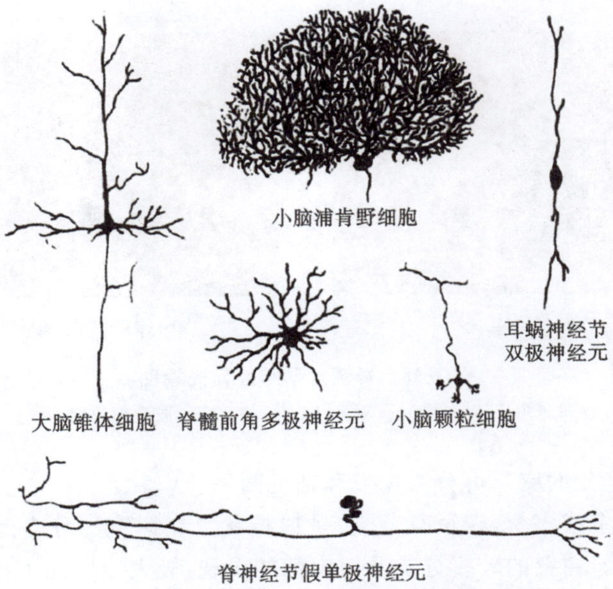

图 1-32　神经元的主要形态

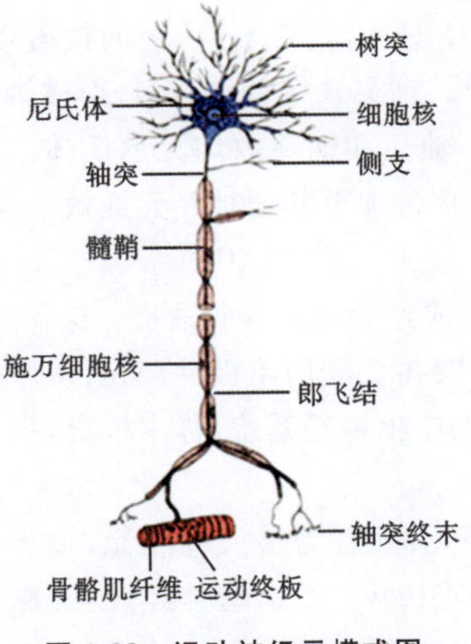

图 1-33　运动神经元模式图

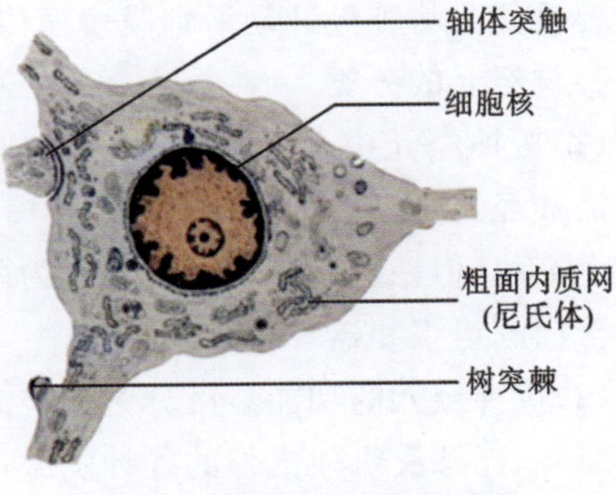

图 1-34　神经元超微结构模式图

(3)细胞质　细胞质内除含线粒体、高尔基复合体、溶酶体等一般细胞器外，在光镜下，还含有两种特征性的结构：①尼氏体：强嗜碱性，HE 染色呈紫蓝色，又称嗜染质，光镜下为颗粒状或小块状，分散在细胞核周围及树突内。电镜观察尼氏体是由发达的粗面内质网和游离核糖体构成(图 1-35(a))，主要合成更新细胞器所需的结构蛋白、合成神经递质所需的酶以及神经调质。②神经原纤维：在 HE 染色切片上，不能分辨，在银染切片中，被染成棕黑色，呈细丝状，相互交织成网(图 1-35(b))，分布于胞体、树突和轴突内。电镜下，神经原纤维由神经丝(一种中间丝)和微管聚集而成。它们除了构成神经元的骨架外，还参与物质运输。

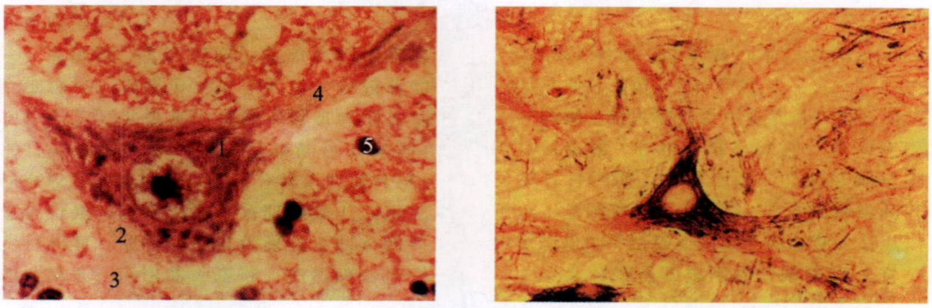

(a) 尼氏体　　(b) 银染示神经原纤维

图 1-35　脊髓运动神经元光镜图

注：1—尼氏体；2—轴丘；3—轴突；4—树突；5—胶质细胞细胞核。

2)突起　神经元的突起可分为树突和轴突两种。

(1)树突　一个或多个，较短有分支，呈树枝状。在树突的分支上有许多短小的棘状突起，称树突棘。树突的较多分支及树突棘的出现，极大地增加了神经元之间的接触面。树突内细胞质的结构与胞体相似。树突的主要功能是接受刺激，产生神经冲动，并将神经冲动传向胞体。

(2)轴突　只有一个，从胞体发出，较树突细，直径均一，长短不一，短的仅数微米，长的可达 1 m 以上。轴突的起始部呈圆锥状，称轴丘。轴突末端分支较多，形成轴突终末。轴突表面的细胞膜称轴膜，其内的胞质称轴质。轴丘和轴突内均无尼氏体。轴突的主要功能是将神经冲动沿轴膜表面传向轴突终末，再传递至其他神经元或效应器。

2. 神经元的分类

(1)按神经元突起数量　可分为三类。①多极神经元：有一个轴突，多个树突。②双极神经元：由胞体发出两个突起，一个轴突，一个突树。③假单极神经元：从胞体发出一个突起，但在离胞体不远处即分为两支，一支伸入中枢神经系统，称中枢突，另一支分布于周围组织和器官，称周围突。

(2)按神经元的功能　可分为三类。①感觉神经元：又称为传入神经元，多为假单极神经元，能感受机体内外的各种刺激，并将信息传向中枢。②运动神经元：又称传出神经元，一般为多极神经元，将神经冲动自中枢传给效应细胞。③中间神经元：又称联络神经元，介于前两类神经元之间，起信息加工和传递作用，其数量约占神经元总数的 99%(图 1-36)。

3. 突触　突触是神经元与神经元之间，或神经元与效应细胞之间传递信息的连接结构。突触也是一种特化的细胞连接方式，最常见的是一个神经元的轴突终末与另一个神经元的树突、树突棘或胞体连接，分别形成轴-树突触、轴-棘突触或轴-体突触。

按传递信息的方式不同，突触可分为电突触和化学突触两类。电突触实际是缝隙连接，以电流作为信息载体，把电信息传递到另一个神经元。化学突触以神经递质作为传递信息的媒介，一般所说的突触指的是化学突触。

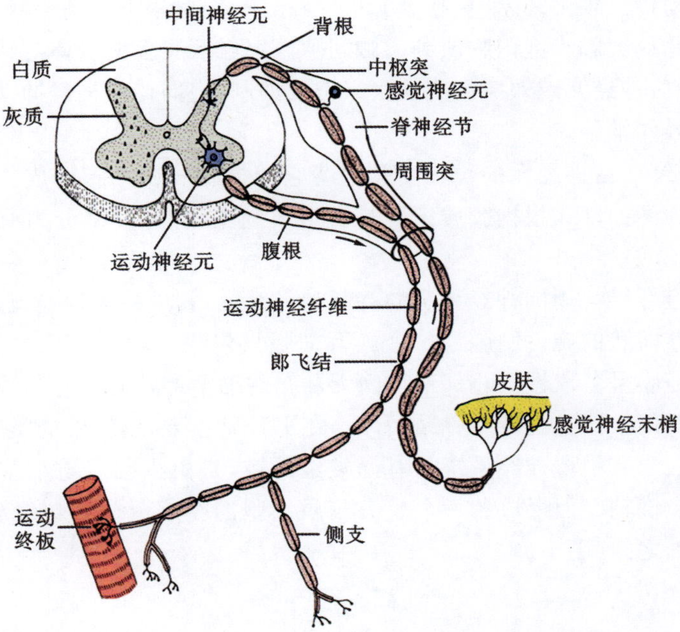

图 1-36　脊髓和脊神经模式图

电镜下，突触由突触前成分、突触间隙和突触后成分三部分构成。突触前、后成分彼此相对的细胞膜分别称为突触前膜和突触后膜，比一般的细胞膜略厚，两者之间的狭窄间隙称突触间隙，宽 15～30 nm。突触前成分一般是一个神经元轴突终末，呈球状膨大，在银染色切片中呈棕黑色圆形颗粒，称突触小体，附着于另一个神经元胞体或树突的表面（图 1-37）。

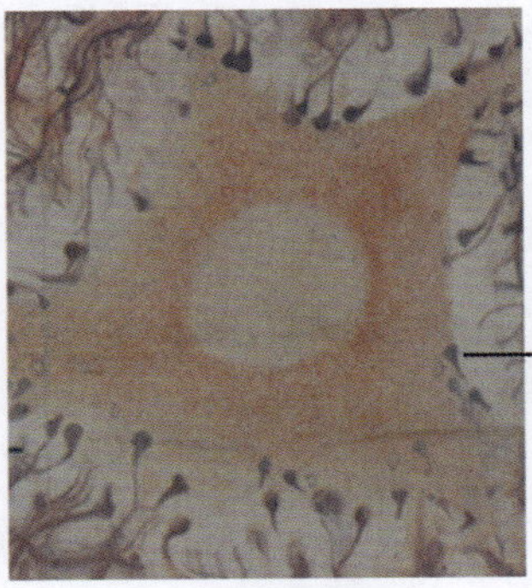

(a) 光镜结构

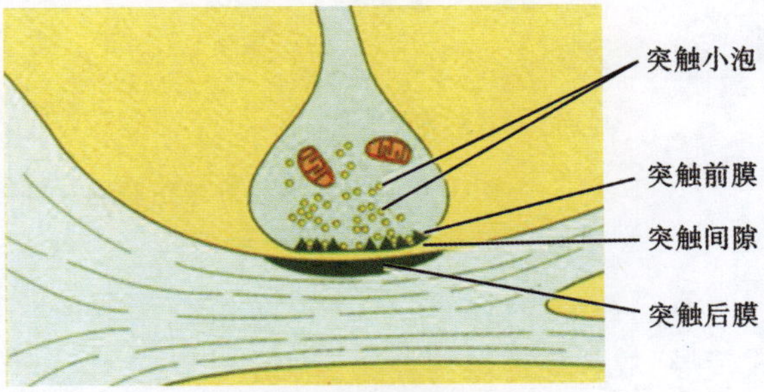

(b) 超微结构

图 1-37　突触光镜图与超微结构模式图

突触前成分内含大量突触小泡，还有线粒体、微丝和微管等。突触小泡内含神经递质或神经调质。突触后成分是与突触前膜相对应的另一个神经元或效应细胞的一部分，其突触后膜上有特异性的神经递质或神经调质的受体。

当神经冲动传至轴突终末时，在 ATP 的参与下，突触小泡移向突触前膜与之融合，以出胞的方式释放突触小泡内物质到突触间隙。突触后膜上的受体与特异性神经递质结合后，使突触后神经元或效应细胞发生兴奋或抑制，定向传递神经冲动。

4. 神经纤维和神经

(1)神经纤维　由神经元的长轴突及包绕它的神经胶质细胞构成。神经纤维的主要功能是传导神经冲动。根据胶质细胞是否形成髓鞘，神经纤维分为有髓神经纤维和无髓神经纤维。

①有髓神经纤维　周围神经系统的有髓神经纤维，其中央为神经元的长轴突，周围是包绕它呈长卷筒状的施万细胞。一个施万细胞只包绕一段神经元的长轴突，故其形成的髓鞘和神经膜呈节段性。相邻节段间无髓鞘的缩窄部，轴膜裸露，称郎飞结。相邻两个郎飞结之间的一段神经纤维称结间体。在 HE 染色下，髓鞘中的类脂被溶解，仅见残留的网状蛋白质。中枢神经系统的有髓神经纤维，是由少突胶质细胞突起的末端扩展成扁平薄膜包绕轴突而形成。一个少突胶质细胞的突起可分别包绕多个轴突，其胞体位于神经纤维之间(图 1-38)。

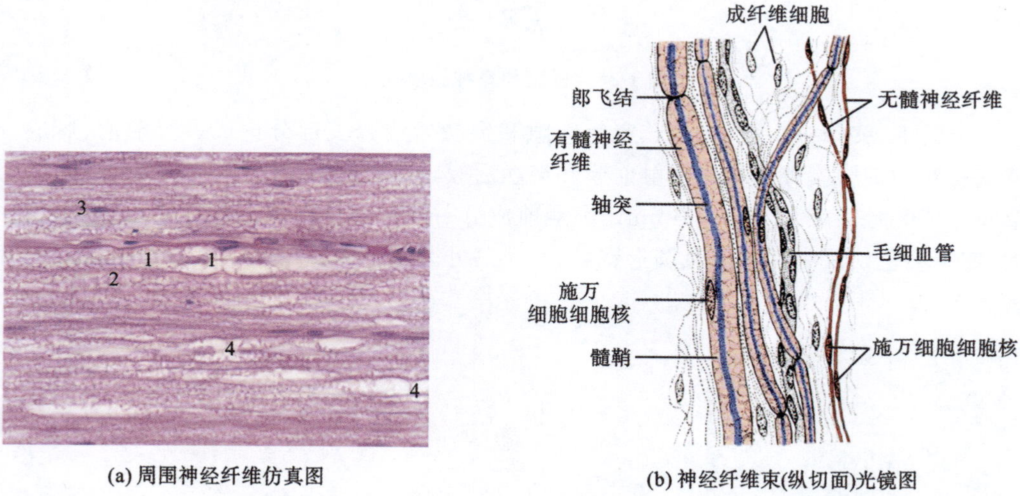

图 1-38　周围神经纤维仿真图和神经纤维束(纵切面)光镜图

注：1—轴索；2—髓鞘；3—施万细胞细胞核；4—郎飞结。

有髓神经纤维由于有髓鞘的绝缘作用，神经冲动只能在郎飞结处的轴膜上呈跳跃式传导，故神经冲动传导速度快。

②无髓神经纤维　在周围神经系统中，无髓神经纤维是由较细的轴突和包在它外面的施万细胞构成。但施万细胞不形成髓鞘，无郎飞结(图 1-38)。

无髓神经纤维的神经冲动沿轴膜连续传导，故其传导速度比有髓神经纤维慢。

(2)神经　周围神经系统的神经纤维集合形成神经纤维束，若干条神经纤维束又聚集构成神经。在结构上，多数神经同时含有髓神经纤维和无髓神经纤维两种神经纤维。

包裹在神经表面的致密结缔组织称神经外膜，包裹神经纤维束的结缔组织膜称神经束膜；神经束内每条神经纤维表面的薄层结缔组织，称神经内膜。

5. 神经末梢 神经末梢是周围神经纤维的终末部分，遍布全身，按功能可分为感觉神经末梢和运动神经末梢。

1)感觉神经末梢 感觉神经末梢是感觉神经元周围突的终末部分，它们与其他组织共同构成感受器。感受器能感受内、外环境的各种刺激，并将刺激转化为神经冲动，传至中枢，产生感觉。按结构分为以下两类。

(1)游离神经末梢 神经纤维的终末部分失去髓鞘，裸露的末段分成细支，分布于表皮、角膜、黏膜上皮及部分结缔组织内，感受痛觉和温度觉的刺激(图 1-39(a))。

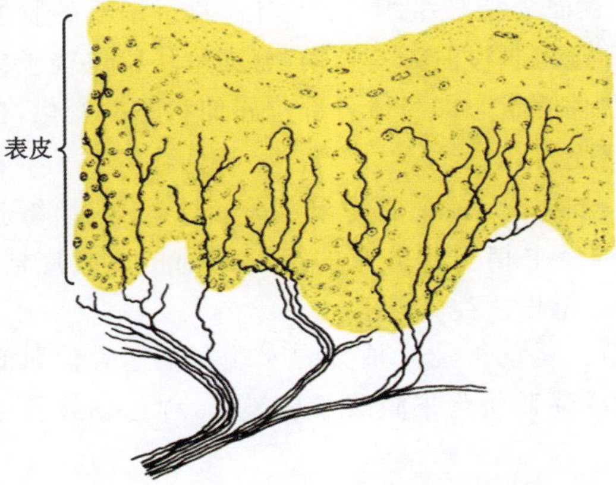

(a) 游离神经末梢

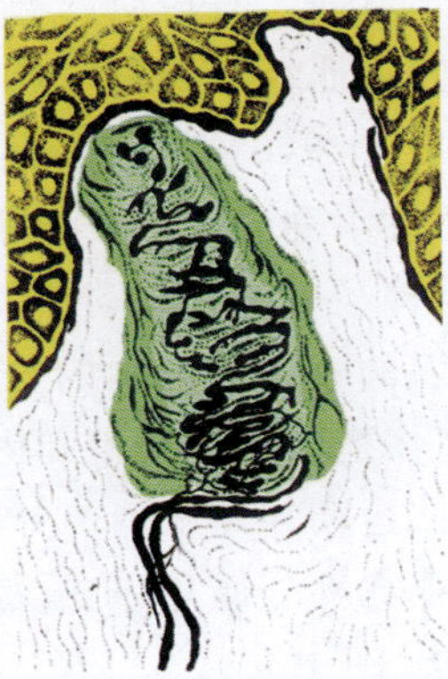

(b) 触觉小体

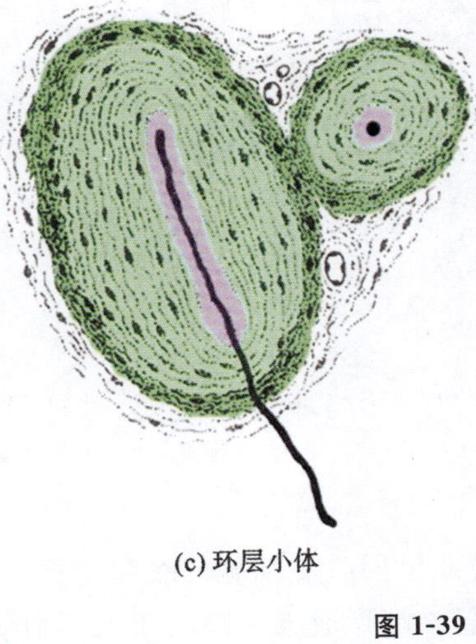

(c) 环层小体

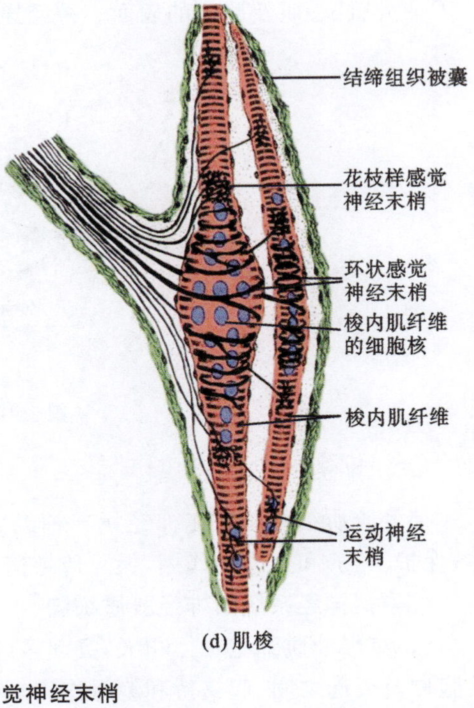

(d) 肌梭

图 1-39 各类感觉神经末梢

(2)有被囊神经末梢　周围均包有结缔组织被囊,常见的有以下三种。

①触觉小体:呈卵圆形,小体内有多层横列的扁平细胞,外包结缔组织被囊,有髓神经纤维进入小体前失去髓鞘,裸露的末梢分支盘绕于扁平细胞之间,感受触觉(图 1-39(b))。触觉小体分布于皮肤的真皮乳头层内,以手指掌侧皮肤内居多。

②环层小体:体积较大,呈圆形或卵圆形,外包结缔组织被囊,中央有一均质状的圆柱体,周围是数层呈同心圆排列的扁平细胞,有髓神经纤维进入小体时失去髓鞘,裸露部分进入圆柱体内,感受压觉和振动觉(图 1-39(c))。环层小体广泛分布于真皮网状层、皮下组织、胸膜和腹膜等处。

③肌梭:分布于骨骼肌内的梭形结构,表面为结缔组织被囊,内含几条细小的骨骼肌纤维,称梭内肌纤维。感觉神经纤维末梢进入肌梭前失去髓鞘,分支呈环状包绕于梭内肌纤维(图 1-39(d))。肌梭能感受骨骼肌伸缩状态即身体各部位屈伸状态的变化,在调节骨骼肌的活动中起重要作用,属本体感受器。

2)运动神经末梢　运动神经末梢是运动神经元轴突的终末部分,分布于肌组织和腺体,支配肌的收缩和腺体的分泌。运动神经末梢与其分布的组织共同构成效应器。其可分为躯体运动神经末梢和内脏运动神经末梢两类。

(1)躯体运动神经末梢　分布于骨骼肌。运动神经元轴突的末端在抵达骨骼肌时失去髓鞘,裸露部分反复分支,每一分支形成葡萄状终末附着于肌膜上,称运动终板或神经-肌连接(图 1-40)。

(2)内脏运动神经末梢　神经纤维较细,无髓鞘,轴突末端分支常呈串珠样膨大,附着于平滑肌、心肌及腺体的表面。神经递质释放,引起平滑肌、心肌的收缩或腺体分泌。

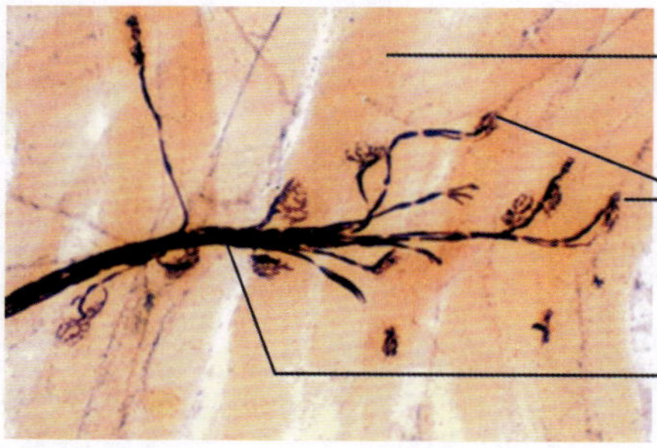

图 1-40　运动终板

(二)神经胶质细胞

神经胶质细胞分布在神经元与神经元之间,神经元与非神经之间,对神经元起支持、保护、营养和绝缘的作用,但无传导信息的功能。

1. 中枢神经系统的神经胶质细胞

(1)星形胶质细胞　体积大,突起多(图 1-41)。星形胶质细胞的突起填充于神经元的胞体及突起之间,起支持和绝缘作用。有些突起末端形成脚板贴附于毛细血管壁上,参与血-脑屏障的构成。星形胶质细胞分为纤维性星形胶质细胞和原浆性星形胶质细胞两种。

(2)少突胶质细胞　突起较少，末端扩展成扁平薄膜，包绕神经元的轴突形成髓鞘，是中枢神经系统的髓鞘形成细胞(图 1-41)。

(3)小胶质细胞　胶质细胞中体积最小(图 1-41)。当中枢神经系统损伤时，可转变成巨噬细胞，吞噬死亡细胞的碎屑。

(4)室管膜细胞　呈单层分布于脑室及脊髓中央管的腔面，参与产生脑脊液(图 1-41)。

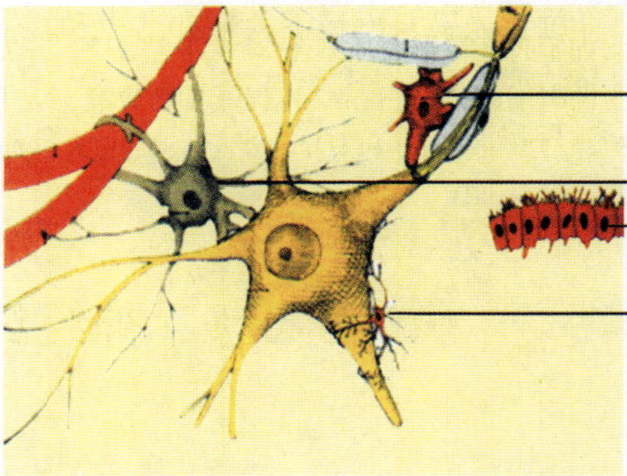

图 1-41　中枢神经系统神经胶质细胞模式图

2. 周围神经系统的神经胶质细胞

(1)施万细胞　又称神经膜细胞，包裹于神经元所发出的长突起周围，形成髓鞘，参与周围神经系统中神经纤维的构成，起支持和诱导作用(图 1-37)。

(2)卫星细胞　神经节内包裹神经元胞体的一层扁平细胞或立方形细胞。

知识链接

当今生命科学研究的热点之一——神经干细胞

自 1992 年从成年鼠的纹状体和海马中分离出能够进行自我更新的多潜能细胞群落后，便提出了神经干细胞(neural stem cell，NSC)的概念。神经干细胞在特定的环境下可以增殖分化为神经元、星形胶质细胞和少突胶质细胞，它们作为神经组织的一种后备细胞，替代正常凋亡的细胞，并能在一定程度上参与神经组织损伤后的修复。这一发现改变了中枢神经系统神经元不能再生的观点，为神经系统损伤修复的研究提供了一种新的治疗策略。

能力检测

一、名词解释

1. 肌原纤维　2. 肌节　3. 横小管　4. 肌浆网　5. 三联体　6. 闰盘　7. 尼氏体　8. 神经原纤维　9. 突触　10. 神经纤维　11. 神经末梢

二、问答题

1. 比较骨骼肌纤维和心肌纤维在光镜与电镜下的形态结构和功能。
2. 试述神经元的形态结构与功能。
3. 试述化学突触的电镜结构与功能。
4. 试述神经胶质细胞的种类与功能。

（潘　琦）

第二章 运动系统

运动系统由骨、骨连结和骨骼肌组成(图 2-1)。其器官总质量约占成人体重 60%，形成人体的基本轮廓，对人体起支持、连接、保护和运动的作用。在神经系统的支配下，可完成各种随意运动。运动中，骨是运动的杠杆，骨连结是运动的枢纽，骨骼肌是运动的动力。因此，骨骼肌是运动的主动部分，骨和骨连结是运动系统的被动部分。

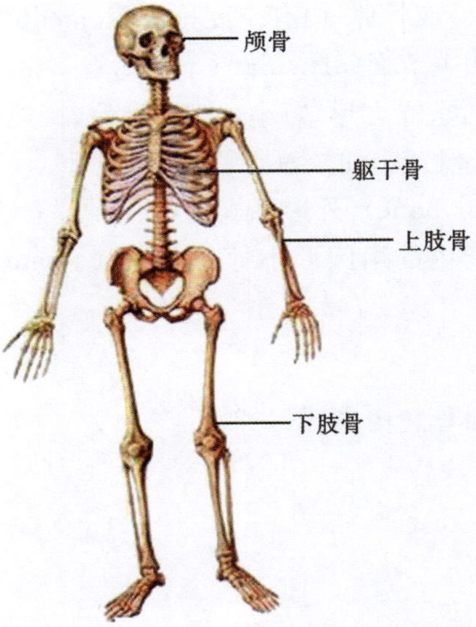

图 2-1 全身骨骼

第一节 骨 学

学习目标

1. 掌握运动系统的组成；骨的形态、分类、构造；躯干骨的组成；各部椎骨的结构特点；肩胛骨、肱骨、尺骨、桡骨、髋骨、股骨、胫骨、腓骨的主要形态结构。

2. 熟悉锁骨的结构；肋的数目和形态；手骨的组成；足骨的组成。

3. 了解新生儿颅骨的特征。

一、骨概述

骨(bone)是一种器官,主要由骨细胞、胶原纤维和骨基质构成,具有一定的形态和功能。经常锻炼的人可促进骨的良好发育,不常活动易出现骨质疏松。成人有骨 206 块,其中躯干骨 51 块,颅骨 29 块(包括听小骨 6 块),上肢骨 64 块,下肢骨 62 块,约占体重的 20%。骨具有生长发育、修复、再生和改建的能力,还参与体内钙、磷代谢并有造血功能。

(一)骨的分类

骨的形态不一,可分为长骨、短骨、扁骨及不规则骨四种。

(1)长骨(long bone):呈中空管状,多位于四肢,如肱骨、掌骨。长骨分一体两端,中部细长称骨干(diaphysis)或骨体,内有空腔称髓腔(medullary cavity),两端膨大称骺(epiphysis),表面有光滑的关节面(articular surface)。

(2)短骨(short bone):呈立方形,短小,如腕骨、跗骨。

(3)扁骨(flat bone):呈板状,如颅盖骨、胸骨和肋骨。

(4)不规则骨(irregular bone):外形不规则,如椎骨、上颌骨。

此外,还有些位于肌腱内的扁圆形小骨,称籽骨(sesamoid bone)。肌腱可通过它改变力的方向及减少摩擦。

(二)骨的构造

骨主要由骨膜、骨质和骨髓构成(图 2-2)。

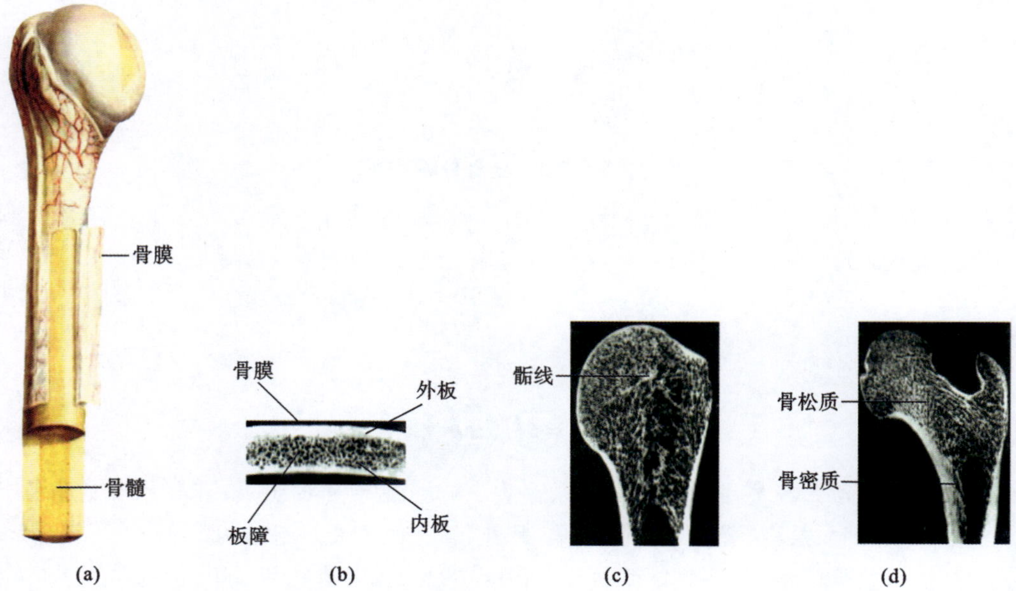

图 2-2　骨的构造

1. 骨膜(periosteum) 除关节面外，新鲜骨的表面都覆有骨膜。骨膜由致密结缔组织构成，含有丰富的血管、淋巴管、神经和成骨细胞，对骨的营养、生长和损伤后的修复具有重要的作用。如骨折，骨膜剥离太多或损伤过大，则愈合困难。

2. 骨质(substantia ossea) 骨质是骨的主要部分，分骨密质和骨松质。骨密质(compact bone)分布于骨的表面，致密坚硬，耐压性强。骨松质(spongy bone)位于骨的内部，由相互交织的骨小梁(trabeculae)构成，呈海绵状。骨小梁排列方向与该骨所承受压力的方向一致。颅顶骨的骨密质形成较厚的外板和较薄的内板，故颅骨骨折好发于内板，其间的骨松质称板障。

3. 骨髓(bone marrow) 充填于骨髓腔和骨松质间隙内，质地柔软，含有丰富的血管。骨髓分红骨髓和黄骨髓两种。红骨髓(red bone marrow)呈红色，有造血功能，人体的红细胞和大部分白细胞由此产生。一般 5 岁以后，长骨骨干内的红骨髓逐渐被脂肪组织所取代，呈黄色，称黄骨髓(yellow bone marrow)，有造血潜能，成人时两者约各占一半。但当大出血时，黄骨髓可转化为红骨髓进行造血。而在椎骨、髂骨、胸骨及肋骨等处，终身是红骨髓，因此，临床常选这些骨的某些部位进行穿刺，抽取骨髓进行检查。

(三)骨的化学成分和物理特性

骨的化学成分由有机质(35%)和无机质(65%)组成。有机质主要由骨胶原纤维和黏多糖蛋白组成，使骨具有韧性和弹性。无机质主要有磷酸钙和碳酸钙等，使骨具有硬度。两种成分比例随年龄增长而变化。成年人两种成分比例为 3∶7，最为合适；儿童有机质含量大于 1/3；老年人无机质占有更大的比例。因此，年幼者骨易变形，年老者易发生骨折。

(四)骨的发生

骨由胚胎早期的间充质发育而成，它的发生有以下两种方式。

(1)膜性骨发生：由间充质先增殖为结缔组织膜，然后由膜形成骨，如颅顶骨等。

(2)软骨性骨发生：由间充质先增殖为软骨，然后由软骨形成骨，如躯干骨、四肢骨等。

二、躯干骨

躯干骨包括 24 块椎骨、1 块骶骨、1 块尾骨、1 块胸骨和 12 对肋骨。它们分别参与脊柱、骨性胸廓和骨盆的构成。

(一)椎骨

椎骨(vertebrae)在未成年时有 32～34 块，分为颈椎 7 块、胸椎 12 块、腰椎 5 块、骶椎 5 块和尾椎 3～5 块。成年后 5 块骶椎融合成 1 块骶骨，3～5 块尾椎融合成 1 块尾骨。

1. 椎骨的一般形态 椎骨由椎体和椎弓两部分组成。

(1)椎体(vertebral body)：椎骨负重的部分，位于椎骨的前方，呈短圆柱形。表面是较薄的密质，内部是松质。

(2) 椎弓(vertebral arch)：弓形骨板，位于椎骨后方。椎弓与椎体围成椎孔(vertebral foramen)，所有椎骨相连，椎孔则形成椎管(vertebral canal)，椎管内容纳脊髓。椎弓和椎体相接的部分较细，称椎弓根，其上、下缘各有一切迹。相邻椎骨的上、下切迹围成椎间孔(intervertebral foramina)，内有脊神经和血管通过。椎弓的后部称椎弓板。由椎弓发出 7 个突起：棘突(spinous process)1 个，伸向后方；横突(transverse process)1 对，伸向两侧；关节突(articular process)2 对，向上突起的 1 对上关节突及向下突起的 1 对下关节突，相邻两者构成关节突关节。

2. 各部椎骨的特点

(1)颈椎(cervical vertebrae)(图 2-3)：椎体小，呈椭圆形。关节面基本呈水平位。锥孔较大呈三角形。横突有孔称横突孔(transverse foramen)，内有椎动脉和椎静脉通过。第 3～7 椎体上面侧缘有向上的唇状突起称椎体钩。第 2～6 颈椎的棘突末端分叉。

第 1 颈椎又称寰锥(atlas)(图 2-4)，呈环形，无椎体、棘突和关节突，由前弓、后弓和两个侧块构成。前弓较短，后弓较长。

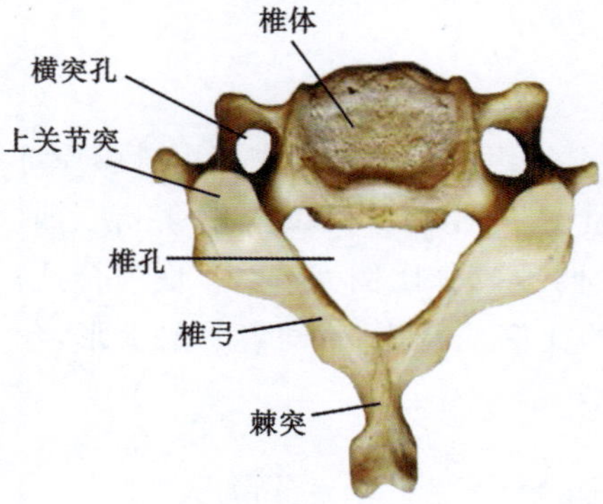

图 2-3　颈椎

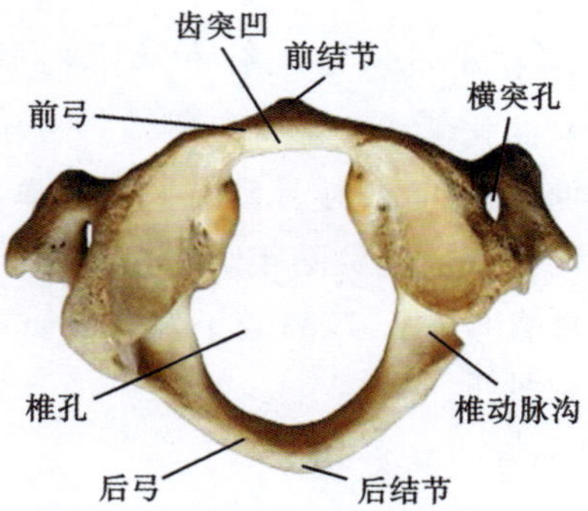

图 2-4　寰椎

第 2 颈椎又称枢椎(axis)(图 2-5)，椎体向上伸出齿突。

第 7 颈椎又称隆椎(vertebra prominens)(图 2-6)，棘突长，末端不分叉，易在体表摸到，常作为计数椎骨序数的重要标志。

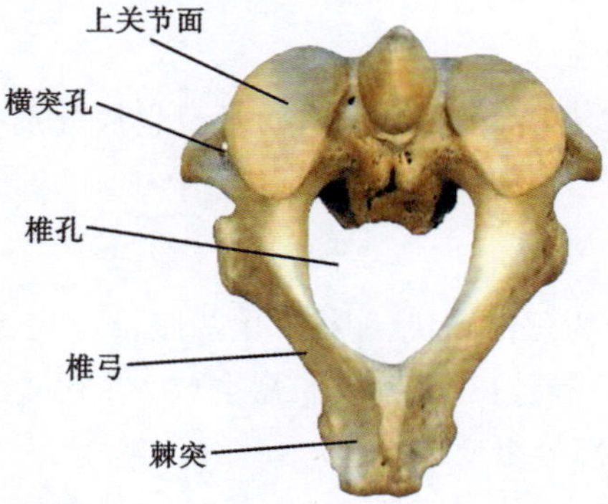

图 2-5　枢椎

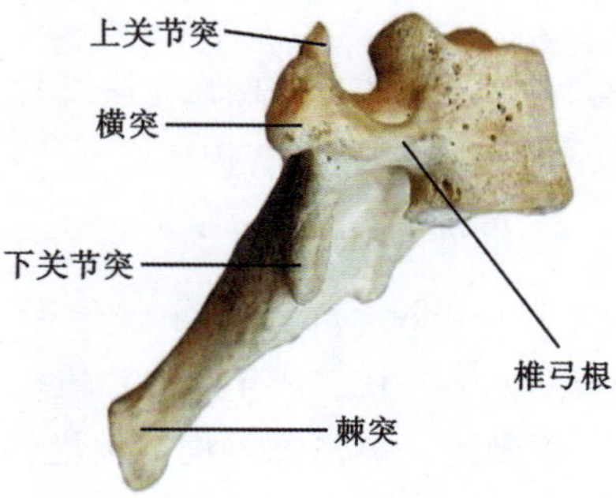

图 2-6　隆椎

(2)胸椎(thoracic vertebrae)(图 2-7,图 2-8):椎体略呈心形。关节突的关节面呈冠状位。椎孔较小,呈圆形。棘突较长,斜向后下方。椎体两侧和横突末端均有较小的关节面分别称上肋凹、下肋凹和横突肋凹。

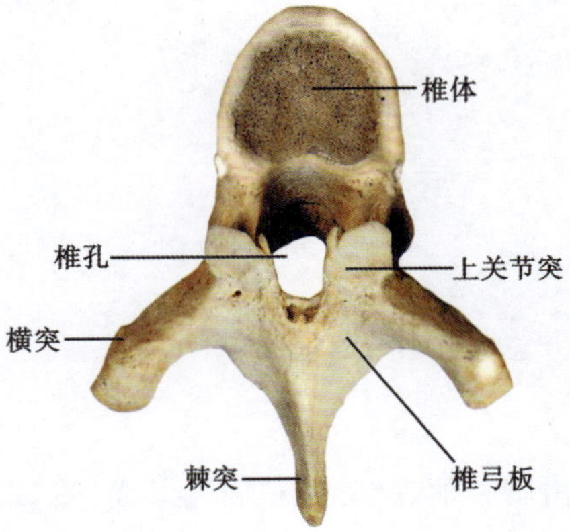

图 2-7　胸椎上面观

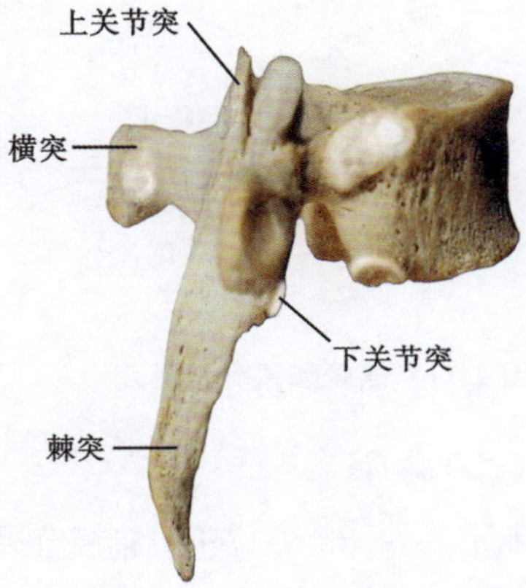

图 2-8　胸椎侧面观

(3)腰椎(lumbar vertebrae)(图 2-9,图 2-10):椎体最大,关节突的关节面呈矢状位。椎孔较大近似三角形。棘突宽而短呈板状,伸向后方。棘突间隙较大,腰椎穿刺易于此处进行。

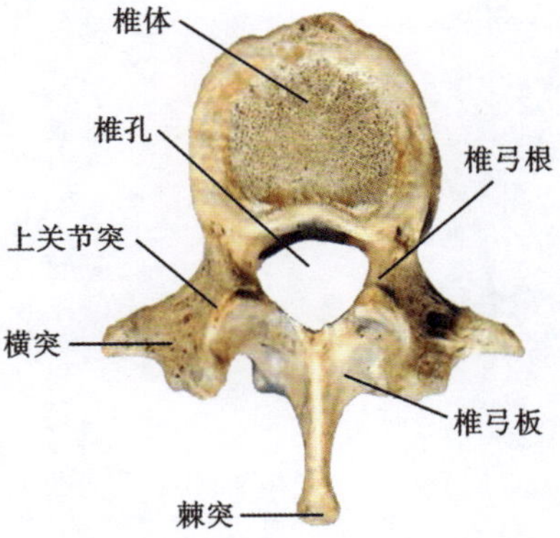

图 2-9　腰椎上面观

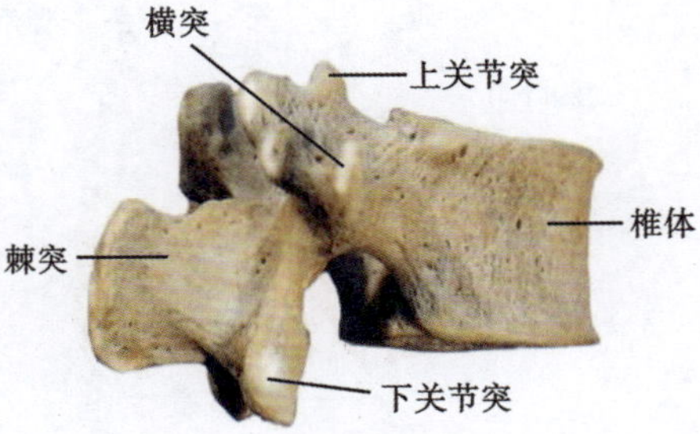

图 2-10　腰椎侧面观

(4)骶骨(sacrum)(图 2-11,图 2-12):由 5 块骶椎融合而成,呈三角形。骶骨底朝上,与第 5 腰椎相接,前缘突出称岬(promontory);尖向下,与尾骨相连。侧面有耳状面,其后方有骶粗隆。前面可见 4 对骶前孔,背面中线处有棘突融合而成的骶正中嵴,两侧有 4 对骶后孔,并与骶前孔相通。骶骨内有骶管,上通椎管,下端的裂孔称骶管裂孔(sacral hiatus),为倒三角形,裂孔两侧有骶角(sacral cornu),临床上以此为标志进行骶管麻醉。

(5)尾骨(coccyx):由 3～5 块退化的尾椎融合而成。

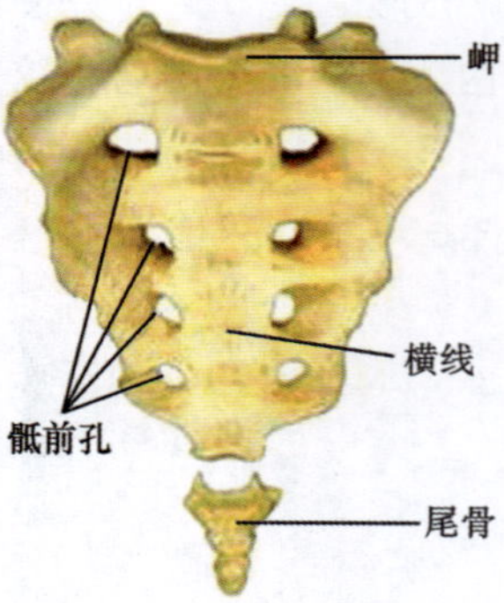

图 2-11　骶骨和尾骨前面观

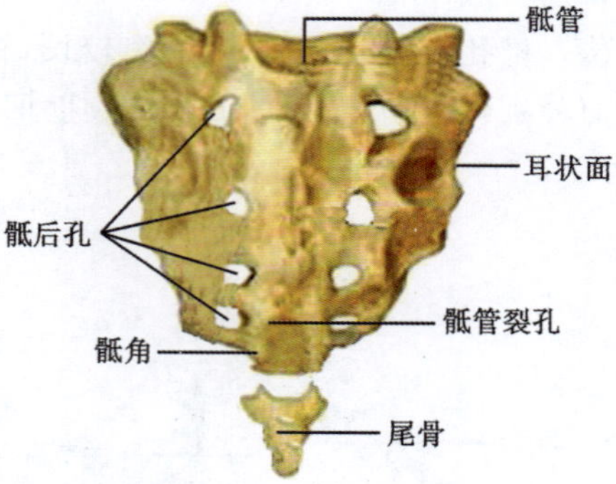

图 2-12　骶骨和尾骨后面观

（二）胸骨

胸骨(sternum)位于胸前壁正中，自上而下由胸骨柄、胸骨体和剑突组成(图 2-13)。胸骨柄(manubrium sterni)上宽下窄，上缘中部微凹称颈静脉切迹(jugular notch)，两侧有锁切迹与锁骨相连接。胸骨柄与胸骨体的连接处向前微凸，称胸骨角(sternal angle)，体表可摸到，两侧平对第 2 肋，是计数肋骨序数的重要标志。胸骨体(body of sternum)为长方形扁骨，外侧缘与第 2～7 对肋软骨相接。剑突(xiphoid process)扁而薄，与胸骨体以结缔组织相连，末端游离。

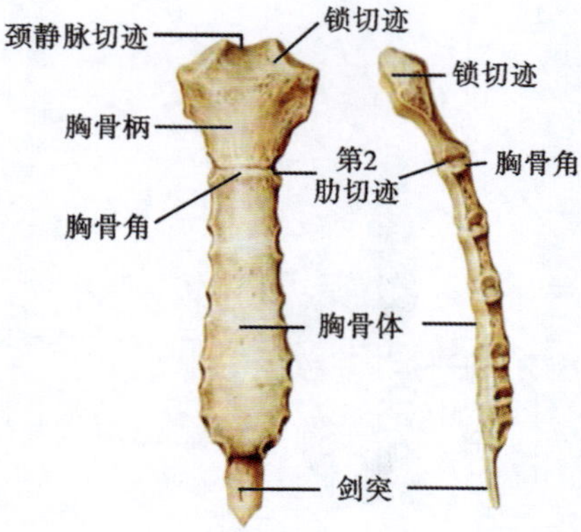

图 2-13　胸骨

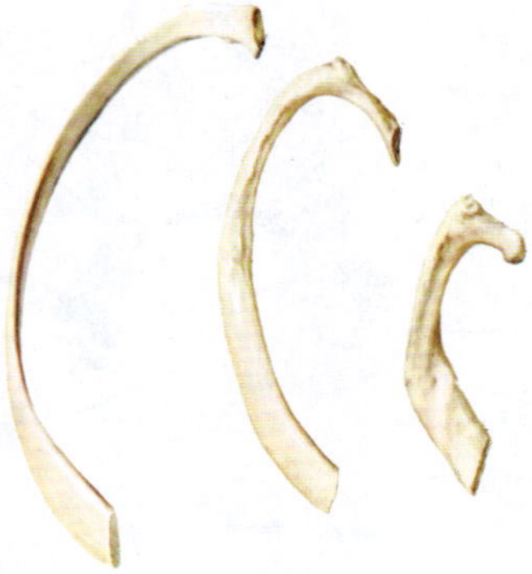

图 2-14　肋骨

（三）肋

肋(ribs)(图 2-14)呈弓形，共 12 对。肋多由前部的肋软骨(costal cartilage)和后部的肋骨(costa)组成。第 1 对肋直接连于胸骨柄；第 2 对肋通过肋软骨连于胸骨角；第 3～7对肋软骨与胸骨体相连；第 8～10 对肋软骨与上位肋软骨相连，形成的弓形结构称为肋弓；第 11、12 对肋的前端游离于腹肌内。少数个体肋只有 11 对。肋骨扁而细长，后端膨大称肋头，与椎体构成关节。外侧略细称肋颈，肋颈后外为肋结节，转向前方称肋体，其内面下缘处的浅沟称肋沟，沟内有肋间血管和神经走行。

三、颅骨

颅(skull)由 23 块颅骨(不包括 3 对听小骨)组成。除下颌骨和舌骨外各颅骨紧密连接成一个整体。按位置不同把颅骨分成脑颅骨和面颅骨两部分。

(一)脑颅骨

脑颅骨围成颅腔,支持和保护脑,由 8 块骨组成。脑颅骨包括顶骨(parietal bone)、颞骨(temporal bone)各 2 块,额骨(frontal bone)、枕骨(occipital bone)、蝶骨(sphenoid bone)、筛骨(ethmoid bone)各 1 块。颅腔的顶称颅盖,由额骨、顶骨、枕骨构成。颅腔的底由前方的额骨和筛骨,后方的枕骨,中部的蝶骨,两侧的颞骨构成。筛骨大部分参与构成面颅骨,小部分参与脑颅骨构成。

脑颅骨中形态比较复杂的是颞骨、蝶骨和筛骨。

(1)颞骨:形态不规则,位于脑颅骨两侧,以外耳门为中心分三部,即鳞部、鼓部和岩部。岩部后方肥厚的突起称乳突(mastoid process)。

(2)蝶骨:形似蝴蝶,位于颅底中央,分蝶骨体、蝶骨大翼、蝶骨小翼和翼突四部分。

(3)筛骨:位于颅底前部,两眶之间,构成鼻腔上部和外侧部。额状切面呈"巾"字形,分筛板、垂直板和筛骨迷路三部分。

(二)面颅骨

面颅骨有 15 块骨,容纳视觉、嗅觉和味觉器官。面颅骨包括上颌骨(maxilla)、鼻骨(nasal bone)、泪骨(lacrimal bone)、颧骨(zygomatic bone)、腭骨(palatine bone)、下鼻甲(inferior nasal concha)各 1 对;犁骨(vomer)、下颌骨(mandible)、舌骨(hyoid bone)各 1 块。下方可活动的是下颌骨,上方有上颌骨,在上颌骨内上部内侧是鼻骨,后方是泪骨。上颌骨后内方是腭骨,外上方是颧骨。鼻腔正中有犁骨,外侧壁下方有下鼻甲。下颌骨的后下方是舌骨。

(1)下颌骨:分一体两支(图 2-15)。下颌体呈蹄铁形,上缘构成牙槽弓,有容纳下颌诸牙的牙槽;下缘称下颌底,体前面外侧有一对颏孔(mental foramen),体前面内侧正中有颏棘。下颌支呈方形骨板,向上有两个突起,分别是前方的冠突和后方的髁突,髁突又分为上端膨大的下颌头(head of mandible)和下方较细的下颌颈(neck of

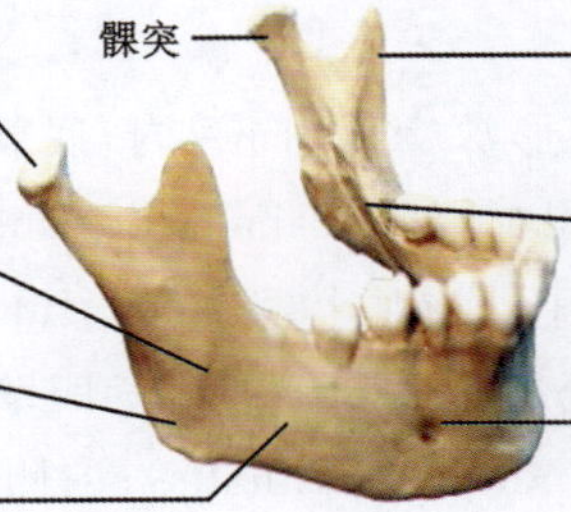

图 2-15　下颌骨

mandible)。下颌体和下颌底相交处称下颌角(angle of mandible)。下颌支内面中央有下颌孔(mandibular foramen),孔内有下牙槽血管和神经,经下颌管与颏孔相通。

(2)舌骨:呈蹄铁形,中部称舌骨体,在稍微抬头时,在喉的上缘可摸到;舌骨体向后伸出 1 对大角,体表也可摸到,向上伸出 1 对小角。

(三)颅的整体观

1. 颅的顶面观 颅的上面称颅盖,有 3 条缝、2 个结节。额骨与顶骨之间构成冠状位的冠状缝(coronal suture);两顶骨之间构成矢状位的矢状缝(sagittal suture);两顶骨和枕骨之间构成人字缝(lambdoid suture)。这些缝一般在 40 岁以后逐渐融合。额骨的最高点称为额结节;顶骨的最高点称为顶结节。婴幼儿时期还可见颅囟,主要有前囟和后囟。

2. 颅的侧面观 颅的侧面中部有外耳门,其后方为乳突,前方有一骨梁称颧弓,两者体表都可摸到(图 2-16)。颧弓上方有大而浅的颞窝,颞窝内侧壁,由额骨、顶骨、颞骨、蝶骨四骨组成,四骨相接处最为薄弱,常构成 H 形的缝,称翼点(pterion),内面有脑膜中动脉前支通过,此处骨质薄弱,易外伤发生骨折而损伤此血管引起颅内出血。颞窝下方的窝称颞下窝,窝内有三角形裂隙称翼腭窝,此窝可通鼻腔、眶腔、口腔和颅腔。

3. 颅的前面观 颅的前面中部有一对容纳视器的眶和两上颌骨之间的骨性鼻腔(图 2-17)。

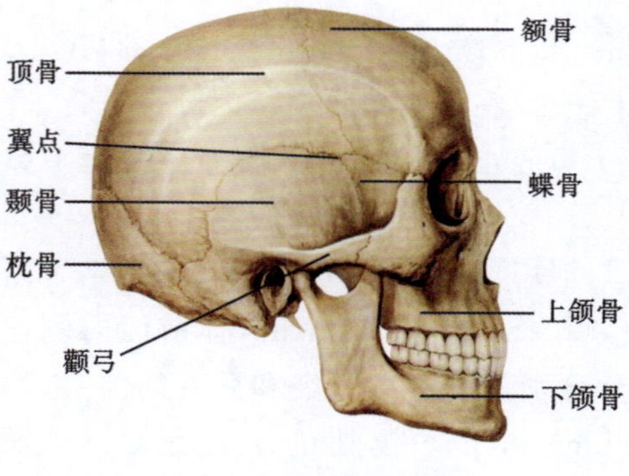

图 2-16 颅的侧面观

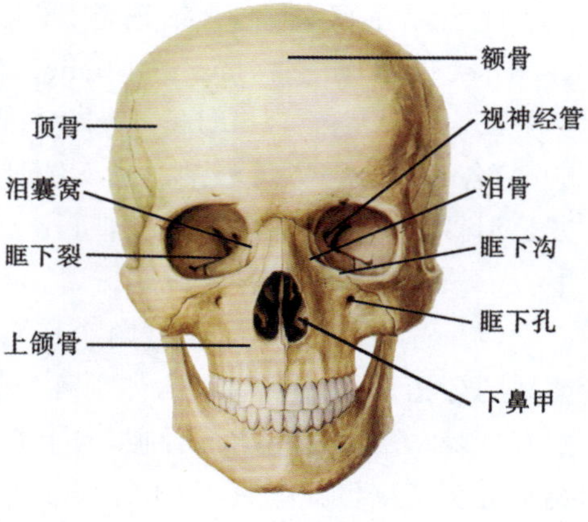

图 2-17 颅的前面观

(1)眶(orbit):四面锥体形深窝,尖向后内,底朝前外,可分为眶尖、眶底和四壁。①眶尖:尖端有一圆形孔称视神经管(canalis opticus),与颅中窝相通。②眶底:眶口,眶上缘中内 1/3 交界处有眶上孔或眶上切迹(incisura supraorbitalis),眶下缘中点下方约 1 cm 处有眶下孔(foramen infraorbitale)。③四壁:上壁与颅前窝相邻,前外侧部有容纳泪腺的泪腺窝(fossa glandulae lacrimalis);内侧壁薄,前下部有一长形窝称泪囊窝(fossa sacci lacrimalis),此窝向下经鼻泪管(nasolacrimal canal)通鼻腔;下壁中部有眶下沟(sulcus infraorbitalis),沟向前导入眶下管(canalis infraorbitalis),管开口于眶下孔;外侧壁较厚,与上下壁交界处的后部,分别有眶上裂(superior orbital fissure)和眶下裂(inferior orbital fissure)。

(2)骨性鼻腔(bony nasal cavity):位于面颅中央,由犁骨和筛骨垂直板构成的骨性鼻中隔(bony septum of nose),将鼻腔分为左、右两半。鼻腔顶借筛骨与颅腔相隔,底以骨颚分界口腔,前方开口称梨状孔(apertura piriformis),后方开口称鼻后孔(choanae),与咽腔相通。鼻腔外侧壁由上而下有三个向下弯曲的骨片,分别称上鼻甲、中鼻甲和下鼻甲,每个鼻甲下方为鼻道,分别称上鼻道、中鼻道和下鼻道。上鼻甲后上方与蝶骨之间的间隙称蝶筛隐窝(recessus sphenoethmoidalis)。

(3)鼻旁窦(paranasal sinuses):见呼吸系统。

4. 颅底内面观 颅底内面由前向后呈阶梯状的窝分别称颅前窝、颅中窝、颅后窝(图 2-18)。

(1)颅前窝(anterior cranial fossa):最浅,容纳大脑额叶。正中有一向上的突起称鸡冠(crista galli),两侧有筛孔通鼻腔。

(2)颅中窝(middle cranial fossa):主要容纳大脑颞叶。中央是蝶骨体,上面有容纳垂体的垂体窝(hypophysial fossa),颅中窝前外侧有视神经管,颅中窝后方横位的鞍背。垂体窝和鞍背合称为蝶鞍。其两侧由前向后依次有眶上裂、圆孔、卵圆孔和棘孔。蝶鞍后外颞骨岩部尖端处有破裂孔(foramen lacerum)。颅中窝外侧的鼓室上方有一层薄骨片称鼓室盖。

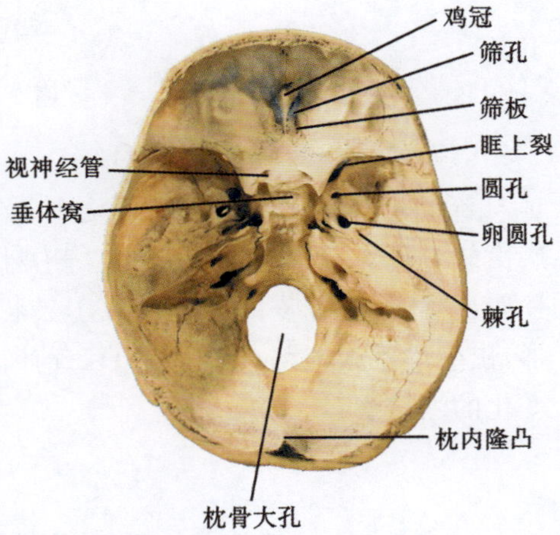

图 2-18 颅底内面观

(3)颅后窝(posterior cranial fossa):最深,容纳小脑和脑干。中央有枕骨大孔,其前方的斜面称斜坡(clivus)。孔后有一个十字形隆起,其交会处称枕内隆凸(internal occipital protuberance),向两侧续于横窦沟,转向前下内改称乙状窦沟,再经颈静脉孔(jugular foramen)出颅。颈静脉孔与枕骨大孔之间有舌下神经管。颞骨岩部后面中央有内耳门,通入内耳道。

5. 颅底外面观 颅底外面高低不平,神经血管通过的孔裂多。后部中央有一大孔,称枕骨大孔,枕骨大孔两侧有关节面称枕髁,其前外侧稍上方有舌下神经管外口,枕髁后有髁管开口。枕髁前方有破裂孔,枕髁的前外侧有颈静脉孔,其前方有颈动脉外口。颈静脉孔后外侧有细长的茎突,其根部后方有茎乳孔。颧弓根部后方有下颌窝,下颌窝前缘的突起称关节结节。枕骨大孔后上方有枕外隆凸,两侧横向突起为上项线。颅底外面前部上颌牙围绕的部分称骨腭,其前部正中有切牙孔,后部两侧有腭大孔。牙齿后方的突起称翼突,由内、外侧板组成。翼突外侧板根部后外方依次有卵圆孔和棘孔(图 2-19)。

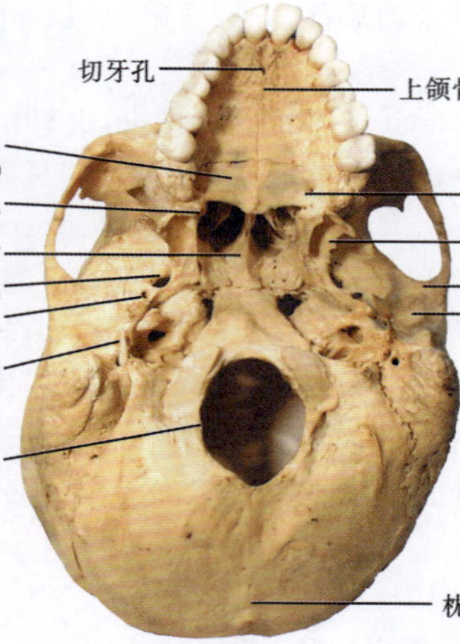

图 2-19　颅底外面观

（四）新生儿颅骨的特征

新生儿的脑颅骨远大于面颅骨，骨与骨之间有一定的间隙，颅顶由结缔组织膜、颅底由软骨所充填。其中较大的位于矢状缝前部的称前囟(anterior fontanelle)，呈菱形，一般出生后 1～2 岁时闭合。位于矢状缝后部的称后囟(posterior fontanelle)，呈三角形，出生后不久即闭合(图 2-20)。前囟闭合的早晚可作为婴儿发育的标志和颅内压力变化的测试窗口。

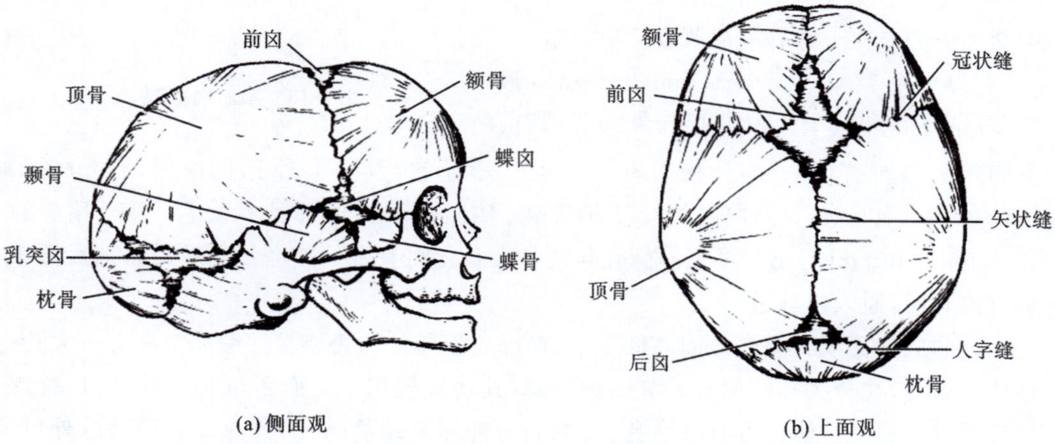

图 2-20　新生儿颅的特征

四、四肢骨

人类由于直立和劳动，四肢有了明确的分工，形态结构也发生了明显的变化。上肢成为劳动器官，因此骨骼纤细轻巧；下肢起支持和移动的功能，故粗大而坚固。

(一)上肢骨

上肢骨每侧 32 块,分为上肢带骨和游离上肢骨两部分。上肢带骨有锁骨、肩胛骨;游离上肢骨有肱骨、桡骨、尺骨和手骨。

1. 锁骨 锁骨(clavicle)(图 2-21)位于胸廓前上方,呈"～"形,上面平滑,下面粗糙,分一体两端。锁骨内侧粗大称胸骨端,与胸骨柄相关节。锁骨外侧扁平称肩峰端,与肩胛骨肩峰相关节。锁骨体有两处弯曲,内侧 2/3 凸向前,外侧 1/3 凸向后,呈扁平形。锁骨全长在体表可摸到。锁骨骨折好发于外、中 1/3 交界处。

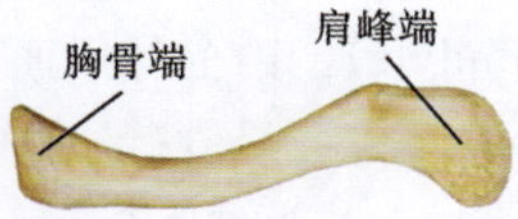

图 2-21 锁骨

2. 肩胛骨 肩胛骨(scapula)(图 2-22)位于胸廓后外侧,介于第 2～7 肋之间,为三角形扁骨。肩胛骨分 2 个面、3 个缘和 3 个角。腹侧面又称肋面,为 1 个大而浅的窝称肩胛下窝(subscapular fossa)。背侧面有 1 个横嵴称肩胛冈(spine of scapula)。肩胛冈外侧端的扁平突起称肩峰(acromion)。肩胛冈上、下方各有 1 个窝分别称冈上窝(supraspinous fossa)和冈下窝(infraspinous fossa)。上缘短而薄,外侧有肩胛切迹,切迹外侧向前有 1 个指状突起称喙突(coracoid process)。肩胛骨内侧缘薄而锐利对向脊柱,外侧缘肥厚对向腋窝。肩胛骨上角在内上方平对第 2 肋,下角平对第 7 肋,为计数肋的体表标志。肩胛骨外侧角膨大朝外侧方的梨形浅窝称关节盂(glenoid cavity),与肱骨头相关节。

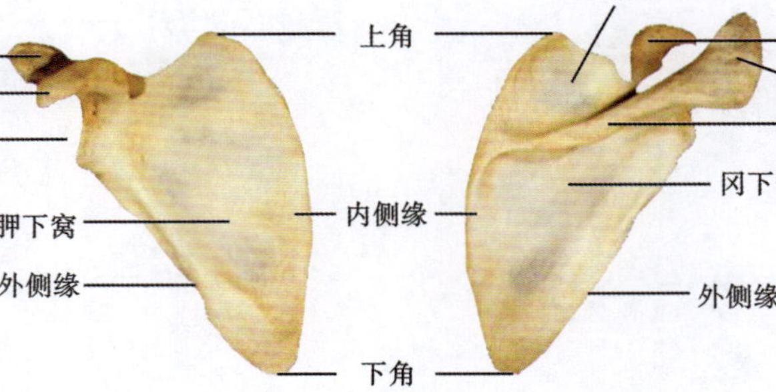

图 2-22 肩胛骨

3. 肱骨 肱骨(humerus)(图 2-23)位于臂部,为典型的长骨,分一体两端。

肱骨上端有朝向后上内方的半球形肱骨头(head of humerus),与肩胛骨的关节盂相关节。头周围的环形窄沟称解剖颈(anatomical neck)。上端向外侧的突起称大结节(greater tubercle),向前方隆起的称小结节(lesser tubercle),两结节向下延伸的骨嵴,分别称大结节嵴和小结节嵴,两结节嵴之间的纵沟称结节间沟。上端与肱骨体交界处称外科颈(surgical neck),易发生骨折。

肱骨体外侧面中部有粗糙的三角肌粗隆(deltoid tuberosity)。后面中部有 1 个螺旋状浅沟称桡神经沟(sulcua for radial nerve),桡神经紧贴沟中经过,故肱骨中段骨折易伤及桡神经。

肱骨下端较扁，末端有两关节面，呈半球状的称桡骨小头（capitulum of humerus）和滑车状的肱骨滑车（trochlea of humerus），分别与桡骨和尺骨相关节。肱骨滑车和肱骨小头前上方各有1个窝分别称冠突窝和桡窝。肱骨滑车后上方有1个窝称鹰嘴窝。下端两侧各有1个突起，分别称内上髁（medial epicondyle）和外上髁（lateral epicondyle）。内上髁后面有尺神经经过的浅沟称尺神经沟。

4. 尺骨　尺骨（ulna）（图2-24）位于前臂内侧，分一体两端。尺骨上端有两个朝前的突起，上方为鹰嘴（olecranon），下方为冠突（coronoid process），两者之间有半圆形深凹称滑车切迹（trochlear notch）。冠突稍下方的粗隆突起称尺骨粗隆（ulnar tuberosity）。冠突外侧面有桡切迹。尺骨体呈三棱柱形。尺骨下端有球形的尺骨头（head of ulna），其后内侧的锥状突起称尺骨茎突（styloid process）。

5. 桡骨　桡骨（radius）（图2-24）位于前臂外侧，分一体两端。桡骨上端膨大称桡骨头（head of radius），桡骨头上面有关节凹与桡骨小头相关节。桡骨头周围为环状关节面与尺骨相关节。桡骨头下方略细称桡骨颈（neck of radius），桡骨颈下有向前内侧突起的桡骨粗隆（radial tuberosity）。桡骨体呈三棱柱形，内侧缘锐利称骨间缘。桡骨下端粗大，外侧向下突出的部分称桡骨茎突（styloid process），内侧有关节面称尺切迹，与尺骨头相关节，下面有腕关节面与腕骨相关节。

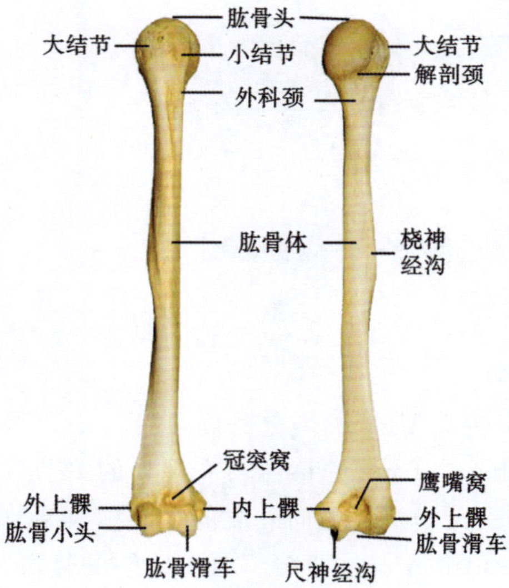

图2-23　肱骨

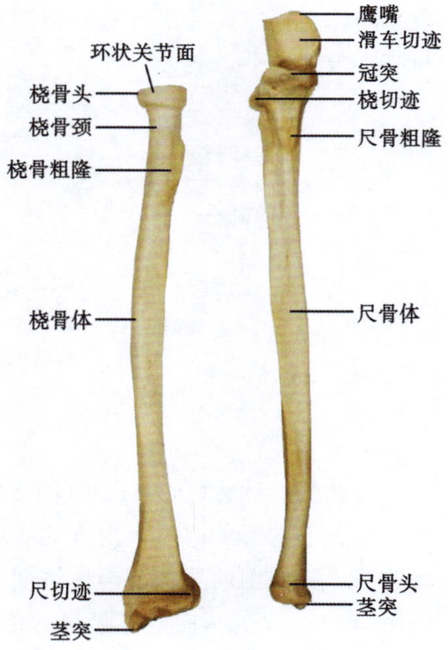

图2-24　尺骨和桡骨

6. 手骨　手骨由腕骨8块、掌骨5块和指骨14块组成（图2-25）。

（1）腕骨（carpal bones）：分近侧和远侧两列。腕骨由桡侧向尺侧排列，近侧列为手舟骨（scaphoid bone）、月骨（lunate bone）、三角骨（triquetral bone）和豌豆骨（pisiform bone)；远侧列为大多角骨（trapezium bone）、小多角骨（trapezoid bone）、头状骨（capitate bone）和钩骨（hamate bone）。8块腕骨并列，后方凸，前方凹陷成腕骨沟。

（2）掌骨（metacarpal bones）：由外侧向内侧依次为第1～5掌骨。每块掌骨近侧为底，中部为体，远侧为头。

（3）指骨（phalanges of fingers）：拇指有2节，其余各指均为3节。由近侧至远侧为近节指骨、中节指骨和远节指骨。每节指骨均分为底、体和滑车。

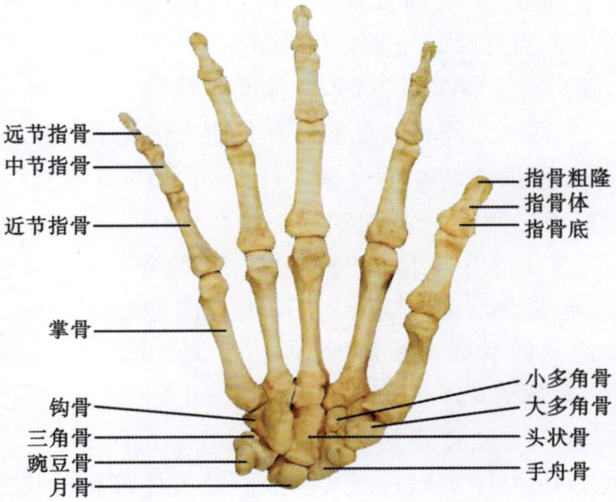

图 2-25　手骨

（二）下肢骨

下肢骨每侧31块，分为下肢带骨和游离下肢骨两部分。下肢带骨有髋骨，游离下肢骨有股骨、髌骨、胫骨、腓骨和足骨。

1. 髋骨　髋骨（hip bone）（图2-26）由髂骨、耻骨和坐骨组成，16岁左右以后完全融合为一骨。融合处外侧面有一大而深的窝称髋臼（acetabulum），下有一大孔称闭孔

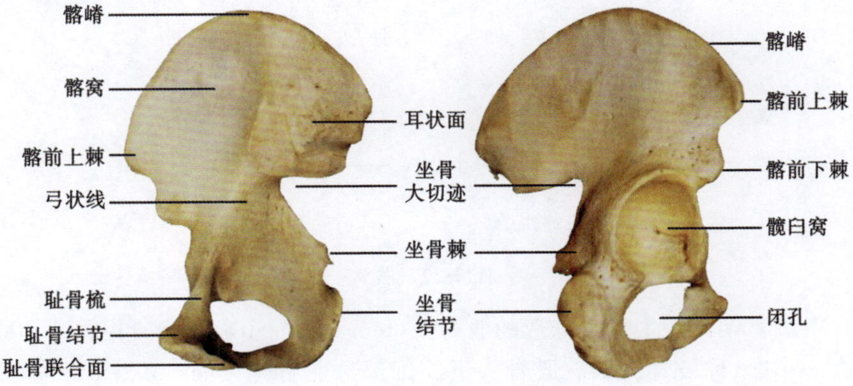

图 2-26　髋骨

(obturator foramen)。左右髋骨与骶骨、尾骨组成骨盆。

(1)髂骨(ilium):位于髋骨上部,分体和翼两部。髂骨体构成髋臼的上部,髂骨翼上缘称髂嵴(iliac crest)。髂嵴前后突起分别称髂前上棘(anterior superior spine)和髂后上棘(posterior superior spine),它们下方各有一突起,分别称髂前下棘和髂后下棘。髂嵴前、中 1/3 处向外突起,称髂结节(tubercle of iliac crest),是重要的骨性标志。两侧髂嵴最高点的连线平对第 4 腰椎棘突,是下部确定椎骨序数的方法,临床上腰椎穿刺或麻醉定位的标志。髂骨翼内面浅窝称髂窝(iliac fossa),窝下界骨嵴称弓状线(arcuate line),其后上方为耳状面与骶骨相关节。

(2)坐骨(ischium):位于髋骨后下部,分体和支两部。坐骨体组成髋臼后下部,其向后下延续为坐骨支。两者之间移行处的后部是粗大的坐骨结节(ischial tuberosity)。髂后下棘与坐骨结节之间的突起称坐骨棘(ischial spine),其与髂后下棘之间为坐骨大切迹,坐骨棘与坐骨结节之间为坐骨小切迹。

(3)耻骨(pubis):位于髋骨前下部,分体和上、下两支。耻骨体组成髋臼前下部,与髂骨结合处的骨性突起称髂耻隆起,由此向前内延伸为耻骨上支,在转向下为耻骨下支。上、下支移行处内侧的椭圆形粗糙面,称耻骨联合面(symphysial surface)。耻骨上支的上面有一较锐利的骨嵴称耻骨梳(pecten pubis),向前终止于耻骨结节(pubic tubercle)。耻骨结节至耻骨联合面上缘为耻骨嵴。

2. 股骨 股骨(femur)(图 2-27)位于大腿部,是人体最粗最长的长骨,约占身长的 1/4,分一体两端。

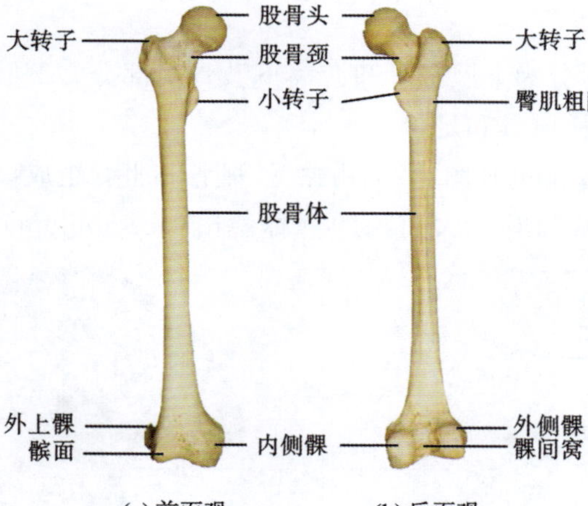

图 2-27 股骨

股骨上端有朝向内上呈半球形的股骨头(femoral head),与髋臼相关节。股骨头中部稍下有一小凹,称股骨头凹。股骨头下缩细部称股骨颈(neck of femur)。股骨颈和股骨体连接处外上侧的隆起称大转子(greater trochanter),内下方的隆起为小转子(lesser trochanter)。两转子之间前面有转子间线,后面有转子间嵴。大转子在体表可摸到，是重要的骨性标志。

股骨体呈略凸向前的圆柱形骨管。股骨体后面有纵行的骨嵴为粗线（linea aspera），向上外延续为粗糙的臀肌粗隆（gluteal tuberosity），向下逐渐分离，其间三角形的骨面称腘面。股骨体中部粗线附近有朝下的滋养孔。

股骨下端有两个向后突出的膨大，为内侧髁（medial condyle）和外侧髁（lateral condyle）。两髁前方的关节面相连形成髌面，与髌骨相接。两髁后方之间的深窝称髁间窝（intercondylar fossa）。两髁侧面突起处分别为内上髁（medial epicondyle）和外上髁（lateral epicondyle）。它们在体表都可摸到。

3. 髌骨 髌骨（patella）（图 2-28）位于股骨下端前面，是全身最大的籽骨，略呈三角形，上宽下尖，前面粗糙，后面为关节面与股骨髌面相关节。包于股四头肌腱内，在体表可摸到。

4. 胫骨 胫骨（tibia）（图 2-28）位于小腿内侧，分一体两端。胫骨上端膨大，向两侧突出形成内侧髁和外侧髁，其上的关节面与股骨内、外侧髁相关节。两髁之间向上的隆起称髁间隆起（intercondylar eminence）。胫骨上端前面的隆起称胫骨粗隆（tibial tuberosity）。外侧髁后下方有腓关节面与腓骨头相关节。胫骨体呈三棱柱形，较锐的前缘和光滑的内侧面直接位于皮下，体表可摸到。胫骨下端稍膨大，向内下方的突起称内踝（medial malleolus）。

5. 腓骨 腓骨（fibula）（图 2-28）位于胫骨后外方，细长，分一体两端。腓骨上端膨大称腓骨头（fibular head），其关节面与胫骨相关节。腓骨头下方缩细部称腓骨颈（neck of fibula）。腓骨下端膨大形成外踝（lateral malleolus）。腓骨头和外踝在体表都可摸到。

6. 足骨 足骨（图 2-29）包括跗骨 7 块、跖骨 5 块和趾骨 14 块。

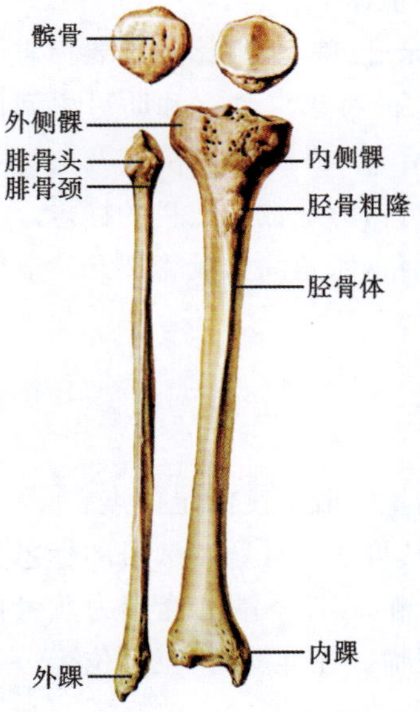

图 2-28 胫骨、腓骨和髌骨

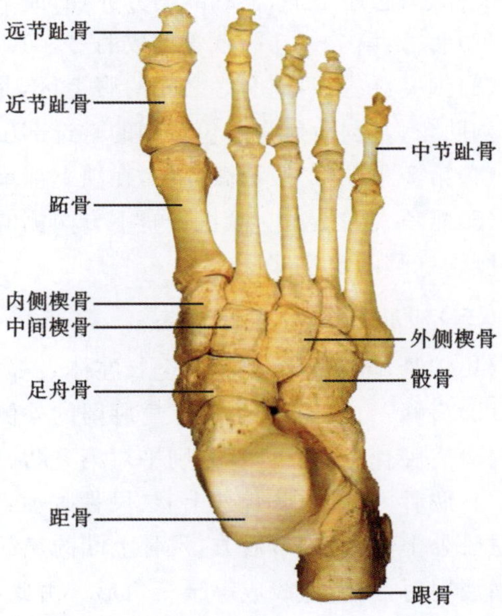

图 2-29 足骨

(1)跗骨(tarsal bones):相当于腕骨,主要功能是支持体重,分前、中、后三列。后列上方的距骨(talus)和下方的跟骨(calcaneus),中列为距骨前方的足舟骨(navicular bone),前列为内侧楔骨(medial cuneiform bone)、中间楔骨(intermediate cuneiform bone)、外侧楔骨(lateral cuneiform bone)和跟骨前方的骰骨(cuboid bone)。

(2)跖骨(metatarsal bone):相当于掌骨,由内向外依次为第1～5跖骨。每一跖骨近端为跖骨底,中间为跖骨体,远端称跖骨头。

(3)趾骨(phalanges of toes,bones of toes):踇趾2节,其余为3节。各节趾骨的名称和结构名称均与手指骨的类似。

五、常用骨性标志

(一)头部的常用骨性标志

(1)颧弓:由颞骨的颧突和颧骨的颞突构成。颧弓是形成面部轮廓的重要骨性标志。腮腺管的体表投影在其下方约两横指处。

(2)翼点:颅骨的薄弱部位。其内面有脑膜中动脉通过。此处受到打击会发生骨折,易损伤此动脉而引起颅内出血,危及生命。

(3)枕外隆凸:位于枕部,是向后的隆起。其对应颅内结构为窦汇。

(4)下颌角:在下颌支的后下方。其是形成面部轮廓的重要骨性标志。

(5)乳突:耳后的突起。其根部有茎乳孔,面神经由此出颅。

(二)躯干的常用骨性标志

(1)胸骨角:胸骨柄和胸骨体向前微凸形成胸骨角。其平对第2肋,可作为计数肋数目的标志;它还是上、下纵隔的分界;后面平对第4胸椎体下缘。

(2)肋弓:第7～10肋软骨形成肋弓。其可作为临床肝、脾、胃触诊的重要标志。

(3)剑突:位于两侧肋弓之间的腹上区,是胸骨下方的突出。剑突和肋弓之间的夹角为剑肋角,左剑肋角为心包穿刺的常选部位。

(4)第7颈椎棘突:稍微低头,在项下部最突出处,可作为计数肋数目的标志。

(5)骶角、骶管裂孔:骶正中嵴下方两侧的突起为骶角,骶角间为骶管裂孔。骶管裂孔是骶管麻醉的定位部位。

(三)四肢的常用骨性标志

(1)锁骨:位于颈根处。其全长在体表都可摸到。

(2)肩峰:为肩部最高点,在肩胛冈的外侧。其是测量上肢长度的定位点。

(3)肩胛骨上角、下角:分别平对第2肋、第7肋。其可作为计数肋数目的标志。

(4)肱骨内上髁、肱骨外上髁、尺骨鹰嘴:肘关节两侧,肱骨下端的隆起为肱骨内上髁、肱骨外上髁;肘关节后方,尺骨上端的突起为尺骨鹰嘴。在伸肘时,三者位于一条直线上;屈肘时,三者连线成等腰三角形。由此可判断肘关节是否脱臼。

(5)桡骨茎突:位于腕掌侧面桡侧,其前面内侧有桡动脉通过,可作为中医切脉的定位标志。

(6)髂嵴、髂前上棘：髂嵴为髋骨的上缘，全长皮下都可触及。两侧髂嵴最高点连线平对第 4 腰椎棘突，为腰椎穿刺的定位标志。髂嵴的最前端为髂前上棘。

(7)髂结节：髂前上棘的后外侧的结节结构。临床常在此处做骨髓穿刺，抽取红骨髓。

(8)耻骨联合：在两耻骨体之间。其下方为外生殖器。

(9)坐骨结节：在坐骨的后下方，坐位时臀部的受力点。

(10)大转子：大腿内收，在大腿外侧上部最突出的骨性结构。大转子和坐骨结节是坐骨神经定位和臀部肌内注射的定位标志。

(11)髌骨：位于膝关节前方。其前方为髌韧带。

(12)胫骨粗隆、胫骨前缘和内侧面：在体表都可摸到，临床上作为诊断下肢水肿的部位。

(13)内踝、外踝：在踝关节内、外侧较大的骨性突起。其连线前方中点的下方是足背动脉的搏动点；内踝前方有大隐静脉通过，可作为寻找大隐静脉的标志。

(马永贵　杨春青)

第二节　关　节　学

学习目标

1. 掌握骨连结的概念和分类；椎间盘的组成；肩关节、肘关节、髋关节、膝关节的组成、结构特点和运动；骨盆的组成、结构和男女性骨盆的差异。

2. 熟悉颅骨的组成；脊柱的形态和运动形式；踝关节的组成和运动。

一、概述

骨与骨之间的连结称为骨连结。根据骨连结的连结方式不同，骨连结可分为两种：直接连结和间接连结。

(一)直接连结

直接连结分为纤维连结、软骨连结和骨性连结三种(图 2-30)。其连结较牢固，活动性很小或者不能活动。

1. 纤维连结　骨与骨之间通过致密结缔组织直接相连，称为纤维连结。如小孩时期的颅顶骨间的连结、前臂骨间膜等。颅顶可见的冠状缝、矢状缝、人字缝就是由纤维连结形成。

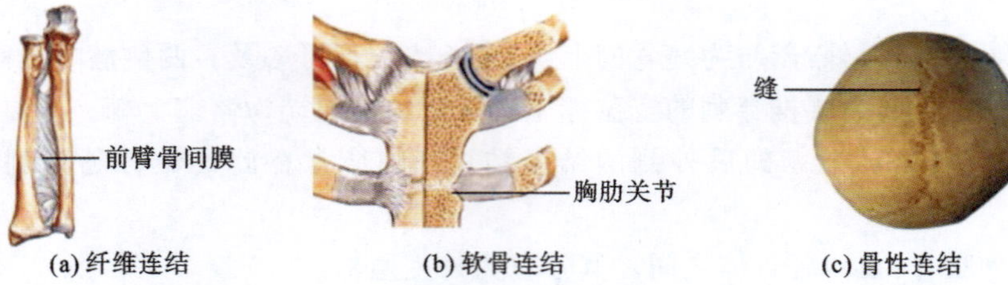

图 2-30　骨连结分类

2. 软骨连结　骨与骨之间通过软骨组织直接相连，形成软骨连结。如椎骨间的椎间盘、耻骨联合、关节盘等。

3. 骨性连结　软骨连结、纤维连结骨化后，则演变为骨性连结。如老年人颅顶骨、髂骨、坐骨、耻骨之间的连结。

（二）间接连结

间接连结又称滑膜关节，简称为关节。关节一般都有较大的活动性。

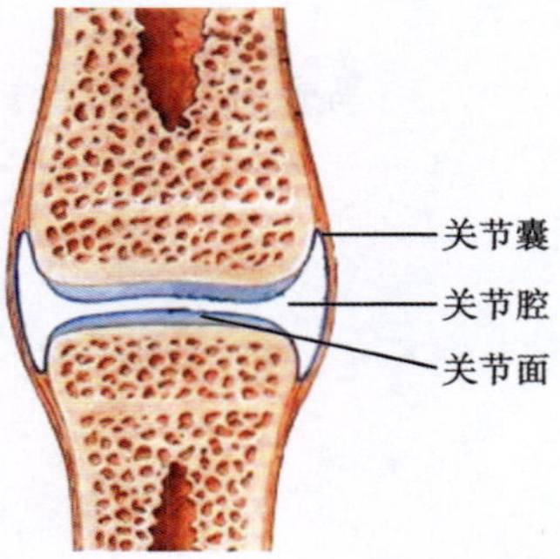

图 2-31　关节基本结构

1. 关节的基本结构　关节的基本结构有关节面、关节囊和关节腔(图 2-31)。

(1)关节面：多为两个，一凸一凹，分别为关节头和关节窝。少数关节的关节面为多个，如下颌关节、腕关节等。关节面上皆覆盖一薄层透明软骨，称为关节软骨，其光滑而有弹性，起到减少摩擦和缓冲压力作用。

(2)关节囊：包绕于关节周围，可分为两层。外层为纤维膜，厚且坚韧，由致密结缔组织构成，连于关节面的骨膜，含有丰富的血管、神经等结构；内层为滑膜，较薄，连于软骨膜，富含血管网，可分泌滑液。

(3)关节腔：由关节面和关节囊围成的潜在的、密闭的、负压的、内含少量滑液的腔隙。

2. 关节的辅助结构　关节的辅助结构包括韧带、关节内软骨和关节唇(图 2-32)。

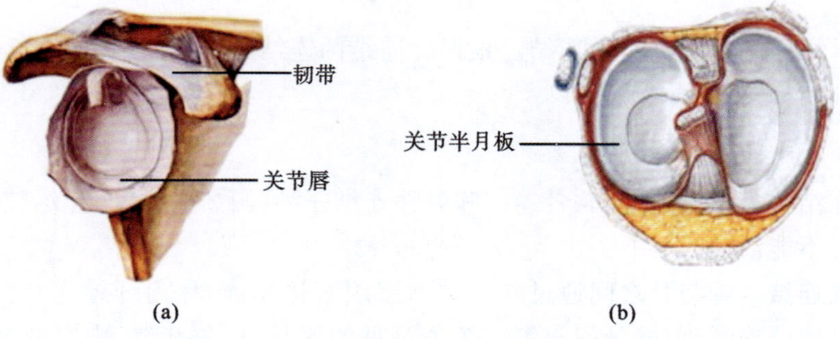

图 2-32　关节的辅助结构

(1)韧带:呈束状或膜状连于相邻两骨之间,由致密结缔组织构成,可加强关节的稳固性。

(2)关节内软骨:由纤维软骨构成,位于两骨面之间,有关节盘与关节半月板两种,能增加关节的弹性,减少对骨面的冲击,并可使两骨关节互相适应,更有利于关节的运动。

(3)关节唇:为附着于关节窝周缘的纤维软骨环,对加深关节窝、增加关节稳固性起重要作用。

3. 关节的运动 关节的运动形式基本上按照三种轴而分为三组拮抗性的动作。

(1)屈和伸:关节沿冠(额)状轴进行的运动。运动时两骨互相靠拢,角度缩小的称屈,相反,角度加大的则称伸。在髋关节以上,前折为屈,反之为伸,膝关节以下,后折为屈,反之为伸。另外,在没有两骨角度关系的关节,一般以向前的运动为屈,向后的运动为伸。

(2)内收和外展:通常是关节沿矢状轴的运动,运动时骨向正中面靠拢者,称为内收(或收),反之,离开躯干或正中面者称外展(或展)。

(3)旋内和旋外:骨环绕垂直轴进行运动,称为旋转,骨由前面转向内侧的称旋内,反之,旋向外侧的称旋外。旋内也可称为旋前,旋外也可称为旋后。

(4)环转:凡两轴或三轴关节,关节头原位转动,骨的远端做圆周运动,称为环转运动。运动时全骨描绘成一圆锥形的轨迹。环转运动实为屈、展、伸、收的依次连续运动。

4. 关节的类型 常用的关节的类型按关节运动轴的数目和关节面的形态分为以下三类(图 2-33)。

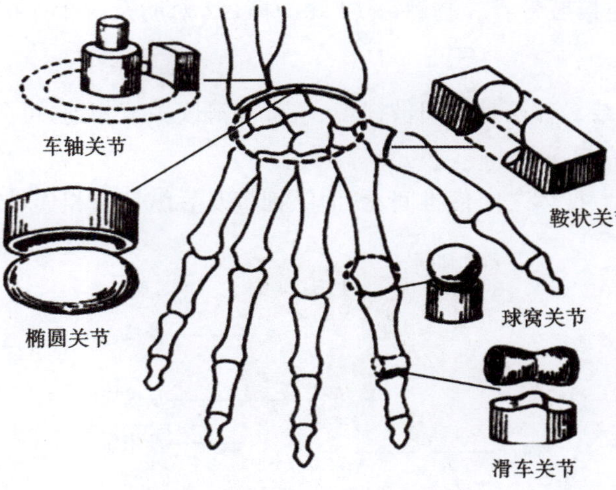

图 2-33 关节的类型

1)单轴关节 关节只能绕一个运动轴做一组运动,包括两种形式。

(1)屈戌关节:又名滑车关节,一骨关节头呈滑车状,另一骨有相应的关节窝,如指骨间关节。

(2)车轴关节:由圆柱状的关节头与凹面状的关节窝构成,关节窝常由骨和韧带连成环组成,可沿垂直轴做旋转运动,如寰枢正中关节和桡尺近侧关节等。

2)双轴关节　关节能绕两个互相垂直的运动轴进行两组运动,也可进行环转运动,包括两种形式。

(1)椭圆关节:关节头呈椭圆形凸面,关节窝呈相应椭圆形凹面,可沿冠状轴做屈、伸运动,沿矢状轴做收、展运动,并可做环转运动,如桡腕关节。

(2)鞍状关节:两骨的关节面均呈鞍状,互为关节头和关节窝。鞍状关节有两个运动轴,可沿两轴做屈、伸、收、展和环转运动,如拇指腕掌关节。

3)多轴关节　关节具有两个以上的运动轴,可做多方向的运动,通常也有两种形式。

(1)球窝关节:关节头较大,呈球形,关节窝浅而小,与关节头的接触面积不到1/3,如肩关节,可做屈、伸、收、展、旋内、旋外和环转运动。有的关节窝特别深,包绕关节头的大部分,虽然也属于球窝关节,但运动范围受到一定限制,如髋关节。掌指关节亦属球窝关节,因其侧副韧带较强,旋转运动受限。

(2)平面关节:两骨的关节面均较平坦而光滑,但仍有一定的弯曲或弧度,也可列入多轴关节,可做多轴性的滑动或转动,如腕骨间关节和跗跖关节等。

二、躯干骨的连结

躯干骨的连结包括椎骨间连接形成的脊柱和所有胸椎、肋和1块胸骨连接构成的胸廓。

脊柱由躯干骨的24块椎骨、1块骶骨和1块尾骨借骨连结形成,构成人体的中轴,上端承载颅,下端连接肢带骨。胸廓由12块胸椎、12对肋及胸骨连接而成。

(一)脊柱

1. 椎骨间的连结　各椎骨之间借韧带、软骨和滑膜关节相连,可分为椎体间连结和椎弓间连结。

1)椎体间连结　椎体之间借椎间盘、前纵韧带及后纵韧带相连(图2-34)

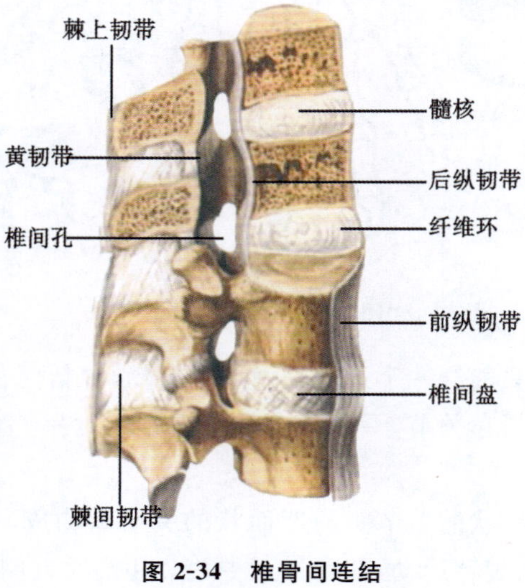

图2-34　椎骨间连结

(1)椎间盘:连接相邻两个椎体的纤维软骨盘,成人有 23 个椎间盘。椎间盘由两部分构成,中央部为髓核,是柔软而富有弹性的胶状物质,为胚胎时脊索的残留物。周围部为纤维环,由多层纤维软骨环按同心圆排列组成,牢固连接各椎体上、下面,保护髓核并限制髓核向周围膨出。

知识链接

腰椎间盘突出

腰椎间盘突出是由于髓核发生退行性改变,在各种外力的作用下,椎间盘的纤维环破裂,髓核从破裂处突出,压迫神经根,造成神经根周围组织水肿,从而产生腰腿疼痛、肢体麻木、肌肉萎缩等症状。腰椎间盘突出后可继发腰椎生理曲度变直、后凸、侧弯,椎间隙变窄,椎体边缘骨质增生,椎管狭窄等一系列改变,给患者带来极大的痛苦。

腰椎间盘突出的所有症状都是由于突出的髓核压迫神经,造成神经根周围组织水肿而引起的,因此在临床上,治疗腰椎间盘突出的关键在于消除突出物,解除神经受压迫。

(2)前纵韧带:位于椎体前面延伸的一束坚固的纤维束,宽而坚韧,上自枕骨大孔前缘,下达第 1 或第 2 骶椎体。其纵行的纤维牢固地附着于椎体和椎间盘,有防止脊柱过度后伸和椎间盘向前脱出的作用。

(3)后纵韧带:位于椎管内椎体的后面,窄而坚韧。后纵韧带起自枢椎并与覆盖枢椎体的覆膜相续,下达骶骨。其与椎间盘纤维环及椎体上、下缘紧密连接,而与椎体结合较为疏松,有限制脊柱过度前屈的作用。

2)椎弓间连结　包括椎弓板、棘突、横突间的韧带连结和上、下关节突间的关节突关节

(1)黄韧带:位于椎管内,为连接相邻两椎弓板间的韧带,由黄色的弹性纤维构成。黄韧带协助围成椎管,并有限制脊柱过度前屈的作用。

(2)棘间韧带:连接相邻棘突间的薄层纤维,附着于棘突根部到棘突尖。其向前与黄韧带,向后与棘上韧带相移行。

(3)棘上韧带和项韧带:棘上韧带是连接胸、腰、骶椎各棘突尖之间的纵行韧带,前方与棘间韧带相融合,有限制脊柱前屈的作用。而在颈部,从颈椎棘突尖向后扩展成三角形板状的弹性膜层,称为项韧带。

(4)横突间韧带:位于相邻椎骨横突间的纤维索,部分与横突间肌混合。

(5)关节突关节:由相邻椎骨的上、下关节突的关节面构成。

(6)寰枕关节:由枕髁与寰椎上关节凹构成,可使头做前俯、后仰和侧屈运动。

(7)寰枢关节:由寰椎下关节面和枢椎上关节面构成,可使头旋转(图 2-35)。

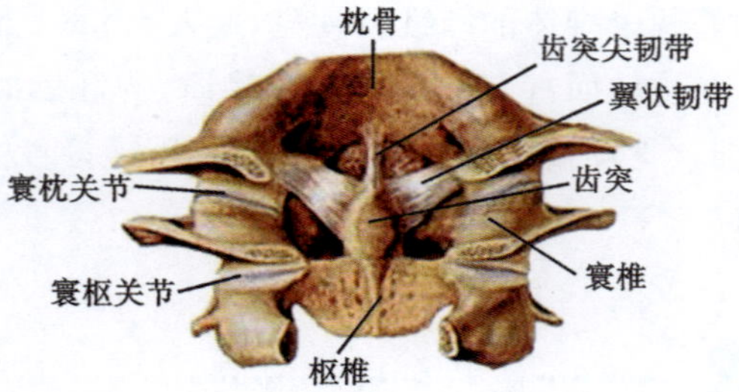

图 2-35　寰枕关节及寰枢关节

2. 脊柱的整体观及其运动

1)脊柱的整体观　脊柱的功能是支持躯干和保护脊髓。成年男性脊柱长约70 cm，女性的略短，约 60 cm，椎间盘的总厚度约为脊柱全长的 1/4(图 3-26)。

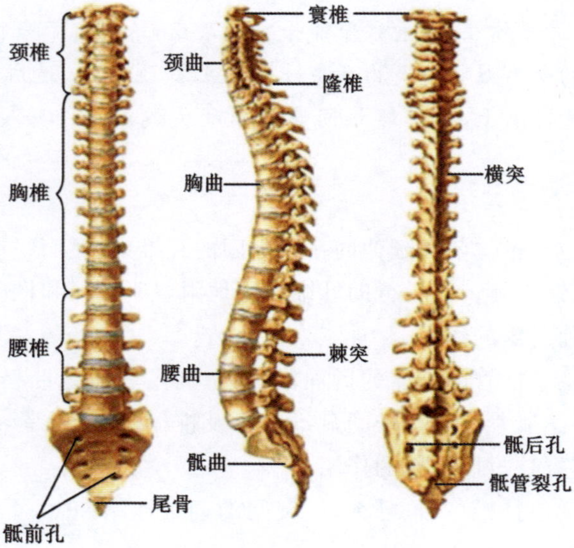

图 2-36　脊柱的整体观

(1)脊柱前面观：自第 2 颈椎到第 3 骶椎的椎体宽度，自上而下随负载增加而逐渐加宽，到第 2 骶椎为最宽。骶骨耳状面以下，由于重力经髂骨传到下肢骨，椎体已无承重意义，体积也逐渐缩小。

(2)脊柱后面观：所有椎骨棘突连贯形成纵嵴，位于背部正中线上。颈椎棘突短而分叉，近水平位。胸椎棘突细长，斜向后下方，呈叠瓦状排列。腰椎棘突呈板状，水平伸向后方。

(3)脊柱侧面观：成人脊柱有颈曲、胸曲、腰曲、骶曲 4 个生理性弯曲。其中，颈曲和腰曲凸向前，胸曲和骶曲凸向后。脊柱的这些弯曲增大了脊柱的弹性，对维持人体的重心稳定和减轻震荡有重要意义。

2)脊柱的运动　脊柱的运动在相邻两椎骨之间是有限的，但整个脊柱的活动范围较大，可做屈、伸、侧屈、旋转和环转运动。

知识链接

脊 柱 裂

脊柱裂是一种先天性的椎管闭合不全，多由胚胎发生时两侧椎弓骨化中心融合不全，脊柱后正中线出现裂隙所致。椎管中的脊髓脊膜等可由此膨出，脊柱裂多见于腰骶部。

(二)胸廓

胸廓由12块胸椎、12对肋、1块胸骨和它们之间的连结共同构成(图2-37)。它上窄、下宽、前后扁平，由于胸椎体前凸，水平切面上呈肾形。构成胸廓的主要关节有肋椎关节和胸肋关节。

1. 肋椎关节 肋骨与脊柱的连结包括肋头和椎体的连结即肋头关节，及肋结节和横突的连结即肋横突关节。这两个关节在功能上是联合关节，运动时肋骨沿肋头至肋结节的轴线旋转，使肋上升或下降，以增加或缩小胸廓的前后径和横径，从而改变胸腔的容积有助于呼吸。

(1)肋头关节：由肋头的关节面与相邻胸椎体边缘的肋凹构成。

(2)肋横突关节：由肋结节关节面与相应椎骨的横突肋凹构成。

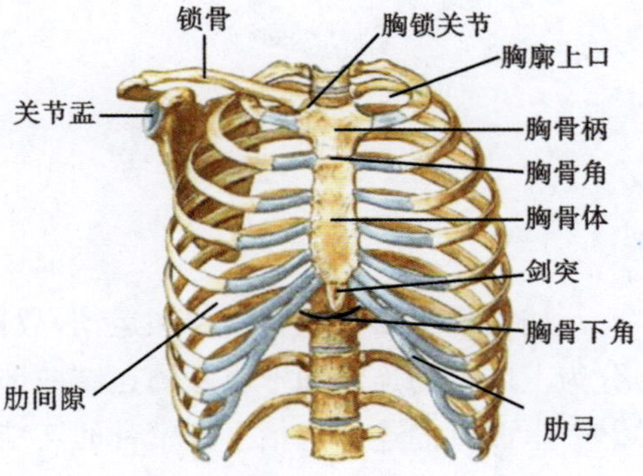

图2-37 胸廓

2. 胸肋关节 由第2～7肋软骨与胸骨相应的肋切迹构成。第1肋与胸骨柄之间的连结是一种特殊的不动关节，第8～10肋软骨的前端不直接与胸骨相连，而依次与上位肋软骨形成软骨间连结。因此，在两侧各形成一个肋弓，第11肋和第12肋的前端游离于腹壁肌肉之中。

3. 胸廓的整体观及其运动 成人胸廓近似圆锥形，容纳胸腔脏器。胸廓有上、下两口和前、后、外侧壁。胸廓上口较小，由胸骨柄上缘、第1肋和第1胸椎体围成，是胸腔与颈部的通道。由于胸廓上口的平面与第1肋的方向一致，向前下倾斜，故前部较低，胸骨柄上缘约平对第2胸椎体下缘。胸廓下口宽而不整，由第12胸椎、第12对肋及第11对肋前端、肋弓和剑突围成，膈肌封闭胸腔底。两侧肋弓在中线构成向下开放的胸骨下角。角的尖部有剑突，剑突又将胸骨下角分成了左、右剑肋角。剑突尖约平对第10胸椎下缘。胸廓前壁最短，由胸骨、肋软骨及肋骨前端构成。后壁较长，由胸椎和肋角内侧部分的肋骨构成。外侧壁最长，由肋骨体构成，相邻两肋之间称肋间隙。

胸廓除保护、支持功能外，主要参与呼吸运动。吸气时，在肌作用下，肋的前部抬高，伴以胸骨上升，从而加大了胸廓的前后径。肋上提时，肋体向外扩展，加大胸廓横径，使胸腔容积增大。呼气时，在重力和肌作用下，胸廓做相反的运动，使胸腔容积减小。胸腔容积的改变，促成了肺呼吸。

三、颅骨的连结

各颅骨之间借缝、软骨和骨相连接，彼此之间结合较为牢固。

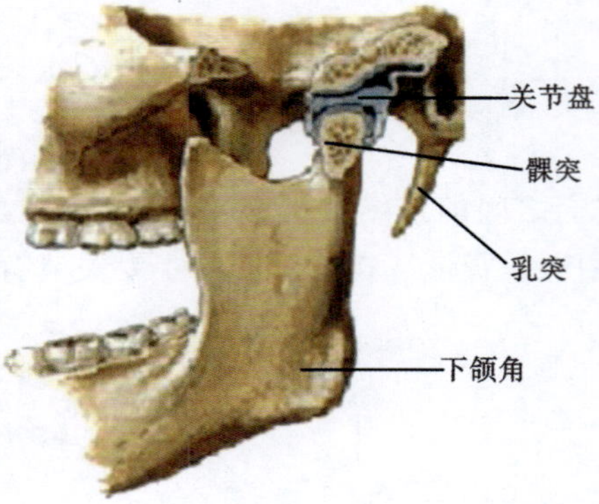

图 2-38　颞下颌关节

颞下颌关节，又名下颌关节，由下颌头与颞骨的下颌窝构成(图 2-38)。

关节囊向上附着于关节结节和下颌窝的周缘，因此关节结节位于关节囊内，向下附着于下颌头下方。关节腔内有关节盘，关节盘的周缘与关节囊相连，将关节腔分为上、下两部分。

下颌关节的运动关系到咀嚼、语言和表情等功能，能做开口、闭口和左、右侧方运动等。

四、上肢骨的连结

四肢的主要功能是支持和运动，故四肢骨的连结以滑膜关节为主。四肢骨的连结分为上肢骨的连结和下肢骨的连结两部分。

上肢骨的连结包括上肢带骨的连结和自由上肢骨的连结。

(一)上肢带骨的连结

1. 胸锁关节　胸锁关节是上肢骨与躯干骨连结的唯一关节。由锁骨的胸骨端和胸骨的锁切迹及第 1 肋软骨的上面构成，属多轴关节，关节囊内有关节盘，将关节腔分为外上和内下两部分，胸锁关节的活动度虽小，但以此为支点扩大了上肢的活动范围(图 2-39)。

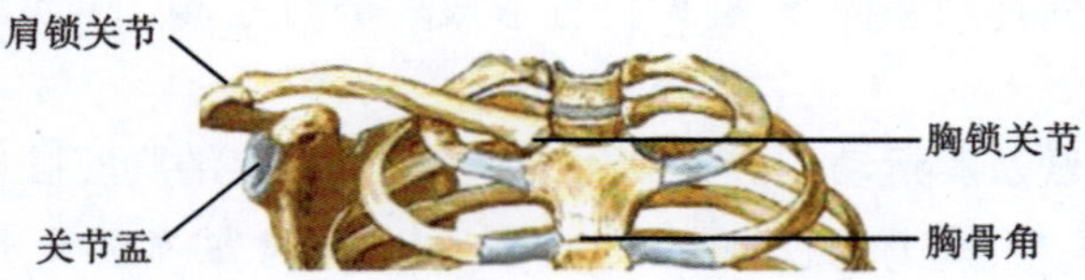

图 2-39　胸锁关节和肩锁关节

2. 肩锁关节　由锁骨的肩峰端与肩峰的关节面构成，属于平面关节。肩锁关节是肩胛骨活动的支点，肩锁关节的上方有肩锁韧带加强，关节囊和锁骨下方有坚韧的喙锁韧带连于喙突，活动度小。

(二)自由上肢骨的连结

1. 肩关节　由肱骨头与肩胛骨的关节盂构成，是典型的球窝关节。其特点是肱骨头大，关节盂小，关节盂周缘有纤维软骨构成的盂唇加深关节窝，关节囊薄而松弛，囊的上方附于关节盂周缘，下方附着于肱骨解剖颈，囊的上、前、后方有肌肉加强，下壁薄弱，肩关节脱位时，肱骨头常从此脱出。肩关节的运动十分灵活，能做屈、伸、收、展、旋内、旋外和环转运动（图 2-40）。

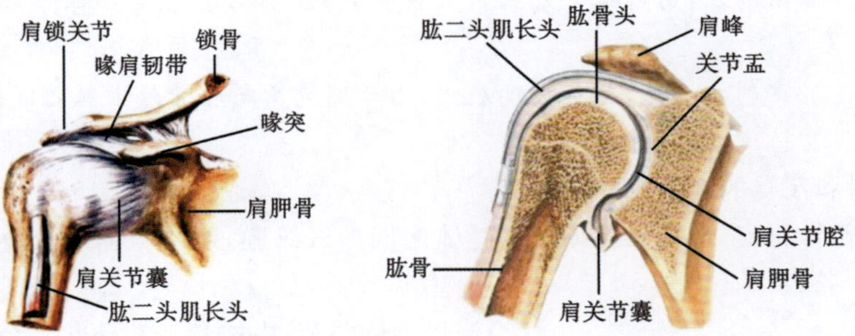

图 2-40 肩关节

2. 肘关节 肘关节是由肱骨下端与桡骨、尺骨上端构成的复合关节，它包括三个关节（图 2-41）。

(1)肱尺关节：由肱骨滑车与尺骨滑车切迹构成。

(2)肱桡关节：由肱骨小头与桡骨头关节凹构成。

(3)桡尺近侧关节：由桡骨环状关节面与尺骨桡切迹构成。

上述三个关节包在同一个关节囊内，囊的前、后壁薄弱，两侧有桡侧副韧带和尺侧副韧带加强。在桡骨环状关节面周围有桡骨环状韧带，其两端附于尺骨桡切迹的前、后缘，与尺骨桡切迹共同构成一个上口大、下口小的骨纤维环容纳桡骨头，防止桡骨头脱出。

尺骨鹰嘴和肱骨内、外上髁是肘部三个重要的骨性标志。正常状态下当肘关节伸直时，上述三点连成一条直线，当肘关节前屈至 90°时，三点连成一等腰三角形，称肘后三角。在肘关节后脱位时，上述三点的位置关系即发生改变，而当肱骨髁上骨折时，则三点的关系不变。

肘关节的运动以肱尺关节为主，主要做屈、伸运动。桡尺近侧关节与桡尺远侧关节联合可使前臂旋前和旋后。

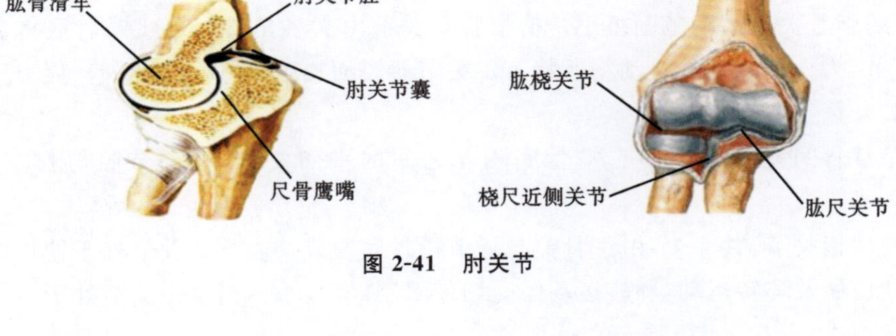

图 2-41 肘关节

知识链接

关节腔穿刺术

(1)肩关节穿刺术:由肩峰下或三角肌前缘刺入,亦可在肱骨小结节和喙突之间进行穿刺。

(2)肘关节穿刺术:将肘关节极度屈曲,由后侧鹰嘴与肱骨外上髁之间刺入。

3. 桡骨和尺骨的连结(图 2-42)

(1)前臂骨间膜:连接尺骨体和桡骨体之间的纤维膜,纤维方向是从桡骨斜向下内到达尺骨。

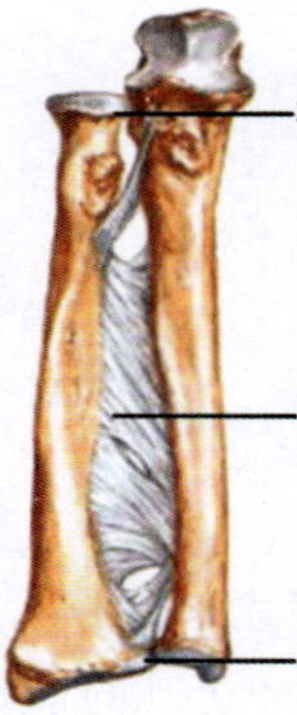

图 2-42　桡骨和尺骨的连结

(2)桡尺近侧关节:由桡骨上端环状关节面和尺骨的桡切迹构成。

(3)桡尺远侧关节:由尺骨头环状关节面构成关节头,由桡骨的尺切迹及自下缘至尺骨茎突根部的关节盘共同构成关节窝。关节盘将尺骨与腕骨分开。

桡尺近侧和远侧关节是联动关节,前臂可做旋转运动,其旋转轴为通过桡骨头中心至尺骨头中心的连线。运动时,桡骨头在原位自转,而桡骨下端连同关节盘围绕尺骨头旋转,实际上只是桡骨做旋转运动。当桡骨转至尺骨前方并与之相交叉时,手背向前,称为旋前,与此相反的运动,即桡骨转回到尺骨外侧,称为旋后。

4. 手关节(图 2-43)

(1)桡腕关节:典型的椭圆关节。以桡骨下端的关节面和尺骨头下方的关节盘为关节窝,手舟骨、月骨、三角骨的近侧面为关节头构成。该关节可做屈、伸、收、展和环转运动。

(2)腕骨间关节:相邻各腕骨之间构成的关节,可分为近侧列腕骨间关节,远侧列腕骨间关节和两列腕骨之间的腕中关节。其属微动关节,只能做轻微的滑动和转动。

(3)腕掌关节:由远侧列腕骨与 5 个掌骨底构成。除拇指和小指的腕掌关节外,其余各指的腕掌关节运动范围极小。拇指腕掌关节由大多角骨与第 1 掌骨底构成,属于鞍状关节,为人类及灵长目动物所特有。关节囊厚而松弛,可做屈、伸、收、展、环转和对掌运动。

(4)掌骨间关节:第 2～5 掌骨底相互之间的平面关节,其关节腔与腕掌关节腔交通。

(5)掌指关节:共 5 个,由掌骨头与近节指骨底构成。当掌指关节处于伸位时,可做屈、伸、收、展及环转运动,环转运动因受韧带限制,幅度小。当掌指关节处于屈位时,仅允许做屈、伸运动。手指的收、展是以通过中指的正中线为准的，向中线靠拢是收，远离中线是展。

(6)指骨间关节：共 9 个，由各指相邻两节指骨的底和滑车构成，是典型的屈戌关节。关节囊松弛，两侧有韧带加强，只能做屈、伸运动。指屈曲时，指背凸出的部分是指骨滑车。

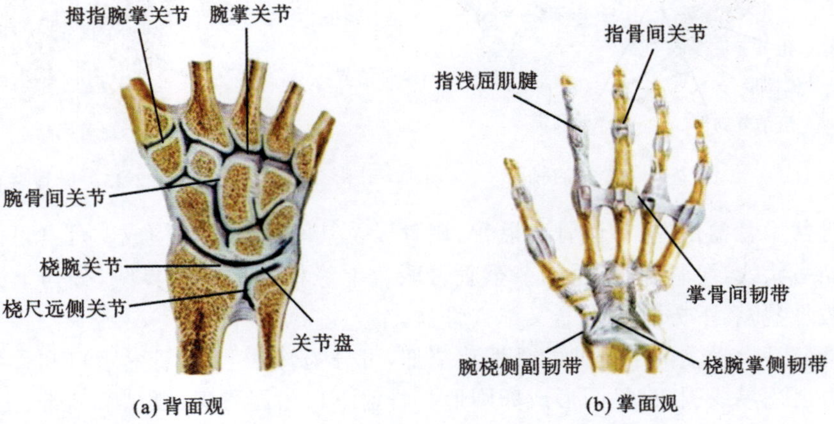

图 2-43　手关节

五、下肢骨的连结

下肢骨的连结包括下肢带骨的连结和自由下肢骨的连结。

(一)下肢带骨的连结

1. 骶髂关节　骶髂关节由骶骨和髂骨的耳状面构成，关节面凸凹不平，彼此结合十分紧密。骶髂关节具有相当大的稳固性，以适应支持体重的功能。妊娠妇女其活动度可稍增大。

2. 髋骨与脊柱间的韧带连结　髋骨与脊柱之间常借下列韧带加固。

(1)髂腰韧带：强韧肥厚，由第 5 腰椎横突横行放散至髂嵴的后上部。

(2)骶结节韧带：位于骨盆后方，起自骶骨和尾骨的侧缘，呈扇形，集中附着于坐骨结节内侧缘。

(3)骶棘韧带：位于骶结节韧带的前方，起自骶骨和尾骨侧缘，呈三角形，止于坐骨棘，其起始部被骶结节韧带所遮掩。

骶棘韧带与坐骨大切迹围成坐骨大孔，骶棘韧带、骶结节韧带和坐骨小切迹围成坐骨小孔，有肌肉、血管和神经等从盆腔经坐骨大、小孔达臀部和会阴(图 2-44)。

3. 耻骨联合　耻骨联合由两侧耻骨联合面借纤维软骨构成的耻骨间盘相连接。耻骨间盘中往往出现一矢状位的裂隙，女性较男性的厚，裂隙也较大，孕妇和经产妇尤为显著。耻骨联合的活动甚微，但在分娩过程中，耻骨间盘中的裂隙增宽，以增大骨盆的径线(图 2-45)。

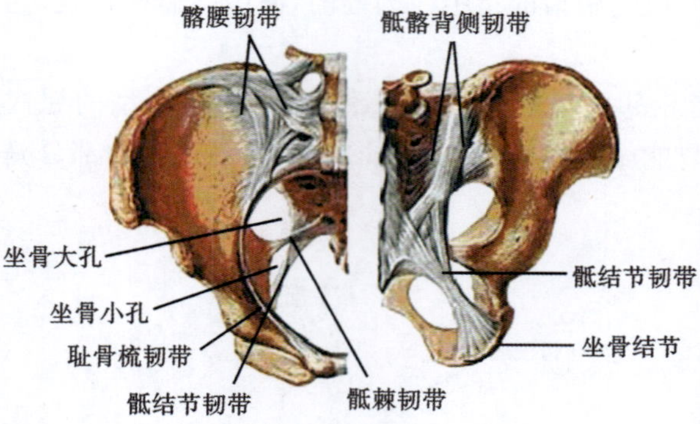

图 2-44　骨盆的韧带

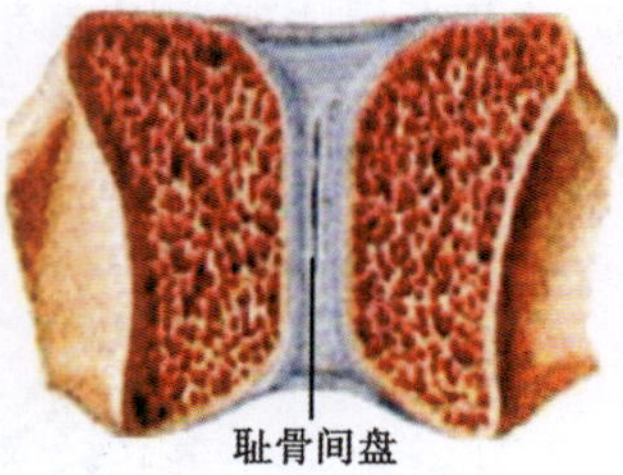

图 2-45　耻骨联合

4. 骨盆　骨盆由左、右髋骨和骶骨、尾骨以及其间的骨连结构成。骨盆可由骶骨岬向两侧经弓状线、耻骨梳、耻骨结节至耻骨联合上缘构成的环形界线，分为上方的大骨盆又称假骨盆，和下方的小骨盆又称真骨盆。

小骨盆是大骨盆向下延伸的骨性狭窄部，可分为骨盆上口、骨盆下口和骨盆腔。骨盆上口由上述界线围成，呈圆形或卵圆形。骨盆下口由尾骨尖、骶结节韧带、坐骨结节、坐骨支、耻骨下支和耻骨联合下缘围成，呈菱形。两侧坐骨支与耻骨下支连成耻骨弓，它们之间的夹角称为耻骨下角。骨盆上、下口之间的腔称为骨盆腔（图 2-46，表 2-1）。骨盆腔也称为固有盆腔，该腔内有直肠、膀胱和部分生殖器官。骨盆腔是一前壁短，侧壁和后壁较长的弯曲通道，其中轴为骨盆轴，分娩时，胎儿循此轴娩出。

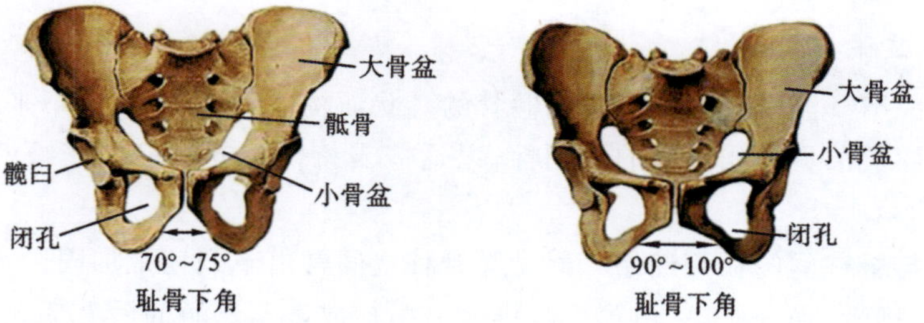

(a) 男性骨盆　(b) 女性骨盆

图 2-46　男、女性骨盆

表 2-1　男、女性骨盆的性别差异

性　别	男　性	女　性
骨盆外形	窄而长	宽而短
骨盆上口	较小，近似桃形	较大，近似圆形
骨盆腔的形态	形似漏斗状	呈圆桶状
耻骨下角	70°～75°	90°～100°

（二）自由下肢骨的连结

1. 髋关节 由髋臼和股骨头构成。其结构特点是股骨头关节面约为球形的 2/3，几乎全部纳入髋臼内。关节囊厚而坚韧，上端附于髋臼周缘，下方前面附于转子间线，后面股骨颈内侧 2/3 在关节囊内，股骨颈的外 1/3 在关节囊外，故股骨颈骨折有囊内、外之分。另外，关节囊前壁有髂骨韧带，下部有耻骨韧带，后部有坐骨囊韧带加强，但下壁较薄弱，故股骨头脱位常发生在此处。在关节囊内有股骨头韧带，内含营养股骨头的血管（图 2-47）。

髋关节可做屈、伸、收、展、旋内、旋外和环转运动，但其运动幅度远不及肩关节。

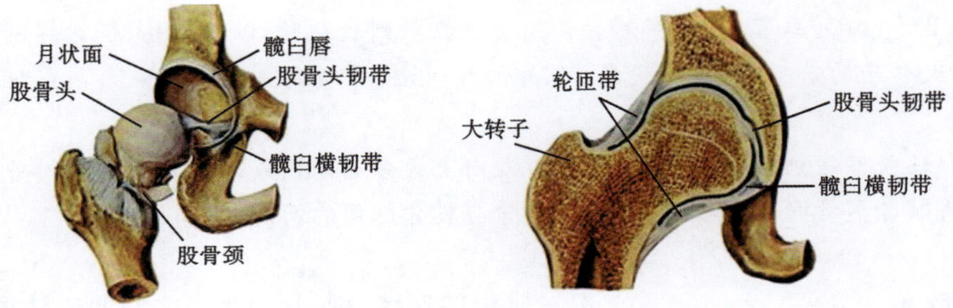

图 2-47 髋关节

2. 膝关节 膝关节为人体内最大、最复杂的关节（图 2-48）。关节囊广阔松弛，各部厚薄不一。关节囊前壁不完整，由附着于股四头肌腱的髌骨和髌韧带填补。关节囊的两侧壁有韧带加强，外侧为腓侧副韧带，内侧为胫侧副韧带。关节囊内有前、后交叉韧带，前、后交叉韧带牢固地连接于股骨和胫骨之间，前交叉韧带于伸膝时最紧张，防止胫骨前移。后交叉韧带于屈膝时最紧张，防止胫骨后移。关节囊内有半月板，是位于股骨与胫骨关节面之间的两个纤维软骨板，周缘厚而内缘薄，下面平而上面凹陷。内侧半月板较大，呈“C”形，其外缘与胫骨侧副韧带紧密相连。外侧半月板较小，近似“O”形。半

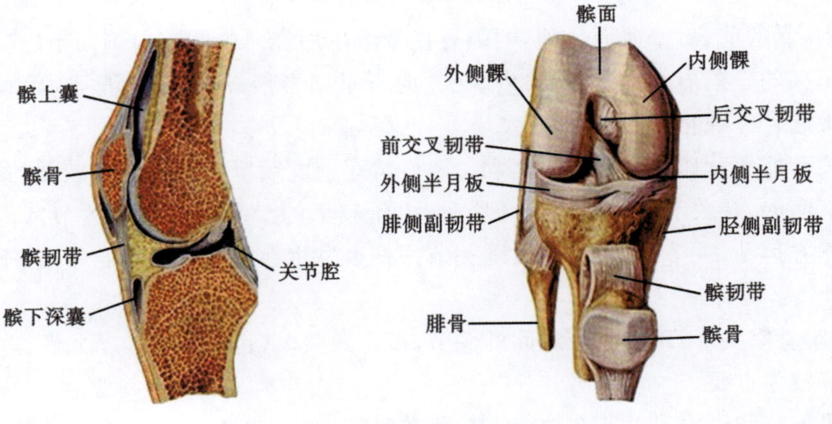

图 2-48 膝关节

月板加深了关节窝的深度，从而加强了膝关节的稳固性，同时在跳跃和剧烈运动时可起缓冲作用。由于半月板随膝关节运动而移动，当膝关节在做急骤强力动作时，常造成半月板损伤。

膝关节主要做屈、伸运动，在半屈位时可做小幅度的旋内和旋外运动。

知识链接

关节腔穿刺术

(1)髋关节穿刺术：有两个穿刺点，前方穿刺点选择在腹股沟韧带中点向下2.5 cm，再向外 2.5 cm 处垂直刺入，穿刺时必须用手指触到股动脉，以免损伤；侧方穿刺点选择在股骨大转子的前下方，与皮肤成 45°角刺入，沿股骨颈向上推进 5～10 cm，即可进入关节腔。

(2)膝关节穿刺术：由髌骨的外上角或内上角分别向内或外下方向刺入。若积液不多，可将髌骨尽量向一侧推移，以确定髌骨与股骨髁间的间隙。

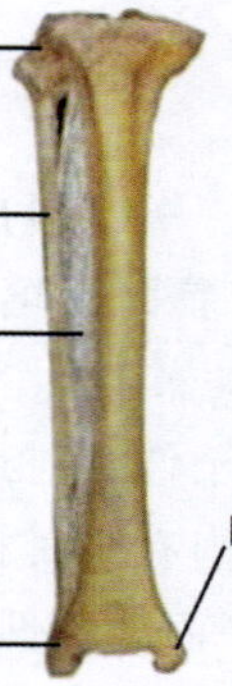

图 2-49　胫骨和腓骨的连结

3. 胫腓骨的连结　胫骨和腓骨之间的连结很紧密，上端由胫骨外侧髁与腓骨头构成微动的胫腓关节，两骨干之间有坚韧的小腿骨间膜相连，下端借胫腓前、后韧带构成坚强的韧带连结(图 2-49)。小腿两骨间的活动度甚小。

4. 足关节　足关节包括距小腿关节、跗骨间关节、跗跖关节、跖骨间关节、跖趾关节和趾骨间关节(图 2-50)。

(1)距小腿关节：亦称踝关节，由胫骨、腓骨的下端与距骨滑车构成，近似单轴的屈戌关节，在足背屈或跖屈时，其旋转轴是可变的。踝关节的关节囊附着于各关节面的周围，囊的前、后壁薄而松弛，两侧有韧带增厚加强。内侧有内侧韧带(或称三角韧带)，为坚韧的三角形纤维索，起自内踝尖，向下呈扇形展开，止于足舟骨、距骨和跟骨。外侧韧带起自外踝止于距骨及跟骨。

踝关节能做背屈(伸)和跖屈运动。距骨滑车前宽后窄，当背屈时，较宽的滑车前部嵌入关节窝内，踝关节较稳定。当跖屈时，由于较窄的滑车后部进入关节窝内，足能做轻微的侧方运动，关节不够稳定，故踝关节扭伤多发生在跖屈(如下山、下坡、下楼梯)的情况。

(2)跗骨间关节：跗骨诸骨之间的关节，以距跟关节(也称距下关节)、距跟舟关节和跟骰关节较为重要。

距跟关节和距跟舟关节在功能上是联动关节，在运动时，跟骨与舟骨连同其余的足骨一起对距骨做内翻或外翻运动。足的内侧缘提起，足底转向内侧称为内翻。足的外

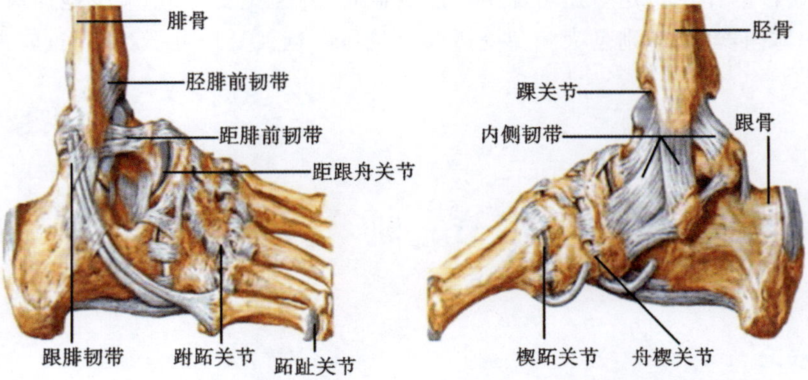

(a) 外侧面　　(b) 内侧面

图 2-50　足关节

侧缘提起，足底转向外侧称为外翻。内、外翻常与踝关节协同运动，即内翻常伴有足的跖屈，外翻常伴有足的背屈。

(3)跗跖关节：由 3 块楔骨和骰骨的前端与 5 块跖骨的底构成，属平面关节，可做轻微滑动。在内侧楔骨和第 1 跖骨之间可做轻微的屈、伸运动。

(4)跖骨间关节：位于第 2～5 跖骨底的毗邻面之间，属平面关节，活动甚微。而第 1、2 跖骨底之间并未相连，在这一点上踇趾与拇指相似。

(5)跖趾关节：由跖骨头与近节趾骨底构成，可做轻微的屈、伸、收、展运动。

(6)趾骨间关节：由各趾相邻的两节趾骨的底与滑车构成，可做屈、伸运动。

5. 足弓　跗骨和跖骨借其连结形成凸向上的弓，称为足弓(图 2-51)。足弓习惯上可分为前后方向的内、外侧纵弓和内外方向的一个横弓。

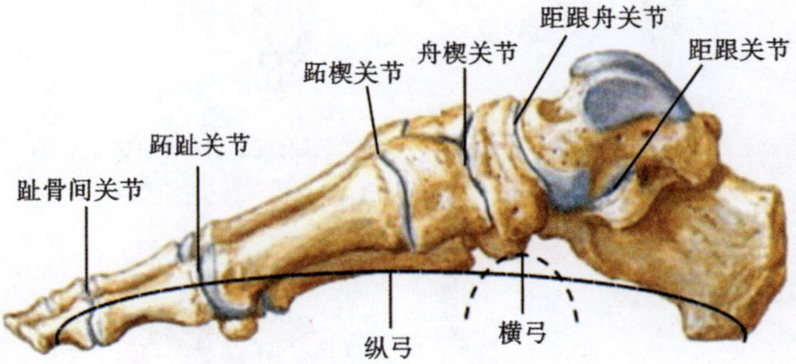

图 2-51　足弓

内侧纵弓由跟骨、距骨、舟骨、3 块楔骨和内侧的 3 块跖骨连结构成，足弓的最高点为距骨头。

外侧纵弓由跟骨、骰骨和外侧的 2 块跖骨连结构成，足弓的最高点在骰骨。横弓由骰骨、3 块楔骨和跖骨连结构成，足弓的最高点在中间楔骨。

足弓增加了足的弹性，保证直立时足底着地支撑的稳固性，在行走和跳跃时发挥弹性和缓冲震荡的作用。足弓还可保护足底的血管、神经免受压迫，减少地面对身体的冲击，以保护体内器官，特别是大脑免受震荡。足弓一旦被受损可引起塌陷，成为扁平足。

（马永贵　杨春青）

第三节　肌　　学

一、总论

肌具有收缩的特性，是运动系统的动力结构。

运动系统的肌是骨骼肌，因此本节只讲述骨骼肌。全身肌共有 600 余块，约占体重的 40%，分布广泛。每块肌都有一定的形态、构造，有丰富的血管、神经。

（一）肌的分类

肌有多种分类方法。

根据肌的外形，肌分为四种（图 2-52）：长肌呈梭形，主要分布于四肢；短肌短小，主要分布于躯干深部；扁肌扁薄宽阔，多分布于躯干浅部；轮匝肌呈环形，多分布于孔、裂周围。

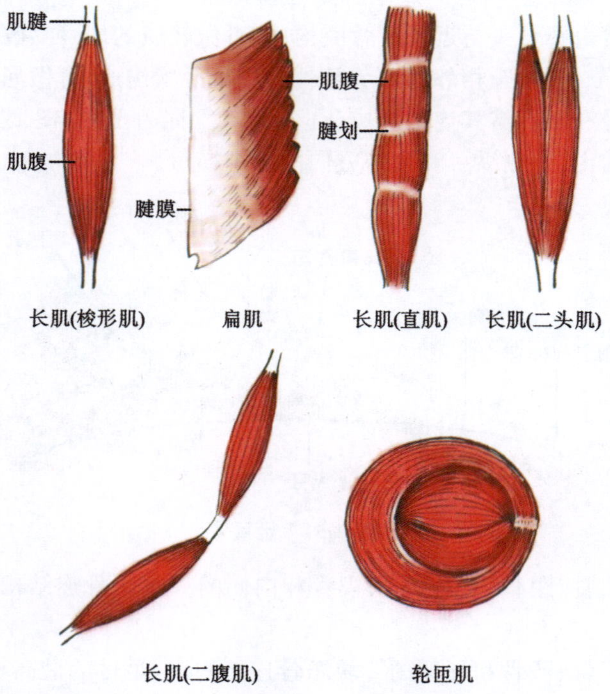

图 2-52　肌的形态

根据肌的位置，肌分为三种：头肌、躯干肌和四肢肌。四肢肌又分为上肢肌和下肢肌两类。

（二）肌的构造

肌由肌腹和肌腱两部分构成。肌腹主要由骨骼肌纤维组成，具有收缩性；肌腱由致密结缔组织组成，具有传递力的作用。长肌的肌腱为圆索状，称腱索；扁肌的肌腱薄而宽阔，称腱膜。

（三）肌的起止、配布和作用

骨骼肌通常都跨过关节，并以其两端附着于两块或两块以上骨的表面。肌收缩时，一般都是一块骨位置相对固定，而其他骨位置改变。肌的起、止点在运动时是可以随运动的改变而变化的（图 2-53）。一般把肌在固定骨上的附着点称为起点或定点；把肌在移动骨上的附着点称为止点或动点。肌的起、止点有一定规律性。躯干肌通常把靠近正中矢状面的附着点称为起点；把远离正中矢状面的附着点称为止点；四肢肌的起点为靠近躯干的附着点，止点为远离躯干的附着点。

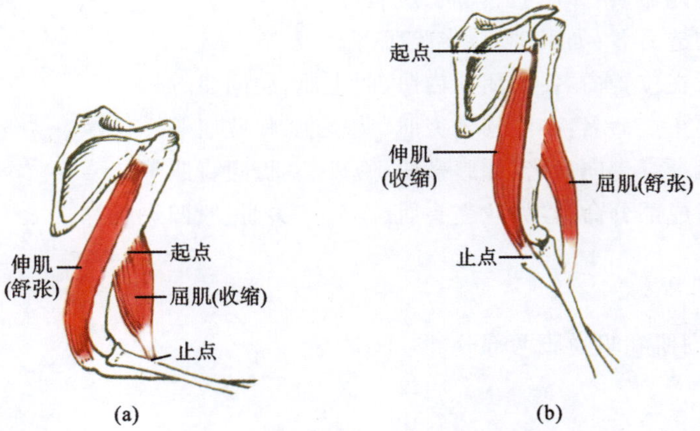

图 2-53 肌的附着和作用

肌在关节周围的配布形式，与该关节的运动形式有关。其配布与关节运动轴关系密切。把分布在运动轴同侧，作用完全相同的肌，称为协同肌；把分布在运动轴异侧，作用完全相反的肌，称为拮抗肌。各肌群通过神经系统的支配调节，彼此协调，相辅相成，做各种运动。

（四）肌的辅助结构

在肌的周围，有肌的辅助结构，具有保护、约束、协助肌等作用。

1. 筋膜 筋膜分浅筋膜和深筋膜两类（图 2-54）。

（1）浅筋膜：又称皮下组织，在皮肤深面，由疏松结缔组织构成。浅筋膜内含脂肪和细小的血管、神经，有保持体温和保护深面组织、器官的作用。

（2）深筋膜：又称固有筋膜，位于浅筋膜深面，包裹于肌的表面，由致密结缔组织构

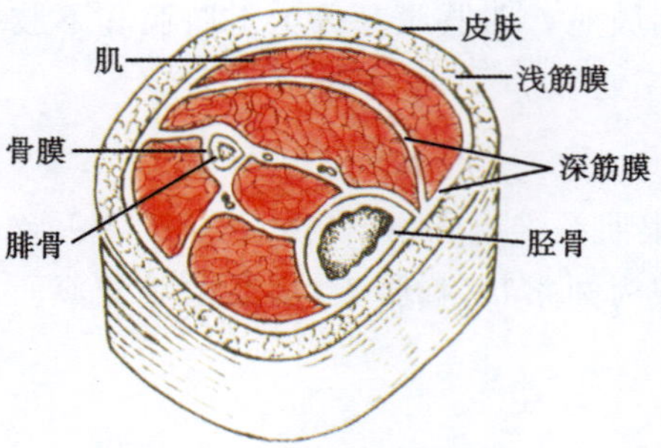

图 2-54　小腿中部横切面模式图(示筋膜)

成。四肢的深筋膜发达，深入到肌群间，形成肌间隔，其附着于骨膜。深筋膜有保护、约束肌和减少摩擦的作用。

2. 滑膜囊　滑膜囊为双层扁平、密闭的结缔组织囊，内含少量滑液，多见于肌腱和骨面间，有减少摩擦的作用。

3. 腱鞘　腱鞘是包在手、足等处长伸肌腱周围的双层套管状鞘。腱鞘分内、外两层：外层与周围结缔组织相连；内层紧包肌腱，可分泌少量滑液。腱鞘作用：肌腱活动时，减少与骨面间的摩擦。

(五)肌的命名

肌的命名原则有多种。

(1)依据形态命名：如圆肌、方肌、三角肌和斜方肌等。

(2)依据功能命名：如屈肌、收肌、展肌等。

(3)依据构造命名：如半腱肌、半膜肌等。

(4)依据所在位置命名：如闭孔内肌、冈上肌、肋间肌等。

(5)依据起止点命名：如胸锁乳突肌、肱桡肌、喙肱肌等。

(6)依据肌纤维走向命名：如腹横肌、腹外斜肌、腹直肌等。

(7)依据组成部分命名：如肱三头肌、小腿三头肌、股四头肌等。

二、头肌

头肌分为面肌和咀嚼肌两部分(图 2-55)。

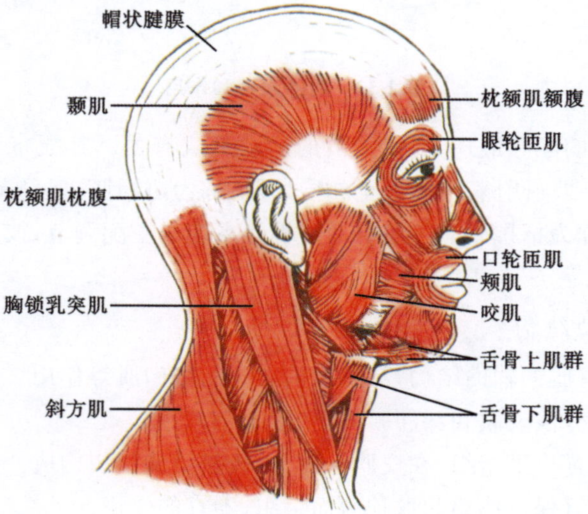

图 2-55　头肌和颈肌

(一)面肌

面肌又称表情肌。面肌位于面部及颅顶,多数起自于颅骨,止于皮肤。面肌收缩时,可以改变面部皮肤外形,出现皱纹,形成各种表情。

(1)眼轮匝肌:位于睑裂周围,呈环形,缩小睑裂作用。

(2)口轮匝肌:位于口裂周围,呈环形,缩小口裂作用。

(3)辐射状肌:主要分布于口裂周围,可开大口裂及改变口裂的外形。此肌的出现,与人类语言的发展直接相关,大大丰富了口裂的表情活动。

(4)颅顶肌:主要有枕额肌,由两个肌腹和之间的帽状腱膜构成。两个肌腹为枕腹和额腹,其分别位于枕部和额部皮下。帽状腱膜与颅顶皮肤紧密结合,形成头皮,与深层的骨膜以疏松结缔组织相连。枕腹收缩,可向后牵拉帽状腱膜;额腹收缩,可使额部皮肤出现皱纹。因此颅顶手术切口应做矢状切口。

(二)咀嚼肌

咀嚼肌位于颞下颌关节的周围,使颞下颌关节产生运动,参与咀嚼活动。

(1)咬肌:呈长方形,起自于颧弓,止于下颌支外面。

(2)颞肌:呈扇形,起自于颞窝,止于下颌骨的冠突。咬肌和颞肌共同有上提下颌骨作用。

(3)内肌:起自于翼突内侧板附近,止于下颌角内面。其作用:上提并向前运动下颌骨。

(4)翼外肌:起自于翼突外侧板附近,止于下颌颈。其作用:使下颌骨向前,并做侧方运动。

三、颈肌

颈肌分为浅、深两群(图 2-55)。

(一)浅群

(1)颈阔肌:位于浅筋膜内,薄而宽阔,起自于胸大肌和三角肌表面的深筋膜,止于口角等处,有紧张颈部皮肤和下拉口角作用。

(2)胸锁乳突肌:位于颈部两侧,颈阔肌深面。起自于胸骨柄的前面和锁骨内侧半上缘,斜向后上方,止于乳突。单侧胸锁乳突肌收缩,使面部转向对侧,头歪向同侧;两侧肌同时收缩,使头后仰。

(3)舌骨上肌群:位于舌骨和下颌骨之间,有二腹肌、茎突舌骨肌、下颌舌骨肌和颏舌骨肌,有上提舌骨的作用。

(4)舌骨下肌群:位于舌骨和胸骨之间,颈前正中线两侧。其分为浅、深两层:浅层有胸骨舌骨肌和肩胛舌骨肌;深层有甲状舌骨肌和胸骨甲状肌。舌骨下肌群有下拉舌骨的作用,从而可使喉上、下移动,协助完成吞咽等运动。

(二)深群

深群主要有椎前肌、前斜角肌、中斜角肌、后斜角肌(图 2-56)。各肌均起自于颈椎，前、中斜角肌止于第 1 肋骨，后斜角肌止于第 2 肋骨。前、中斜角肌与第 1 肋之间围成的三角形区域，称为斜角肌间隙，内有锁骨下血管、臂丛等通过。单侧斜角肌收缩可使颈侧屈；双侧斜角肌同时收缩，可上提第 1、2 肋，协助深呼吸。

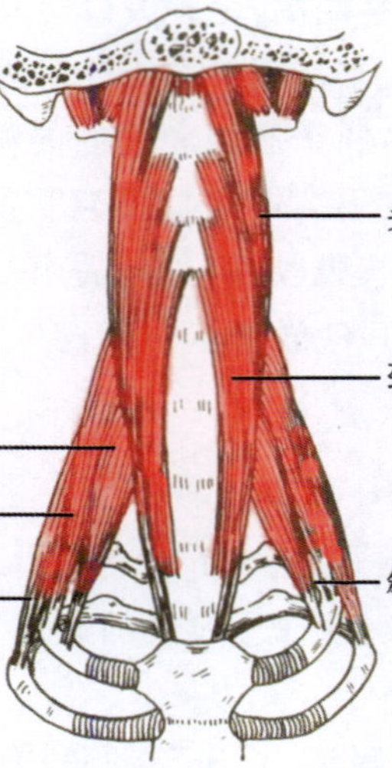

图 2-56　颈深群肌

四、躯干肌

躯干肌可分为背肌、胸肌、膈、腹肌和会阴肌。

(一)背肌

背肌分为浅、深两群，浅群肌多为扁肌，深群肌多为短肌。

1. 浅群肌　浅群肌主要有斜方肌、背阔肌、肩胛提肌和菱形肌(图 2-57)。

(1)斜方肌：位于项背部，单侧呈三角形，双侧合起来呈斜方形。起点为枕外隆凸、项韧带和所有胸椎的棘突；上部肌束斜向外下，中部肌束水平向外，下部肌束斜向外上，止于锁骨外 1/3、肩峰和肩胛冈。斜方肌作用为：①上部肌束收缩，可上提肩胛骨；②下部肌束收缩，可使肩胛骨下移；③全部肌束收缩，可使肩胛骨向脊柱靠拢；④如肩胛骨固定，两侧肌同时收缩，可使头后仰。

(2)背阔肌：位于背下部。为全身最大的扁肌。起自于下 6 个胸椎棘突、所有腰椎棘突和髂嵴等处，肌束向外上方集中，止于肱骨小结节下方。该肌可使臂内收、旋内和后伸。当上肢上举固定时，可引体向上。

(3)肩胛提肌：位于颈部两侧，斜方肌深面，可上提肩胛骨。

(4)菱形肌：位于斜方肌中部深面，可牵拉肩胛骨移向内上方。

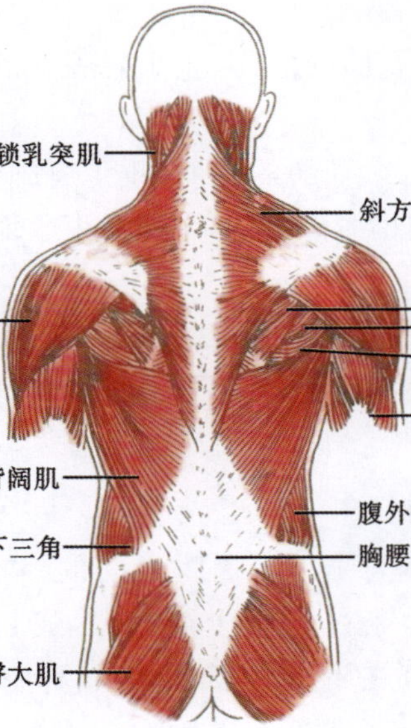

图 2-57　背肌浅群肌

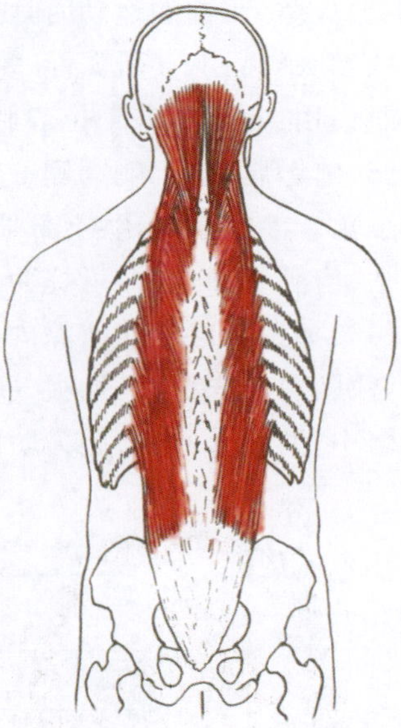

图 2-58　竖脊肌

2. 深群肌　深群肌以竖脊肌最为重要。竖脊肌又称骶脊肌，上窄下宽，从骶骨的后面向上一直延伸到枕骨(图 2-58)。深群肌收缩时，可仰头和侧屈、后伸脊柱。

胸腰筋膜包绕竖脊肌，分浅层、中层和深层，浅层、中层形成该肌的肌鞘。深层在腰部显著增厚，并与背阔肌起始腱膜紧密结合。

(二)胸肌

胸肌分为胸上肢肌和胸固有肌两部分(图 2-59)。胸肌主要有胸大肌、胸小肌、前锯肌和肋间肌。

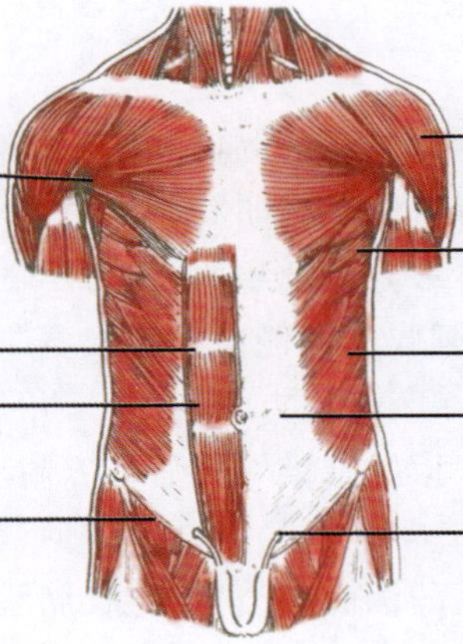

图 2-59　躯干肌(前面，浅层)

(1)胸大肌：位于胸廓前上部，起自于锁骨内侧半下缘、胸骨和上位数肋的前面，肌束向外上方集中，止于肱骨大结节嵴。胸大肌作用：使臂内收、旋内和前屈；当上肢固定时，可上提躯干；剧烈运动时，可辅助呼吸。

（2）胸小肌：胸大肌深面，呈三角形，起自于第 3～5 肋的前面，止于肩胛骨的喙突。胸小肌作用：向前下方牵拉肩胛骨。

（3）前锯肌：位于胸廓侧壁，宽大扁肌，起自于上位第 8 肋的外面，止于肩胛骨内侧缘和下角。前锯肌作用：上部肌束收缩，可使肩胛骨向前紧贴胸廓；下部肌束收缩，可助臂上举；肩胛骨固定时，可提肋，助深呼吸。

（4）肋间肌：位于肋间隙内，分为三层。浅层为肋间外肌，肌束由外上斜向前下，可提肋，使胸廓容积扩大，助吸气；深层为肋间内肌，肌束由前下斜向后上，可降肋，使胸廓容积缩小，助呼气；最内层为肋间最内肌。

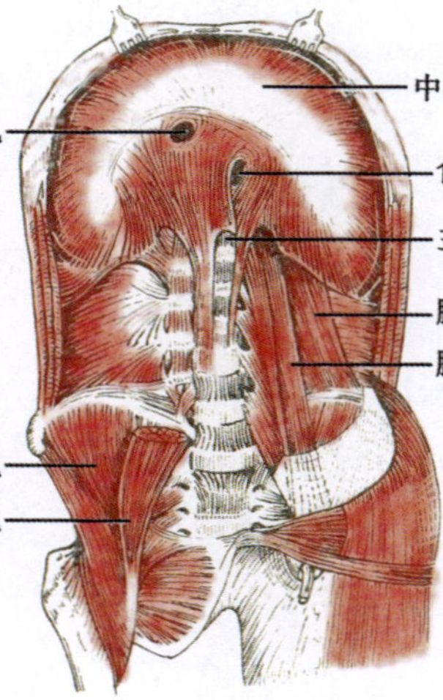

图 2-60　膈和腹后壁肌

（三）膈

膈是位于胸腔、腹腔之间的一块扁肌（图 2-60）。膈中部向上隆起，形成膈穹窿；膈的肌性部在周围，腱膜在中央，称中心腱。

膈上有三个裂孔：主动脉裂孔位于脊柱左前方，由左、右脚和脊柱共同围成，内有主动脉和胸导管通过；食管裂孔位于主动脉裂孔的左前方，约平对第 10 胸椎平面，有食管和迷走神经通过；腔静脉孔位于食管裂孔的右前方，约平对第 8 胸椎平面，内有下腔静脉通过。

膈为重要的呼吸肌。收缩时，膈穹窿下降，胸腔容积扩大，协助吸气；舒张时，膈穹窿上升，胸腔容积缩小，协助呼气。

（四）腹肌

腹肌参与构成腹壁，分为两群：腹前外侧群和腹后群（图 2-59，图 2-60，图 2-61）。

1. 腹前外侧群　腹前外侧群有三层扁肌和腹直肌。

（1）腹外斜肌：为腹前外侧群最表浅的扁肌，起自于下位第 8 肋的外面，肌束斜向前下，前上部的肌束移行为腱膜。腱膜的内侧份参与腹直肌鞘前层的形成；腱膜的下缘增厚，形成腹股沟韧带。其在耻骨结节外上方，有一个三角形裂孔，称腹股沟管浅环。

腹股沟韧带的内侧份分出一束腱纤维转向后下方附于耻骨梳，称为腔隙韧带（陷窝韧带）（图 2-62）。

（2）腹内斜肌：位于腹外斜肌的深面，起自于胸腰筋膜、髂嵴和腹股沟韧带外侧2/3。后部肌束向前上止于下位第 3 肋；下部肌束向下内移行为腱膜，与腹横肌的对应部分结合形成腹股沟镰，止于耻骨梳；其余肌束呈扇形向前展开，在腹直肌外侧缘附近移行为腱膜，腱膜由前向后包绕腹直肌，参与腹直肌鞘的构成。

（3）腹横肌：位于腹内斜肌的深面，起自于胸腰筋膜、髂嵴和腹股沟韧带外侧 1/3。

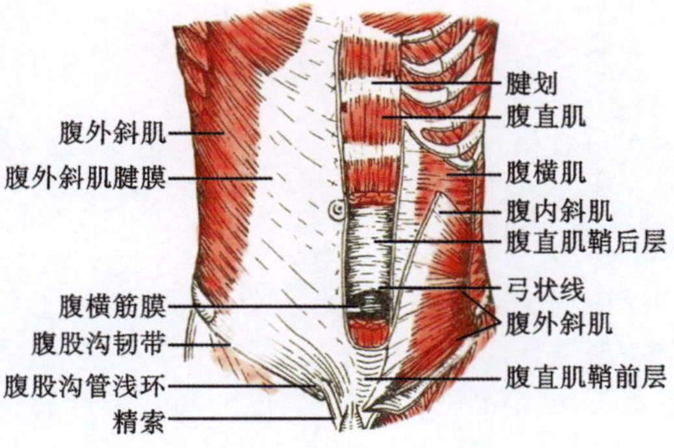

图 2-61　腹前外侧壁肌

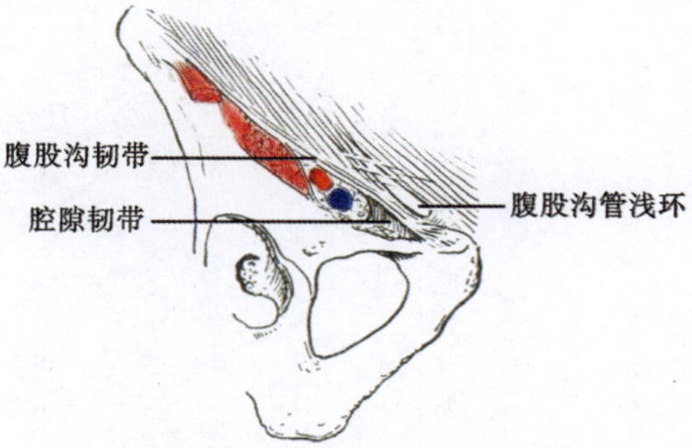

图 2-62　腹股沟韧带与腔隙韧带

肌束横行向前，在腹直肌外侧缘移行为腱膜，参与构成腹直肌鞘的后层，腱膜下缘向内与腹内斜肌的腱膜相结合，形成腹股沟镰。

腹内斜肌和腹横肌下缘的少量肌束随精索下行入阴囊，包绕精索和睾丸，形成提睾肌，有上提睾丸和附睾的作用。

(4)腹直肌：位于腹前正中线的两侧，为上宽下窄的长带状。腹直肌被腹直肌鞘所包绕，起自于耻骨结节内侧和耻骨联合上缘，止于剑突和第 5～7 肋软骨。

腹直肌前缘有 3～4 条肌腱性结构，称为腱划。其与腹直肌前缘紧密连接，而腹直肌鞘其余部分与腹直肌结合疏松，易分离。

2. 腹后群　腰方肌位于腹后壁脊柱两侧，呈长方形(图 2-60)。腰方肌后面与竖脊肌通过胸腰筋膜的深层相隔，起自髂嵴，止于第 12 肋。

腹肌的作用主要：支持、保护腹腔脏器，协同膈收缩，增加腹压，以助呼吸、排便、排尿、分娩、呕吐等，还可使脊柱做前屈、侧屈和旋转运动。

3. 腹肌的局部结构

(1)腹直肌鞘：为腹前外侧壁三扁肌的腱膜形成的包裹于腹直肌表面的纤维性鞘。其分为前、后两层，前层完整，后层在脐下 4～5 cm 缺如，形成弓状线(图 2-63)。弓状线以下，腹直肌的后面直接与腹横筋膜相贴。

(2)白线：为腹前正中线上的一条纤维肌腱性结构。由腹壁三扁肌的腱膜构成。其上端附于胸骨剑突，下端附于耻骨联合，上宽下窄，坚韧但缺乏血管，因此常以此处作为腹部手术切口部位。在脐的周围有圆形腱环，称脐环，为胚胎时期脐血管的通道，是腹壁的薄弱区。

(3)腹股沟管：位于腹股沟管内侧半稍上方，为腹壁三扁肌间的斜行间隙，长 4～5 cm。其有两口：外口为腹股沟管浅(皮下)环；内口为腹股沟管深(腹)环，位于腹股沟韧带中点上方大约一横指处，由腹横筋膜形成。

腹股沟管通过物因性别而不同。腹股沟管在男性有精索通过，在女性有子宫圆韧带通过。

腹股沟管是腹壁的薄弱区，是易发生疝的部位。

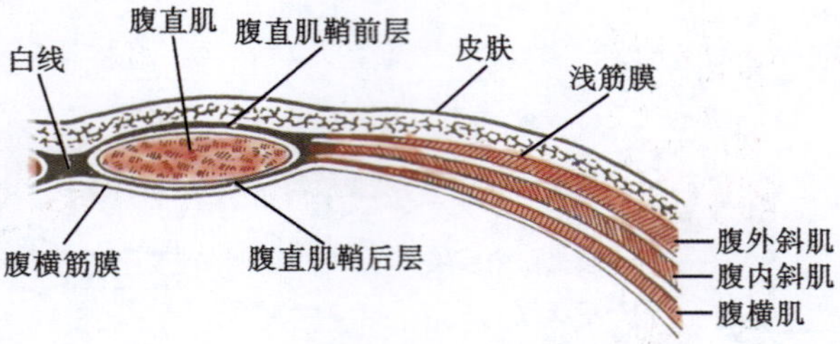

(a) 弓状线以上

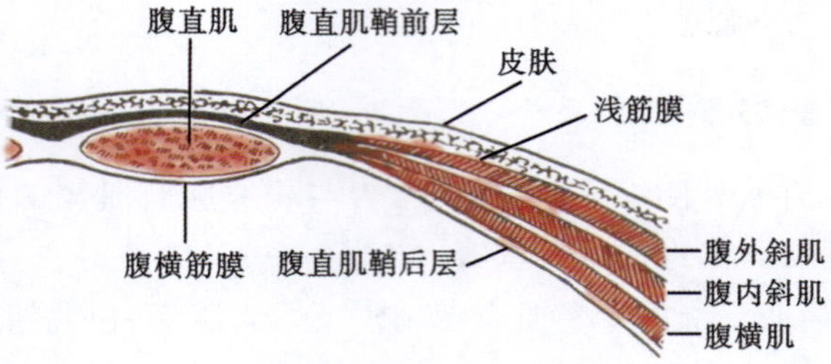

(b) 弓状线以下

图 2-63　腹前壁横切面

(4)腹股沟三角:位于腹前壁下部。其内侧界为腹直肌的外侧缘,外侧界是腹壁下动脉,下界是腹股沟韧带。

腹股沟三角也是腹壁的薄弱区,是易发生疝的部位。

(五)会阴肌

会阴肌位于小骨盆下口,主要有肛提肌、会阴深横肌、会阴浅横肌、尿道括约肌等(图 2-64,图 2-65)。

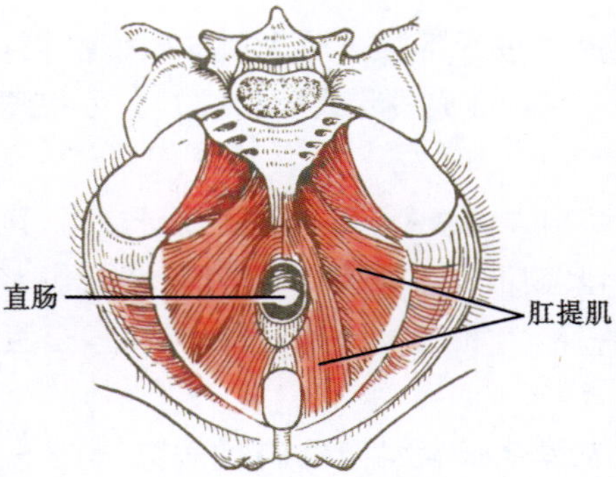

图 2-64　肛提肌

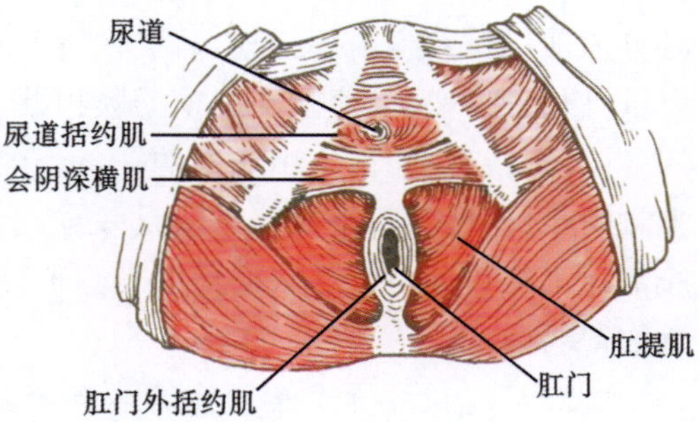

图 2-65　会阴肌

肛提肌有上提肛门,以承托盆腔脏器,并有紧缩肛门的作用。

盆底肌与相邻的筋膜共同形成盆膈和尿生殖膈,承托盆腔脏器。

盆膈由两侧的肛提肌和尾骨肌及其上、下的盆膈上筋膜和盆膈下筋膜构成。为封闭小骨盆下口的大部分，其中部有直肠通过。

尿生殖膈由会阴深横肌、尿道括约肌及其上、下的尿生殖膈上筋膜和尿生殖膈下筋膜构成。尿生殖膈位于盆膈前方，为小骨盆下口的小部分，在女性有尿道和阴道通过，在男性有尿道通过。

五、上肢肌

依其所在部位，上肢肌分为肩肌、臂肌、前臂肌和手肌（图 2-66，图 2-67）。

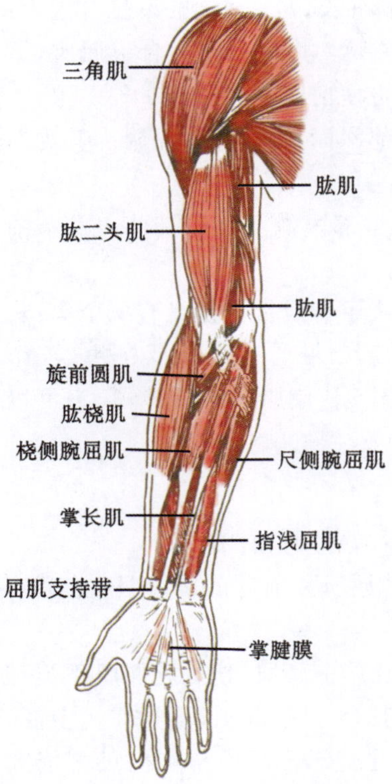

图 2-66　上肢前面浅层肌

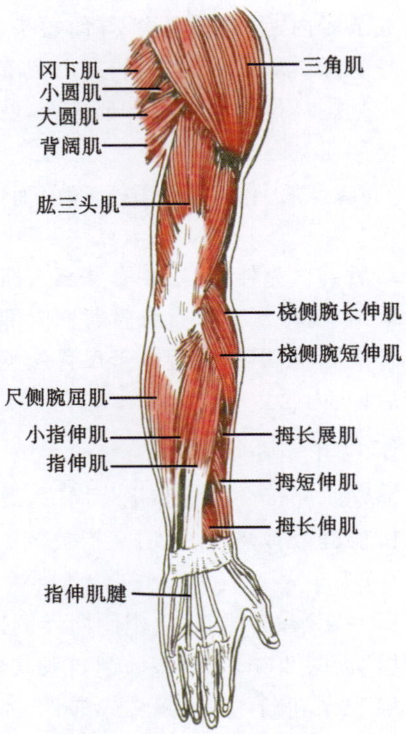

图 2-67　上肢后面浅层肌

（一）肩肌

肩肌配布于肩关节周围，为作用于肩关节的肌，都起自于上肢带骨，止于肱骨。其能运动肩关节，增加肩关节的稳固性。

（1）三角肌：位于肩部，包绕肩关节，起自于锁骨外侧半上缘、肩峰和肩胛冈，止于肱骨的三角肌粗隆。三角肌作用：外侧肌束收缩，使肩关节外展；前部肌束收缩，使肩关节前屈、旋内；后部肌束收缩，使肩关节后伸、旋外。

（2）冈上肌：位于肩关节上方和冈上窝，斜方肌深面，止于肱骨大结节。其作用：使肩关节外展。

（3）冈下肌：位于肩关节后方和冈下窝，止于大结节。其作用：使肩关节旋外。

(4)肩胛下肌：位于肩胛下窝和肩关节前方，止于小结节。其作用：使肩关节旋内和内收。

(5)小圆肌：位于冈下肌下方。其作用：使肩关节旋外。

(6)大圆肌：位于冈下肌和小圆肌下方。其作用：使肩关节旋内和内收。

(二)臂肌

臂肌配布肱骨周围，分前、后两群。

1. 前群 为屈肌，主要有肱二头肌、肱肌和喙肱肌。

(1)肱二头肌：位于臂前部浅层。肱二头肌起端有长、短两头：长头起自盂上结节，经肩关节囊内，沿结节间沟下降；短头起自肩胛骨喙突。其两头向下合成肌腹，下端止于桡骨粗隆。肱二头肌作用：屈肘关节、肩关节，也可使前臂旋后。

(2)肱肌：位于肱骨中下部前面，肱二头肌下半部深面，止于尺骨粗隆。其为肘关节的主要屈肌。

(3)喙肱肌：位于肱骨中上部前面，肱二头肌上半部内侧深面。其使肩关节前屈和内收。

2. 后群 为伸肌，主要有肱三头肌。肱三头肌位于臂后部。起点有三个头：长头起自盂下结节；外侧头起自肱骨背面上部外侧；内侧头起自肱骨背面下部内侧。三个头向下会合成肌腹，以扁肌腱止于尺骨鹰嘴。肱三头肌作用：使肘关节后伸；长头可以使肩关节后伸、内收。

(三)前臂肌

前臂肌配布在尺骨和桡骨周围，数量多，形态小，分为前、后两群。

1. 前群 有桡腕关节、掌指关节、手指间关节的屈肌和前臂的旋前肌。前群共有 9 块，可分为 4 层。

第一层：有 5 块肌，由桡侧向尺侧依次为肱桡肌、旋前圆肌、桡侧腕屈肌、掌长肌、尺侧腕屈肌(图 2-66)。肱桡肌起自肱骨外上髁上方，其余 4 块肌均起自肱骨内上髁，多以长肌腱下行，止于桡骨、腕骨或掌骨。稍微屈腕时，在腕掌侧面由桡侧向尺侧依次可以摸到的 4 条肌腱的肌为肱桡肌、桡侧腕屈肌、掌长肌、尺侧腕屈肌。各肌的作用多数与肌的名称一致。

第二层：只有指浅屈肌，起自肱骨内上髁和尺、桡骨前面，下方移行为 4 条肌腱，分别止于第 2～5 指的中节指骨和远节指骨。其作用：屈腕、掌指关节和指骨间关节。

第三层：有 2 块肌，为拇长屈肌和指深屈肌。此两肌起自尺骨、桡骨的前面；拇长屈肌止于拇指的远节指骨。拇长屈肌作用：屈拇指；指深屈肌下方移行为 4 条长肌腱，在指浅屈肌的深面下行止于第 2～5 指的远节指骨。指深屈肌作用：屈第 2～5 指。此外，这两肌还可以屈腕、掌指关节。

第四层：只有旋前方肌，位于尺骨、桡骨前面远端。其作用同肌名称一致。

2. 后群 有桡腕关节、掌指关节、手指间关节的伸肌和前臂的旋后肌。后群共有 10 块肌，可分为浅、深两层。

(1)浅层:共有 5 块肌(图 2-67),自桡侧向尺侧依次为桡侧腕长伸肌、桡侧腕短伸肌、指伸肌、小指伸肌和尺侧腕屈肌。此 5 块肌共同起自肱骨外上髁。

(2)深层:也是 5 块肌,自桡侧向尺侧依次为旋后肌、拇长展肌、拇短伸肌、拇长伸肌和示指伸肌。大部分肌起自桡骨、尺骨的后面,只有旋后肌起自尺骨上份外侧面。

腕伸肌止于掌骨底的背面,指伸肌止于指骨的背面,旋后肌止于桡骨上份外侧面。

后群肌的作用与肌名称一致。

此外,在前臂尺侧的腕屈肌和腕伸肌共同作用下,可使腕内收;在桡侧的腕屈肌和腕伸肌共同作用下,可使腕外展。

(四)手肌

手肌多数是细小的肌,主要分布于手的掌侧,作用于手指。手肌分为外侧群、中间群和内侧群(图 2-68)。

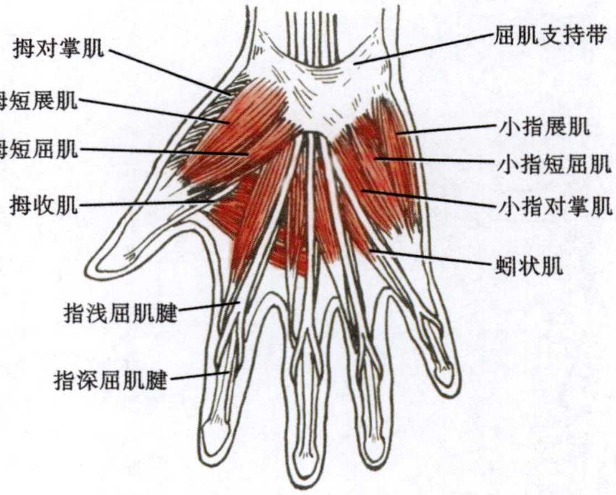

图 2-68 手掌浅层肌

(1)外侧群:又称大鱼际。人类的大鱼际特别发达,较丰厚。大鱼际位于手掌外侧,分为拇短展肌、拇短屈肌、拇对掌肌和拇收肌。其作用与肌的名称一致。

(2)中间群:分布于手掌中间部分,分为蚓状肌、骨间肌。这些肌都有屈掌指关节和伸手指间关节作用;骨间肌分为前、后两层,还可以使第 2、4、5 指内收和使第 2、3、4 指外展。

(3)内侧群:又称小鱼际,位于手掌内侧,分为小指展肌、小指短屈肌、小指对掌肌。其作用与肌名称一致。

(五)上肢的局部结构

(1)腋窝:由胸外侧壁和臂上部围成的锥体形腔隙。腋窝内有血管、神经、淋巴管等通过。腋窝有一顶、一底和四壁:顶为腋窝上口,由锁骨、第 1 肋和肩胛骨上缘组成,朝向颈部;底为皮肤和腋筋膜封闭;内侧壁为前锯肌;前壁为胸大肌、胸小肌;后壁为肩胛下肌、大圆肌和背阔肌。

(2)肘窝:为在肘关节前方的三角形凹窝。肘窝上界为肱骨内、外上髁的连线;外侧界为肱桡肌;内侧界为旋前圆肌。肘窝内有血管、神经、淋巴管等通过。

知识链接

三角肌中上部常选作肌内注射部位:此处肌质厚,且无大的血管和神经通过。三角肌下部、前部和后部肌质薄,且后部有腋神经、桡神经通过,所以这些部位不能作肌内注射部位。

六、下肢肌

由于人直立行走,下肢肌比上肢肌粗壮有力。依其部位,下肢肌分为髋肌、股肌、小腿肌和足肌(图 2-69,图 2-70)。

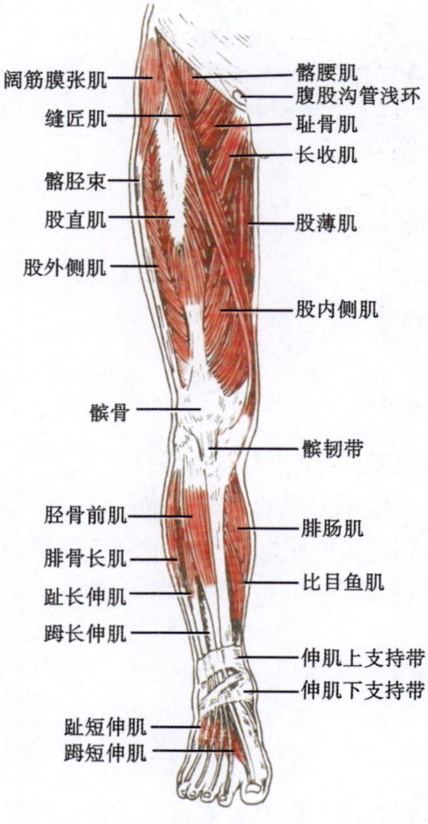

图 2-69　下肢前面浅层肌

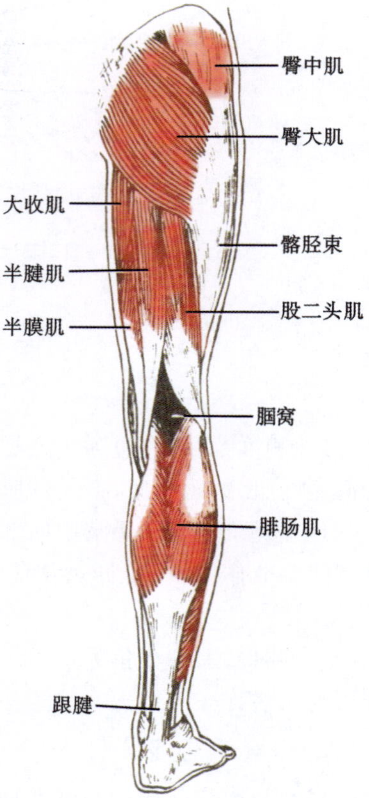

图 2-70　下肢后面浅层肌

(一)髋肌

髋肌为配布于髋关节周围,作用于髋关节的肌。髋肌起自骨盆,止于股骨,分为前、后两群。

1. 前群 主要有髂腰肌和阔筋膜张肌。

(1)髂腰肌:由腰大肌和髂肌组成。腰大肌位于脊柱腰段两侧,起自腰椎体侧面;髂肌起自髂窝。两肌下方会合,经腹股沟韧带后方,于髋关节内侧下行,止于小转子。髂腰肌作用:使大腿前屈和旋外;下肢固定时,可使躯干前屈。

(2)阔筋膜张肌:起自髂前上棘,肌腹在阔筋膜两层之间,下方腱膜增厚,形成髂胫束,止于胫骨外侧髁。阔筋膜张肌作用:紧张阔筋膜和屈大腿。

2. 后群 主要位于臀部,主要有臀大肌、臀中肌、臀小肌、梨状肌和闭孔内肌(图 2-70,图 2-71,图 2-72)。

(1)臀大肌:位于臀部最浅层,为臀部最大的肌,略呈方形,起自于髂骨和骶骨后面,肌束行向外下方,止于股骨上端后面。臀大肌作用:伸髋关节。

(2)臀中肌:位于臀部外上方,大部分被臀大肌遮盖。

(3)臀小肌:在臀中肌深面,完全被臀中肌遮盖。

臀中肌和臀小肌共同止于股骨大转子。其作用:使大腿外展。

(4)梨状肌:位于臀中肌内下方,臀大肌深面,起自于骶骨前面,穿坐骨大孔出至臀部,止于股骨大转子尖。梨状肌作用:使大腿旋外。

(5)闭孔内肌:起自于髋骨内面,肌腱穿坐骨小孔而出,止于大转子。其作用:使大腿旋外。

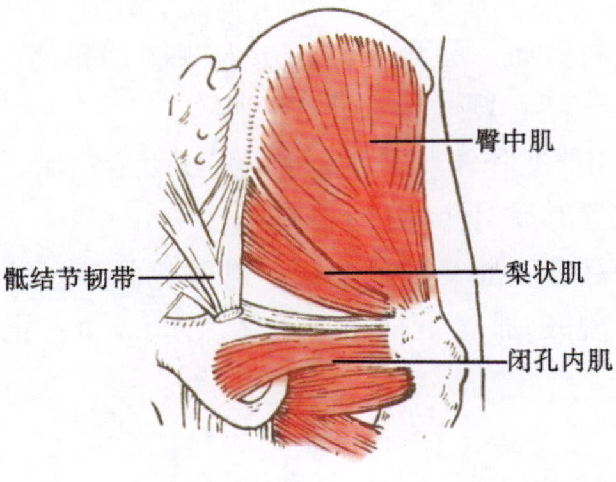

图 2-71 髋肌后群(中层)

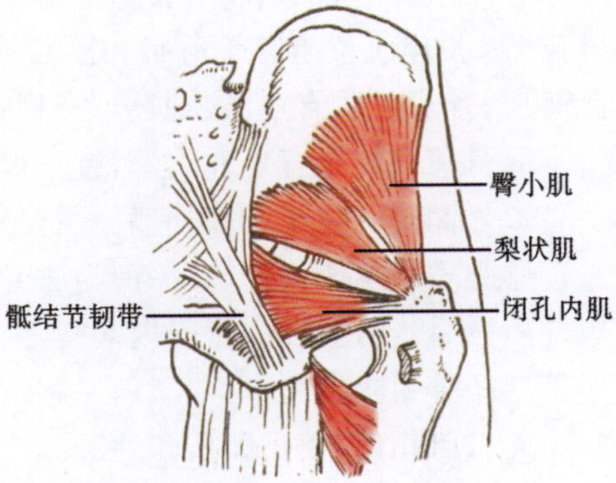

图 2-72 髋肌后群(深层)

(二)股肌

股肌位于股部,分为前群、内侧群和后群。

1. 前群 位于大腿前部(图 2-69),主要有缝匠肌和股四头肌。

(1)缝匠肌:为长带状,是人体最长的肌。缝匠肌起自于髂前上棘,斜向内下方,止于胫骨上端内侧面。其作用:屈髋关节、膝关节。

(2)股四头肌:大腿前部最大的肌。股四头肌起点有四个头,分别为股直肌、股中间肌、股内侧肌和股外侧肌。股直肌起自于髂前下棘;其他都起自于股骨,位于股直肌的深面及两侧。下部肌腱位于髌骨的前面及两侧,向下形成髌韧带,止于胫骨粗隆。股四头肌作用:伸膝关节、屈髋关节。

2. 内侧群　位于大腿内侧(图 2-69)。内侧群有 5 块肌:长收肌位于缝匠肌中份的内侧,呈三角形;耻骨肌位于长收肌的外上方;大收肌位于长收肌下部的后方;短收肌位于长收肌的深面;股薄肌位于大腿最内侧。各肌作用:使髋关节内收。

3. 后群　位于大腿后部(图 2-70),主要有股二头肌、半腱肌和半膜肌。

(1)股二头肌:位于股部后外侧。股二头肌有两头:长头起自于坐骨结节,短头起自于股骨后面。两头会合,下方肌腱止于腓骨头。

(2)半腱肌:位于股部后内侧。此肌居皮下,肌腱细长,约为肌长的一半。

(3)半膜肌:位于半腱肌深面。起端肌腱为膜状,约为肌长的一半。

半腱肌和半膜肌均起自于坐骨结节;半腱肌止于胫骨上端,半膜肌止于胫骨内侧髁。

此群肌的作用主要为屈膝关节、伸髋关节。

(三)小腿肌

小腿肌位于小腿,其中小腿内侧没有肌覆盖,小腿肌分为前群、外侧群和后群三部分。

1. 前群　位于小腿的前外侧。前群主要有三块肌:胫骨前肌、趾长伸肌和踇长伸肌(图 2-69)。

三块肌都起自于胫骨、腓骨上端。胫骨前肌位于胫骨前面,趾长伸肌位于胫骨前肌外侧,踇长伸肌位于胫骨前肌和趾长伸肌之间的深面。胫骨前肌止于内侧楔骨和第 1 趾骨底;趾长伸肌有 4 条长肌腱,分别止于第 2～5 趾;踇长伸肌止于踇趾。

胫骨前肌使足背屈和内翻;趾长伸肌和踇长伸肌作用与名称一致,还可使足背屈。

2. 外侧群　位于小腿外侧。主要有腓骨长肌和腓骨短肌(图 2-73)。

腓骨长肌位于浅部,其深面为腓骨短肌,均起自于腓骨的外侧面。腓骨长肌腱经外踝的后方后,斜过足底,止于内侧楔骨和第 1 跖骨底;腓骨短肌腱经外踝后方后,前行止于第 5 跖骨粗隆。

此二肌作用:使足跖屈和外翻。

3. 后群　位于小腿后方,分浅、深两层(图 2-74)。

(1)浅层:只有小腿三头肌。由腓肠肌和比目鱼肌构成。腓肠肌位于浅面,通过外侧头和内侧头分别起自于股骨的外侧髁和内侧髁;比目鱼肌位于腓肠肌的深面,起自于胫骨、腓骨上部的后面。此二肌下方肌腱会合,形成一条粗大的跟腱,止于根骨结节。小腿三头肌作用:使足跖屈;腓肠肌还可以屈膝关节。

臀大肌、股四头肌和小腿三头肌是维持人体直立的重要肌。

(2)深层:有 3 块长肌,由内向外依次为趾长屈肌、胫骨后肌和踇长屈肌。深层肌

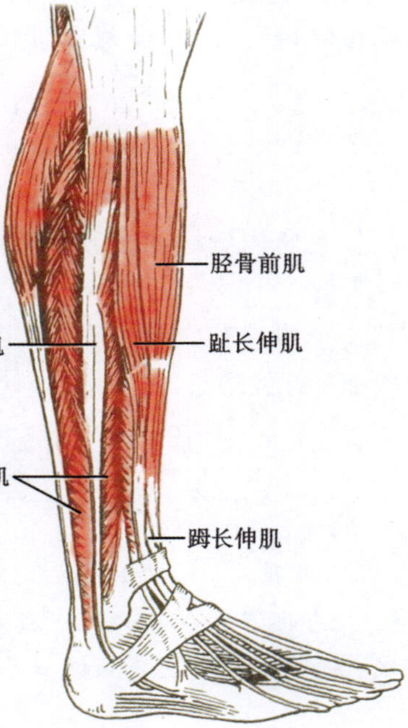

图 2-73　小腿肌外侧群

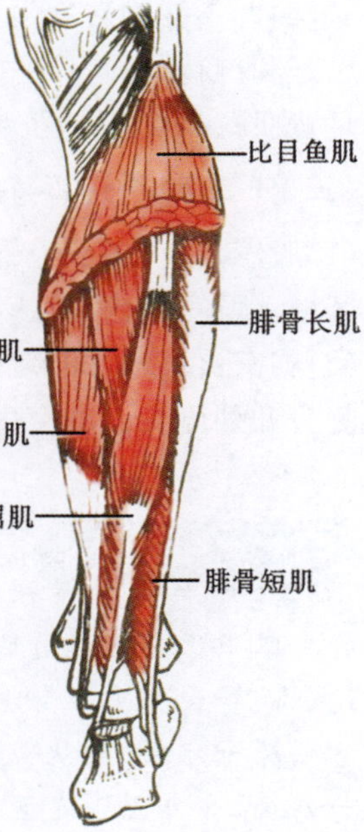

图 2-74　小腿肌后群(深层)

均起自于胫骨、腓骨后面;下方肌腱过内踝后方至足底。胫骨后肌止于足舟骨;趾长屈肌腱分成 4 条,分别止于第 2～5 趾;踇长屈肌止于踇趾。深层肌作用:胫骨后肌使足跖屈和外翻;趾长屈肌可以屈第 2～5 趾,踇长屈肌可以屈踇趾,此二肌还可使足跖屈。

(四)足肌

足肌主要位于足底(图 2-75)。

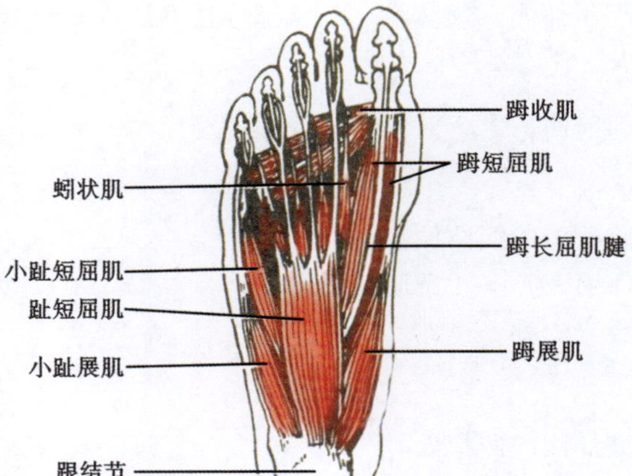

图 2-75　足底浅层肌

足底肌与手肌的分布相近，分为外侧群、中间群和内侧群。但内侧群和外侧群缺少对趾肌，因此不能做对掌运动。中间群有骨间肌和蚓状肌，还有踇短屈肌和足底方肌，协助屈趾和维持足弓。

足背肌只有踇短伸肌和趾短伸肌，作用为协助伸脚趾。

（五）下肢的局部结构

（1）股三角：位于股上部。由缝匠肌内侧缘、长收肌内侧缘和腹股沟韧带围成的三角形区域。股三角内有股动脉、股静脉和股神经通过。

（2）腘窝：位于膝关节后方。腘窝为菱形，其 4 个边分布为股二头肌、半腱肌、腓肠肌内侧头和外侧头。腘窝内有腘血管、胫神经和腓总神经通过。

知识链接

臀大肌中上部常选作肌内注射部位。臀大肌肌质较厚，且中上部无大的血管和神经通过。而臀大肌中下部深面有坐骨神经等通过，因此不可以作为肌内注射部位。其定位方法为十字法，即从臀裂顶点画一条水平线，再经过髂嵴最高点做一条垂线，将臀部分为四区，其外上 1/4 区为安全区。

七、常用肌性标志

全身重要的肌性标志有以下几种。

（一）头颈部

咬肌：位于下颌支外面。

颞肌：在颞窝处可摸到。

胸锁乳突肌：位于颈外侧。颈丛浅支浅出部分在其后缘中点，称为神经点。

（二）胸部

胸大肌：位于胸部前面。

（三）腹部

腹直肌：位于腹前壁正中线两侧。

腱划：在腹直肌前面，为 3～4 条肌腱性结构。

腹股沟韧带：在腹股沟处。

（四）背部

竖脊肌：位于棘突外侧约两指处。

斜方肌：位于项背部。

（五）上肢

三角肌：包绕在肩部的前、后、外、上面。三角肌为肌内注射主要肌。

肱二头肌：位于臂前面。

肱桡肌腱、桡侧腕屈肌腱、掌长肌腱、尺侧腕屈肌腱：稍微屈腕时，在腕掌侧面由桡侧向尺侧分别可以摸到，为肌内注射主要肌。

（六）下肢

臀大肌：位于臀部浅层，为肌内注射主要肌。

股四头肌：位于股部前面。

缝匠肌：位于股部前面。

髌韧带：位于髌骨前面。

腓肠肌：位于小腿后面浅层。

知识链接

肌病是原发于骨骼肌或神经肌肉接头处的非炎症性疾病。其主要表现为肌收缩力减退或消失以及肌肉萎缩等。先天性或后天性、无神经系统病变，但肌病的主要症状与神经系统损害所致的肌无力不易鉴别，故常需与神经病相鉴别。病因有遗传缺陷、代谢障碍、免疫损伤等。广义的肌病包括原发和继发的疾病，也包括炎症。

能力检测

一、名词解释

1. 颧弓　2. 翼点　3. 胸骨角　4. 椎间盘　5. 关节腔　6. 斜角肌间隙　7. 腹直肌鞘　8. 腹股沟管　9. 盆膈　10. 股三角

二、问答题

1. 简述男、女性骨盆的差异。
2. 关节的基本结构有哪些？
3. 简述肩关节的组成、结构特点。
4. 肌的辅助结构有哪些？
5. 臂肌前、后群的肌有哪些？其作用如何？
6. 简述股肌前群肌名称及其作用。

（宋　斌）

第三章 消化系统

学习目标

1. 掌握消化系统的组成、咽的分部、食管的三处狭窄，胃的位置形态、分部，大肠的分部、形态。

2. 掌握肝的位置、体表投影及形态，胆囊的形态、胆汁排出的途径，胰腺的位置、形态。

3. 熟悉口腔的分部、牙齿（乳牙、恒牙）构造、名称及牙式，小肠的分部、形态特点。

4. 熟悉三大唾液腺的位置及导管的开口部位。

5. 了解胸部的标志线及腹部分区、消化管壁的一般结构。

第一节 概 述

一、消化系统的组成与功能

消化系统由消化管和消化腺组成。消化管自上而下依次为口腔、咽、食管、胃、小肠（十二指肠、空肠、回肠）和大肠（盲肠、阑尾、结肠、直肠、肛管）（图 3-1）。临床上常把十二指肠及以上的消化管称上消化道；空肠及以下的消化管称下消化道。消化腺包括肝脏、胰腺及消化管壁内的口腔腺、食管腺、胃腺和肠腺等小腺体。

消化系统的功能是摄取食物，对食物进行物理性消化和化学性消化，吸收营养物质并排出代谢废物的重要系统。同时，口腔、咽还与呼吸、味觉、发音有关。

二、胸部的标志线和腹部分区

内脏器官大部分位于胸腔、腹腔内，它们的位置一般较恒定。为了描述各器官的位置和体表投影，通常在胸部体表确定若干标志线，腹部分成若干区（图 3-2）。

（一）胸部的标志线

（1）前正中线：沿人体前面正中所做的垂线。

（2）胸骨线：沿胸骨外侧缘最宽处所做的垂线。

（3）锁骨中线：通过锁骨中点的垂线。

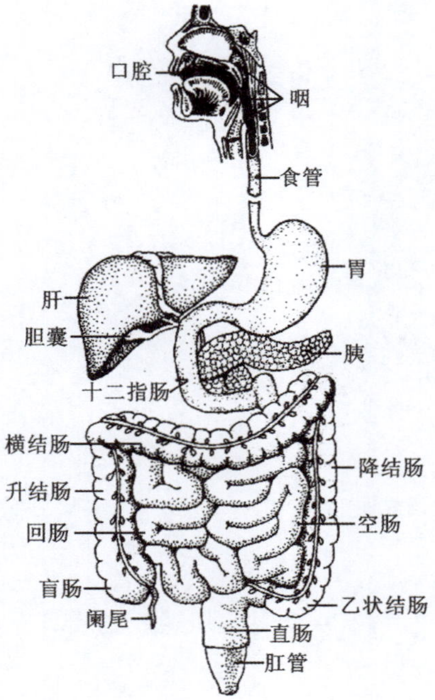

图 3-1　消化系统概观

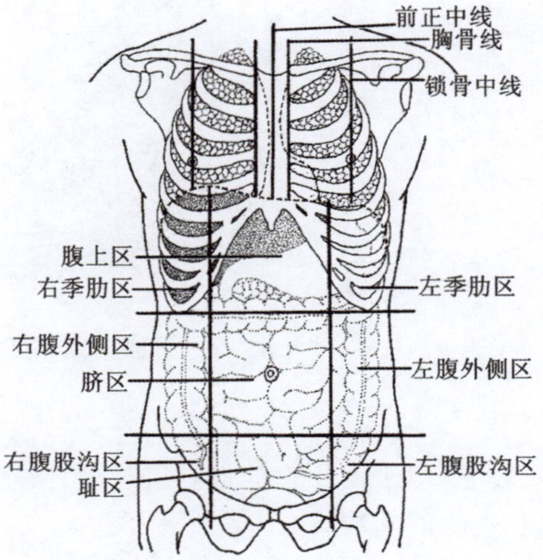

图 3-2　胸部标志线和腹部分区

(4)腋前线:通过腋前襞的垂线。

(5)腋后线:通过腋后襞的垂线。

(6)腋中线:通过腋前、后线连线中点的垂线。

(7)肩胛线:通过肩胛骨下角的垂线。

(8)后正中线:沿人体后面正中所做的垂线。

(二)腹部的分区

为了准确描述腹腔内脏器的位置,在解剖学中我们通常经过两侧肋弓最低点做一条水平线,通过两侧髂结节做一条水平线,再通过左、右腹股沟韧带中点分别做两条垂线,这四条线把腹部分成九个区,即右季肋区、右腹外侧区、右腹股沟区、腹上区、脐区、耻区、左季肋区、左腹外侧区、左腹股沟区。

临床上常以脐为中心点做一条水平线和一条垂线,两条线将腹部分右上腹、左上腹、右下腹和左下腹四个区。通常我们把这种腹部分区的方法称九区四分法。

三、消化管的基本结构

除口、咽、肛门外,消化管壁由内向外可分为黏膜、黏膜下层、肌层和外膜四层(图3-3)。

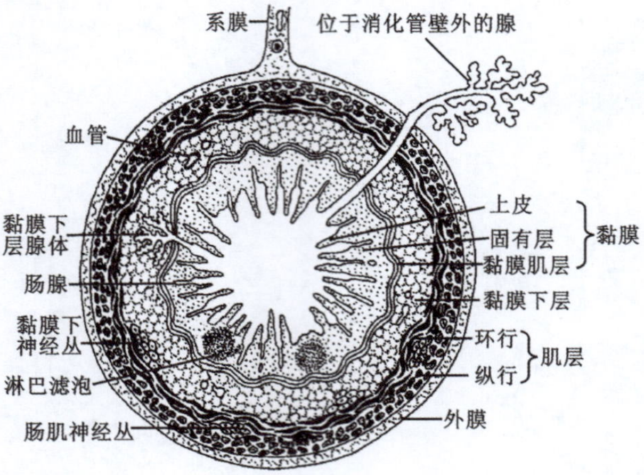

图 3-3　消化管微细结构模式图

（一）黏膜

黏膜位于消化管的最内层，自内向外依次为上皮、固有层和黏膜肌层。黏膜具有消化和吸收的功能。

1. 上皮　黏膜的最内层，口腔、咽、食管和肛门下部为复层扁平上皮，耐摩擦，有保护作用；其他消化管为单层柱状上皮，以消化、吸收功能为主。

2. 固有层　固有层由结缔组织构成，富含血管、神经、淋巴管、淋巴组织和小腺体。

3. 黏膜肌层　黏膜肌层为内环和外纵两层平滑肌。黏膜肌层收缩能加快血液运行，促进腺体分泌，有利于物质的消化和吸收。

（二）黏膜下层

黏膜下层由疏松结缔组织构成，内有血管、淋巴管和黏膜下神经丛及小腺体（如食管腺）。黏膜及黏膜下层共同向管腔内突出，形成纵行或环行的黏膜皱襞，扩大了黏膜的表面积。

（三）肌层

除口腔、咽、食管上段和肛门外括约肌为骨骼肌外，其余均为平滑肌。一般分为内环、外纵两层平滑肌，其间有肌间神经丛和少量结缔组织。环行肌在某些部位增厚形成括约肌，如幽门括约肌、肛门内括约肌。但口腔、咽、食管上段和肛门外括约肌则为骨骼肌。

（四）外膜

外膜是消化管的最外层，有纤维膜和浆膜。纤维膜由薄层结缔组织构成，分布于咽、食管、直肠下部；其余的消化管外膜为浆膜，由少量结缔组织和表面的间皮组成，湿润光滑，防止摩擦。

第二节　消　化　管

一、口腔

口腔是消化管的起始部，向前经口裂通外界，向后经咽峡与咽交通。口腔可分两部：唇和颊与牙弓之间的间隙称为口腔前庭；舌占据的位置称为固有口腔。口腔的前界是唇，外侧界是颊，顶是腭，底被舌骨上肌群封闭，当上、下牙列咬合时，口腔前庭可经第三磨牙后方的间隙与固有口腔相通，临床上患者牙关紧闭时，可经此间隙插管、给药或注入营养物质。

(一)口唇

口唇以肌为基础，外覆皮肤内衬黏膜，可分为上唇和下唇。上、下唇围成的裂隙，称口裂，上、下唇结合处称口角。唇的游离缘为黏膜，有丰富的毛细血管，呈鲜红色，当机体缺氧时则可变成暗红色，称为发绀。黏膜生有唇腺，上唇外面正中纵行的浅沟，称人中，是人类特有的结构。昏迷患者急救时常在此处进行指压或针刺。上唇两侧以弧形的鼻唇沟与颊部分界。

(二)颊

颊为口腔的侧壁，由皮肤、颊肌及黏膜组成。颊黏膜平对上颌第二磨牙处有一隆起称腮腺管乳头，是腮腺导管的开口。颊有吸吮功能。

(三)腭

腭为口腔的顶，呈穹窿状，其前 2/3 以腭骨为基础，表面覆以黏膜，称硬腭，后 1/3 以肌和肌腱为基础，覆以黏膜，称软腭。软腭的后缘游离，中央有一向下的乳头状突起，称腭垂(悬雍垂)。腭垂两侧各有一对黏膜皱襞，前方的向下连于舌根两侧，称腭舌弓；后方的向下移行于咽侧壁，称腭咽弓。两弓间的凹陷容纳腭扁桃体。腭垂，左、右腭舌弓和舌根共同围成的结构称咽峡，是口腔和咽的分界(图 3-4)。

(四)舌

舌占据固有口腔底，其功能为感受味觉、协助吞咽、搅拌食物和辅助发音等。

1. 舌的形态　舌的上面隆起称舌背。其前 2/3 为舌体，舌体的前端为舌尖，后 1/3 为舌根，舌根与舌体交界处有一开口向前的“∧”界沟，口腔底与舌下面正中连有舌系带，舌系带根部两侧的圆形黏膜隆起，称舌下阜，是下颌下腺管和舌下腺大管的共同开口处。舌下阜后外侧的黏膜隆起，称舌下襞，其深面埋有舌下腺，舌下腺小管开口于舌下襞(图 3-5)。

2. 舌的构造

(1)舌黏膜：舌的表面为舌黏膜，舌背黏膜形成的小突起，称舌乳头，按形态分为四

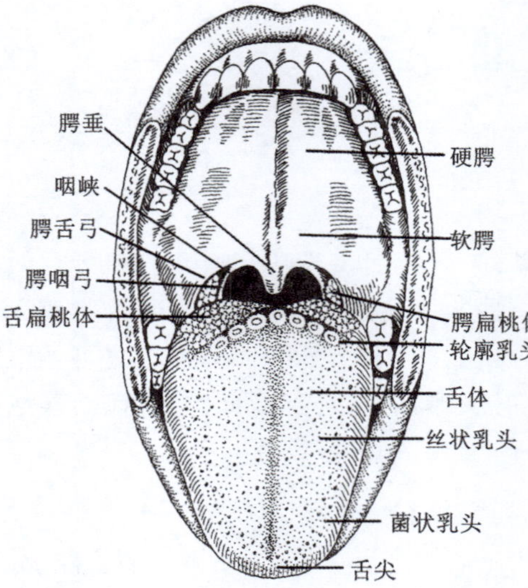

图 3-4　口腔与咽峡

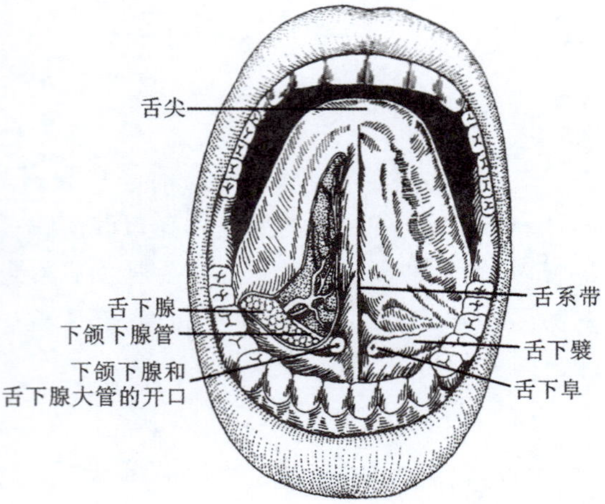

图 3-5　口腔底

种：遍布舌背，数量较多，呈白色丝绒状的是丝状乳头；丝状乳头之间红色钝圆的是菌状乳头；在舌的外侧缘后部有叶状乳头；界沟前方有 7～11 个体积大，中央隆起，周围有环状沟的轮廓乳头。丝状乳头有感觉功能，菌状乳头、轮廓乳头和叶状乳头含有味觉感受器，称味蕾，能感受酸、甜、苦、咸等味觉的刺激。

舌根的黏膜内有淋巴组织形成的舌滤泡，统称舌扁桃体。

(2)舌肌：舌肌构成舌的主体，为骨骼肌，可分为舌内肌和舌外肌。舌内肌起于舌内止于舌内，肌纤维的走行方向有纵行、横行、垂直三种，收缩时可改变舌的外形。舌外肌起于舌外而止于舌内，收缩时主要是改变舌的位置。舌外肌主要有茎突舌肌、舌骨舌肌、颏舌肌，颏舌肌较重要，成对起自下颌骨内面的颏棘，纤维呈辐射状进入舌内。两侧同时收缩，舌尖伸向前；一侧收缩时，舌尖伸向对侧(图 3-6)。

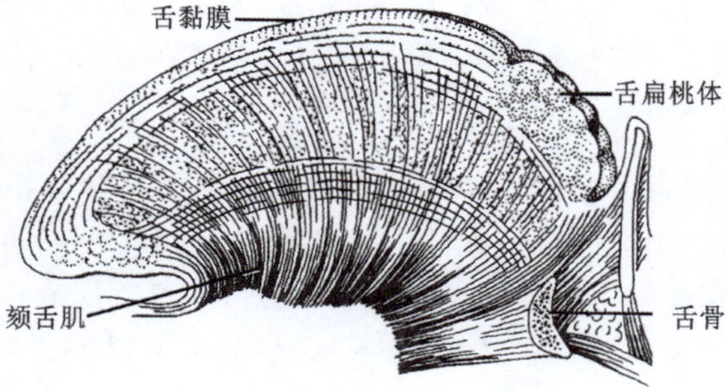

图 3-6　舌的纵切面

（五）牙

牙位于口腔，嵌于牙槽内，是咀嚼食物并辅助发音的器官。

1. 牙的形态和构造 牙可分三部分(图3-7)。暴露在口腔内的称牙冠;嵌于牙槽骨内的称牙根;牙根与牙冠之间的部分称牙颈。牙的内部空腔称牙腔或髓腔,内有牙髓,牙髓由结缔组织、神经和血管共同组成,牙髓发炎时常引起剧烈疼痛。牙根内有一管道称牙根管,牙根的尖端有一小孔称根尖孔,牙的神经、血管通过根尖孔、牙根管进出牙腔。

牙由牙质、釉质和牙骨质组成,牙质构成了牙的主体。在牙冠,牙质的表面覆有白色、光亮、坚硬的釉质。在牙颈和牙根,牙质的表面包有牙骨质。牙腔内有牙髓,由结缔组织、神经、血管等构成。

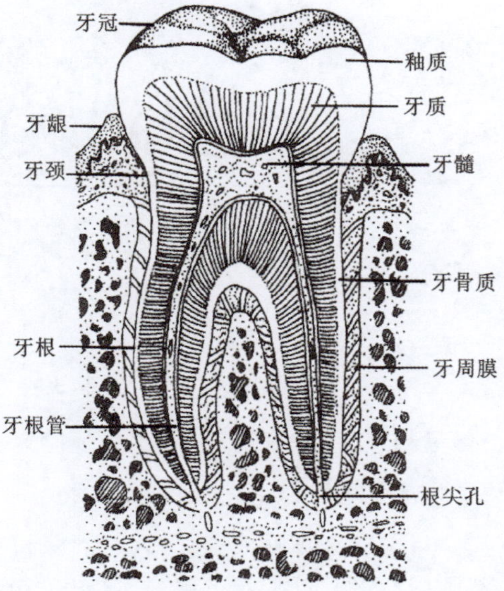

图 3-7 牙的纵切面

2. 牙的种类和排列 人出生后 6～7 个月牙开始萌出,3 岁左右基本出齐,共 20 个。这套牙称乳牙,可分为乳切牙、乳尖牙、乳磨牙。6～13 岁乳牙逐渐脱落被恒牙所代替,14 岁左右恒牙基本出齐。但第三磨牙萌出较晚,一般在 18 岁后才长出,30%的人终生不出,又称迟牙或智齿。恒牙 28～32 颗均属正常,分为切牙、尖牙、前磨牙和磨牙。临床上记录牙的位置,常以被检查者的方位为准,以上、下颌牙为界划一横线,以切牙中缝为界划一竖线,做“+”记号,把牙齿分为右上颌、右下颌、左上颌和左下颌四个区,并以罗马数字Ⅰ～Ⅴ表示乳牙,以阿拉伯数字 1～8表示恒牙(图 3-8,图 3-9)。

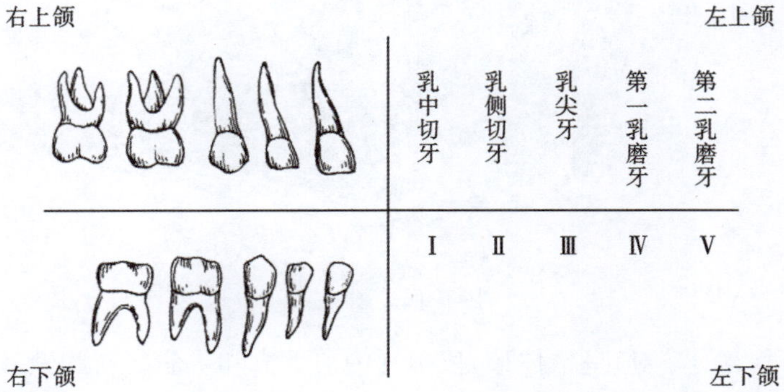

图 3-8 乳牙的名称及符号

例如⌊5代表左上颌第二前磨牙;⌈Ⅱ代表左下颌乳侧切牙。这种表示方式称牙式。

3. 牙周组织 牙周组织对牙有支持、保护、固定作用,包括牙周膜、牙槽骨和牙龈。牙槽骨即构成牙槽的骨质。牙周膜也称牙槽骨膜,是牙根与牙槽骨之间的致密结缔组织,使牙根牢固地固定于牙槽内。牙龈是覆盖在牙槽弓和牙颈表面的口腔黏膜,血管丰

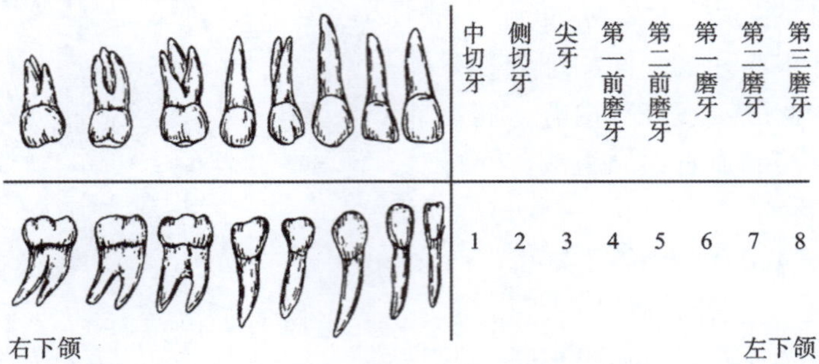

图 3-9 恒牙的名称及符号

富，呈粉红色，坚韧而有弹性，修复能力强。

（六）口腔腺

口腔腺又称唾液腺，分大唾液腺和小唾液腺两类。后者有唇腺、颊腺等。大唾液腺有腮腺、下颌下腺、舌下腺三对（图 3-10）。

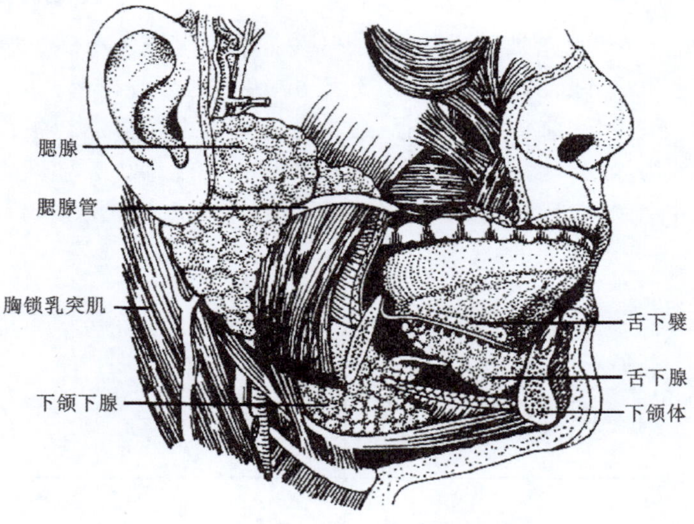

图 3-10 唾液腺

1. 腮腺 最大的一对，呈锥体形，位于耳的前下方和下颌支与胸锁乳突肌之间的凹窝内。腮腺导管由腮腺前缘的上部发出，在颧弓下方约一横指处沿咬肌表面水平前行，至该肌的前缘转向深部，穿经颊肌，开口于平对上颌第二磨牙的颊黏膜上。

2. 下颌下腺 下颌下腺位于下颌体的深面与舌骨舌肌之间，略呈卵圆形，下颌下腺导管向前开口于舌下阜。

3. 舌下腺 舌下腺呈扁长的椭圆形，在舌下襞的深面。大导管与下颌下腺导管汇合开口于舌下阜，舌下腺小导管有十多条直接开口于舌下襞。

二、咽

咽是消化道和呼吸道的共同通道，呈前后略扁的漏斗状，上起自颅底，下至第 6 颈椎体下缘与食管相续，长约 12 cm。咽由咽缩肌围成，后壁和两侧壁完整，前壁分别与鼻、口、喉相通，所以咽相应地分为鼻咽、口咽和喉咽三部分(图 3-11)。

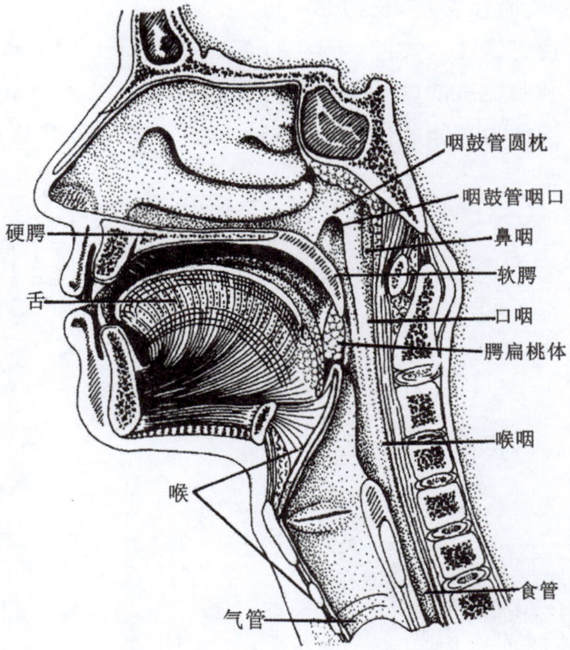

图 3-11　头颈部的正中矢状切面

(一)鼻咽

鼻咽是位于颅底与软腭平面之间的部分，后上壁黏膜有丰富的淋巴组织称咽扁桃体。向前经鼻后孔与鼻腔相通，在咽侧壁上，相当于下鼻甲后方有咽鼓管咽口，借咽鼓管通中耳鼓室，其前、上和后方呈半环形的隆起，称咽鼓管圆枕。圆枕后上方有一深窝，称咽隐窝，是鼻咽癌的好发部位。

(二)口咽

口咽在口腔的后方，位于软腭平面与会厌上缘平面之间，向上是鼻咽，向下通喉咽。腭舌弓与腭咽弓之间有扁桃体窝，内有腭扁桃体，小儿易发生炎症。

舌扁桃体、腭扁桃体和咽扁桃体在鼻腔、口腔通咽处，共同形成一个淋巴组织环，称咽淋巴环，具有重要的防御功能。

(三)喉咽

喉咽位于喉的后方，会厌上缘平面与第 6 颈椎体下缘平面之间。向前经喉口与喉腔相通，向下延续为食管。在喉口两侧各有一纵行凹窝，称梨状隐窝，是容易滞留异物的部位（图 3-12）。

三、食管

（一）食管的形态和位置

食管为前后略扁的肌性管道，长约 25 cm。上端在第 6 颈椎下缘接咽，向下经胸廓上口入胸腔，经膈的食管裂孔入腹腔，下端在第 11 胸椎体左侧与胃的贲门相连。根据其行程，食管可分颈、胸、腹三部（图 3-13）：颈部长约 5 cm，在第 6 颈椎体下缘平面与颈静脉切迹平面之间；胸部为在胸腔内的一段，长 18～20 cm；腹部从食管裂孔至贲门，最短，长 1～2 cm。

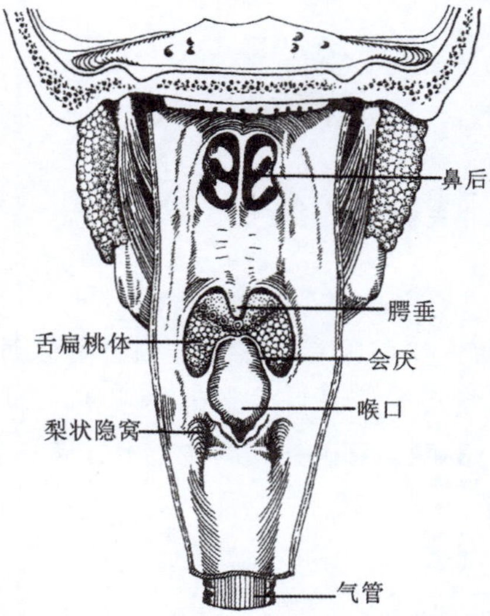

图 3-12　咽（后壁切开）

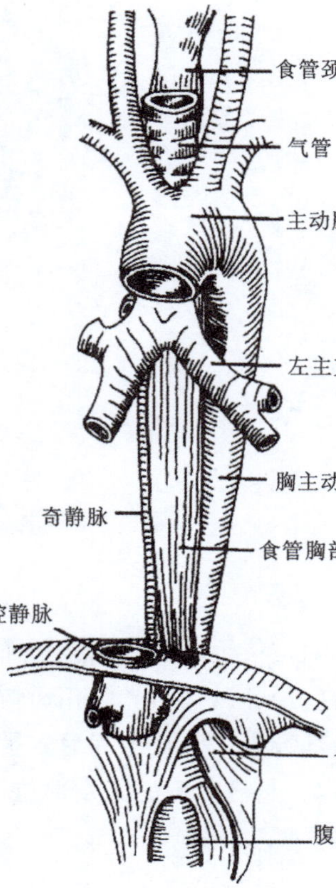

图 3-13　食管的位置

食管全长有三处狭窄：第一处狭窄为食管起始处，距中切牙约 15 cm；第二处狭窄为食管与左主支气管交叉处，距中切牙约 25 cm；第三处狭窄为食管穿经膈处，距中切牙约 40 cm。这些狭窄是异物滞留和食管癌的好发处，也是食管插管时应注意的部位，距中切牙的距离可判定食管镜、胃镜到达的部位。

（二）食管壁的微细结构特点

食管的黏膜上皮为复层扁平上皮，可防止摩擦，黏膜下层有食管腺，为黏液腺，导管穿过黏膜层开口于上皮表面，有润滑作用。食管上段为骨骼肌，下段为平滑肌，中段为骨骼肌和平滑肌混合而成，外膜为结缔组织形成的纤维膜。

四、胃

胃是肌性的囊袋状器官，成人胃的容量可达 1500～3000 mL，新生儿为 30 mL，有容纳食物和对食物进行初步消化的功能。

（一）胃的形态和分部

1. 胃的形态 胃的入口称贲门，接食管；出口称幽门，续十二指肠。胃有前壁和后壁。胃的上缘短而凹称胃小弯，其最低处的凹陷称角切迹。胃的下缘凸而长称胃大弯。（图 3-14）。

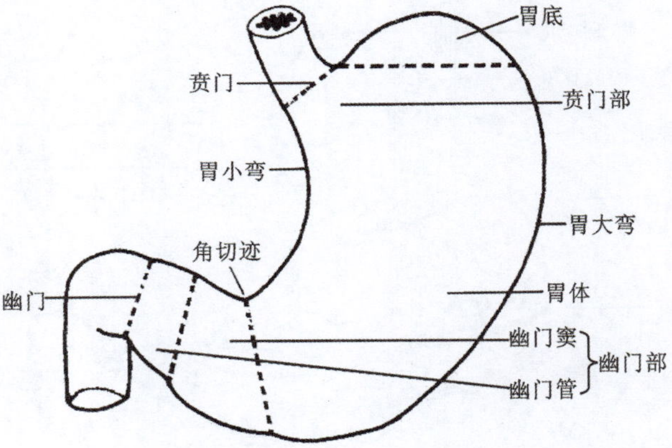

图 3-14　胃的形态和分部

2. 胃的分部 胃可分四部：①贲门部，贲门周围的部分；②胃底，指高出贲门的部分；③胃体，胃底与角切迹间的部分；④幽门部，指角切迹与幽门间的部分，幽门部大弯侧有一浅沟称中间沟，将幽门部分为右侧的幽门管和左侧的幽门窦两部分。幽门窦临床上又称胃窦，其小弯侧是溃疡和胃癌好发部位。

（二）胃的位置和毗邻

胃的位置随体位、体型和胃的充盈度不同而有所变化。在卧位和中等充盈时，胃大部分位于左季肋区，小部分位于腹上区。但贲门与幽门的位置比较固定，贲门位于第 11 胸椎体左侧，幽门在第 1 腰椎体右侧。

胃前壁的右侧与肝左叶相邻；左侧与膈相邻，并为左肋弓所遮掩；剑突下胃前壁可直接与腹前壁相贴（图 3-15），此处是胃的触诊部位。胃后壁邻近左肾、左肾上腺、胰、脾等器官，胃底靠近膈的左穹和脾（图 3-16）。

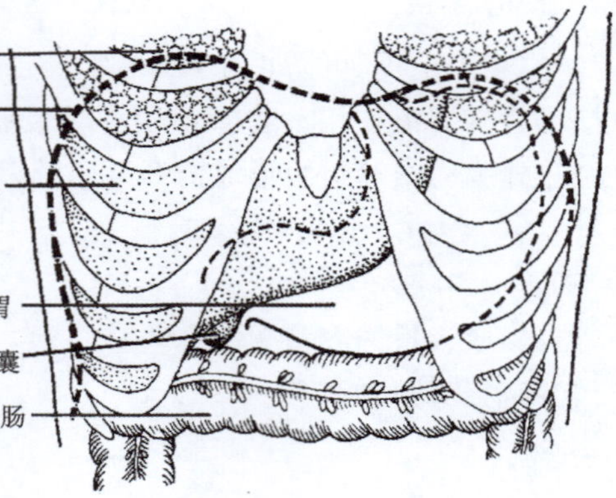

图 3-15 胃前面的毗邻

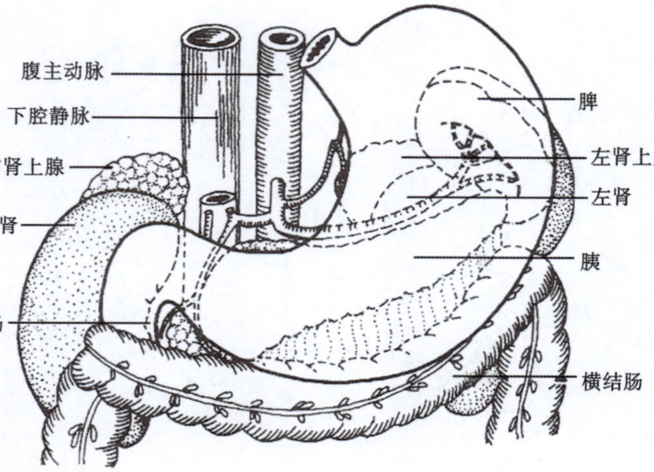

图 3-16 胃后面的毗邻

知识链接

"心口痛"是心脏疼痛吗?

在门诊,常见患者用手捂住两肋弓和剑突间区域,诉说"心口痛"。心脏位于胸腔中纵隔内,心脏的病变常引起心前区疼痛或左肩及左臂尺侧半疼痛,通常很少牵涉到患者诉说的部位。通过对消化器官的学习,我们知道,两肋弓和剑突间区域,贴近腹前壁的脏器,除肝脏的少部分外,大部分是胃,且此处腹壁较薄,缺乏脂肪保护,受凉后引起胃痉挛,尤其胃壁已有病变的人,更易产生疼痛感。所以"心口痛"多是胃痛。此外,十二指肠球、胰腺、胆囊等病变也常引起此区疼痛。

(三)胃壁的微细结构特点

胃壁由黏膜、黏膜下层、肌层和外膜组成,其中黏膜和肌层结构特点明显。

1. 黏膜 黏膜由上皮和固有层构成。胃黏膜呈淡红色,空虚时黏膜形成许多皱襞(图 3-17),充盈时皱襞可变低平。黏膜表面有大量针尖样的凹陷,称胃小凹,胃小凹底有胃腺的开口。

(1)上皮:为单层柱状上皮,无杯状细胞(图 3-18)。上皮细胞分泌黏液,有保护胃黏膜的作用。

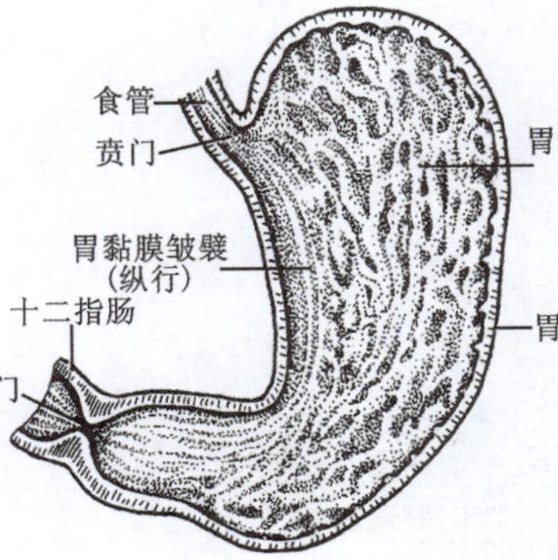

图 3-17 胃的黏膜

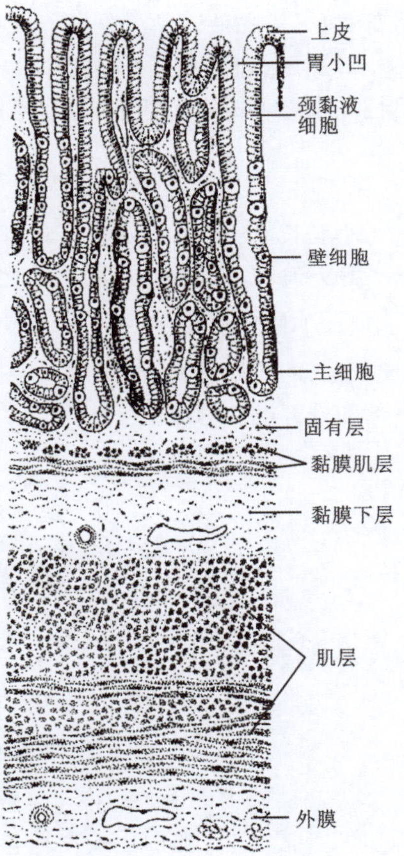

图 3-18 胃壁的微细结构

(2)固有层:为结缔组织,内有许多管状的胃腺。根据腺体所在部位和结构不同,分为贲门腺、胃底腺和幽门腺。

贲门腺和幽门腺分别位于贲门部和幽门部黏膜固有层内,可分泌黏液、溶菌酶等,参与构成胃液。

胃底腺是分泌胃液的主要腺体,位于胃底和胃体的黏膜固有层内,由主细胞、壁细胞和颈黏液细胞构成。

①主细胞：又称胃酶细胞，最多，在胃腺的中、下部。细胞呈柱状，细胞核圆形，位于细胞基底部，细胞质呈嗜碱性。主细胞分泌胃蛋白酶原，经盐酸激活成胃蛋白酶，参与分解蛋白质。

②壁细胞：又称泌酸细胞，较多，位于胃腺中、上部。壁细胞体大，圆形或锥体形，细胞核圆形、居中，细胞质呈嗜酸性。壁细胞分泌盐酸和内因子，盐酸有激活胃蛋白酶原形成有活性的胃蛋白酶参与消化和杀菌等作用。内因子能促进回肠对维生素 B_{12} 的吸收，可促进红细胞的生成。

③颈黏液细胞：较少，存在于壁细胞之间，细胞呈柱状，细胞核扁圆，位于细胞的基底部，可分泌黏液。黏液分布于胃上皮的表面形成黏液层，可防止胃液侵蚀胃壁。

2. 肌层　肌层由内斜、中环、外纵三层平滑肌构成，肌层较厚，其中环行肌在贲门和幽门处增厚形成贲门括约肌和幽门括约肌。

五、小肠

小肠长 6～7 m，上端起自幽门，下端延续为盲肠，由近侧端向远侧端依次为十二指肠、空肠和回肠三部分，小肠是消化、吸收的主要器官。

（一）十二指肠

小肠的起始段为十二指肠，从右侧包绕胰头，全长约 25 cm，可分为上部、降部、水平部和升部（图 3-19）。

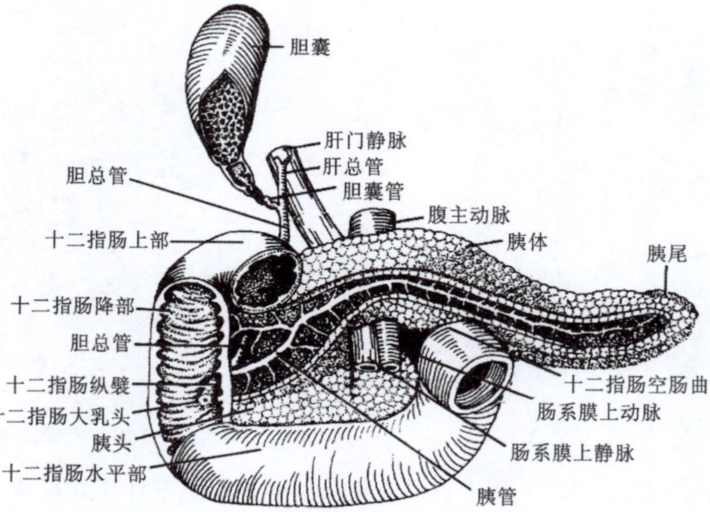

图 3-19　十二指肠和胰

1. 上部　上部起自幽门行向右后上，至胆囊颈下方急转向下移行为降部。上部的起始部腔大壁薄，黏膜光滑无皱襞，称十二指肠球部，十二指肠球部易发生溃疡。

2. 降部　沿第 1～3 腰椎右侧下降，至第 3 腰椎平面向左移行为水平部。在降部腔面黏膜环状襞高密，后内侧壁上有一纵行的黏膜皱襞称十二指肠纵襞，其下端有一圆形隆起，称十二指肠大乳头，距中切牙约 75 cm，胆总管和胰管共同开口于此处。上方偶见十二指肠小乳头。

3. 水平部 向左越过下腔静脉，前面有肠系膜下动脉经过，在第 3 腰椎体左侧向左上延续为升部。

4. 升部 于第 3 腰椎左侧，腹主动脉前方，向左上行，在第 2 腰椎左侧急转向前下，续于空肠，形成的弯曲称十二指肠空肠曲。此弯曲借十二指肠悬肌（又称 Treitz 韧带）固定于腹后壁，十二指肠悬肌由结缔组织和平滑肌构成，手术时十二指肠悬肌可作为寻找空肠起始部的重要标志。

（二）空肠和回肠

空肠和回肠迂回盘曲在腹腔的中部，形成小肠袢，空肠、回肠无明显界限，空肠居左上腹，占全长近侧端的 2/5，管径较大，管壁较厚，环状襞高密，血管丰富，活体呈淡红色；回肠居右下腹，占全长远侧端的 3/5，管径细、管壁薄，环状襞低疏，血管较少，色灰红。

（三）小肠黏膜的形态和微细结构特点

小肠壁的主要特点是黏膜形成许多环状襞、肠绒毛和微绒毛，固有层内有大量肠腺。

1. 环状襞 小肠的黏膜和黏膜下层向肠腔内突入，形成了许多环形突起，称环状襞（图 3-20）。小肠近侧段的环状襞高密，向远侧则逐渐变低疏。

2. 肠绒毛 小肠的黏膜上皮和固有层向肠腔内突出，形成的指状突起，称肠绒毛（图 3-21）。

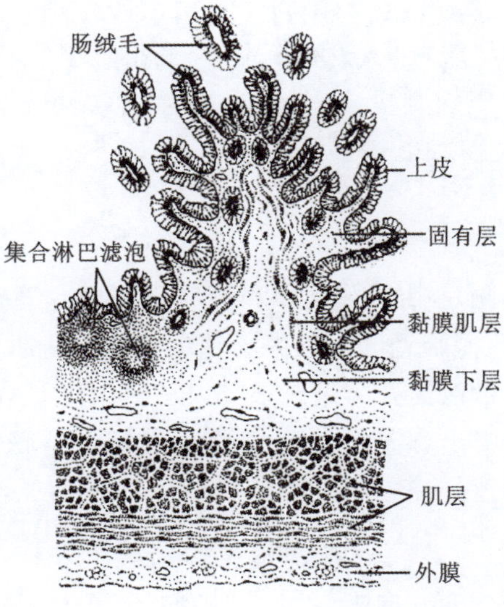

图 3-20 小肠壁的微细结构纵切面

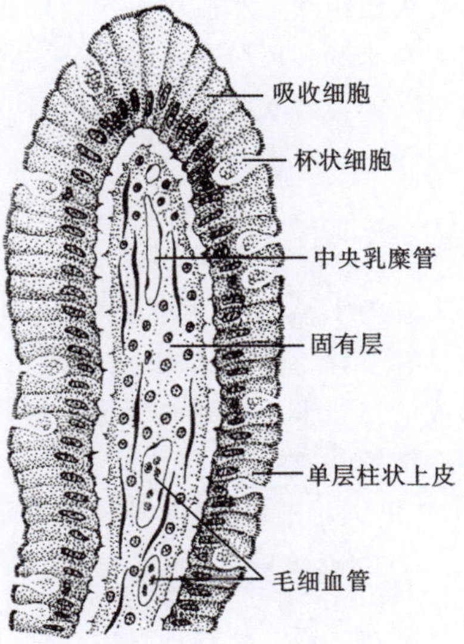

图 3-21 肠绒毛

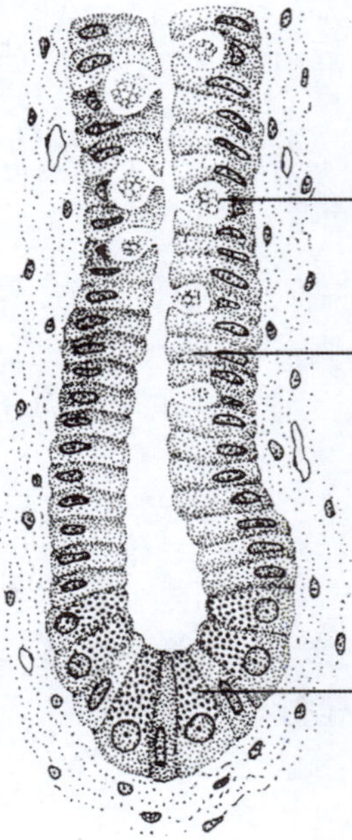

图 3-22　肠腺纵切面

(1)上皮：为单层柱状上皮，主要由柱状细胞和杯状细胞组成。

①柱状细胞：数量多，呈高柱状，细胞核椭圆形，居细胞基部；细胞游离面有微细突起，称微绒毛，整齐排列的微绒毛构成纹状缘。环状襞、肠绒毛和微绒毛扩大了小肠的吸收面积，有利于小肠的吸收功能。

②杯状细胞：位于吸收细胞之间，小肠的近侧向远侧逐渐增多，可分泌黏液，有润滑和保护作用。

(2)固有层：形成肠绒毛的中轴，由结缔组织构成。其中央有 1～2 条起于盲端的毛细淋巴管，称中央乳糜管，其周围有丰富毛细血管及少量纵行排列的平滑肌纤维。平滑肌纤维的收缩，有助于物质吸收及血液和淋巴的转运。

3. 肠腺　肠腺是黏膜上皮下陷至固有层而形成的管状腺，开口于相邻肠绒毛根部之间。肠腺主要由柱状细胞、杯状细胞和帕内特(Paneth)细胞构成(图 3-22)。其中柱状细胞数量最多，分泌多种消化酶；帕内特细胞呈锥体形，成群位于肠腺底部，细胞核呈圆形或卵圆形，细胞质充满粗大的嗜酸性颗粒，颗粒含锌、钛酶和溶菌酶，溶菌酶可溶解细菌的细胞壁，有灭菌作用。

十二指肠黏膜下层有十二指肠腺，此腺分泌含碳酸氢盐的碱性黏液，保护十二指肠黏膜免受酸性胃液的侵蚀，还可分泌尿抑胃素，可抑制胃酸的分泌。

4. 淋巴组织　小肠固有层内散布着许多淋巴组织，是小肠壁重要的防御结构。淋巴组织在小肠各段分布不同：十二指肠的淋巴组织较少，分布疏散；空肠淋巴组织较多，形成散在的粟粒状孤立淋巴滤泡；回肠的淋巴组织则更多，常聚在一起，形成集合淋巴滤泡。

六、大肠

大肠为小肠的延续，长约 1.5 m，分盲肠、阑尾、结肠、直肠和肛管五部分。盲肠和结肠具有三种特征性结构(图 3-23)：①结肠带：沿肠管的长轴由肠壁的纵行平滑肌聚集而形成的三条平行排列的带状结构，三条结肠带汇集处为阑尾根部，也是寻找阑尾的标志。②结肠袋：在结肠带之间肠壁形成的囊状膨出。③肠脂垂：由脂肪聚集在结肠带两侧，形成的大小不等、形状各异的突起。

(一)盲肠

盲肠为大肠的起始部，在右髂窝内，长 6～8 cm，向上续为结肠，向下为盲端，左接回肠末端。盲肠、回肠相接部腔内黏膜形成鱼嘴状皱襞，称回盲瓣(图 3-24)，其周围有

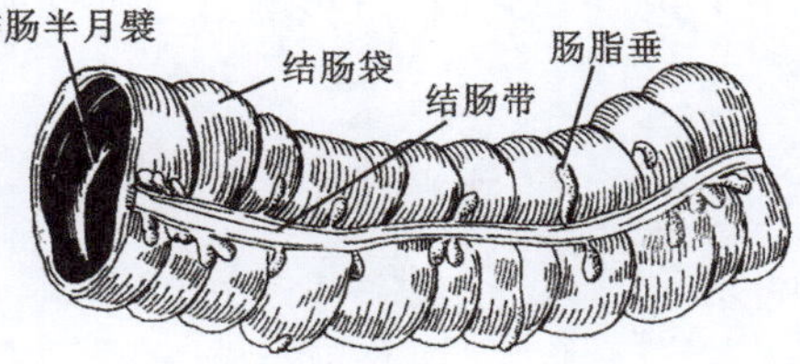

图 3-23　结肠的特点

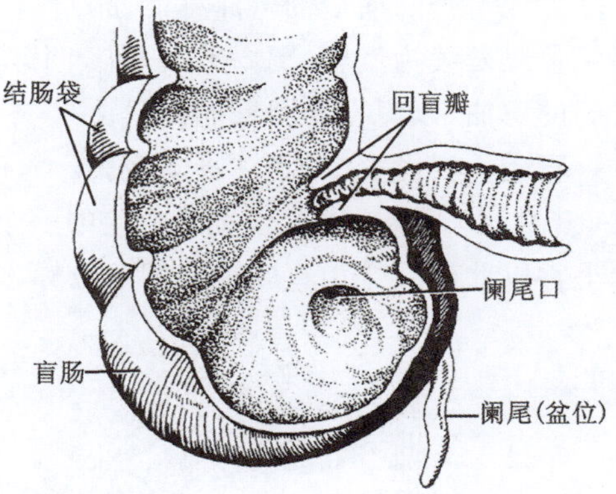

图 3-24　回盲部的内面观

环行肌增厚，既可控制回肠内容物的流速，还可以阻止大肠内容物反流。盲肠后内侧壁有阑尾的开口。

（二）阑尾

阑尾在右髂窝内，长 6～8 cm，为蚯蚓状盲管，根部位于盲肠后内侧壁，末端游离，位置变化较大，以回肠前位多见。阑尾根部位置较恒定，其体表投影在两侧髂前上棘连线右、中 1/3 交点处，称麦氏（McBurney）点，急性阑尾炎时，此处有明显的压痛。

（三）结肠

结肠呈方框状，位于空、回肠的周围，起于盲肠，终于直肠，可分为升结肠、横结肠、降结肠和乙状结肠 4 个部分。

1. 升结肠　升结肠是盲肠向上的延续，沿右腹外侧区上升至肝下方，急转向左移行为横结肠，转折处称结肠右曲，又称肝曲。升结肠较固定。

2. 横结肠　升结肠末端向左移行为横结肠，行至左季肋区脾的内侧转折向下移行为降结肠，形成的弯曲称结肠左曲，又称脾曲。横结肠被系膜固定于腹后壁，呈向下的悬垂状，因此活动度较大，最低可达脐或以下。

3. 降结肠　横结肠末端向下移行为降结肠，沿左腹外侧区下降，至左髂嵴处移行于乙状结肠，此段较固定。

4. 乙状结肠　乙状结肠是降结肠在髂嵴处的延续，在左髂窝内，呈“乙”字形，至第 3 骶椎平面续于直肠，乙状结肠借系膜连于左侧盆壁，活动度较大，是肠扭转、憩肉、恶性肿瘤的好发部位。

结肠的黏膜上皮为单层柱状，其间分布有较多的杯状细胞。固有层含有密集排列的大肠腺和发达的淋巴组织。上皮杯状细胞和大肠腺分泌的黏液有润滑肠管作用，淋巴组织则有较强的防御功能。

（四）直肠

直肠位于盆腔的后部，长 10～14 cm。在第 3 骶椎平面上接乙状结肠，沿骶骨表面下降形成一个凸向后的弯曲称骶曲，绕过尾骨尖形成一个凸向前的弯曲称会阴曲，再下降穿盆膈延续为肛管（图 3-25）。临床上当进行直肠镜检、乙状结肠镜检操作时，应注意直肠的弯曲，以免损伤肠壁的黏膜。

直肠下段管径变粗，称直肠壶腹。管腔内有 2～3 个半月形的黏膜皱襞，称直肠横襞（图 3-26），其中最大、位置最恒定的一个位于直肠壶腹的右前壁，距肛门约 7 cm。临床上常以此横襞作为直肠镜检的定位标志。

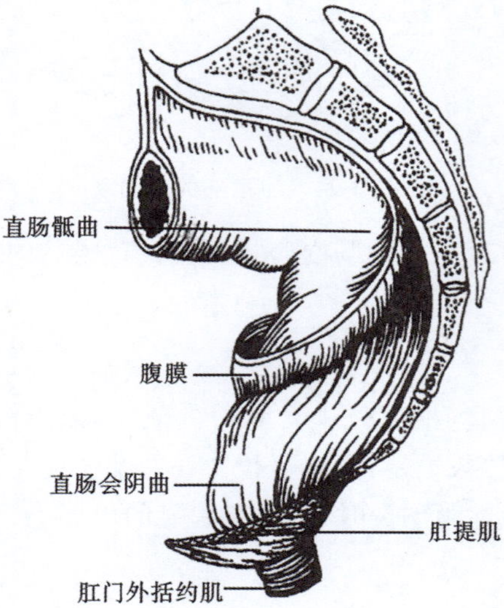

图 3-25　直肠的位置和外形

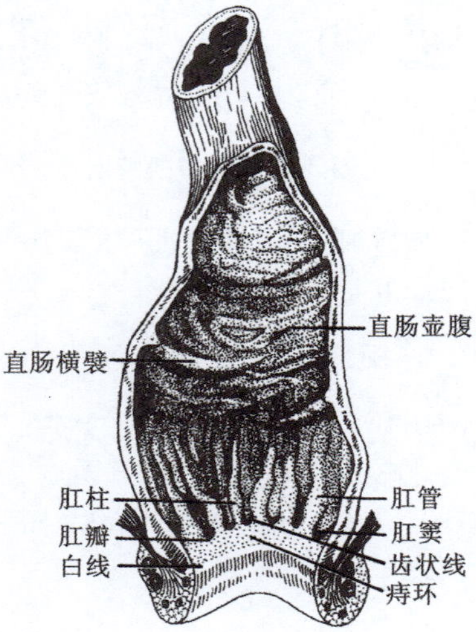

图 3-26　直肠和肛管的内面观

（五）肛管

肛管是直肠的延续，长约 4 cm，在盆膈的下方续接直肠，末端终于肛门（图 3-26）。

肛管上段内面的黏膜形成了约 10 条纵行的皱襞，称肛柱，各肛柱下端之间有半月形黏膜皱襞相连，称肛瓣。相邻肛柱下端与之间的肛瓣共同围成的向上的凹窝，称肛窦，易积存粪便，引起肛窦炎。肛柱下端与肛瓣连成的锯齿状环形线，称齿状线或肛皮线，齿状线以上是黏膜，以下是皮肤。齿状线上、下部的动脉供应、静脉回流和神经分布来源不同，在临床上有重要意义。齿状线上、下部若静脉回流受阻，导致静脉迂曲、扩张则称为痔。在齿状线以上的，称内痔，在齿状线以下的，称外痔。齿状线下方有宽约 1 cm的环形窄带，称肛梳或痔环。肛梳下缘有一环形浅沟，称白线，距肛门约 1.5 cm。肛门是肛管末端呈矢状位的裂隙，通常处于紧缩状态，其周围的皮肤富有肛毛、汗腺和皮脂腺。

肛门和肛管的周围有括约肌环绕，根据其位置及其性质的不同，分为肛门外括约肌和肛门内括约肌两部分。肛门内括约肌为平滑肌，由肠壁的环行肌增厚形成，有协助排便的作用。肛门外括约肌为骨骼肌，围绕在肛门内括约肌外面，有控制排便的功能。手术时应注意保护肛门外括约肌，以免造成大便失禁。

第三节　消　化　腺

消化腺可分泌消化液，参与食物的消化。它包括大的消化腺，如肝和胰，以及小的消化腺，如口腔腺、胃腺、肠腺等。

一、肝

肝是人体最大的腺体，也是最大的消化腺。成人肝脏重 1100～1500 g。肝的功能很复杂，具有分泌胆汁，参与脂肪代谢、储存糖原，以及解毒、防御等功能。

（一）肝的形态和位置

1. 形态　肝的血供丰富，呈红褐色，质软而脆，外力打击易破裂出血。肝呈楔形，分为前、后两缘和上、下两面。肝的前缘锐利，后缘钝圆。肝的上面隆凸，与膈相对，称膈面（图 3-27）。膈面被矢状位的镰状韧带分为右侧大而厚的肝右叶和左侧小而薄的肝左叶。肝下面向上凹陷不平坦，与腹腔器官相对，称脏面（图 3-28）。脏面有三条互连成“H”形的沟，即两条矢状位的纵沟和位于纵沟之间的冠状位的横沟。左纵沟的前部有肝圆韧带，是胎儿时期脐静脉闭锁后的遗迹；后部为静脉韧带裂，内有静脉韧带通过，静脉韧带是胎儿时期静脉导管闭锁后的遗迹。右纵沟的前部为一浅窝，称胆囊窝，容纳胆囊；后部为腔静脉沟，有下腔静脉通过。横沟即肝门，是肝固有动脉、肝门静脉、肝管、神经和淋巴管进出肝的部位。出入肝门的结构被结缔组织包绕称肝蒂。肝的脏面借上述三条沟分为四叶，右纵沟右侧为肝右叶，左纵沟左侧为肝左叶，左、右纵沟之间，横沟前方为方叶，后方为尾状叶。

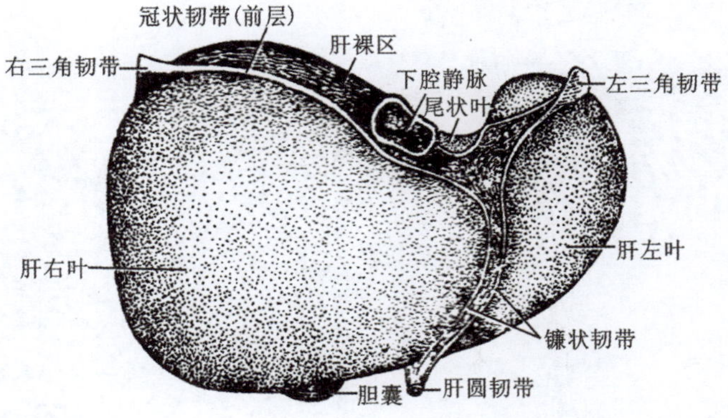

图 3-27　肝的膈面

2. 位置及体表投影　肝大部分位于右季肋区和腹上区，小部分位于左季肋区。肝大部分被胸廓覆盖，仅在腹上区左、右肋弓间的部分直接与腹前壁接触，肝上界与膈穹窿一致，右侧最高点相当于右锁骨中线与第 5 肋的交点处，左侧相当于左锁骨中线与第

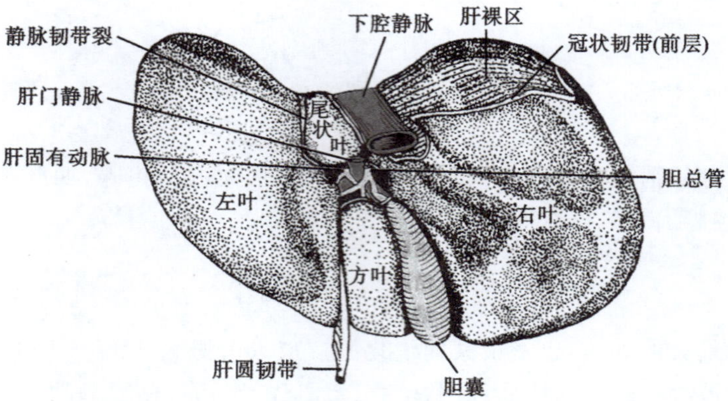

图 3-28　肝的脏面

5 肋间隙的交点处。肝的下界，在成人，右侧大致与右肋弓一致，故成人右肋弓下不能触及肝，在腹上区可达剑突下方约 3 cm。小儿(7 岁以下)肝下界可超出肋弓下缘 1～2 cm。肝的位置可随呼吸运动时膈的上、下移动升降 2 cm，称肝的移动度。

(二)肝的微细结构

肝表面大部分覆盖浆膜，浆膜深面又有一层致密结缔组织被膜，在肝门处，被膜随肝管、血管和神经等深入肝内，将肝实质分隔成许多肝小叶，肝小叶之间是结缔组织形成的门管区。

1. 肝小叶　肝小叶为不规则的多面棱柱体(图 3-29，图 3-30)，是肝脏结构和功能的基本单位，主要由肝细胞构成。

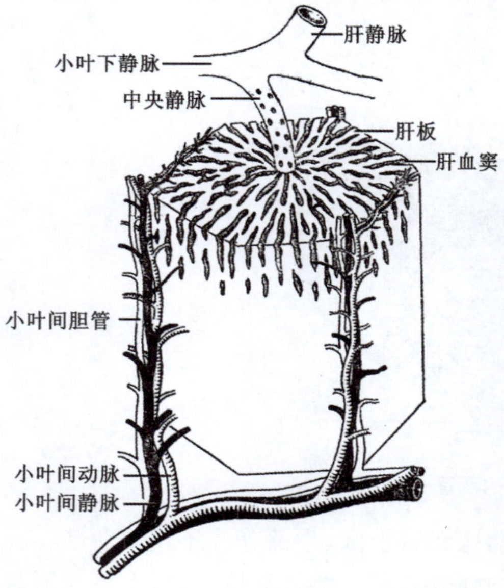

图 3-29　肝小叶结构模式图

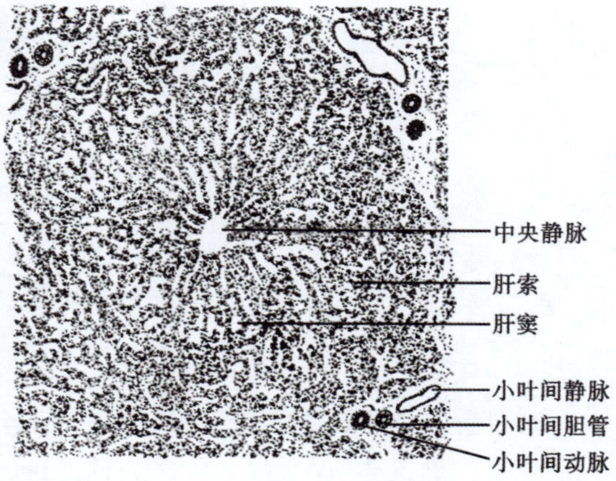

图 3-30　肝小叶(横断面)

在肝小叶内，肝细胞排列成板状称肝板，在肝小叶的横断面上肝板呈索条状称肝索。肝小叶中央有一条纵行的中央静脉，肝板围绕中央静脉呈放射状排布，相邻的肝板之间有吻合。肝板之间的间隙为肝血窦，肝板内有互相连接成网的胆小管。

(1)肝细胞：呈多边形，体积较大，细胞核大而圆，位于细胞中央，有 1～2 个明显的核仁，有时可见双核，细胞质内细胞器发达(图 3-31)。肝细胞能合成分泌胆汁，合成白蛋白、纤维蛋白原、凝血酶原等多种血浆蛋白，还参与糖的转化、脂类的代谢及固醇类激素的灭活，并具有解毒功能。

(2)胆小管：相邻肝细胞之间的微细管道，由细胞膜向细胞质内凹陷形成，其腔内有微绒毛，以盲端起于中央静脉周围的肝板内，互相吻合成网。肝细胞分泌的胆汁直接进入胆小管。

(3)肝血窦：位于相邻肝板间的不规则腔隙，其内充满血液(图 3-32)。窦壁由一层内皮细胞围成，无基膜。电镜下，内皮细胞上有大小不等的窗孔，孔上无隔膜，通透性好，有利于物质交换。窦腔内有呈星形的肝巨噬细胞，又称库普弗细胞，有较强的吞噬作用，可清除衰老死亡的红细胞、血液中的异物及细菌等。肝血窦的血液来自肝固有动脉和肝门静脉。

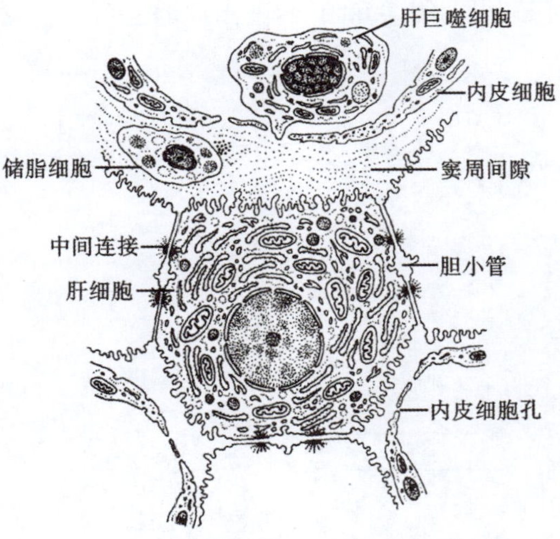

图 3-31　肝细胞、肝窦和窦周间隙的超微结构

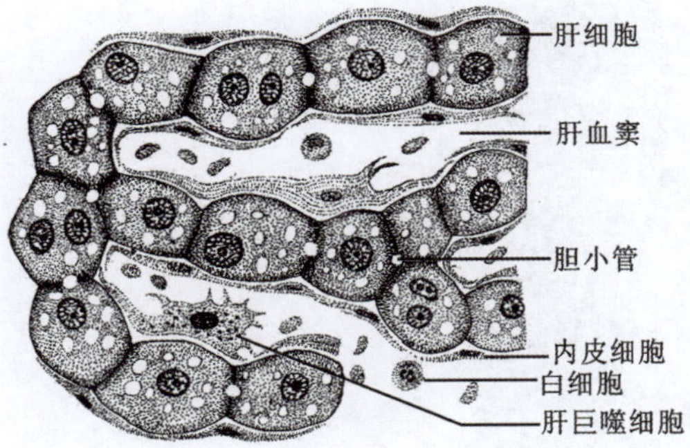

图 3-32　肝血窦(模式图)

(4)窦周间隙：又称狄氏腔，是肝血窦内皮细胞与肝细胞之间的狭小间隙。其内充满由肝血窦渗出的血浆，窦周间隙是肝细胞与血液进行物质交换的场所。窦周间隙内含有形态不规则的储脂细胞，具有摄取储存脂肪、维生素 A 的功能。

2. 肝门管区　肝门管区是相邻肝小叶间的结缔组织，内有小叶间动脉、小叶间静脉和小叶间胆管通过。小叶间动脉是肝固有动脉的分支，管腔小而圆，管壁厚，环行平滑肌较多。小叶间静脉是肝门静脉的分支，管腔大而不规则，管壁薄，有少量环行平滑肌。小叶间胆管由胆小管汇集而成，是肝管的属支，其管壁由单层立方上皮组成。

3. 肝的血液循环路径

肝门静脉 → 小叶间静脉 ─┐
　　　　　　　　　　　　　↓
　　　　　　　　　　　　肝血窦 → 中央静脉 → 小叶下静脉 → 肝静脉
　　　　　　　　　　　　　↑
肝固有动脉 → 小叶间动脉 ─┘

（三）胆囊与输胆管道

1. 胆囊　胆囊近似梨形，容量 40～60 mL，可储存和浓缩胆汁。胆囊位于胆囊窝内，上面借结缔组织与肝相连，下面有腹膜覆盖，并与十二指肠上曲和结肠右曲相邻。

胆囊由前向后可分为胆囊底、胆囊体、胆囊颈和胆囊管四部分（图 3-33）。胆囊底是胆囊前端圆钝并突出于肝前缘的部分，与腹前壁相贴，胆囊底的体表投影在右锁骨中线与右肋弓相交处稍下方。胆囊炎时，此处常有明显的压痛。胆囊体是胆囊底向后延伸的部分，两者无明显分界。胆囊体向后逐渐变细移行为胆囊颈。胆囊颈再缩细，急转向左后下方移行为胆囊管。胆囊颈和胆囊管的黏膜呈螺旋状突入腔内，形成螺旋襞，可节制胆汁进出，也是结石易滞留的部位。

2. 输胆管道　输胆管道是将肝内的胆汁送入十二指肠的管道，分肝内和肝外两部分。肝内输胆管道包括胆小管和小叶间胆管；肝外输胆管道包括肝左管、肝右管、肝总管、胆囊、胆囊管和胆总管（图 3-34）。由肝的下面与肝总管和胆囊管围成的三角形区域称胆囊三角，胆囊动脉位于此三角内。

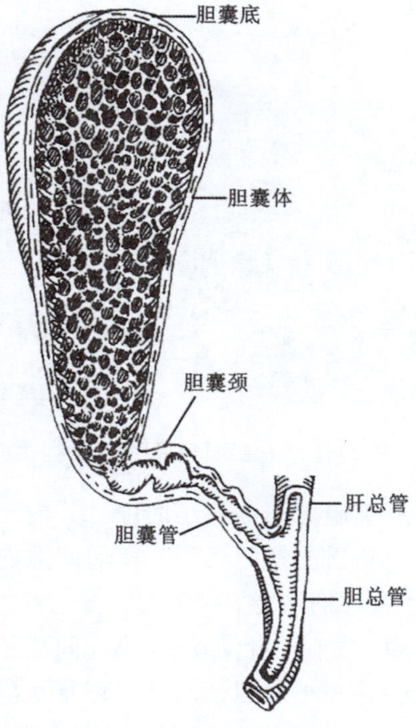

图 3-33　胆囊

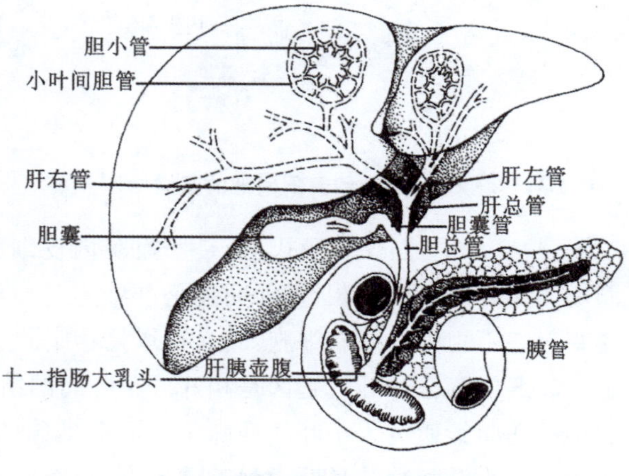

图 3-34　输胆管道模式图

3. 胆汁排出途径

胆汁→小叶间胆管→肝左管→肝总管→胆总管→肝胰壶腹→十二指肠大乳头

小叶间胆管→肝右管→肝总管

肝总管→胆囊管→胆总管

胆囊管⇄胆囊

肝胰壶腹由胆总管和胰管汇合而成，周围有环行肌增厚称肝胰壶腹括约肌（Oddi括约肌）。肝胰壶腹括约肌平时保持收缩状态，肝细胞分泌的胆汁经胆小管、小叶间导管、肝左管、肝右管、肝总管及胆囊管进入胆囊内储存和浓缩。进食后，在食物和消化液的刺激下，胆囊反射性地收缩，肝胰壶腹括约肌舒张，使胆囊内的胆汁经胆囊管、胆总管、肝胰壶腹、十二指肠大乳头，排入十二指肠内。

二、胰腺

（一）胰腺的位置和形态

胰腺（简称胰）是主要消化腺体，由外分泌部和内分泌部组成。外分泌部可分泌胰液，参与食物中糖、蛋白质、脂肪等的消化和分解；内分泌部称胰岛，可分泌激素，参与机体血糖的调节。

胰位于腹腔内，腹膜的后方，相当于第1、2腰椎水平。胰质软，色灰红，由右向左可分头、体、尾三部分：胰的右端膨大，被十二指肠包绕，称胰头，在第2腰椎右侧；胰头向左移行的部分称胰体，约居第1腰椎平面；胰的左端缩细称胰尾，伸向脾门。胰实质内有贯穿全长的排泄管，称胰管，它沿途收集许多小叶间导管，末端与胆总管汇合后，共同开口于十二指肠大乳头。

（二）胰的微细结构

胰表面覆有结缔组织被膜，内为胰实质，由外分泌部和内分泌部组成（图3-35）。

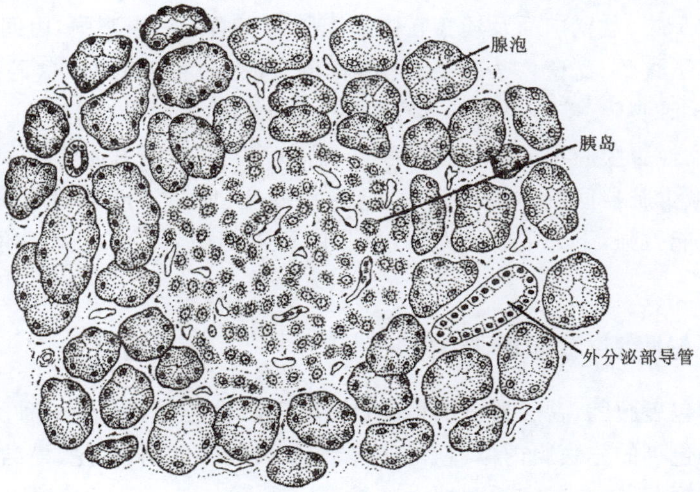

图3-35　胰腺的微细结构

1. 外分泌部 外分泌部占胰的大部分，由腺泡和导管组成。腺泡细胞呈锥体形，细胞核圆形，位于基部。导管起始于腺泡腔，逐级汇合形成胰管。胰的外分泌部分泌胰液，内含多种消化酶，有分解蛋白质、糖类和脂肪的作用。

2. 内分泌部 内分泌部即胰岛，是散在于腺泡之间大小不等的内分泌细胞团。胰岛主要有A、B、D三种细胞。A细胞分泌胰高血糖素，使血糖升高。B细胞数量最多，多位于胰岛中央，分泌胰岛素，降低血糖浓度。D细胞数量较少，分泌生长抑素，可调节A、B细胞的分泌活动。

知识链接

胆 结 石

胆结石是输胆管道（包括胆囊）内形成的凝结物，大部分患者可无任何症状，如结石发生在胆总管等较大的输胆管道或因结石刺激产生炎症时，可出现腹痛，并发黄疸，甚至引起急性胰腺炎等。胆结石“重女轻男”，易光顾喜静少动、体质肥胖、不吃早餐及绝经后服用雌激素者。饮食调控是防止胆结石发生的最理想方法：少吃生冷、油腻及刺激性食物，不饮烈酒，常食富含维生素A和维生素C的蔬菜和水果，多吃鱼类及海产类食物。另外，生活要有规律，经常参加体育活动，按时吃早餐，避免肥胖。

第四节 腹 膜

一、概述

腹膜是衬于腹、盆壁内面及覆盖在腹盆腔脏器表面的一层浆膜，由间皮和少量结缔组织构成。衬于腹壁、盆壁内表面的部分，称壁腹膜；覆盖于腹腔、盆腔脏器表面的部分，称脏腹膜。脏腹膜、壁腹膜相互移行围成的腔隙，称腹膜腔（图3-36）。男性腹膜腔完全封闭，而女性腹膜腔则借输卵管腹腔口、输卵管、子宫、阴道通体外。腹膜腔内含有少量浆液，可减少脏器间的摩擦。腹膜有支持、固定、防御、分泌、吸收和修复等功能。腹膜上部吸收能力强，下部吸收能力弱，故腹腔积液的患者多采取半卧位，可减少对有害液体的吸收。

二、腹膜与腹腔、盆腔脏器的关系

根据腹膜包裹腹腔、盆腔器官的情况，可将腹腔、盆腔器官分为三种类型：①器官表面完全被腹膜包裹的称腹膜内位器官，如胃、空肠、回肠、盲肠、阑尾、横结肠、乙状结肠、脾、卵巢、输卵管等，这些器官活动性大。②器官表面大部分或三面被腹膜包被的称腹

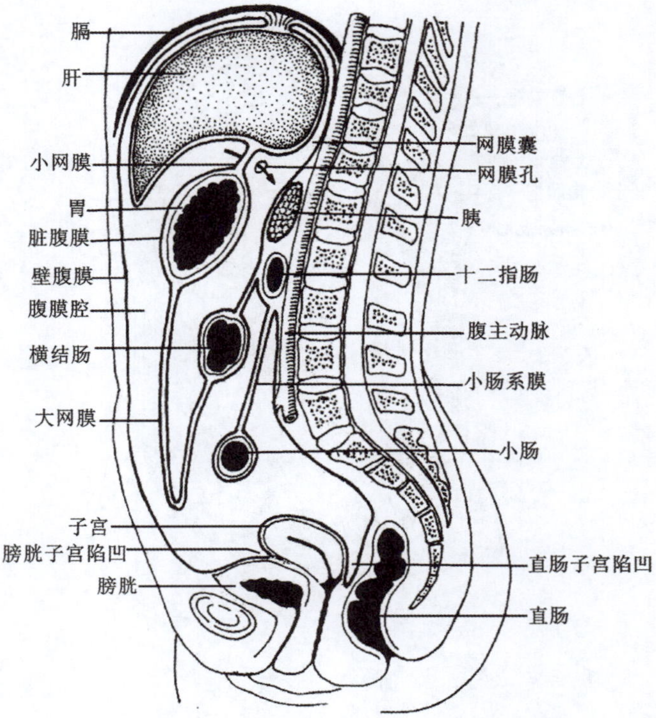

图 3-36 腹膜的配布(矢状切面)

膜间位器官,如升结肠、降结肠、肝、胆囊、子宫、膀胱等。③器官仅一面或小部分被腹膜覆盖称腹膜外位器官,如十二指肠降部、十二指肠水平部、胰、肾、肾上腺、输尿管等。

三、腹膜形成的结构

腹膜在腹腔、盆腔器官之间以及器官与腹壁、盆壁之间,转折移行,形成网膜、系膜、韧带、隐窝和陷凹等结构。

(一)网膜及网膜囊

网膜又分为大网膜和小网膜(图 3-37)。

1. 大网膜 大网膜是位于胃大弯与横结肠之间的腹膜结构,呈围裙状悬垂于横结肠和小肠的前方,内有血管、淋巴管和脂肪等。大网膜具有重要的防御功能,能包裹炎症,防止其扩散,临床手术时可根据大网膜移行的位置来探查病变部位。小儿因大网膜较短,故阑尾穿孔或下腹部炎症时不易被大网膜包裹,引起弥漫性腹膜炎的概率较大。

2. 小网膜 小网膜是肝门至胃小弯及十二指肠上部之间的双层腹膜结构。肝门与胃小弯之间的部分,称肝胃韧带;肝门与十二指肠上部之间的部分,称肝十二指肠韧带。后者的右缘游离,内有胆总管、肝固有动脉和肝门静脉通过。肝十二指肠韧带右缘的后方为网膜孔,通网膜囊。

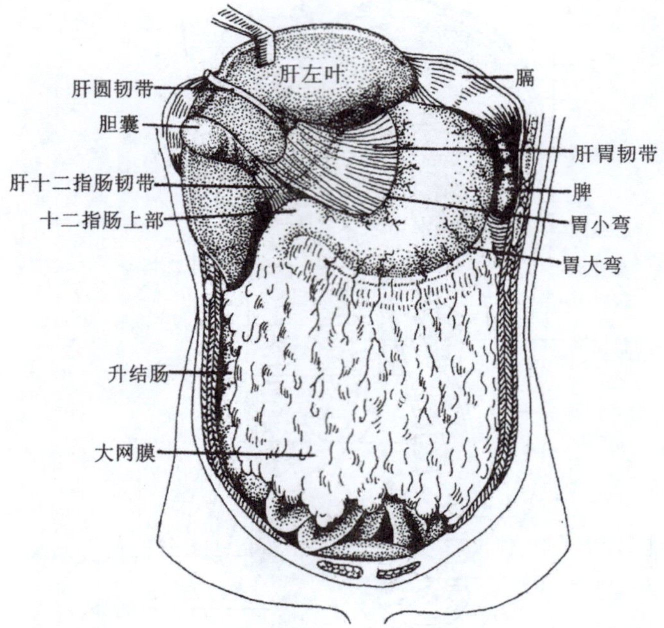

图 3-37　网膜

3. 网膜囊　网膜囊是一扁窄间隙，位于小网膜、胃后方与腹后壁腹膜之间，是腹膜腔的一部分（图 3-38）。

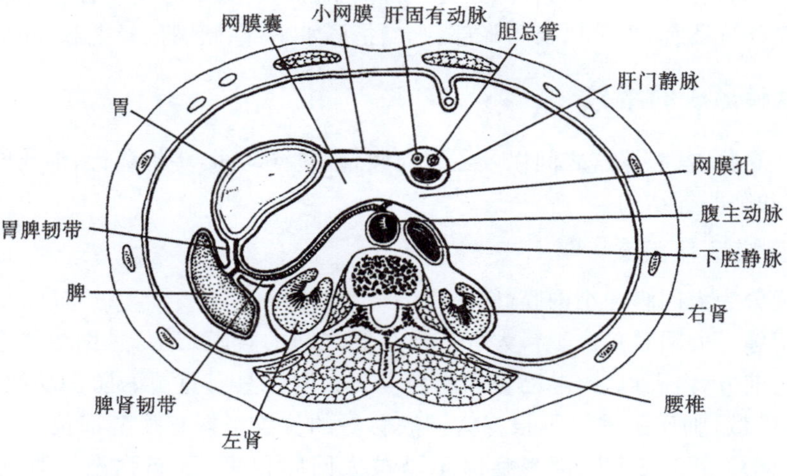

图 3-38　网膜囊

（二）系膜

系膜是将肠管固定于腹后壁的双层腹膜皱襞，两层间有血管、神经、淋巴管等（图 3-39）。

1. 肠系膜 肠系膜是将空肠、回肠固定于腹后壁的扇形腹膜皱襞，起于第 2 腰椎的左侧，向右下行，止于右侧骶髂关节。长约 15 cm，活动度大，易发生肠扭转。

2. 横结肠系膜 横结肠系膜是将横结肠连于腹后壁的双层腹膜皱襞，中部较长，故横结肠中部呈悬垂状，最低可达脐。

3. 乙状结肠系膜 左髂窝内，将乙状结肠连于左侧盆壁的双层腹膜。该系膜较长，因此乙状结肠活动性度大，易发生扭转。

4. 阑尾系膜 阑尾系膜呈三角形，为阑尾与回肠末端之间的双层腹膜，其游离缘内有阑尾的血管。

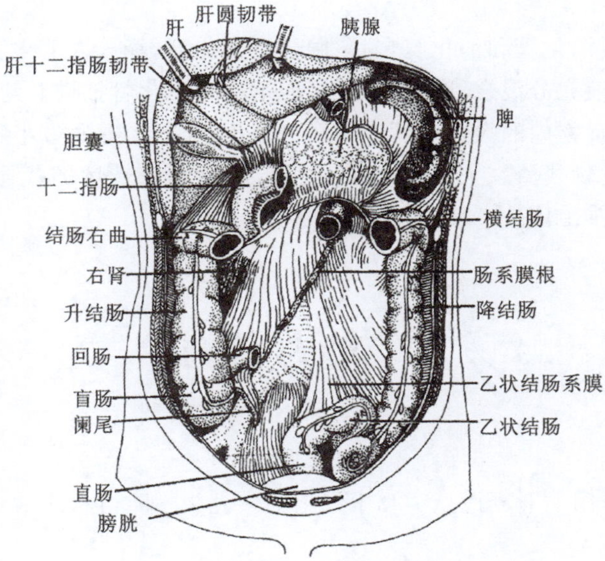

图 3-39 腹膜形成的结构

（三）韧带

腹腔内器官与器官之间或器官与腹壁之间的腹膜皱襞称韧带，对腹腔器官起支持、固定和保护作用。常见韧带主要有以下几种。

1. 冠状韧带 冠状韧带在肝的膈面，连于肝与膈之间的腹膜，呈冠状位，分前、后两层，两端贴合形成左、右三角韧带，中间分开称肝裸区。

2. 镰状韧带 镰状韧带是肝膈面与膈之间矢状位的腹膜皱襞，其游离缘内为肝圆韧带，肝圆韧带是胎儿时期脐静脉闭锁的遗迹。

3. 脾肾韧带 脾肾韧带是脾门至左肾前面的双层腹膜结构。

4. 胃脾韧带 胃脾韧带胃底和脾门间的双层腹膜结构。

（四）隐窝和陷凹

肝右叶下面与右肾和结肠右曲之间，有一间隙称肝肾隐窝，仰卧位时为腹膜腔的最低点，是血液、炎性渗出物易聚积的部位。

盆腔器官之间腹膜反折移行形成的深窝称陷凹。在男性膀胱与直肠间有直肠膀胱陷凹，在女性子宫与膀胱间有膀胱子宫陷凹，在子宫与直肠间有直肠子宫陷凹，亦称道格拉斯(Douglas)腔(图 3-36)。在立位、坐位或半卧位时，这些陷凹是腹腔的最低点，腹腔积液常聚积于此，所以可通过阴道后穹窿和直肠穿刺或引流，进行诊断和治疗。

小结

消化器官包括消化管和消化腺，消化腺分泌消化液，释放入消化管。借助消化管的运动，食物与消化液充分混合、磨碎，并逐级向下一级消化管推进。与此同时，消化液中含有的消化酶，把食物中的大分子营养物质分解为小分子，并通过小肠黏膜吸收入血液或淋巴。剩余的食物残渣在大肠内发酵、腐败，和经肠道转运的代谢产物一起形成粪便，通过排便反射排出体外。

能力检测

一、名词解释

1. 咽峡　2. 肝门　3. 麦氏点　4. 十二指肠大乳头　5. 齿状线

二、问答题

1. 咽的三部分分别借何结构通鼻、口和喉?
2. 食管有哪三处狭窄，它们距中切牙各多远?
3. 简述胃的位置、形态和分部。
4. 简述大肠的分部和直肠的弯曲。
5. 叙述肝的位置和体表投影。
6. 肝细胞分泌的胆汁经何途径排入十二指肠?

(罗　辑)

第四章 呼吸系统

学习目标

1. 掌握呼吸系统的组成，鼻旁窦的名称、位置及开口部位，气管的位置、形态；左、右主支气管的特点，肺的形态、位置。

2. 熟悉喉腔的形态。

3. 了解外鼻的形态、喉的构成。

呼吸系统（respiratory system）由呼吸道和肺两大部分组成（图 4-1）。呼吸道包括鼻、咽、喉、气管和各级支气管；肺由肺内各级支气管、肺泡以及肺间质组成。临床上通常把鼻、咽和喉称上呼吸道，把气管和各级支气管称下呼吸道。

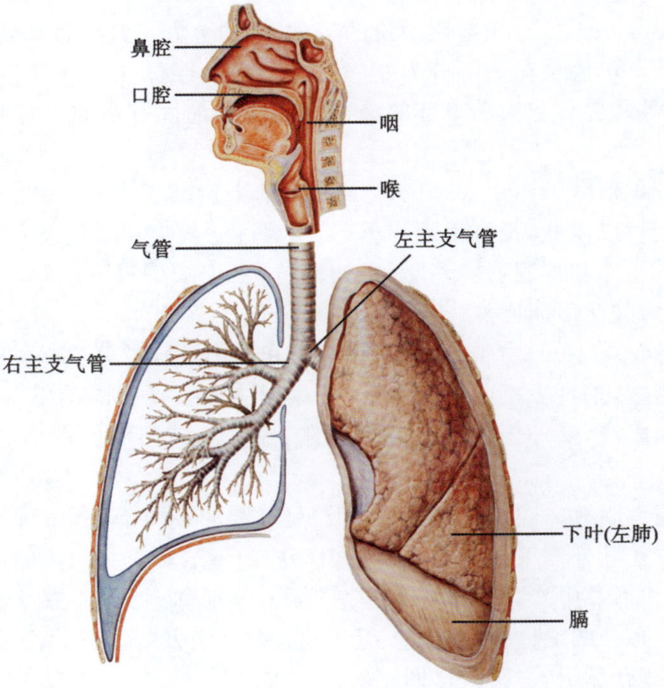

图 4-1　呼吸系统全貌

呼吸系统的主要功能是从外界吸入氧，呼出二氧化碳，进行气体交换。人类由于劳动、语言和思维的影响，呼吸器官高度发达，除呼吸功能外，鼻又是嗅觉器官，喉还有发音功能。

第一节　呼　吸　道

一、鼻

鼻(nose)是呼吸道的起始部，也是嗅觉器官。鼻由外鼻、鼻腔和鼻旁窦三部分组成。

(一)外鼻

外鼻(external nose)位于颜面的中央，呈锥体形。其由骨和软骨做支架，外覆皮肤和少量皮下组织，从外形上分鼻根、鼻背、鼻尖、鼻翼四部分。外鼻上端位于两眶之间狭窄的部分称鼻根，鼻根向下延伸成鼻背，其末端为鼻尖。鼻尖的两侧呈弧状扩大称鼻翼。鼻翼在平静呼吸时，无明显活动，在呼吸困难时，可见鼻翼扇动。尤其以小孩呼吸困难时鼻翼扇动最明显。从鼻翼向外下方到口角的浅沟称鼻唇沟。正常人，两侧鼻唇沟的深度对称，面肌瘫痪时，瘫痪侧的鼻唇沟变浅或消失。

(二)鼻腔

鼻腔(nasal cavity)位于颅前窝中份的下方、腭的上方。其以骨和软骨为基础，内面覆以黏膜和皮肤。鼻腔被鼻中隔分为左、右两腔，向前经鼻孔与外界相通，向后经鼻后孔通鼻咽部，以鼻阈为界分为前下部的鼻前庭和后部的固有鼻腔。鼻阈是皮肤与鼻黏膜的分界标志。

1. 鼻前庭　鼻前庭(nasal vestibule)是鼻腔前下份的扩大部，相当于鼻翼遮盖的部分。鼻前庭内面衬以皮肤，长有粗硬的鼻毛，具有过滤灰尘和净化吸入空气的作用。鼻前庭皮肤富有皮脂腺和汗腺，是疖肿好发的部位，由于缺少皮下组织，皮肤与软骨结合紧密相连，发生疖肿时疼痛剧烈。

鼻中隔(nasal septum)由犁骨、筛骨垂直板和鼻中隔软骨等覆以黏膜而成，是左、右鼻腔的共同内侧壁，垂直于正中者较少，往往偏向一侧。鼻中隔前下部有一易出血区，此区血管丰富而表浅，受外伤或干燥空气刺激，血管易破裂而出血。约90%的鼻出血发生于此区。

2. 固有鼻腔　固有鼻腔(nasal vestibule)是鼻腔的主要部分，由骨性和软骨性鼻腔覆以黏膜而成。在其外侧壁自上而下有三个弯曲向下的鼻甲突向鼻腔(图4-2)，分别称上鼻甲、中鼻甲和下鼻甲。其下方各有一个裂隙，分别称上鼻道、中鼻道和下鼻道。在上鼻甲的后上方有一凹陷称蝶筛隐窝。上鼻道、中鼻道及蝶筛隐窝分别有鼻旁窦的开口，下鼻道的前部有鼻泪管的开口(图4-3)。

鼻黏膜按其生理功能分为嗅区与呼吸区。嗅区位于上鼻甲内侧面以上及与其相对应的鼻中隔黏膜，活体呈苍白或淡黄色，内含有嗅细胞，具有嗅觉功能。呼吸区范围较大，黏膜覆盖除嗅区以外的部分，活体呈淡红色，其特征是黏膜内含丰富的静脉海绵丛，并有丰富的鼻腺，能产生大量分泌物，有温暖和湿润空气的作用。

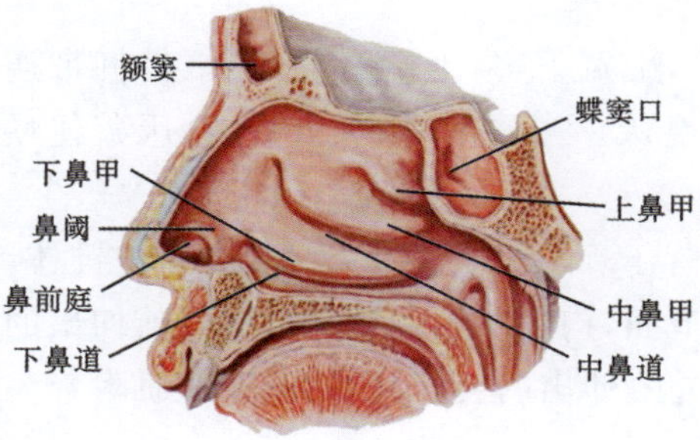

图 4-2 鼻腔外侧壁

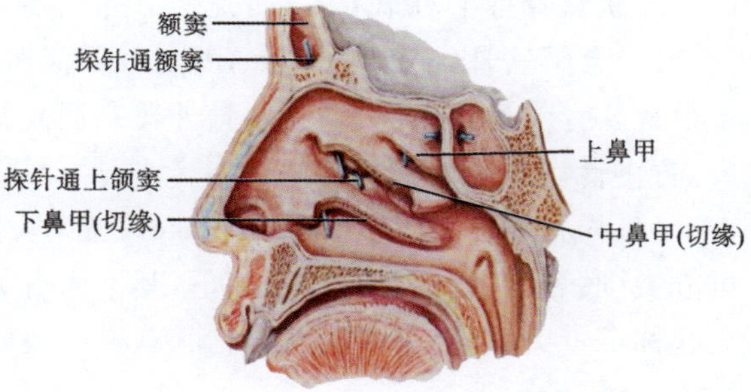

图 4-3 鼻旁窦及鼻泪管的开口

（三）鼻旁窦

鼻旁窦也称鼻窦，是位于鼻腔周围的颅骨内含气的空腔。由骨性鼻窦衬以黏膜而成，能温暖、湿润空气，对发音起共鸣作用。

鼻窦共 4 对，即上颌窦、额窦、筛窦和蝶窦，分别位于同名的颅骨内。上颌窦、额窦、筛窦前、中群开口于中鼻道；后群开口于上鼻道；蝶窦开口于蝶筛隐窝。由于鼻窦黏膜与鼻腔黏膜相延续，故鼻腔炎症容易蔓延而导致鼻窦炎。上颌窦是鼻窦中最大的一对，开口高于窦底，故引流不畅，炎症不易愈合。同时上颌窦底邻近上颌磨牙牙根，此处骨质薄，牙根感染常波及上颌窦，引起牙源性上颌窦炎，临床上鼻窦的炎症中以上颌窦炎为多见。

二、咽

见消化系统。

三、喉

喉（larynx）既是呼吸的管道，又是发音的器官。喉以软骨为基础，借关节、韧带和肌肉连接而成。喉位于颈前部中份，上借甲状舌骨膜与舌骨相连，下接气管，喉前面被舌骨下肌群覆盖，后紧邻咽，两侧为颈部的大血管、神经及甲状腺侧叶。喉的活动性较大，可随吞咽或发音而上下移动。

（一）喉软骨

喉软骨构成喉的支架，包括单块的甲状软骨、环状软骨、会厌软骨和成对的杓状软骨等。

（1）甲状软骨（thyroid cartilage）：位于舌骨下方，是喉软骨中最大的一块，由两块甲状软骨板前角合成，在成年男子特别显著，称喉结。甲状软骨板的后缘游离向上、下发出突起，称上角和下角。上角借韧带与舌骨大角相连，下角与环状软骨构成环状关节。

（2）环状软骨（cricoid cartilage）：位于甲状软骨下方，是喉软骨中唯一完整的软骨环，由前部低窄的环状软骨弓和后部高宽的环状软骨板构成，板上缘两侧有小的关节面。环状软骨弓平对第6颈椎，是颈部的重要标志之一。

(3)会厌软骨(epiglottic cartilage)：形似树叶，上宽下窄，上端游离，下端借韧带连于甲状软骨前角的内面，会厌软骨外覆黏膜构成会厌。当吞咽时，喉上提，会厌盖住喉口，防止食物误入喉腔。

(4)杓状软骨(arytenoid cartilage)：成对，坐落于环状软骨板上缘，形似三棱锥体，可分尖、底和二突。尖向上，底朝下，其下面有关节面，构成环杓关节。由底向前伸出的突起称声带突，有声韧带附着。杓状软骨由底向外侧伸出的突起称肌突，有喉肌附着。

(二)喉的连结

喉的连结(图4-4，图4-5)包括喉软骨之间以及喉与舌骨和气管间的连结。

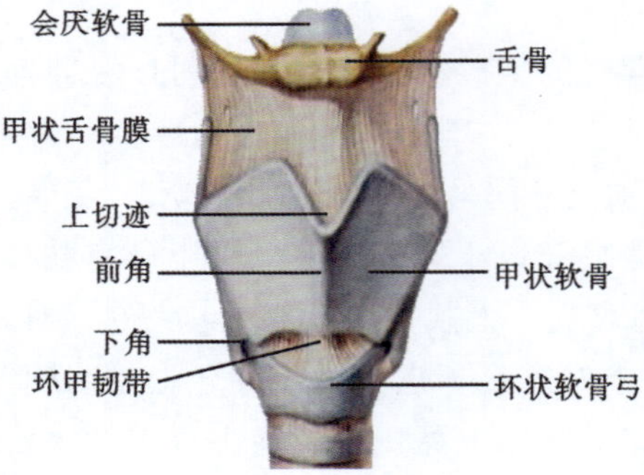

图4-4　喉软骨及连结

(1)环杓关节(cricoarytenoid joint)：由杓状软骨底和环状软骨板上缘关节面构成。杓状软骨可沿此关节的垂直轴做旋转运动，使声带突向内、外侧转动，因而能缩小或开大声门裂。

(2)环甲关节(cricothyroid joint)：由甲状软骨下角和环状软骨两侧的关节面构成。甲状软骨通过此关节在冠状轴上可做前倾和复位运动，借以调节声带的紧张程度。

(3)弹性圆锥(conus elasticus)：为圆锥形的弹性纤维膜，起自甲状软骨前角的后面，向下、向后止于环状软骨上缘和杓状软骨声带突。此膜上缘游离增厚，紧张于甲状软骨和声带突之间，称声韧带，声韧带和声带肌及覆盖其表面的喉黏膜构成声带。在甲状软骨下缘与环状软骨弓之间，弹性圆锥纤维增厚称环甲正中韧带。当急性喉阻塞时，可在此做穿刺，建立临时气体通道。

(4)甲状舌骨膜(thyrohyoid membrane)：连于甲状软骨上缘与舌骨之间的膜。

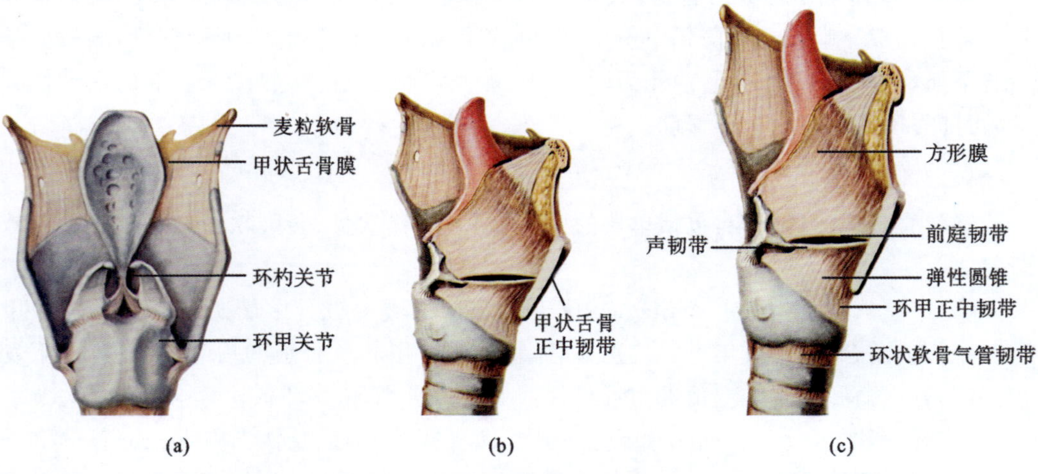

图4-5　喉的连结

（三）喉肌

喉肌属横纹肌，按功能可分为两群。一群作用于环甲关节，使声带紧张或松弛；另一群作用于环杓关节，使声门裂开大或缩小。因此喉肌的运动可控制发音的强弱和调节音调的高低（图 4-6，图 4-7）。

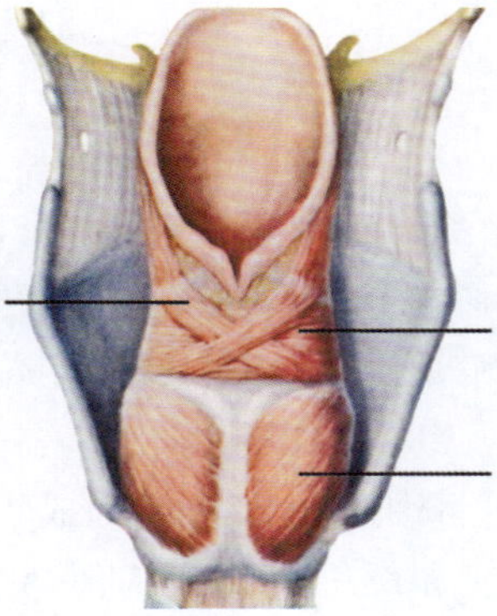

图 4-6　喉肌（后面）

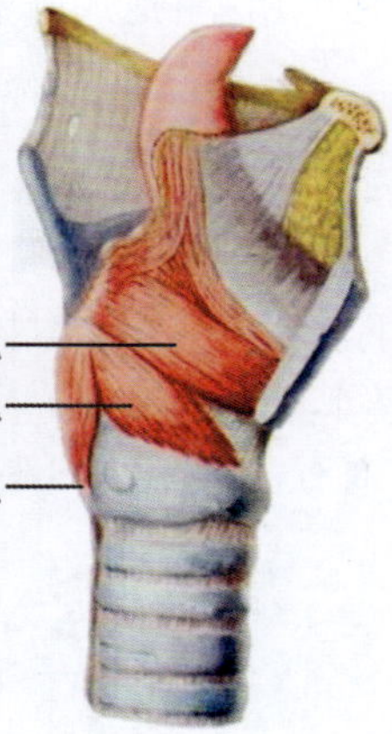

图 4-7　喉肌（侧面）

（四）喉腔

喉腔（laryngeal cavity）上经喉口通喉咽，下通气管。喉腔的入口称为喉口。

喉口朝向后上方，由会厌上缘、杓状会厌襞和杓间切迹围成。

喉腔中部的侧壁上，有上、下两对呈矢状位的黏膜突入腔内。上方一对黏膜皱襞称前庭襞，左、右前庭襞间的裂隙称前庭裂，下方一对黏膜皱襞称声襞，在活体中颜色较白，比前庭襞更为突向喉腔。左、右声襞及杓状软骨基底部之间的裂隙，称声门裂。声门裂是喉腔最狭窄的部位。声门裂位于两侧声襞游离缘之间，称膜间部；而在杓状软骨之间，称软骨间部。通常所指的声带是由声襞及其声襞内的声韧带和声带肌构成（图 4-8，图 4-9）。

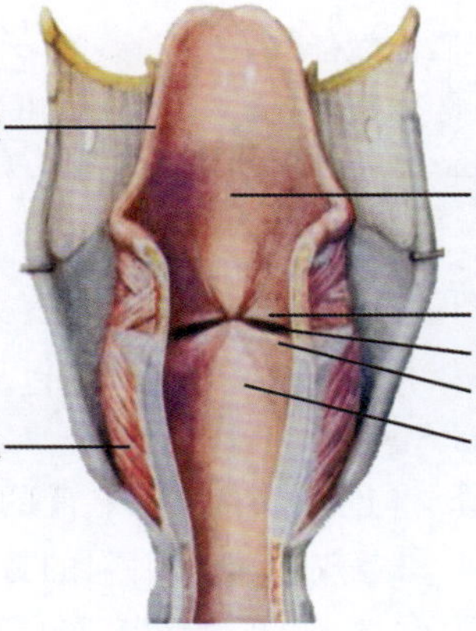

图 4-8　喉额状切面

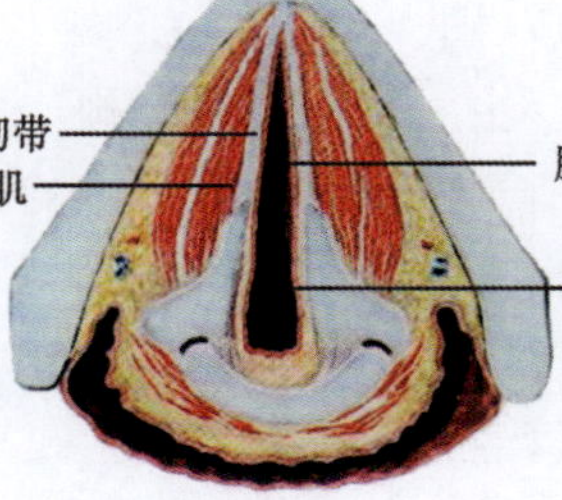

图 4-9　喉水平切面

喉腔借两对皱襞分为三部分：①从喉口至前庭裂平面间的部分称喉前庭。②前庭裂平面至声门裂平面间的部分称喉中间腔，是喉中间腔容积最狭小的部分。喉中间腔向两侧突出的隐窝称喉室。③声门裂平面至环状软骨下缘平面之间的部分称声门下腔，此处黏膜下组织比较疏松，故炎症时易引起喉水肿。婴幼儿喉腔较窄小，常因喉水肿引起喉阻塞，造成呼吸困难。

四、气管与支气管

（一）气管

气管（trachea）位于食管前方，上接环状软骨，经颈部正中，下行入胸腔，在胸骨角平面（平对第 4 胸椎锥体下缘）分为左、右主支气管（图 4-10），分叉处称气管杈，在气管杈内面有一向上凸的半月状嵴，称气管隆嵴，气管隆嵴是支气管镜检查的定位标志。

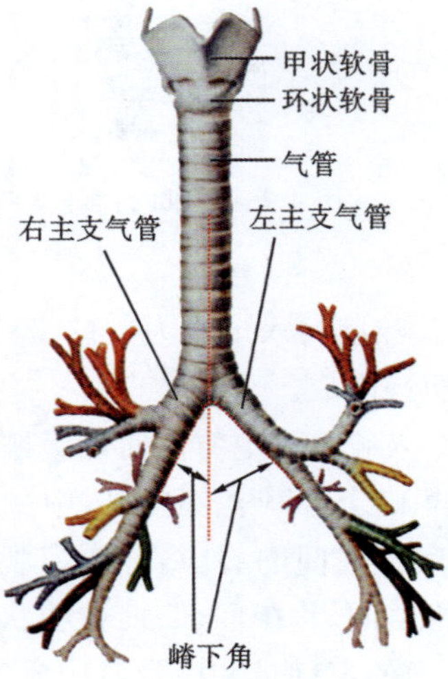

图 4-10　气管与支气管

气管由 16～20 个“C”形的气管软骨环以及连接各环之间的平滑肌和结缔组织构成。气管环后壁缺口由平滑肌和纤维组织膜封闭，称膜壁。根据气管的行程与位置可分为颈部和胸部。环状软骨可作为向下检查气管软骨环的标志，临床遇急性喉阻塞时，常在第 3～5 气管软骨环处进行气管切开术。

（二）主支气管

主支气管（bronchi）是气管分出的一级支气管，即左、右主支气管。

左主支气管细而长，平均长 4～5 cm，与气管中线的延长线形成 35°～36°的角，走行较倾斜，经左肺门入左肺。

右主支气管粗而短，平均长 2～3 cm，与气管中线的延长线形成 22°～25°的角，走行较陡直，经右肺门入右肺，故临床上气管内异物多坠入右支气管。

气管与主支气管的微细结构：气管与主支气管的管壁由内向外依次由黏膜、黏膜下层和外膜构成（图 4-11）。

1. 黏膜　由上皮和固有层构成。上皮为假复层纤毛柱状上皮，上皮内有大量的杯状细胞。固有层由富含弹性纤维的结缔组织构成，还含有小血管及散在的淋巴组织等，具有免疫防御功能。

2. 黏膜下层　由疏松的结缔组织构成，内有血管、淋巴管、神经和丰富的混合腺。混合腺的导管经固有层开口于上皮的游离面。混合腺和上皮中杯状细胞的分泌物，覆盖在上皮的游离面，可黏附吸入空气中的灰尘和细菌，经上皮纤毛有节律地向咽部摆动，将黏附物排除。

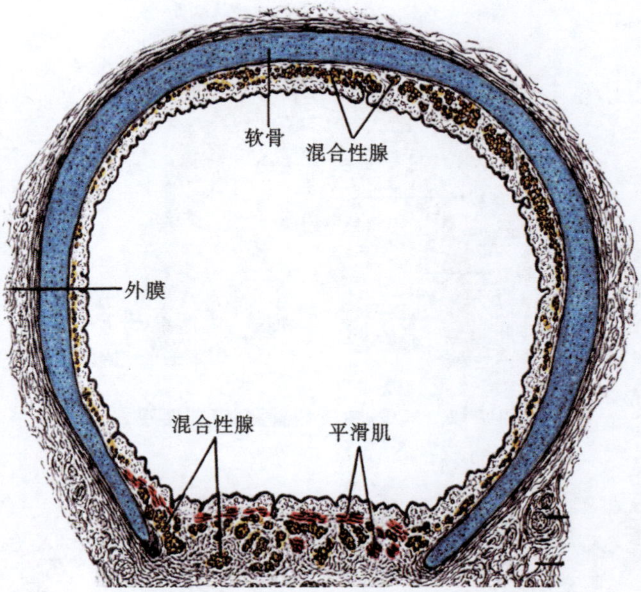

图 4-11　气管微细结构模式图

3. 外膜　外膜较厚，主要由“C”形透明软骨和结缔组织构成，气管软骨的缺口处有横行的平滑肌束和结缔组织。

知识链接

气管切开为急救手术，以往主要用于解除喉源性呼吸困难，但近几年应用范围更广，如颅脑外伤、破伤风、昏迷等，借以消除下呼吸道分泌物。此外，进行颈部、口腔、喉部大手术时，亦可预行气管切开术，以保障呼吸道通畅，便于麻醉进行。因此，它的适应证涉及多个领域，一般在气管切开术中应切开第 3～4 气管环。避免气管切开后再次发生窒息和术后各种并发症的发生。方法是密切观察患者各种生命体征的变化及套管、引流、切口状况，发现问题及时处理，并教会患者自行处理套管情况。

第二节　肺

一、肺的位置、形态

肺(lungs)位于胸腔内，左、右各一，膈的上方，纵隔的两侧。右肺因受肝位置的影响，较宽短。左肺因受心偏左侧的影响，较狭长(图 4-12 至图 4-14)。

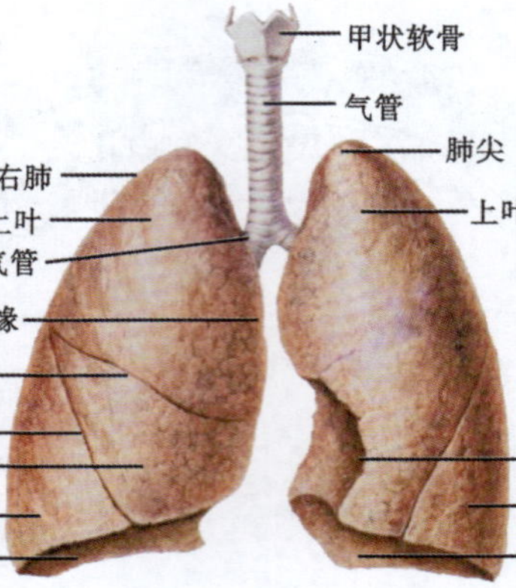

图 4-12　气管、主支气管和肺(前面观)

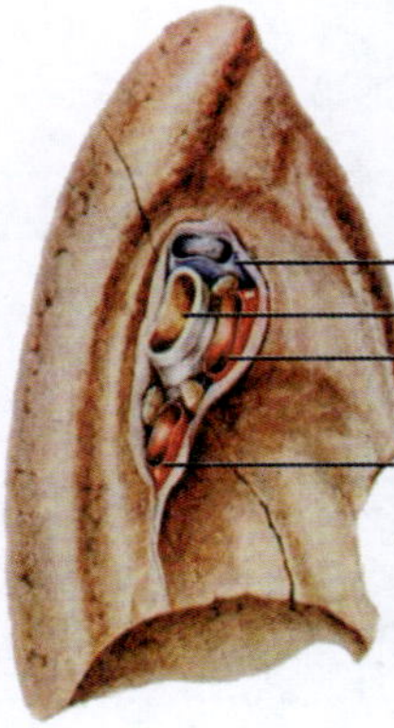

图 4-13　肺内面(左肺)

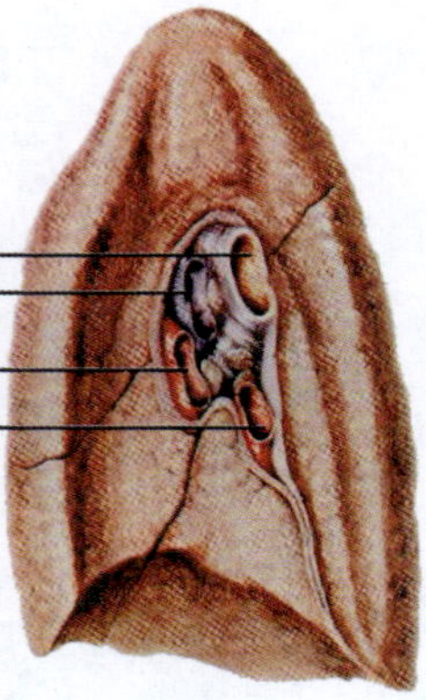

图 4-14　肺内面(右肺)

肺表面覆有脏胸膜,光滑湿润,透过脏胸膜可见多边形的肺小叶轮廓。幼儿肺呈淡红色,随着年龄的增长,吸入空气中的尘埃沉积增多,肺的颜色逐渐变为灰暗或蓝黑色,部分可呈棕黑色斑,吸烟者尤甚。肺大致呈圆锥形,具有一尖一底,两面和三缘。

肺尖呈钝圆形,向上经胸廓上口突至颈根部,高出锁骨内侧 1/3 上方 2～3 cm。肺底位于膈上面,向上方凹陷,与膈穹窿一致,故又称膈面。肋面隆凸,朝向外侧,邻接肋和肋间隙。内侧面毗邻纵隔,亦称纵隔面,此面中部凹陷,称肺门,肺门是主支气管、肺动脉、肺静脉、淋巴管和神经等进出之处。这些结构被结缔组织包绕,构成肺根。肺的前缘薄锐,左肺前缘下部有左肺心切迹,切迹下方的舌状突起,称左肺小舌。肺的后缘圆钝。肺的下缘亦较薄锐,其位置可随呼吸上下移动。

左肺狭长,右肺宽短。左肺由从后上斜向前下的一条斜裂,将左肺分为上、下两叶。右肺除斜裂外,还有一条近于水平方向的水平裂,水平裂将右肺分为上叶、中叶和下叶。

知识链接

肺组织质软而轻,呈海绵状富有弹性,内含空气,比重小于 1,故浮水不沉。而未经呼吸的肺，肺内不含空气，质实而重，比重大于1，入水则沉。法医常根据此特点来判断新生儿是否宫内死亡。

二、支气管肺段

左、右主支气管分为肺叶支气管，进入肺叶。肺叶支气管再分为肺段支气管，并在肺内反复分支，呈树枝状，称支气管树。每一肺段支气管及其所属的肺组织，称支气管肺段。各支气管肺段呈圆锥形，其尖朝向肺表面。按照支气管肺段的分支分布，左、右肺各分为10个肺段。左肺上叶的尖段和后段常合为尖后段，下叶的内侧底段与前底段常合为内前底段，因此左肺也可分为8个肺段。当肺段支气管阻塞时，此段的空气进出受阻。根据这些特点，临床上可做定位诊断或做肺段切除术。两肺肺段的名称和通用的编号见表4-1。

表 4-1　肺段

右肺		左肺		
上叶	尖段（SⅠ）	上叶	尖段（SⅠ）	尖后段（SⅠ+SⅡ）
	后段（SⅡ）		后段（SⅡ）	
	前段（SⅢ）		前段（SⅢ）	
中叶	外侧段（SⅣ）		上舌段（SⅣ）	
	内侧段（SⅤ）		下舌段（SⅤ）	
下叶	上段（SⅥ）	下叶	上段（SⅥ）	
	内侧底段（SⅦ）		内侧底段（SⅦ）	内前底段（SⅦ+SⅧ）
	前底段（SⅧ）		前底段（SⅧ）	
	外侧底段（SⅨ）		外侧底段（SⅨ）	
	后底段（SⅩ）		后底段（SⅩ）	

三、肺的组织结构

肺的表面包有一层浆膜。

肺组织分为实质和间质两部分。肺实质即肺内的各级支气管及肺泡。肺间质则是指肺内的结缔组织、血管、淋巴管及神经等。

肺叶支气管入肺后分为肺段支气管，肺段支气管又逐级分支，管径愈来愈细，管径小于1 mm者，称细支气管。细支气管的分支称终末细支气管（管径小于0.5 mm），后者仍连续不断地分支，直至肺泡（图4-15）。

每条细支气管连同其各级分支和所属的肺泡共同构成一个肺小叶。肺小叶呈锥形，尖朝向肺门，底朝向肺表面，肺小叶的周围有少量结缔组织包绕（图4-16）。

肺实质根据其功能不同又分为导气部和呼吸部两部分。

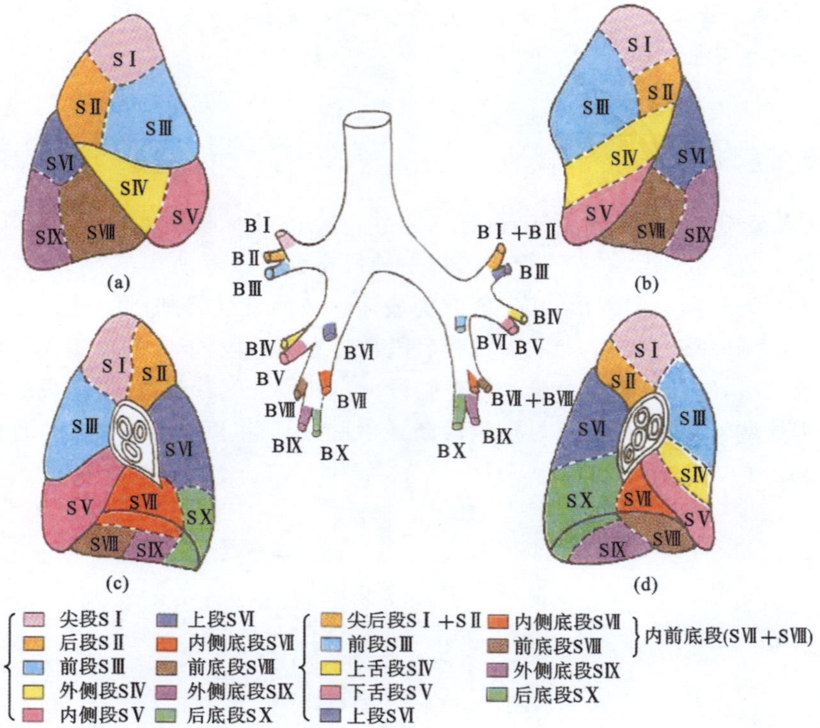

图 4-15　肺段模式图

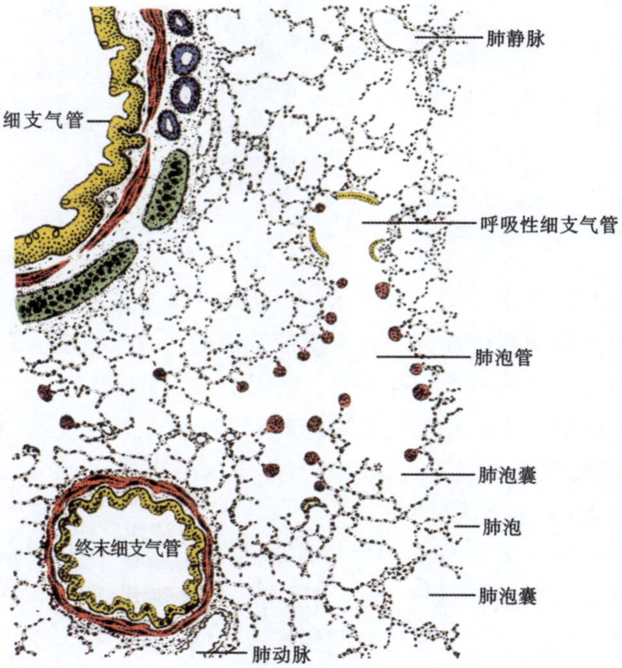

图 4-16　肺内部结构模式图

（一）导气部

导气部是肺内传送气体的管道。它包括终末细支气管以前的所有肺叶支气管的各级分支，此部只能传送气体，不能进行气体交换。

导气部各级支气管的微细结构与主支气管基本相似，但随着分支的变细，管壁逐渐变薄，其微细结构也发生了相应变化，变化的主要特点：①黏膜逐渐变薄，上皮由假复层纤毛柱状上皮逐渐变为单层纤毛柱状上皮或单层柱状上皮，杯状细胞逐渐减少，最后消失；②黏膜下层的腺体逐渐减少，最后消失；③外膜中的软骨也随之变为软骨碎片，减少乃至消失；平滑肌相对增多，最后形成完整的环行肌层。至终末细支气管，上皮已移行为单层柱状上皮，杯状细胞、腺体和软骨均消失，平滑肌已成为完整的环行肌层。因此，平滑肌的收缩与舒张，可直接控制管腔的大小，从而影响出肺泡的气体量，如果细支气管的平滑肌发生痉挛性收缩，可使管腔持续狭窄，造成呼吸困难，临床称为支气管哮喘。

（二）呼吸部

呼吸部是进行气体交换的部分。呼吸部包括呼吸性细支气管、肺泡管和肺泡等（图4-17）。

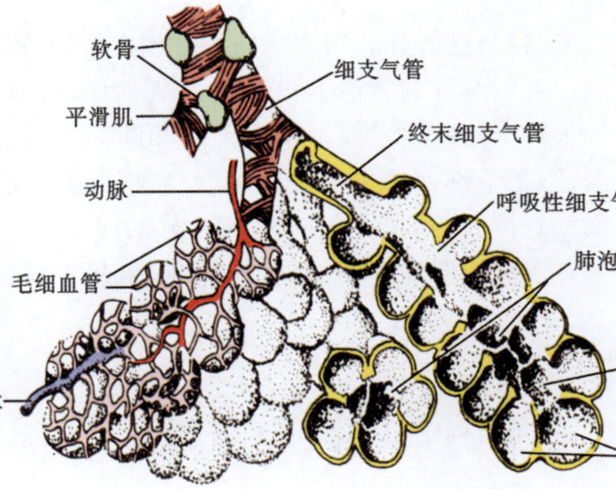

图 4-17　肺小叶模式图

(1)呼吸性细支气管：为终末细支气管的分支，管壁连有少量肺泡，故管壁不完整，管壁内面衬以单层立方上皮，其外围有少量结缔组织和平滑肌。

(2)肺泡管：为呼吸性细支气管的分支，管壁连有许多肺泡，因此，管壁自身的结构甚少，只存在于相邻肺泡开口处之间，在切片中呈结节状。

(3)肺泡：呈多面形囊泡状，壁极薄，由肺泡上皮与基膜构成。它一侧开口于肺泡管或呼吸性细支气管，是进行气体交换的场所。

肺泡上皮为单层上皮，主要由两种类型的细胞构成（图 4-18）。

①Ⅰ型肺泡细胞，为扁平细胞，数量多，构成广阔的气体交换面。

②Ⅱ型肺泡细胞为立方形，数量少，它夹在Ⅰ型细胞之间，它能分泌磷脂类物质（肺泡表面活性物质），释放于肺泡上皮的内表面，可降低肺泡回缩力（即表面张力），阻止呼

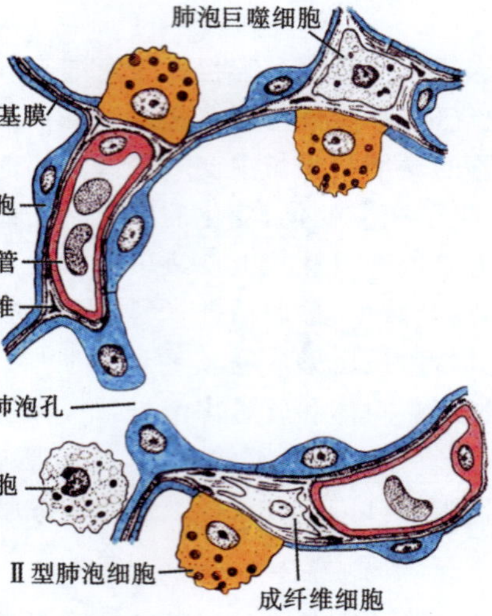

图 4-18 肺泡模式图

气终末时肺泡的塌陷。

肺泡之间的薄层结缔组织称肺泡隔，内含稠密的毛细血管网，以及大量的弹性纤维和散在的肺泡巨噬细胞。毛细血管和肺泡上皮紧密相贴，因而肺泡中的气体与毛细血管中的血液之间的隔膜很薄。此隔膜主要由肺泡上皮和肺泡上皮的基膜、毛细血管内皮的基膜和内皮四层组成，是毛细血管内血液和肺泡内气体进行交换的屏障，故称血-气屏障。弹性纤维使吸气时扩大的肺泡在呼吸时有良好的回缩力。肺泡巨噬细胞的形态不规则，体积较大，具有吞噬细菌和异物的能力。吞噬了灰尘颗粒的肺泡巨噬细胞，称尘细胞。

第三节 胸膜与纵隔

一、胸膜

（一）胸腔、胸膜与胸膜腔的概念

胸腔（thoracic cavity）由胸廓与膈围成，上界为胸廓上口与颈部通连；下界借膈与腹腔分隔。胸腔内可分为三部分，即左、右两侧为胸膜腔和肺，中间为纵隔。

胸膜（pleura）是一层薄而光滑的浆膜，可分为脏胸膜与壁胸膜两部分。脏胸膜紧贴肺表面，壁胸膜衬覆胸壁内面、膈上面和纵隔表面（图 4-19）。

胸膜腔（pleural cavity）是由脏胸膜与壁胸膜在肺根处相互移行形成封闭的潜在性腔隙。胸膜腔左右各一，互不相通，胸膜腔内呈负压，仅有少量浆液，可减少呼吸时两层胸膜间的摩擦。

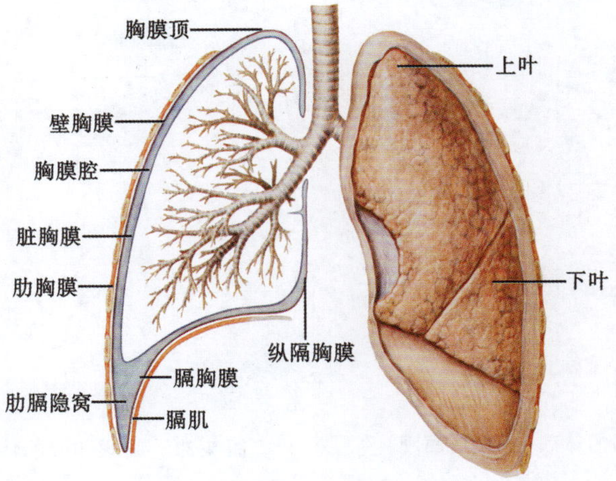

图 4-19 胸膜与胸膜腔示意图

（二）胸膜的分部

脏胸膜紧贴肺表面，与肺紧密结合而不能分离，并伸入肺叶间裂内。壁胸膜因衬覆部位不同可分为四部分：①膈胸膜贴附于膈的上面，与膈紧密相连，不易剥离。②肋胸膜贴附于肋骨与肋间肌内面，由于肋胸膜与肋骨和肋间肌之间有胸内筋膜存在，故较易剥离。③纵隔胸膜贴附于纵隔的两侧面，纵隔胸膜的中部包绕肺根移行于脏胸膜，并在肺根下方前、后两层重叠，连于纵隔外侧面与肺内侧面之间的纵隔胸膜，称肺韧带。肺韧带对肺有固定作用，也是肺手术的标志。④胸膜顶突出胸廓上口，伸向颈根部，覆盖于肺尖上方，高出锁骨内侧 1/3 上方 2～3 cm。针灸或做臂丛神经麻醉时，应注意胸膜顶的位置，勿穿破胸膜顶造成气胸。

壁胸膜相互移行转折处的胸膜腔，即使在深吸气时肺缘也不能伸入此空间，胸膜腔的这些部分称胸膜隐窝（pleural recesses）。其中，最大最重要的胸膜隐窝是在肋胸膜和膈胸膜相互转折处，称肋膈隐窝。肋膈隐窝是胸膜腔的最低部位，胸膜腔积液首先聚积于此处，同时也是易发生粘连的部位。其深度一般可达两个肋及其间隙，深吸气时，肺下缘也不能伸入此隐窝。

（三）肺和胸膜的体表投影

胸膜的体表投影是指壁胸膜各部互相移行形成的反折线在体表的投影位置，标志着胸膜腔的范围（图 4-20，图 4-21）。

胸膜前界即肋胸膜和纵隔胸膜前缘之间的反折线。两侧均起自胸膜顶，向内下方经胸锁关节后方至胸骨柄后面，约在第 2 胸肋关节水平，左、右侧靠拢并沿中线稍左垂直下行。左侧在第 4 胸肋关节处斜向外下，沿胸骨左缘外侧 2～2.5 cm 处下行，至第 6 肋软骨后方移行于反折线；右侧在第 6 胸肋关节处右转，移行于胸膜下反折线；由于左、右胸膜前反折线上、下两端相互分开，所以在胸骨后面形成两个三角形间隙；上方的间

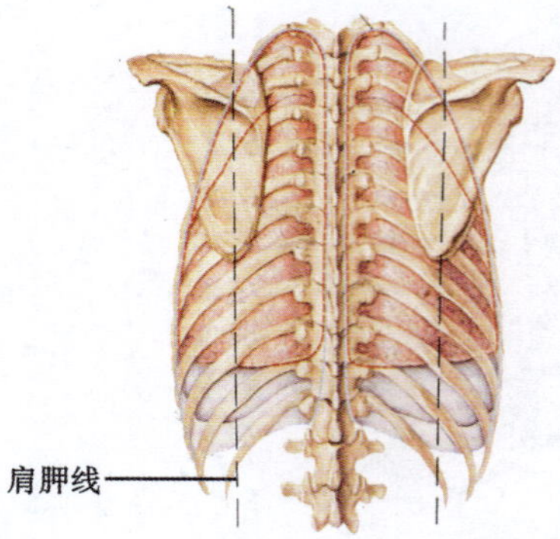

图 4-20　胸膜和肺的体表投影(后面观)

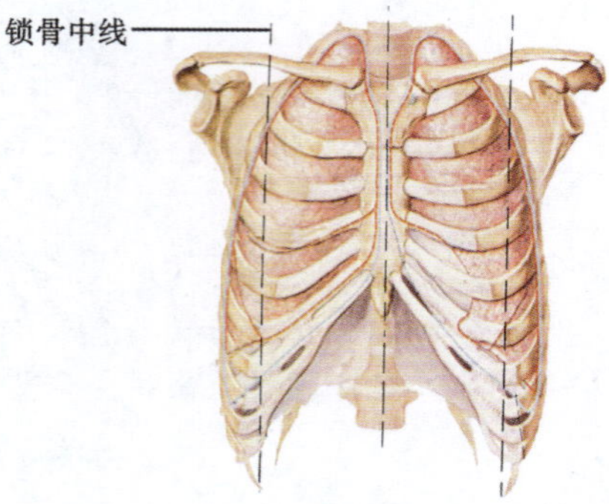

图 4-21　胸膜和肺的体表投影(前面观)

隙称胸腺区,内有胸腺;下方的间隙称心包区,其间显露心和心包。肺的前界几乎与胸膜前界相同。肺尖与胸膜顶的体表投影一致,高出锁骨内侧 1/3 上方 2～3 cm。胸膜下界是肋胸膜与膈胸膜的反折线。右侧起自第 6 胸肋关节处,左侧起自第 6 肋软骨后方,两侧均斜向外下方,在锁骨中线与第 8 肋相交,在腋中线与第 10 肋相交,并转向后内侧,在肩胛线与第 11 肋相交,在脊柱旁平对第 12 胸椎棘突高度。肺下界体表投影比胸膜下界的反折线高出约两个肋骨,即在锁骨中线与第 6 肋相交,在腋中线与第 8 肋相交,在肩胛线与第 10 肋相交,在脊柱旁平对第 10 胸椎棘突高度(表 4-2)。

表 4-2　胸膜下界和肺下界的体表投影

分　类	锁骨中线	腋中线	肩胛线	后正中线
肺下界	第 6 肋	第 8 肋	第 10 肋	第 10 胸椎棘突
胸膜下界	第 8 肋	第 10 肋	第 11 肋	第 12 胸椎棘突

知识链接

胸腔穿刺部位宜取胸部叩诊实音处,一般在肩胛下角线第 7～9 肋间或腋中线第 5～6肋间穿刺。包裹性积液宜根据 X 线或超声检查所见决定穿刺部位。

二、纵隔

纵隔(mediastinum)是左、右侧纵隔胸膜之间全部器官、结构和结缔组织的总称。纵隔边界:前界为胸骨,后界为脊柱胸段,两侧界为纵隔胸膜,上界是胸廓上口,下界为膈。

纵隔通常以胸骨角平面(平对第 4 胸椎体下缘)将纵隔分为上纵隔与下纵隔,下纵隔再以心包为界，分为前纵隔、中纵隔和后纵隔（图 4-22）。

上纵隔内主要内容为胸腺、头臂静脉、上腔静脉、膈神经、迷走神经、喉返神经、主动脉及其三条大分支，食管、气管、胸导管和淋巴结。

前纵隔位于胸骨、心包之间，内有胸腺下部、部分纵隔前淋巴结及疏松结缔组织。

中纵隔位于前、后纵隔之间，内有心包、心脏和大血管、膈神经、奇静脉弓、心包膈血管及淋巴结。

后纵隔位于心包与脊柱之间，内有主支气管、食管、胸主动脉、胸导管、奇静脉、半奇静脉、迷走神经、胸交感干和淋巴结。

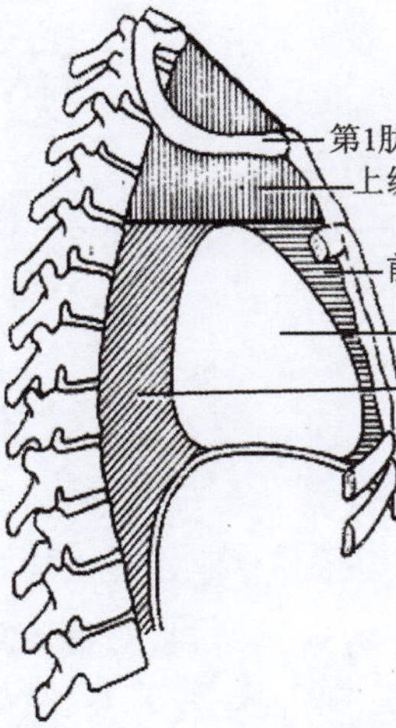

图 4-22　纵隔分区示意图

小　结

呼吸系统包括呼吸道和肺。其主要功能是进行气体交换。

能力检测

一、名词解释

1. 上呼吸道　2. 声门裂　3. 肺根　4. 肋膈隐窝　5. 纵隔

二、问答题

1. 简述鼻旁窦名称及各窦的开口部位。
2. 气管异物易坠入哪个主支气管？为什么？
3. 简述肺及胸膜下界的体表投影。

（马德航）

第五章 泌尿系统

学习目标

1. 掌握泌尿系统的组成，肾的形态、位置，肾单位的构成及连通顺序，肾小体的构成及滤过膜，输尿管的长度及狭窄的位置，膀胱三角。

2. 理解肾的剖面结构，肾被膜的层次，肾小球旁器，膀胱的形态、位置和后方毗邻。

3. 了解输尿管的走行与分部，肾的血液循环特点。

泌尿系统由肾、输尿管、膀胱和尿道组成。其主要功能是排出机体新陈代谢中产生的废物和多余的水，保持机体内环境的平衡和稳定。肾生成尿液，输尿管输送尿液至膀胱，膀胱为储存尿液的器官，尿道将尿液排出体外（图 5-1）。

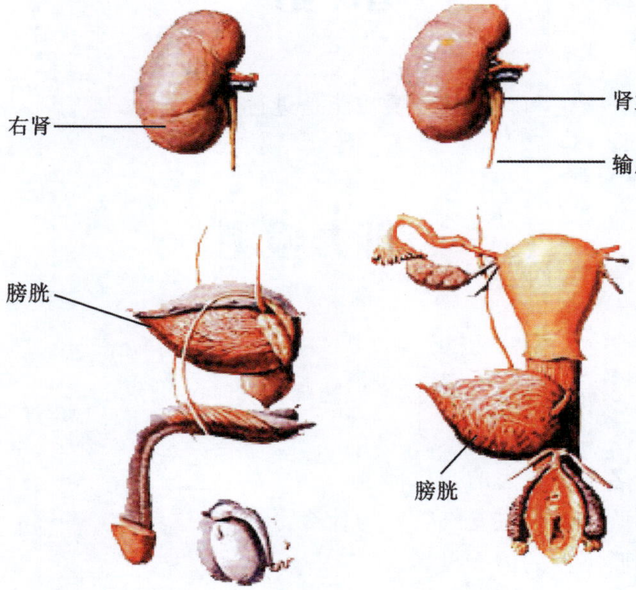

(a) 男性　　(b) 女性

图 5-1　泌尿系统概观

第一节　肾

一、肾的形态

肾是实质性器官，左、右各一，形似蚕豆，位于腹后壁。因受肝的影响，右肾较左肾低 1～2 cm。肾分内、外侧两缘，前、后两面及上、下两端。内侧缘中部呈四边形的凹陷称肾门，为肾的血管、神经、淋巴管及肾盂出入的门户。肾门诸结构为结缔组织包裹称肾蒂，右肾蒂较左肾蒂短，是因为下腔静脉靠近右肾的缘故。肾蒂内各结构的排列关系，自前向后顺序为肾静脉、肾动脉和肾盂末端，自上而下顺序是肾动脉、肾静脉和肾盂（图 5-2）。由肾门伸入肾实质的凹陷称肾窦，为肾血管、肾小盏、肾大盏、肾盂和脂肪等所占据。肾门是肾窦的开口，肾窦是肾门的延续。肾的前面凸向前外侧，后面紧贴腹后壁，上端宽而薄，下端窄而厚，肾长 9.9 cm（8～14 cm）、宽 5.9 cm（5～7 cm）、厚 4 cm（3～5 cm），重 134～148 g。

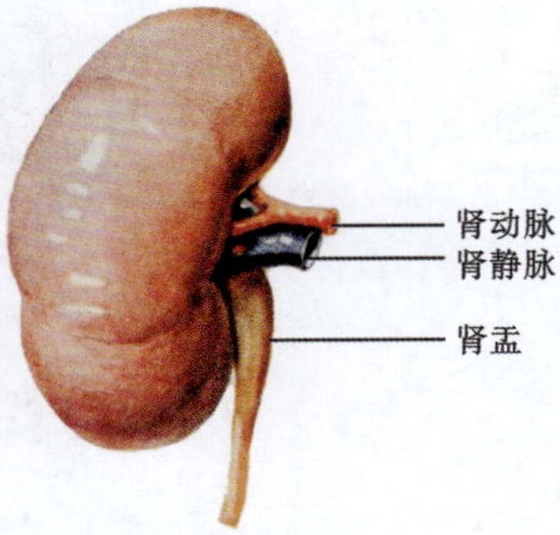

图 5-2　右肾前面观

二、肾的位置与毗邻

肾位于脊柱两侧，腹膜后间隙内，属腹膜外位器官（图 5-3，图 5-4）。肾的高度：左肾在第 11 胸椎体下缘至第 2～3 腰椎间盘之间；右肾则在第 12 胸椎体上缘至第 3 腰椎体上缘之间。两肾上端相距较近，距正中线平均为 3.8 cm；下端相距较远，距正中线平均为 7.2 cm。左、右两侧的第 12 肋分别斜过左肾后面中部和右肾后面上部。肾门约在第 1 腰椎体平面，相当于第 9 肋软骨前端高度，在正中线外侧约 5 cm 处。在腰背部，肾

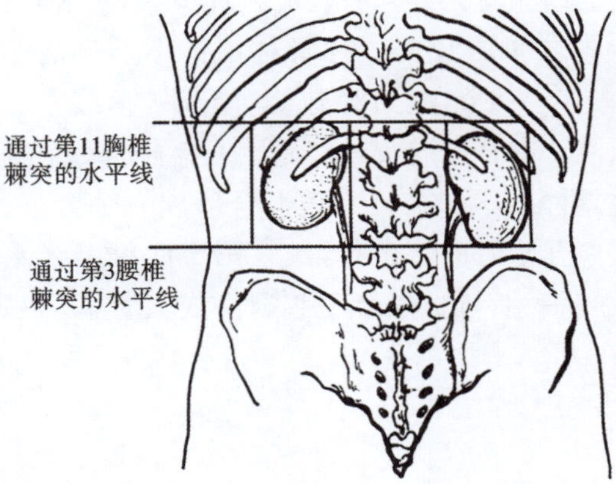

图 5-3　肾的体表投影

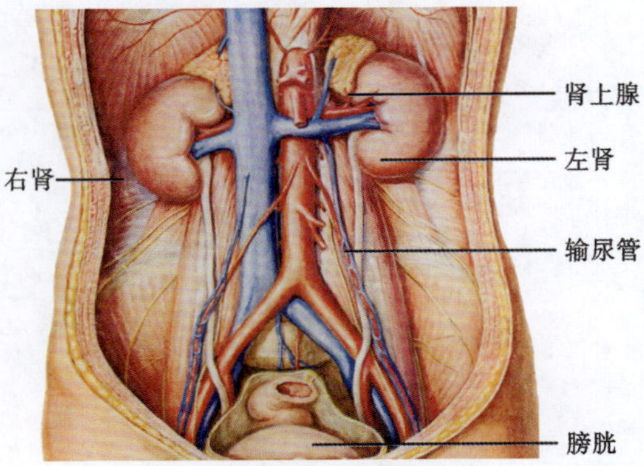

图 5-4　腹后壁示肾输尿管

门的体表投影点在竖脊肌外缘与第12肋的夹角处，称肾区。肾病患者触压和叩击该处可引起疼痛。

肾的毗邻：肾上腺位于两肾的上方，两者虽共为肾筋膜包绕，但其间被疏松的结缔组织所分隔。故肾上腺位于肾纤维膜之外，肾下垂时，肾上腺可不随肾下降。左肾前上部与胃底后面相邻，中部与胰尾和脾血管相接触，下部邻接空肠和结肠左曲。右肾前上部与肝相邻，下部与结肠右曲相接触，内侧缘邻接十二指肠降部。两肾后面的上1/3与膈相邻，下部自内侧向外侧与腰大肌、腰方肌及腹横肌相毗邻（图5-5）。

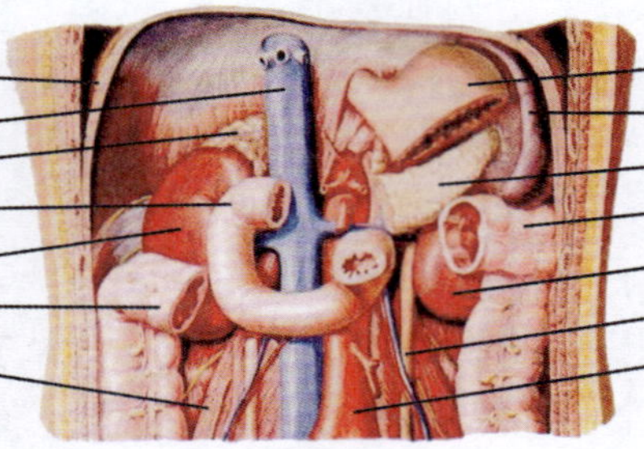

图5-5　肾的毗邻

三、肾的结构

观察肾的冠状切面，肾实质可分为位于表层的肾皮质和深层的肾髓质。肾皮质厚1～1.5 cm，新鲜标本为红褐色，富含血管并可见许多红色点状细小颗粒，由肾小体与肾小管组成。肾髓质色淡红，约占肾实质厚度的2/3。肾的剖面可见15～20个呈圆锥形、底朝肾皮质、尖向肾窦、光泽、致密、有许多颜色较深的放射状条纹的肾锥体（图5-6）。肾锥体的条纹由肾直小管和血管平行排列而成。2～3个肾锥体尖端合并成肾乳头，并突入肾小盏，肾乳头顶端有许多小孔称乳头孔，肾产生的终尿就是经乳头孔流入肾小盏内。伸入肾锥体之间的肾皮质称肾柱。肾小盏呈漏斗形，共有7～8个，其边缘包绕肾乳头，承接排出的尿液。在肾窦内，2～3个肾小盏合成一个肾大盏，再由2～3个肾大盏汇合形成一个肾盂。肾盂离开肾门向下弯行，约在第2腰椎上缘水平，逐渐变细与输尿管相移行。成人肾盂容积3～10 mL，平均7.5 mL。

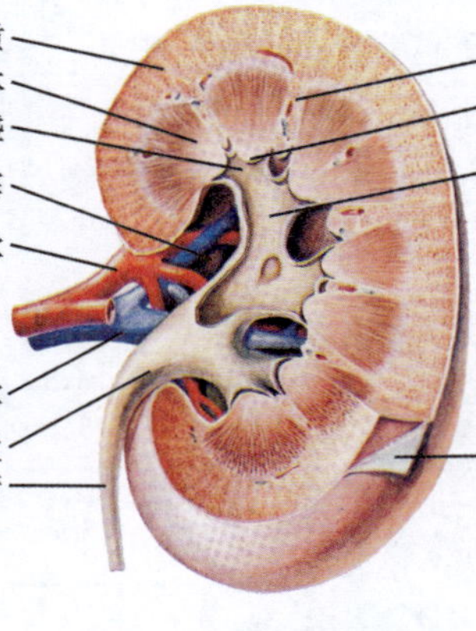

图5-6　肾的剖面结构

四、肾的被膜

肾皮质表面由平滑肌纤维和结缔组织构成的肌织膜包被，它与肾实质紧密粘连，不可分离，进入肾窦，被覆于肾乳头以外的肾窦壁上。除肌织膜外，通常将肾的被膜分为三层，即由内向外依次为纤维囊、脂肪囊和肾筋膜（图 5-7，图 5-8）。

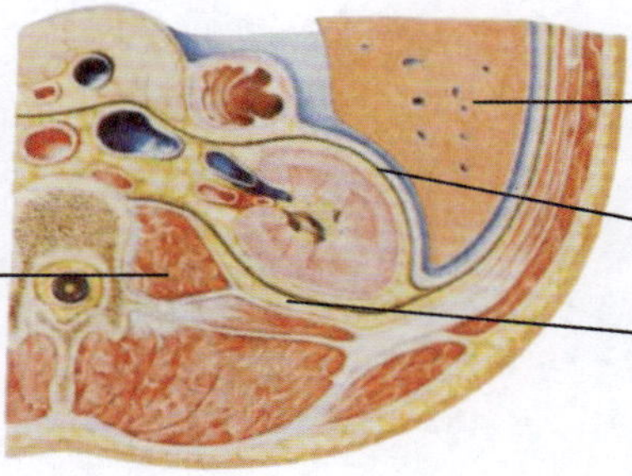

图 5-7 肾的被膜（横断面）

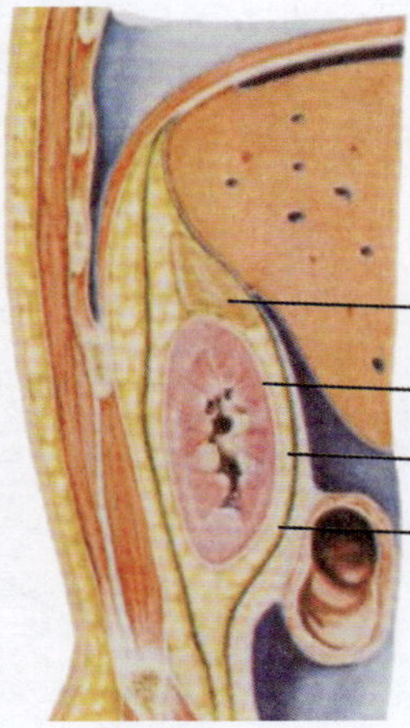

图 5-8 肾的被膜（矢状断面）

（一）纤维囊

纤维囊为坚韧而致密的、包裹于肾实质表面的薄层结缔组织膜，由致密结缔组织和弹性纤维构成。肾破裂或部分切除时需缝合此膜。在肾门处，此膜分为两层，一层贴于肌织膜外面，另一层包被于肾窦内结构表面。纤维囊与肌织膜连接疏松，易于剥离，如剥离困难即为病理现象。

（二）脂肪囊

脂肪囊是位于纤维囊外周、包裹肾脏的脂肪层。肾的边缘部脂肪丰富，并经肾门进入肾窦。临床上做肾囊封闭，就是将药液注入肾的脂肪囊内。

（三）肾筋膜

肾筋膜位于脂肪囊的外面，包被肾上腺和肾的周围，由它发出的一些结缔组织小梁穿过脂肪囊与纤维囊相连，肾筋膜有固定肾脏的功能。位于肾前面、肾后面的肾筋膜分别称为肾前筋膜和肾后筋膜，两者在肾上腺的上方和肾外侧缘处均互相附着，在肾的下方则互相分离，并分别与腹膜外组织和髂筋膜相移行，其间有输尿管通过。在肾的内侧，肾前筋膜被覆肾血管的表面，并与腹主动脉和下腔静脉表面的结缔组织及对侧的肾前筋膜相移行。肾后筋膜向内侧经肾血管和输尿管的后方，与腰大肌及其筋膜汇合并向内附于椎体筋膜。由于肾筋膜下方完全开放，当腹壁肌力弱、肾周脂肪少、肾的固定结构薄弱时，可产生肾下垂或游走肾。当肾积脓或肾周围炎症时，脓液可沿肾筋膜向下蔓延，达髂窝或大腿根部。

五、肾段血管与肾段

肾动脉的第一级分支在肾门处通常有两支，即前支和后支。前支较粗，再分出 4 个二级分支，与后支一起进入肾实质内。肾动脉的5个二级分支在肾内呈节段性分布，称肾段动脉。每支肾段动脉分布到一定区域的肾实质，称为肾段。每个肾分5个肾段，即上段、上前段、下前段、下段和后段（图5-9）。各肾段由其同名动脉供应，各肾段间有少血管的段间组织分隔，称乏血管带。肾段动脉阻塞可导致肾坏死。肾内静脉无一定节段性，相互间有丰富的吻合支。

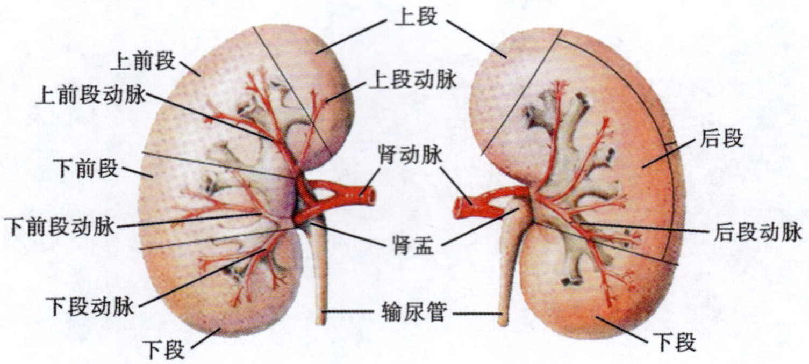

图5-9　肾的血管与肾段

六、肾的畸形与异常

在发育过程中，肾可出现如下的畸形或位置与数量的异常。

（一）马蹄肾

两侧肾的下端互相连接呈蹄铁形，出现率为1%～3%。马蹄肾易引起肾盂积水、感染或结石。

（二）多囊肾

多囊肾为胚胎时肾小管与集合管不交通，致使肾小管分泌物排出困难，引起肾小管膨大呈囊状。随着囊肿的增大，肾组织会逐渐萎缩、坏死，以致最终导致肾功能衰竭。

（三）双肾盂及双输尿管

双肾盂及双输尿管由输尿管芽重复分支形成。

（四）单肾

单肾是指一侧发育不全或缺如，我国人以右侧为多。先天性单肾发生率约为0.5‰。

（五）低位肾

低位肾以一侧者多见，两侧者少见，多因胚胎期的肾上升受影响所致。因输尿管短而变形，常易引起肾盂积水、感染和结石。

七、肾的微细结构

肾实质含有大量泌尿小管，其间有少量的结缔组织、血管、淋巴管和神经等构成的肾间质。泌尿小管是形成尿的结构，它包括肾单位和集合管两部分(图 5-10)。

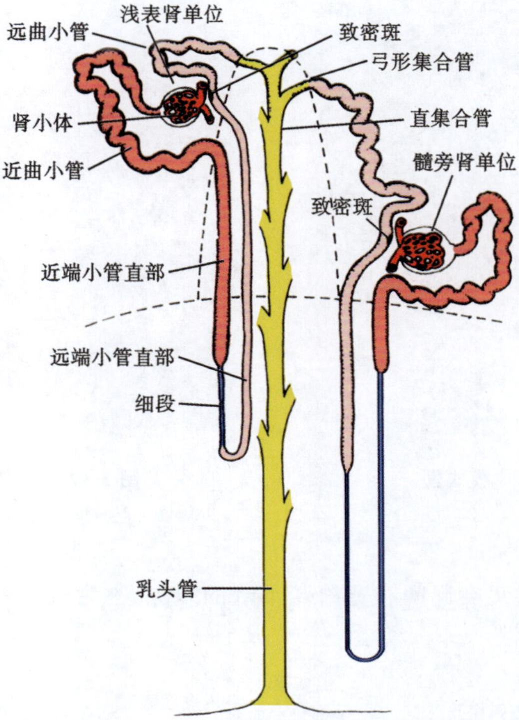

图 5-10　肾单位模式图

(一)肾单位

肾单位由肾小体和肾小管组成，是肾的结构和功能的基本单位，每个肾有 100 万～150 万个肾单位。

1. 肾小体　肾小体也称肾小球，位于肾皮质内，呈球形。每个肾小体分两个极：血管进出处为血管极，此处有两条小血管，一条为短而粗的入球微动脉，另一条为细而长的出球微动脉；与血管极相对的为尿极，同肾小管相连。肾小体由血管球与肾小囊两部分组成(图 5-11，图 5-12)。

(1)血管球：肾小体内入球微动脉与出球微动脉之间一团盘曲成球状的毛细血管。入球微动脉从血管极进入肾小体后，经反复分支成若干条毛细血管，毛细血管之间互相吻合成毛细血管网。毛细血管再吻合成出球微动脉，从血管极离开肾小体。在电镜下，毛细血管壁由一层内皮细胞及其外面的基膜构成。内皮细胞有很多小孔，直径 50～100 nm。

(2)肾小囊：肾小管起始部膨大并凹陷而成的杯状双层囊。两层之间的腔隙为肾小囊腔。壁层是单层上皮，在尿极处与肾小管上皮相连。脏层的上皮细胞贴附于毛细血管基膜外面，称为足细胞。足细胞体较大，从足细胞体上伸出几个较大的初级突起，初级突起再伸出许多指状的次级突起，相邻的次级突起相互镶嵌，形成栅栏状，紧包在毛

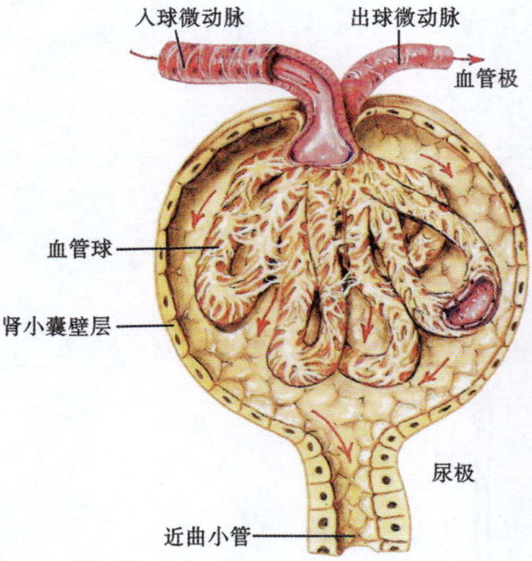

图 5-11　肾小体模式图

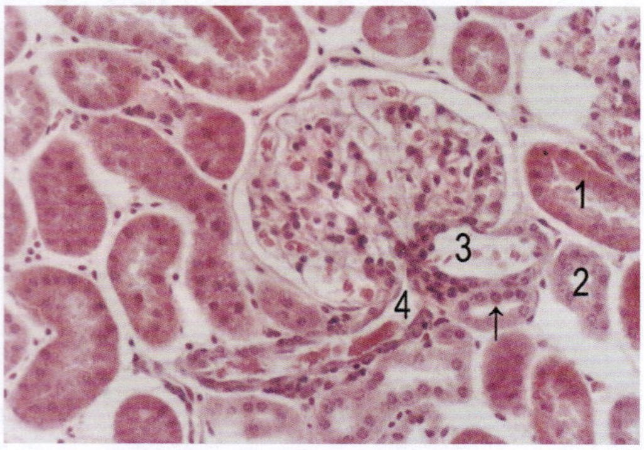

图 5-12　肾皮质迷路光镜图

注：1—近曲小管；2—远曲小管；↑—致密斑；3—入球微动脉；4—出球微动脉。

细血管外面，镶嵌的次级突起间有宽约 25 nm 的裂隙，称为裂孔（图 5-13，图 5-14）。裂孔上覆以薄膜称裂孔膜。

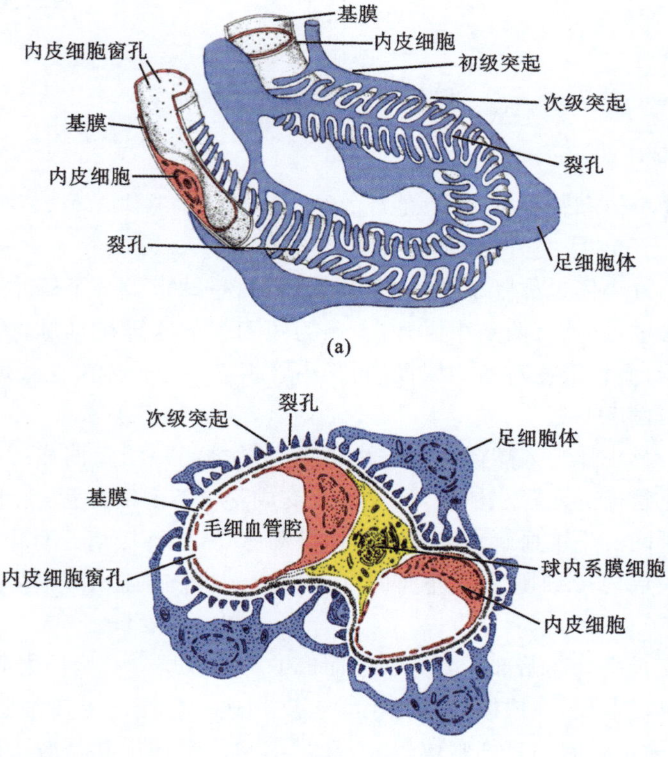

图 5-13　肾血管球局部模式图

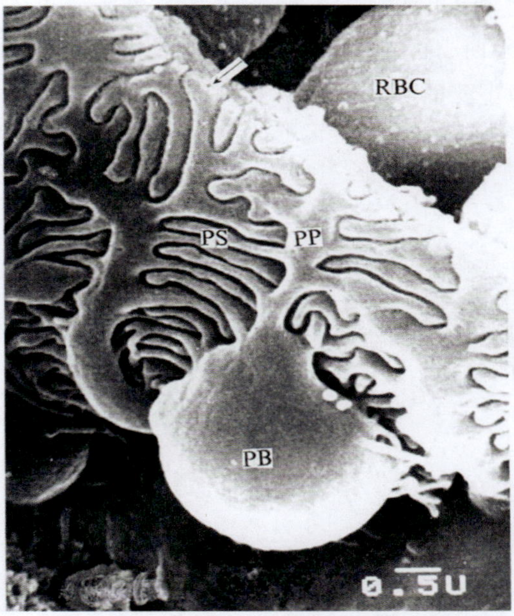

图 5-14 足细胞扫描电镜图

注：PB—足细胞体；PP—初级突起；PS—次级突起；RBC—红细胞。

血液从血管球的毛细血管渗入肾小囊腔内形成原尿，必须通过毛细血管内皮、基膜和裂孔膜，这三层结构组成滤过膜，亦称滤过屏障。若滤过屏障受损，则大分子物质，甚至血细胞都可漏入肾小囊腔内，出现蛋白尿或血尿（图 5-15）。

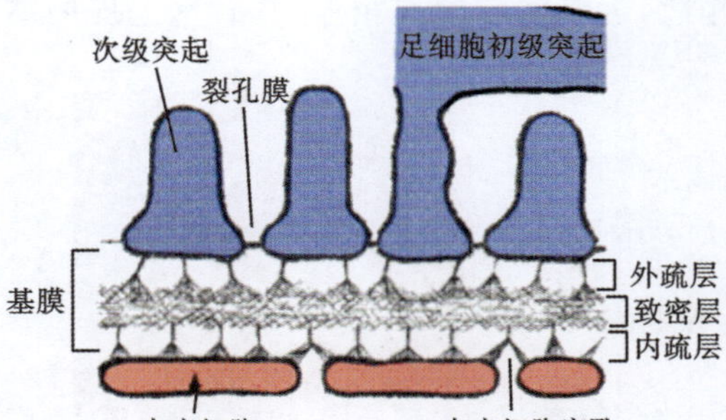

(a) 模式图

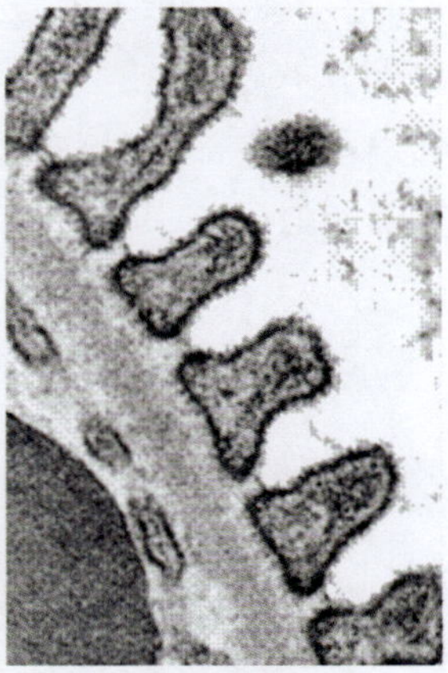

(b)电镜图

图 5-15 滤过膜模式图和电镜图

2. 肾小管 肾小管是单层上皮性小管，有重吸收原尿中的某些成分和排泄等作用。根据肾小管不同的形态结构、分布位置和功能，由近侧端向远侧端依次为近端小管、细段和远端小管三部分（图 5-10）。

(1)近端小管:肾小管起始部,与肾小囊相连。按其走行和结构分为曲部和直部。

①近端小管曲部(近曲小管):肾小管最粗、最长的一段。光镜下,管壁厚、管腔小而不规则。管壁由单层立方形或锥体形细胞构成,细胞界限不清晰,细胞质呈嗜酸性,细胞核圆位于基底部,其游离面有刷状缘。电镜下,刷状缘就是排列整齐的微绒毛。它们扩大了细胞的表面积,有利于近端小管对水、营养物质和部分无机盐的重吸收(图5-16)。

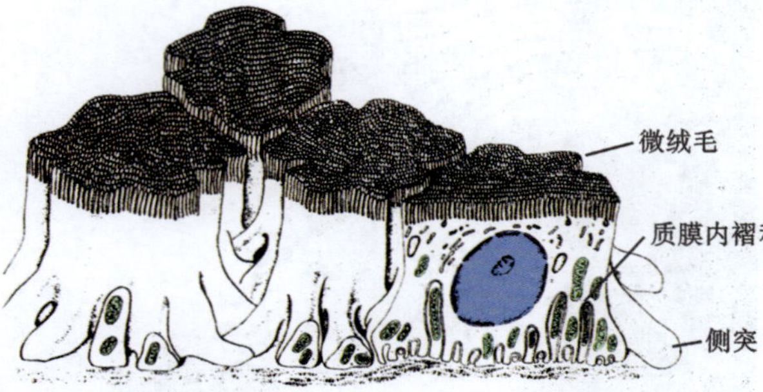

图 5-16 肾近曲小管上皮细胞超微结构模式图

②近端小管直部:近侧端与曲部相续,远侧端管径突然变细移行为细段。其结构与曲部相似,但上皮细胞高度略低,微绒毛不如曲部发达,因而其重吸收能力也差于曲部。

(2)细段:呈“U”形,它与近端小管直部和远端小管直部共同构成髓袢,亦称亨利(Henle)袢。髓袢的主要功能是减缓原尿在肾小管内的流速,吸收原尿中的水分和部分无机盐。细段管径是肾小管中最小的部分,由单层扁平上皮构成。上皮细胞的细胞质呈弱嗜酸性,着色较淡,细胞核椭圆形,凸向管腔。

(3)远端小管:连接于细段和集合管之间,按其行程可分为直部和曲部两部分,两者都由单层立方上皮构成。

①远端小管直部:近侧端与细段相续,远侧端与曲部相连,其管壁上皮的结构与近端小管直部相似(图 5-17)。

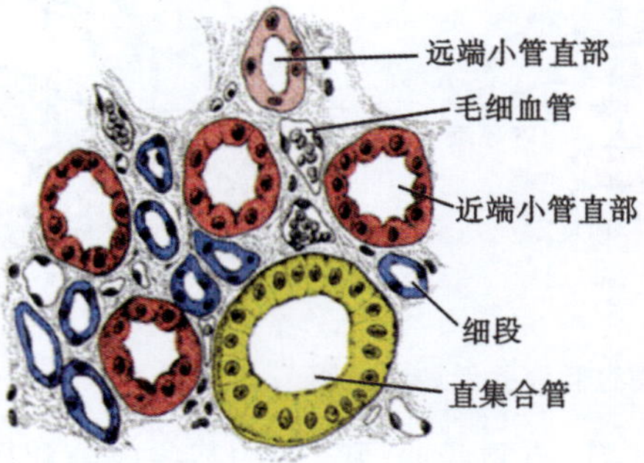

(a) 模式图

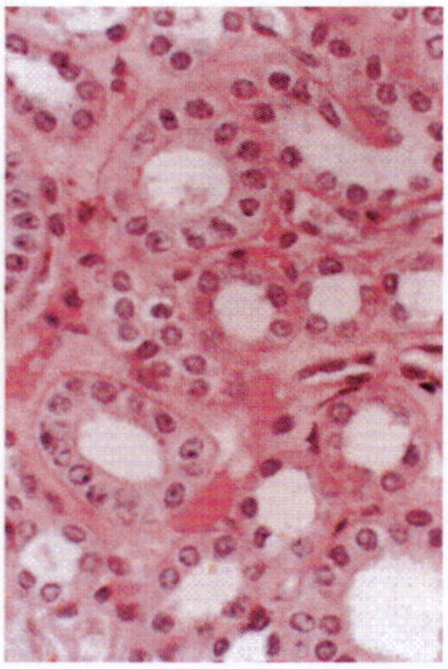

(b) 光镜图

图 5-17 肾髓质横切面

②远端小管曲部(远曲小管):远端小管的曲部比近端小管的曲部短,盘曲于肾小体的附近,管壁上皮细胞游离面的微绒毛短而少。远曲小管的功能是继续吸收水和钠离子,并向管腔内分泌钾离子、氢离子和氨,这对维持血液的酸碱平衡有重要作用。肾上腺皮质分泌的醛固酮和垂体后叶释放的抗利尿激素对此段有调节作用。

(二)集合管

集合管续接远端小管曲部,自肾皮质向肾髓质走行,当到达肾髓质深部后陆续与其他集合管汇合,最后形成管径较粗的乳头管,开口于肾乳头。其管壁上皮由单层立方上皮渐变为单层柱状上皮,乳头管处的上皮为高柱状。上皮细胞的特点:细胞质清明,分界清晰,细胞核圆或卵圆形,位于细胞中央,细胞核染色较深。

(三)球旁复合体

球旁复合体由球旁细胞和致密斑等组成(图 5-18,图 5-19)。

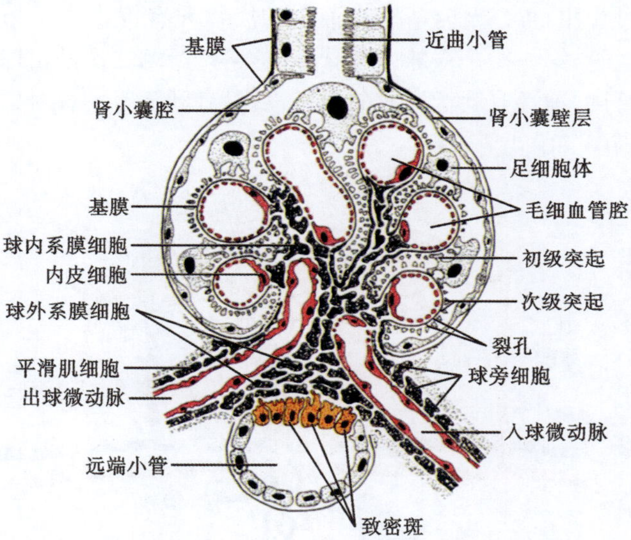

图 5-18　肾单位与球旁复合体模式图

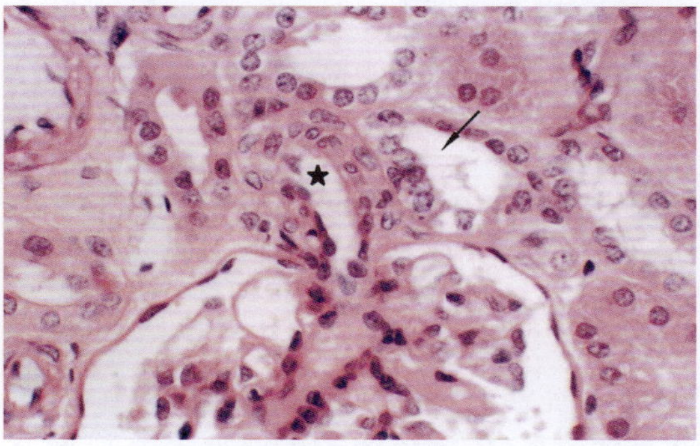

图 5-19　光镜下肾结构示致密斑

1. 球旁细胞 球旁细胞是入球微动脉近血管极处，由中膜平滑肌细胞特化而成的上皮样细胞。细胞呈立方形或多边形，细胞核呈圆形，细胞质内有分泌颗粒，颗粒内含有肾素。肾素是一种蛋白水解酶，在血液中经过复杂的生化反应后，能使血压升高。某些肾病伴有高血压，与肾素分泌有关。

2. 致密斑 致密斑是远曲小管近血管极一侧的管壁上皮细胞变形所形成的椭圆形的结构。此处细胞变高变窄，排列紧密，细胞核多位于细胞的顶部。一般认为它有调节球旁细胞分泌肾素的作用。

八、肾的血液循环

肾血液循环的作用，一是营养肾组织，二是参与尿的生成。其特点：①肾动脉直接起于腹主动脉，血管短粗，故血流量大且流速快，每 4～5 min 流经肾的血量相当于全身血量。②血管球的入球微动脉短粗，出球微动脉细长，因而使血管球内的压力较高，有利于血管球的滤过作用，可以及时清除血液中的废物和有害物质。③肾血液循环中动脉两次形成毛细血管，第一次是入球微动脉形成血管球，第二次是出球微动脉在肾小管周围形成毛细血管网，前者有利于原尿的形成，后者有利于肾小管对原尿中水分和无机盐的重吸收（图 5-20）。

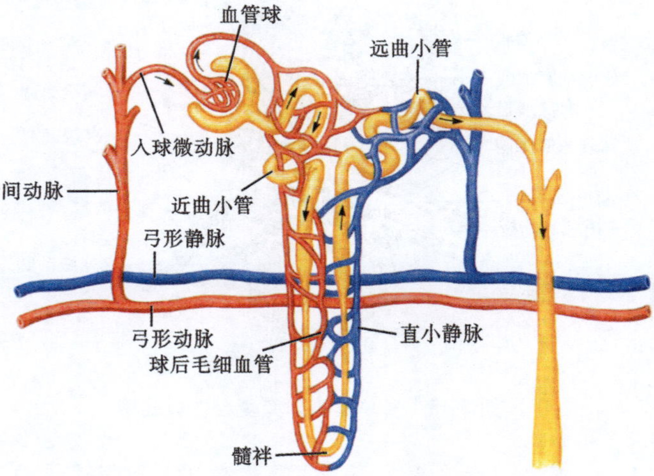

图 5-20 肾血液循环模式图

知识链接

肾 移 植

肾移植是把正常的肾由活着的亲属或脑死亡患者的身体取出，并移植入接受者的下腹部髂窝处，以替代失去功能的肾的一种器官移植手术。目前，肾移植是公认的治疗慢性肾功能不全的最佳的治疗方式，并且以列入常规的治疗范畴。目前，我国已有 90

余家医院能开展肾移植手术。

第二节 输 尿 管

输尿管是成对的、位于腹膜外位的肌性管道(图 5-21)。约平第 2 腰椎上缘起自肾盂末端,终于膀胱。输尿管长 20～30 cm,管径平均为 0.5～1.0 cm,最窄处口径只有 0.2～0.3 cm。全长分 3 个部分,即输尿管腹部、输尿管盆部和输尿管壁内部。

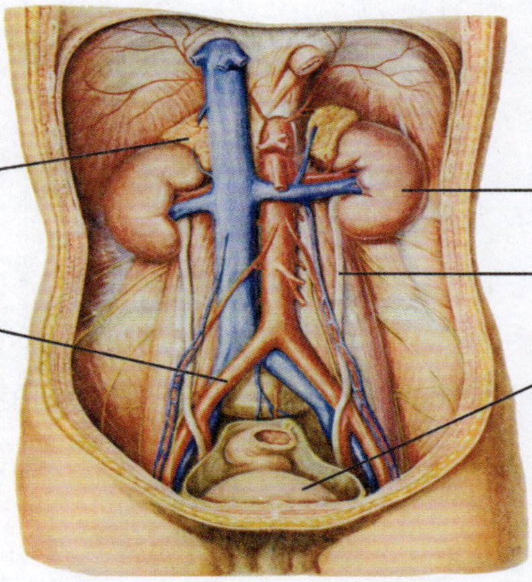

图 5-21 腹后壁示肾、输尿管

一、输尿管腹部

输尿管腹部起自肾盂下端,经腰大肌前面下行至其中点附近,与睾丸血管(男性)或卵巢血管(女性)交叉,通常血管在其前方走行,达骨盆入口处。在此处,左输尿管越过左髂总动脉末端前方;右输尿管则经过右髂外动脉起始部的前方。

二、输尿管盆部

输尿管盆部自小骨盆入口处,经盆腔侧壁和髂内血管、腰骶干和骶髂关节前方下行,跨过闭孔神经血管束,达坐骨棘水平。男性输尿管走向前方、内方、下方,经直肠前外侧壁与膀胱后壁之间下行,在输精管后外方与之交叉,从膀胱底外上角向内下穿过膀胱壁。两侧输尿管达膀胱后壁时相距约 5 cm。女性输尿管经子宫颈外侧约 2.5 cm 处,从子宫动脉后下方绕过,行向下内至膀胱底穿入膀胱壁内。

三、输尿管壁内部

输尿管壁内部是位于膀胱壁内,长约 1.5 cm 斜行的输尿管部分。在膀胱空虚时,膀胱三角区的两输尿管口间距约 2.5 cm。当膀胱充盈时,膀胱内压的升高可引起输尿管壁内部的管腔闭合，可阻止尿液由膀胱向输尿管反流。

输尿管全程有 3 处狭窄：①上狭窄，位于肾盂输尿管移行处；②中狭窄，位于骨盆上口，输尿管跨过髂血管处；③下狭窄，在输尿管的壁内部。狭窄处口径只有 0.2～0.3 cm。

第三节　膀　　胱

膀胱是储存尿液的肌性囊状器官，其形状、大小、位置和壁的厚度随尿液充盈程度而异。一般正常成年人的膀胱容量为 350～500 mL，超过 500 mL 时，因膀胱壁张力过大而产生疼痛。膀胱的最大容量为 800 mL，新生儿膀胱容量约为成人的 1/10，女性的容量小于男性，老年人因膀胱肌张力低而容量增大。

一、膀胱的形态

空虚的膀胱呈三棱锥体形，分尖、体、底和颈四部(图 5-22)。膀胱尖朝向前上方，由此沿腹前壁至脐之间有一皱襞为脐正中韧带。膀胱的后面朝向后下方，呈三角形，为膀胱底。膀胱尖与膀胱底之间为膀胱体。膀胱的最下部称膀胱颈，与男性的前列腺和与女性的盆膈相接。

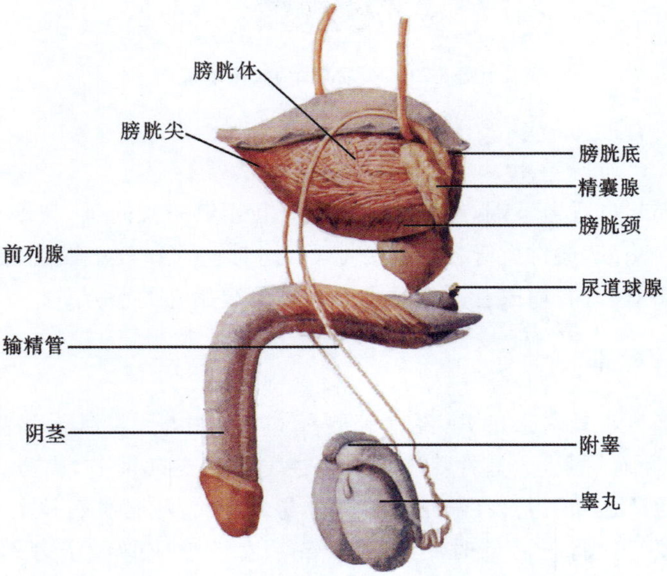

图 5-22　男性泌尿系统和生殖系统概观

二、膀胱的内面结构

膀胱内面被覆黏膜，当膀胱壁收缩时，黏膜聚集成皱襞称膀胱襞。而在膀胱底内面有一个呈三角形的区域，位于左、右输尿管口和尿道内口之间，此处膀胱黏膜与肌层紧密连接，缺少黏膜下层组织，无论膀胱扩张或收缩，始终保持平滑，称膀胱三角。两个输尿管口之间皱襞称输尿管间襞。膀胱镜下所见为一苍白带，是临床寻找输尿管口的标志。在男性尿道内口的膀胱三角处，受前列腺中叶推挤形成纵嵴状隆起称膀胱垂（图 5-23）。膀胱三角是肿瘤、结核和炎症的好发部位，膀胱镜检时应特别注意。

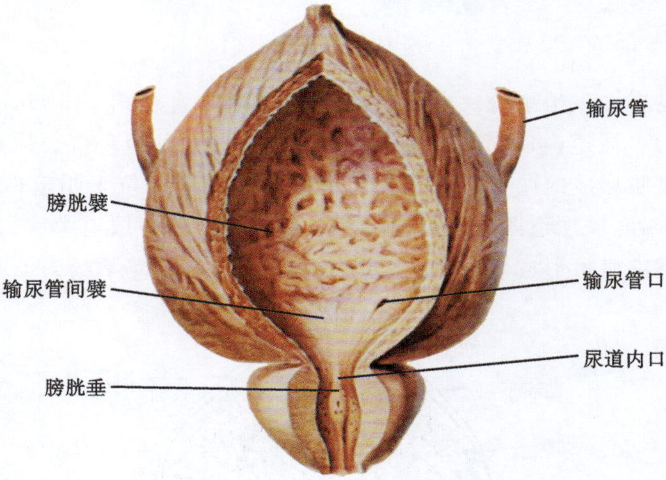

图 5-23　膀胱和前列腺内面观

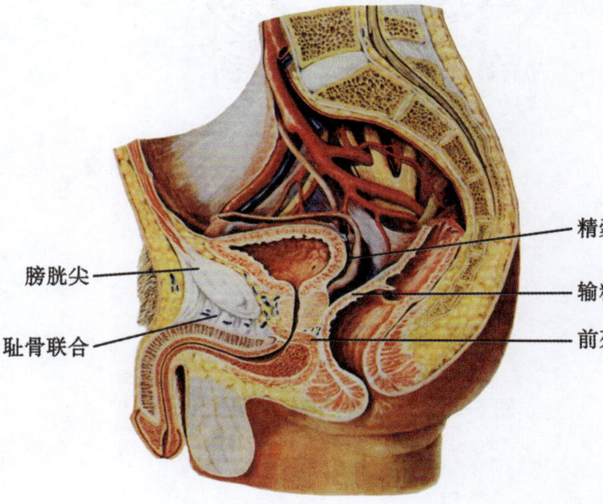

图 5-24　男性盆腔正中矢状断面

三、膀胱的位置与毗邻

膀胱前方为耻骨联合。在男性，膀胱的后方与精囊、输精管壶腹和直肠相毗邻（图 5-24）；在女性，膀胱的后方与子宫和阴道相邻。空虚时膀胱全部位于盆腔内，充盈时膀胱腹膜反折线可上移至耻骨联合上方，此时，可在耻骨联合上方行穿刺术，不会伤及腹膜和污染腹膜腔。新生儿膀胱的位置高于成年人，尿道内口与耻骨联合上缘在同一水平。老年人的膀胱位置较低。

第四节 尿 道

男性尿道见男性生殖系统。女性尿道长 3～5 cm，直径约 0.6 cm，较男性尿道短、宽而直（图 5-25）。尿道内口周围被平滑肌构成的膀胱括约肌环绕。尿道内口穿过尿生殖膈处被由横纹肌形成的尿道阴道括约肌环绕。尿道外口位于阴道口的前方、阴蒂的后方 2～2.5 cm 处，被尿道阴道括约肌环绕。在尿道下端有尿道旁腺，其导管开口于尿道周围。发生感染时可形成囊肿，并可波及尿道腺，引起尿路不畅。

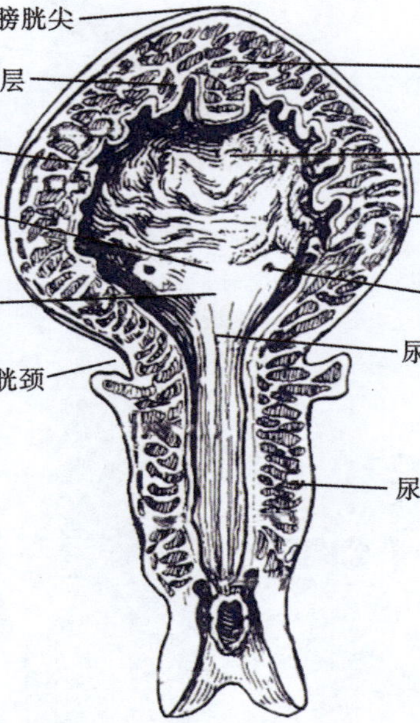

图 5-25 女性膀胱和尿道内面观

知识链接

尿路结石

尿路结石是肾结石、输尿管结石、膀胱结石和尿道结石的总称，其中肾和输尿管结石称上尿路结石，膀胱和尿道结石称下尿路结石。当尿路结石下降时，常停留或嵌顿在生理狭窄处，引起剧烈的绞痛。

尿道结石发病率男性比女性要高，男、女患者人数比例为(2～3)∶1。这可能是与男性尿液中代谢产物的浓度高于女性，雄激素有促进草酸形成的作用，雌激素有促进枸橼酸排出的作用有关。

能力检测

一、名词解释

1.肾门　2.肾区　3.髓袢　4.膀胱三角

二、问答题

1.简述肾的位置和毗邻。

2.简述肾单位的组成。

3.简述输尿管的分部和狭窄的部位。

4.简述男性尿道的分部及狭窄部位。

（刘喜军）

第六章

生殖系统

生殖系统由繁殖后代的一系列器官所组成，包括男性生殖器和女性生殖器。男、女性生殖器可分为内生殖器和外生殖器两部分。内生殖器大多位于盆腔内，主要包括产生生殖细胞而且分泌激素的生殖腺和输送生殖细胞的输送管道及附属腺体；外生殖器则显露于体表，主要为性的交接器官。此外，女性的乳房以及两性外生殖器所在的会阴都与生殖功能密切相关。

第一节　男性生殖系统

学习目标

1. 掌握男性生殖的分部，各部所包括的器官；输精管的分部和行径；前列腺的位置、形态及毗邻；男性尿道的分部、三处狭窄、三个扩大和两弯曲。

2. 熟悉睾丸的位置及其微细结构，精子的产生过程；精索的位置及其组成；前列腺的分叶、年龄变化。

3. 了解附睾、精囊腺、射精管、尿道球腺、阴囊的形态和结构；阴茎的分部及构成。

男性生殖系统包括内、外生殖器（图 6-1）。内生殖器由生殖腺（睾丸）、输送管道（附睾、输精管、射精管）和附属腺体（精囊腺、前列腺、尿道球腺）组成。睾丸是产生精子和分泌男性激素的器官。睾丸产生精子储存在附睾内，当射精时经输精管、射精管和尿道排出体外。精囊腺、前列腺和尿道球腺所分泌的液体与精子组成精液，供给精子营养和增加精子的活动。外生殖器包括阴囊和阴茎。

一、内生殖器

（一）睾丸

睾丸位于阴囊内，左、右各一（图 6-2）。

1. 形态　睾丸呈扁椭圆形，表面光滑，分内、外侧面，前、后两缘和上、下两端。前缘游离，后缘有血管、神经和淋巴管出入。睾丸随着性成熟迅速生长，老年人随着性机能的衰退而萎缩变小。

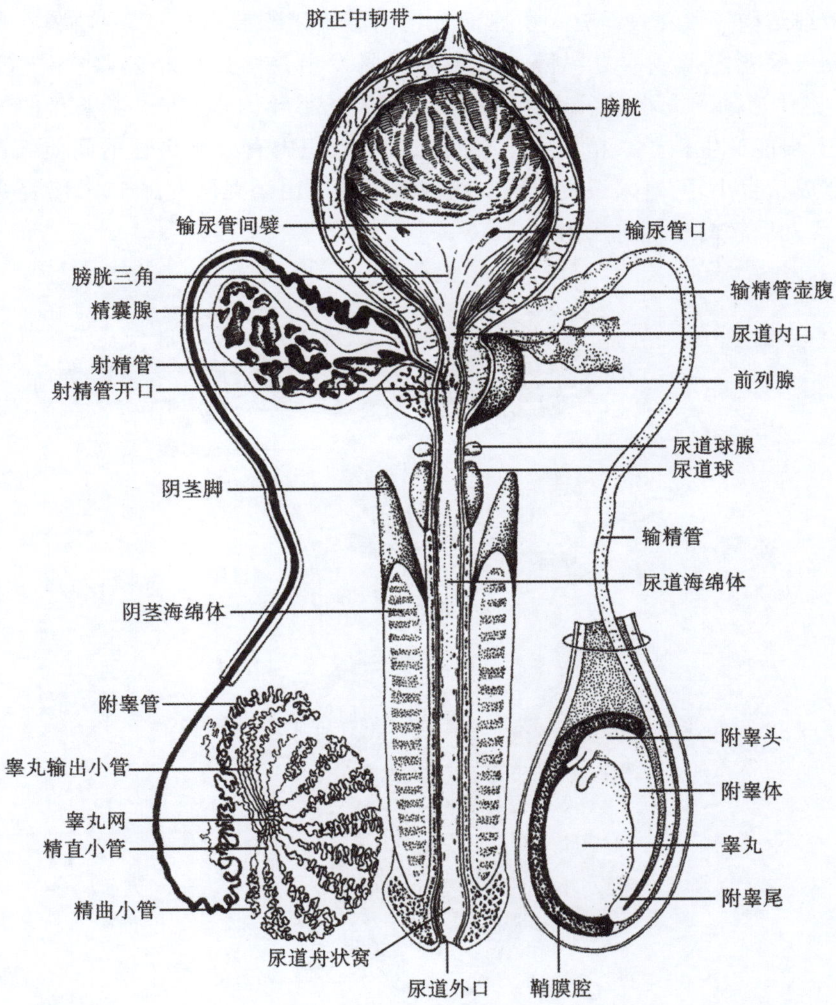

图 6-1　男性生殖器示意图

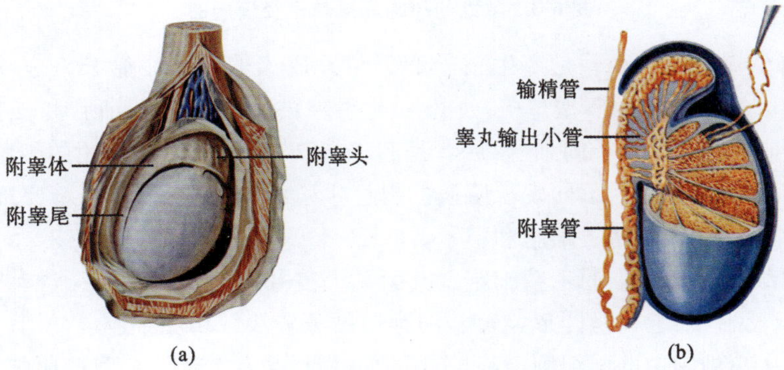

图 6-2　睾丸及附睾

2. 微细结构　睾丸表面有一层厚而致密的结缔组织膜，称白膜。白膜在睾丸后缘增厚并突入睾丸内形成睾丸纵隔。从睾丸纵隔发出许多睾丸小隔，将睾丸实质分成200多个锥体形的睾丸小叶(lubulus testis)。睾丸小叶内含有1～4条盘曲的精曲小管，管壁上皮能产生精子。精曲小管之间的结缔组织内有分泌男性的间质细胞。精曲小管结合成精直小管，进入睾丸纵隔交织成睾丸网。由睾丸网发出12～15条睾丸输出小管，出睾丸后缘的上部进入附睾(图6-3)。

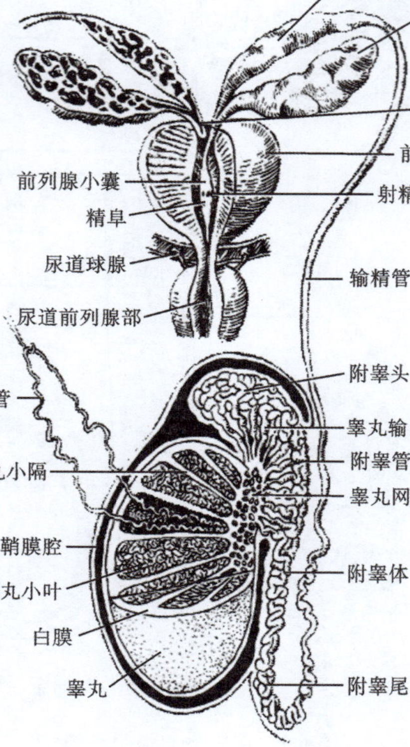

图6-3　睾丸的结构和排精途径模式图

1)精曲小管　精曲小管是产生精子的部位。成人的精曲小管长30～70 cm，直径150～250 μm，中央为管腔，壁厚60～80 μm，管壁的上皮由生精细胞和支持细胞构成(图6-4)。前者是形成精子的细胞，后者是起支持、营养和分泌等作用的细胞。

(1)生精细胞：一系列不同发育阶段的男性生殖细胞的总称，包括精原细胞、初级精母细胞、次级精母细胞、精子细胞和精子。

①精原细胞是最幼稚的生精细胞。其紧贴上皮基膜，细胞呈圆形或椭圆形，直径约12 μm，体积较小，细胞核呈圆形，较大，细胞质染色较浅。精原细胞分A、B两型。A型精原细胞是生精细胞中的干细胞，经过不断地分裂增殖，一部分A型精原细胞继续为干细胞，另一部分分化为B型精原细胞。B型精原细胞多次分裂后，分化为初级精母细胞。

②初级精母细胞位于精原细胞近腔侧，体积较大，直径18 μm左右，细胞核大而

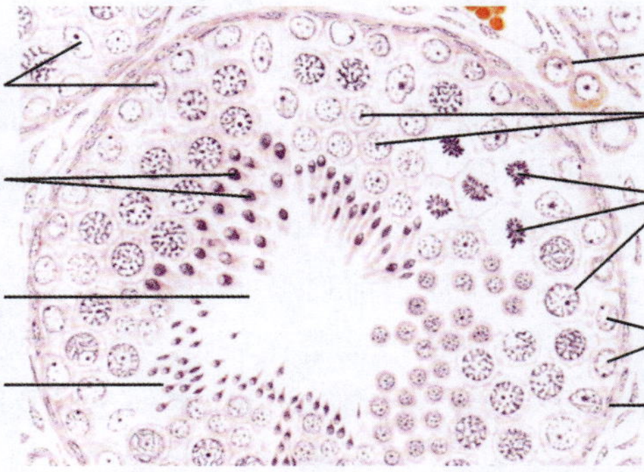

图 6-4 精曲小管和睾丸间质模式图

圆，染色体型为 46，XY。初级精母细胞进行第一次成熟分裂后，形成两个次级精母细胞。由于分裂前期历时较长，故在精曲小管的切面中可见到处于不同增殖阶段的初级精母细胞。

③次级精母细胞位置靠近管腔，直径约 12 μm，细胞核呈圆形，染色较深，染色体型为 23，X 或 23，Y。次级精母细胞迅速进行第二次成熟分裂，产生两个精子细胞。由于次级精母细胞存在时间短，所以在精曲小管切片中不易见到。

④精子细胞位置近管腔，数量较多，直径约 8 μm，细胞核呈圆形，染色质致密。精子细胞不再分裂，经过复杂的变化，由圆形逐渐分化转变为蝌蚪形的精子。

⑤精子是一种形态很特殊的细胞，形似蝌蚪，长约 60 μm，分头、尾两部。头部正面观呈卵圆形，侧面观呈梨形。尾部细而长能摆动，使精子向前游动。

(2)支持细胞：在光镜下轮廓不清，细胞核呈不规则形，染色浅，核仁明显。电镜观察下，细胞呈不规则锥体形，基部紧贴基膜上，顶部伸达管腔，侧面和腔面有许多不规则凹陷，其内含有各级生精细胞。支持细胞对生精细胞主要有支持和营养作用。

2)睾丸间质　睾丸间质是指位于精曲小管之间的富含血管和淋巴管的疏松结缔组织，内有间质细胞，细胞体积较大，成群分布，呈圆形或多边形，细胞核呈圆形且居中，细胞质嗜酸性。间质细胞分泌雄激素(androgen)，有促进精子发生、促进男性生殖器官的发育与分化以及维持第二性征的作用。

(二)附睾

附睾呈新月形，紧贴睾丸的上端和后缘。附睾上端膨大为附睾头，中部为附睾体，下部变细为附睾尾，附睾尾向内上弯曲移行为输精管。附睾头由睾丸输出小管盘曲而成，末端汇合成一条附睾管。附睾管迂回盘曲而成附睾体和附睾尾。附睾的功能除暂时储存精子外，其分泌的液体供给精子营养，并促进精子进一步成熟。

(三)输精管和射精管

输精管是附睾管的直接延续，长 31～32 cm，管壁肌层较厚，管腔细小。输精管活体触摸呈坚实的圆索状。输精管行程较长，可分四部：①睾丸部：输精管的起始部，自附睾尾端沿附睾内侧上行，至睾丸上端进入精索。②精索部：介于睾丸上端与腹股沟管浅环之间，输精管位于精索其他结构的后内侧，此段位置表浅，故输精管结扎术常在此部进行。③腹股沟部：位于腹股沟管内。④盆部：最长的一段，自腹股沟深环进入腹腔内，向下沿盆侧壁行至后下方，经输尿管末端前方至膀胱底的后面，在此两侧输精管逐渐靠近并膨大成输精管壶腹，输精管壶腹下端变细与精囊腺的排泄管汇合成射精管。射精管长约 2 cm，穿过前列腺实质，开口于尿道前列腺部（图 6-5）。

精索为一对柔软的圆索状结构，从腹股沟管深环延至睾丸上端，主要由三层被膜包裹输精管、睾丸动脉、蔓状静脉丛、输精管动脉和静脉、神经丛以及腹膜鞘突的残余部分等组成（图 6-6）。

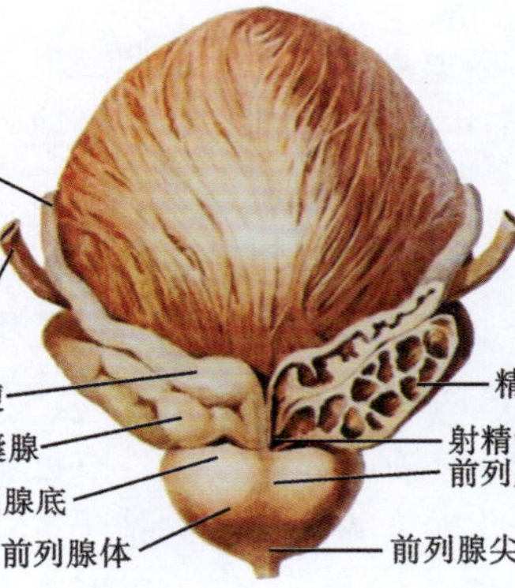

图 6-5　膀胱、前列腺和精囊腺（后面观）

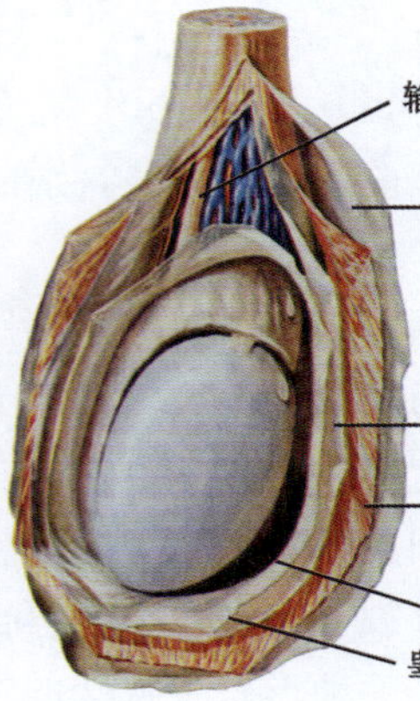

图 6-6　阴囊结构模式图

（四）精囊

精囊又称精囊腺，为长椭圆形的囊状腺体，表面凹凸不平，位于膀胱底后面及输精管壶腹的外侧。精囊腺的排泄管与输精管末端合成射精管。精囊腺分泌的液体组成精液的一部分。

（五）前列腺

前列腺为不成对的实质性器官，位于膀胱和尿生殖膈之间（图 6-5，图 6-7），呈前后略扁的栗子形。其上端宽大与膀胱颈相接，有尿道穿入；下端尖细与尿生殖膈相邻，尿道由此穿出；前面隆凸距耻骨联合约 2 cm；后面较平坦，正中线上有一纵行浅沟，称前列腺沟，并与直肠相邻，肛门指诊可触及。前列腺肥大时此沟变浅或消失。

前列腺一般分 5 叶：前叶、中叶、后叶和两侧叶（图 6-7）。中叶呈楔形，位于尿道与射精管之间。40 岁以后，中叶可变肥大，向上凸顶膀胱，可压迫尿道引起排尿困难。

前列腺由腺组织、平滑肌和结缔组织构成，质地较坚实，其排泄管开口于尿道前列腺部。前列腺分泌的液体参与精液的组成。

小儿前列腺甚小，性成熟期腺组织迅速生长。老年时腺组织退化萎缩。如前列腺内结缔组织增生，则形成前列腺肥大，压迫尿道引起排尿困难。

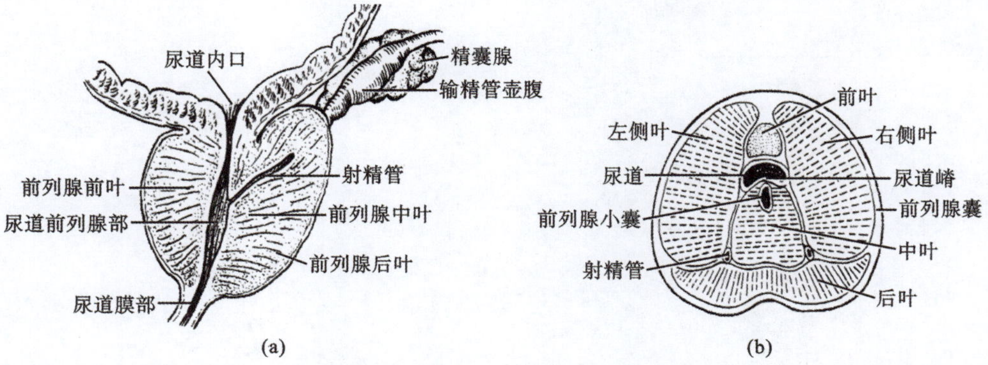

图 6-7　前列腺分叶

（六）尿道球腺

尿道球腺是一对豌豆大的球形器官，埋于尿生殖膈的肌内，其细长的排泄管开口于尿道球部。

精液由输精管道和附属腺的分泌物以及精子所组成。精液呈乳白色，弱碱性，适合精子生存和活动。一次射精量为 2～5 mL，含有精子 3 亿～5 亿个。

二、外生殖器

（一）阴囊

阴囊为一个皮肤囊袋，位于阴茎的后下方（图 6-6）。阴囊的皮肤薄而柔软，颜色深暗，成年人生有少量阴毛。肉膜是阴囊的浅筋膜，内含平滑肌纤维，其舒缩可使阴囊松弛或收缩，以调节阴囊内的温度，有利于精子的发育。肉膜在正中线向深部发出阴囊中隔，将阴囊分为左、右两部，分别容纳两侧的睾丸和附睾。

阴囊深面有包被睾丸和精索的被膜，由外向内包括：①精索外筋膜，是腹外斜肌的延续。②提睾肌，来自腹内斜肌和腹横机，呈袢状包绕着睾丸，有上提睾丸的作用。③精索内筋膜，来自腹横筋膜。④睾丸鞘膜，只包绕睾丸和附睾，来源于腹膜，分脏层和壁层。脏层贴在睾丸和附睾的表面，壁层贴于精索内筋膜内面，两者在睾丸后缘处相互移行而形成鞘膜腔，内有少量浆液。在病理情况下，液体增多形成鞘膜积液。

（二）阴茎

阴茎（penis）可分为头、体和根三部分（图 6-8）。阴茎后端为阴茎根，附着于耻骨下支、坐骨支及尿生殖膈。阴茎前端膨大为阴茎头，阴茎头有矢状位的裂口称尿道外口，阴茎头后较细的部分为阴茎颈。阴茎头、阴茎根之间为阴茎体。

阴茎主要由两个阴茎海绵体和一个尿道海绵体组成，外面包以筋膜和皮肤（图 6-9）。阴茎海绵体左、右各一，位于阴茎背侧。阴茎海绵体左右并列构成阴茎主体，前端变细嵌入阴茎头后面的凹陷内，后端分为两个阴茎脚，分别附着于两侧耻骨下支和坐骨支。尿道海绵体位于阴茎海绵体的腹侧，尿道贯穿其全长。阴茎中部呈圆柱形，前端

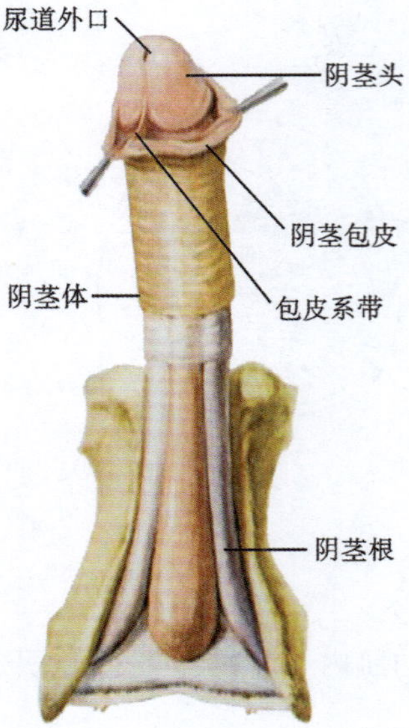

图 6-8 阴茎外形与构造

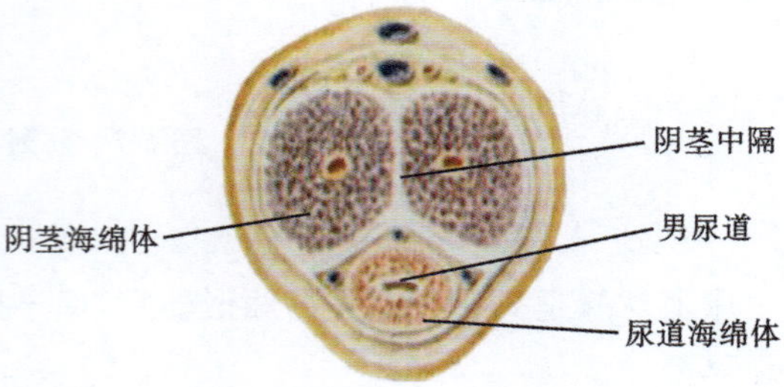

图 6-9 阴茎中部横断面

膨大为阴茎头，后端膨大称尿道球。尿道球位于两阴茎脚之间，固定在尿生殖膈的下面。

每个海绵体外面都包有一层坚厚的纤维膜，称海绵体白膜。海绵体内部由许多海绵体小梁和腔隙构成，腔隙是与血管相通的窦隙。当腔隙充血时，阴茎即变粗、变硬而勃起。三个海绵体外面共同包有浅阴茎筋膜、深阴茎筋膜和皮肤。

阴茎的皮肤薄而柔软，富有伸展性，皮下没有脂肪组织。其在阴茎体前端，向前形成双层游离的皱襞包绕阴茎头，称阴茎包皮。阴茎包皮与阴茎头的腹侧中线处连有一条矢状位的皮肤皱襞，称为包皮系带。做阴茎包皮手术时，注意勿损伤此系带，以免影响阴茎的正常勃起。包皮长短因人而异，幼儿包皮较长，包着整个阴茎头，随年龄增长，包皮逐渐向后退缩，若成年人包皮仍包被阴茎头或不能退缩，称包皮过长或包茎，都易因包皮腔内污物的刺激而发生炎症，也可成为诱发阴茎癌的一个因素。所以成年时应将过长的包皮用手术切除，使阴茎头露出。

三、男性尿道

男性尿道兼有排尿和排精功能，起自膀胱的尿道内口，终于尿道外口（图 6-10）。成年男性尿道长 16～22 cm，管径平均为 5～7 mm。全长分为前列腺部、膜部和海绵体三部。临床上把前列腺部和膜部称为后尿道，海绵体部称为前尿道。

前列腺部为尿道贯穿前列腺的部分，长约 2.5 cm，管腔中部扩大呈梭形。其后壁上有前列腺排泄管和射精管的开口。

膜部为尿道贯穿尿生殖膈的部分，位置比较固定，长约 1.2 cm，管腔狭窄，周围有尿道括约肌，此肌属于横纹肌，可控制排尿。

海绵体部贯穿整个尿道海绵体，长约 15 cm，尿道球内的尿道最宽，称为尿道球部，尿道球腺开口于此。在阴茎头处尿道扩大称尿道舟状窝。

尿道在行径中粗细不一，有三处狭窄、三个扩大和两个弯曲。三处狭窄：尿道内口、膜部和尿道外口。三个扩大：前列腺部、尿道球部和尿道舟状窝。两个弯曲：一个为耻骨下弯，在耻骨联合下方 2 cm 处，凹面向上，包括前列腺部、膜部和海绵体部的起始部，此弯曲固定不变；另一个弯曲为耻骨前弯，在耻骨联合的前下方，凹面向下，如将阴茎向上提起此弯曲可以消失。临床上向男尿道插入导尿管或器械时，便采取这种位置。

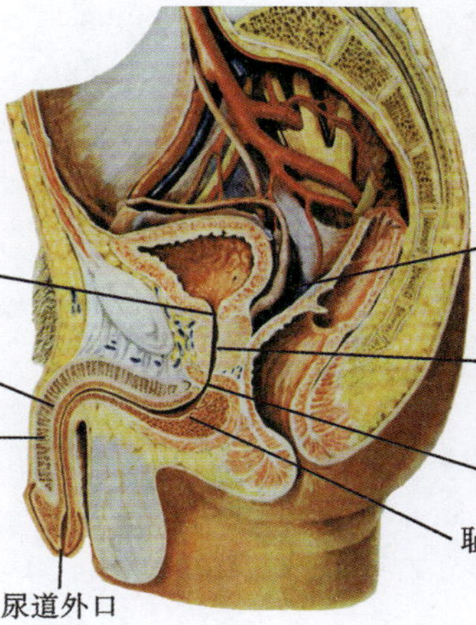

图 6-10　男性盆腔正中矢状切面

第二节　女性生殖系统

学习目标

1. 掌握卵巢的位置、形态及微细结构，卵子产生过程；输卵管的分部及意义；子宫的位置、形态、分部和固定装置；女性乳房的形态和结构特点。

2. 熟悉女性生殖器的分部，各部所包括的器官；阴道的位置、形态及其阴道穹的毗邻。

3. 了解卵巢的毗邻；女性外生殖器的形态结构；会阴的界限和区分。

女性生殖系统包括内生殖器和外生殖器。内生殖器由生殖腺（卵巢）和输送管道（输卵管、子宫和阴道）组成（图 6-11，图 6-12）。卵巢是产生卵子（又称卵细胞）和分泌女性激素的器官。卵巢内卵泡成熟、破裂，卵子排出经腹膜腔进入输卵管，卵子在输卵管内如受精，受精卵被输送到子宫，植入子宫内膜，发育成胎儿。成熟后经阴道娩出。卵子在输卵管内如未受精，即退化而被吸收。外生殖器即女阴。此外，女性乳房与生殖功能密切相关，也归入本节叙述。

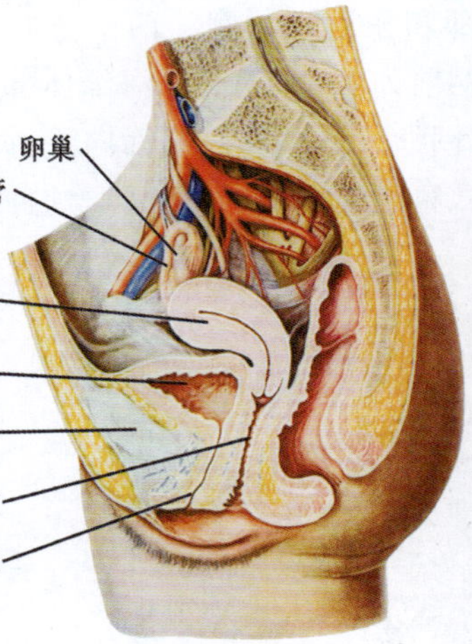

图 6-11　女性盆腔正中矢状切面

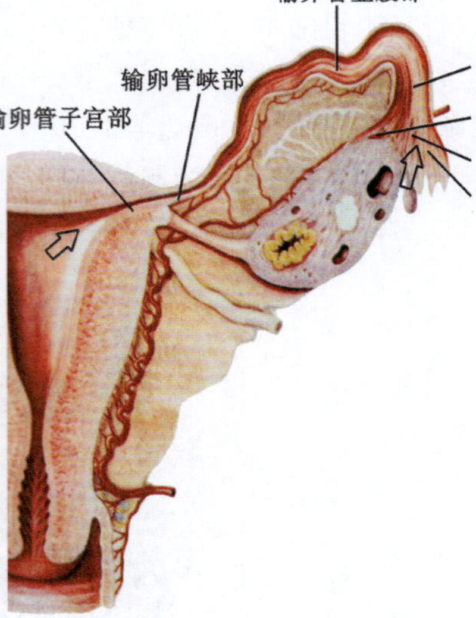

图 6-12　女性内生殖器

一、内生殖器

(一)卵巢

1. 卵巢的位置和形态　卵巢是盆腔内成对的实质性器官，呈扁椭圆形(图 6-12)。卵巢位于小骨盆侧壁由髂内、外动脉所夹成的卵巢窝内，可分内、外侧两面，上、下两端和前、后两缘。卵巢内侧面朝向盆腔，与小肠相邻。卵巢上端与输卵管末端相接触，并借卵巢悬韧带附于骨盆上口。卵巢悬韧带是由腹膜形成的皱襞，其内含有卵巢的血管、淋巴管、神经丛等，是寻找卵巢血管的标志。卵巢下端借卵巢固有韧带与子宫底的两侧相连，表面覆盖腹膜，由结缔组织和平滑肌纤维构成。卵巢后缘游离，前缘中部有血管、神经等出入并借卵巢系膜连于子宫阔韧带。

卵巢大小和形态随年龄而变化，幼女的卵巢较小而且表面光滑，性成熟期卵巢最大。由于多次排卵，卵巢表面出现瘢痕，显得凹凸不平。35～40 岁卵巢开始缩小，50 岁左右逐渐萎缩，月经随之停止。

2. 卵巢的微细结构　卵巢表面覆盖有单层扁平或立方的表面上皮，上皮深面有一层致密结缔组织，新鲜时呈白色，称白膜。卵巢实质分为中央的髓质和周围的皮质(图 6-13)。皮质较厚，含有不同发育阶段的卵泡、黄体和白体。髓质由疏松结缔组织构成，与皮质无明显界限，内含许多血管和淋巴管等。

(1)卵泡的发育：卵泡由卵母细胞和卵泡细胞组成。卵泡发育是个连续的生长过程，其结构发生一系列变化，一般可分为原始卵泡、生长卵泡和成熟卵泡三个阶段。青春期开始时两侧卵巢共含有原始卵泡约 4 万个。青春期后，卵巢在垂体分泌的促性腺

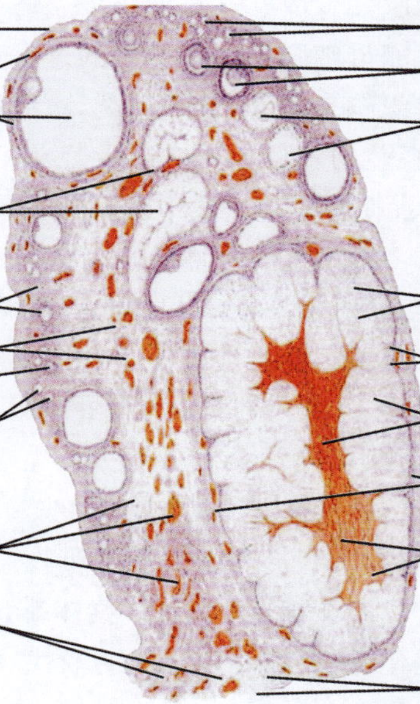

图 6-13　卵巢结构模式图

激素的刺激下，每隔 28 天左右有 1 个卵泡发育成熟并排卵，左、右卵巢交替排卵。一生中约排卵 400 个，其余卵泡在不同时期先后退化。绝经期后排卵停止。

①原始卵泡：位于皮质浅层，体积小，数量多。卵泡中央有一个初级卵母细胞和周围一层卵泡细胞组成。初级卵母细胞呈圆形，较大，直径约 40 μm，细胞核大而圆，染色浅，核仁明显，细胞质呈嗜酸性。卵母细胞是卵细胞的幼稚阶段，卵泡细胞具有支持和营养卵母细胞的作用。

②生长卵泡：自青春期开始，在垂体促性腺激素的刺激下，部分原始卵泡开始生长发育，卵泡细胞分裂增生，卵泡细胞由单层扁平变为立方形或柱状，随之细胞增殖成多层。在早期，卵泡细胞和初级卵母细胞之间出现一层厚度均匀的嗜酸性膜，称透明带，它是卵泡细胞和初级卵母细胞共同分泌形成的。随着卵泡细胞的不断增殖，细胞间出现一些不规则的腔隙，并逐渐合并成一个半月形的腔，称卵泡腔，腔内充满卵泡液，卵泡液是由卵泡细胞分泌和卵泡膜血管渗出液所组成。在卵泡腔的形成过程中，靠近卵母细胞的卵泡细胞逐渐变成柱状，围绕透明带呈放射状排列，称放射冠，分布在卵泡腔周边的较小卵泡细胞构成卵泡壁。随着卵泡的发育，卵泡周围的结缔组织也逐渐发生变化，形成富含细胞和血管的卵泡膜。

③成熟卵泡：卵泡发育的最后阶段。卵泡体积很大，直径可达 8～10 mm，并向卵巢表面突出。其卵泡腔很大，卵泡壁很薄，卵泡细胞也停止增殖。此时的初级卵母细胞又恢复成熟分裂，在排卵前 36～48 h 完成第一次成熟分裂，产生 1 个次级卵母细胞和 1 个很小的第一级体。第一级体位于次级卵母细胞和透明带之间的间隙内。次级卵母细胞随即进入第二次成熟分裂，停止于分裂中期。在青春期虽然同时有许多原始卵泡生

长发育，通常只有1个卵母细胞发育成熟并排卵。

(2)排卵：成熟卵泡破裂，卵母细胞自卵巢排出的过程称排卵，即成熟卵泡内的卵泡液剧增，使突出部分的卵泡组织越来越薄，最后破裂，次级卵母细胞连同放射冠、透明带和卵泡液，脱离卵巢，进入腹膜腔的过程。卵排出后若在24 h内未受精，次级卵母细胞便退化消失；若受精，次级卵母细胞即完成第二次成熟分裂，形成1个成熟的卵细胞和1个第二极体。卵母细胞经2次成熟分裂，卵细胞染色体减半，即23，X。

卵泡细胞和卵泡膜细胞与雌激素的生成和分泌有密切关系。雌激素不但能刺激女性生殖器官的发育和维持第二性征，而且能促使子宫内膜增生。

(3)黄体的形成与退化：成熟的卵泡排卵后，残留的卵泡壁塌陷，卵泡膜和血管随之陷入，在黄体生成素刺激下，逐渐形成一个体积较大而富含血管的细胞团，新鲜时呈黄色，称黄体。黄体主要功能是分泌孕激素（黄体酮）和少量的雌激素。黄体酮有促进子宫内膜增生，子宫腺分泌、乳腺发育和抑制子宫平滑肌收缩等作用。黄体的发育因卵细胞是否受精而差别很大，如排出的卵细胞未受精，黄体排出的卵仅能维持2周，称月经黄体，黄体细胞迅速变小和退化，逐渐被结缔组织所取代，称为白体。卵细胞若受精，黄体继续发育增大，约维持到妊娠6个月后，才开始退化，这种黄体称妊娠黄体。

（二）输卵管

输卵管是输送卵子的管道（图6-12），长10～12 cm。

1. 输卵管的位置和分部　输卵管位于子宫底的两侧，包裹在子宫阔韧带上缘内。输卵管内侧端以输卵管子宫口与子宫相通，外侧端游离，以输卵管腹腔口开口于腹膜腔。因此，女性腹膜腔经输卵管、子宫、阴道与外界相通。输卵管由内侧向外侧可分以下四部。

(1)输卵管子宫部：位于子宫壁内的一段，直径最细，约1 cm。

(2)输卵管峡部：短而狭窄，壁较厚，血管分布较少，水平向外移行为壶腹部。输卵管结扎术常在此进行。

(3)输卵管壶腹部：管径粗而长，约占输卵管全长2/3。血供较丰富，行程弯曲，卵细胞一般在壶腹内受精。若受精卵未能移入子宫而在此发育，即称为宫外孕。

(4)输卵管漏斗部：是输卵管末端膨大的部分，呈漏斗状。漏斗中央有输卵管腹腔口，卵细胞经此进入输卵管。输卵管末端边缘形成许多指状突起，称输卵管伞，是手术时识别输卵管的标志。

2. 输卵管壁的微细结构　输卵管的管壁是由黏膜、肌层和浆膜构成。黏膜的上皮为单层柱状上皮，多数有纤毛；肌层为平滑肌，可分内环、外纵两层；浆膜即腹膜，故输卵管为腹膜内位器官。输卵管平滑肌的节律性收缩和上皮细胞纤毛向子宫腔方向的摆动，均有助于将受精卵推向子宫腔。

（三）子宫

子宫是壁厚、腔小的肌性器官，富有伸展性，是胎儿生长发育的场所。

1. 子宫的形态和分部　成年未产妇的子宫，呈前后稍扁倒置的梨形，长7～8 cm，最宽处约 4 cm，厚 2～3 cm，重 40～50 g。子宫形态可分为子宫底、子宫体、子宫颈三部分：子宫底是两侧输卵管子宫口以上圆凸的部分。下端长而狭细的部分为子宫颈，是肿瘤的好发部位。子宫底和子宫颈之间的部分称子宫体。子宫颈长 2.5～3.0 cm，其下端 1/3 伸入阴道内称子宫颈阴道部，上 2/3 位于阴道上方称子宫颈阴道上部。子宫颈阴道上部的上端与子宫体相接的部分较狭细称子宫峡，在非妊娠期，子宫峡不明显，长仅 1 cm，妊娠末期此部可延长至 7～11 cm，子宫峡壁变薄，产科常在此处进行剖腹取胎术，可避免进入腹膜腔以减少感染的机会。

子宫的内腔较为狭窄，可分为两部：上部由子宫底和子宫体围成，称子宫腔，呈前后略扁的三角形腔隙，底向上，两端通输卵管，尖向下与子宫颈管相通。子宫内腔的下部在子宫颈内，称子宫颈管，呈梭形，上口通子宫腔，下口通阴道称子宫口。未产妇的子宫口呈圆形，边缘光滑整齐，分娩后呈横裂状。子宫口的前、后缘分别称前唇和后唇，后唇较长，位置也较高。

2. 子宫的位置 子宫位于盆腔中央，介于膀胱和直肠之间，下端突入阴道，两侧连有输卵管和子宫阔韧带。成年未孕的子宫底位于骨盆上口平面以下，子宫颈的下端在坐骨棘平面的稍上方。正常子宫呈前倾、前屈位（图 6-14）。前倾是指整个子宫向前倾斜，即子宫的长轴与阴道的长轴形成一个向前开放的钝角；前屈是指子宫体和子宫颈之间凹向前的弯曲，即呈钝角。子宫有较大的活动性，膀胱和直肠的充盈程度可影响子宫的位置。临床上可经直肠检查子宫的位置和大小。

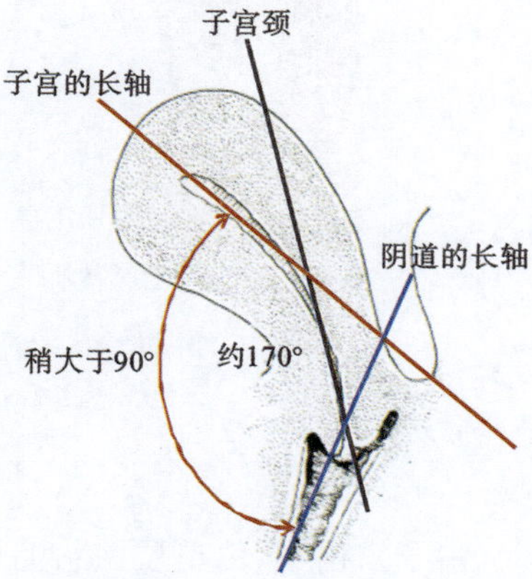

图 6-14 子宫前倾和前屈位示意图

3. 子宫的固定装置 维持子宫正常位置的韧带有以下几种。

(1)子宫阔韧带：子宫两侧的双层腹膜皱襞，由子宫前、后面的腹膜向盆侧壁延伸而成。子宫阔韧带上缘游离，包裹输卵管。子宫阔韧带下缘和外侧缘连至盆壁移行于盆壁的腹膜。子宫阔韧带两层之间包有输卵管、卵巢、卵巢固有韧带、子宫圆韧带、血管、淋巴管、神经和结缔组织等。子宫阔韧带可限制子宫向两侧移动。

(2)子宫圆韧带：由平滑肌纤维和结缔组织纤维构成的圆索。子宫圆韧带起于输卵管子宫口的下方，在子宫阔韧带前层腹膜的覆盖下向前外侧弯行，然后经腹股沟管止于阴阜和大阴唇的皮下。其具有维持子宫前倾的作用。

(3)子宫主韧带：位于子宫阔韧带下部两层之间，是从子宫颈两侧延至骨盆侧壁的纤维组织束和平滑肌纤维的总称，是维持子宫正常位置、防止子宫下垂的主要结构。

(4)子宫骶韧带：由平滑肌纤维和结缔组织构成，从子宫颈后面的上外侧向后弯行绕过直肠两侧，止于骶骨前面，表面覆盖腹膜而形成弧形皱襞。此韧带具有维持子宫前屈的作用。

除上述韧带以外，盆膈、尿生殖膈和阴道的承托以及周围结缔组织的牵拉等对子宫位置的固定也起很大作用。如果这些固定装置薄弱或受到损伤，可导致子宫位置、姿势的异常。

4. 子宫壁的微细结构　子宫壁很厚，由内向外可分为子宫内膜、子宫肌层和子宫外膜（图 6-15）。

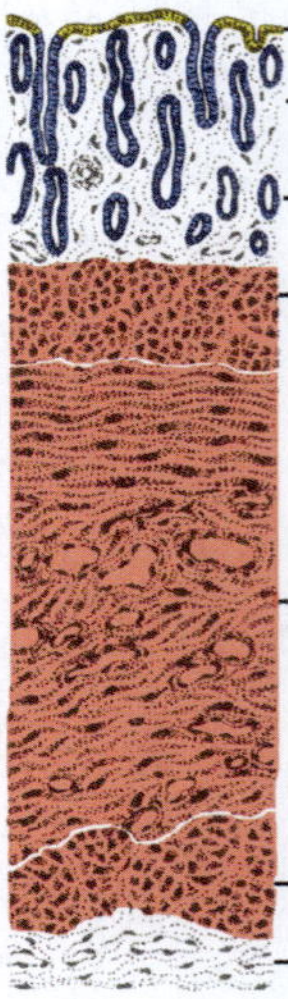

(a) 模式图

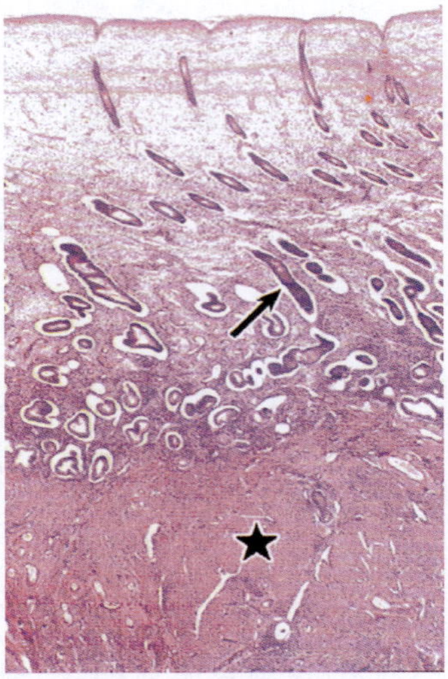
(b) 光镜图

图 6-15　子宫壁

注：↑—子宫腺；★—子宫肌层。

（1）子宫内膜：由单层柱状上皮和固有层组成。子宫内膜表面的上皮向固有层内深陷形成管状的子宫腺。表面上皮与腺上皮类似，由分泌细胞和少量纤毛细胞构成。固有层较厚，富含血管，并有大量分化较低的梭形或星形的基质细胞。

子宫内膜可分为功能层和基底层两层。功能层位于浅部，较厚，自青春期开始在卵巢分泌的激素刺激下，发生周期性剥脱和出血。基底层位于深部，较薄，此层没有周期性脱落变化，具有修复子宫内膜的功能。

子宫动脉的分支经外膜穿入到子宫肌层的中间后呈弓状行走，向子宫内膜发出分支并垂直进入分布于子宫内膜基底层。其主干从子宫内膜基底层延伸至功能层浅部，呈螺旋状走行，称螺旋动脉。其在子宫内膜浅部形成毛细血管网，毛细血管汇入小静脉穿越子宫肌层，汇合成子宫静脉。螺旋动脉对卵巢激素的作用极为敏感。

（2）子宫肌层：很厚，由分层排列的平滑肌组成。其间有较大的血管走行。子宫平滑肌的收缩受激素的调节，其收缩有助于精子向输卵管运送以及经血排出和胎儿娩出。

（3）子宫外膜：大部分为浆膜，小部分为纤维膜。

5. 子宫内膜的周期性变化及其与卵巢周期性变化的关系　自青春期开始，子宫内膜在卵巢分泌的激素刺激下呈现周期性变化，表现为每 28 天左右发生一次子宫内膜功能层剥脱、出血、修复和增生，称月经周期。子宫内膜周期性变化一般分三期，即月经期、增生期和分泌期。

(1)月经期：为月经周期的第1～4天，由于排出的卵细胞未受精，卵巢内的黄体退化，雌激素和孕激素急剧减少，使子宫内膜功能层的螺旋动脉发生持续性收缩，子宫内膜缺血，组织坏死。螺旋动脉在收缩之后，又突然充血扩张，使毛细血管破裂出血，与坏死的功能层经阴道流出体外，即月经。月经期持续时间一般为3～5天，因个体差异并受环境变化的影响。在月经期结束前，子宫内膜基底层子宫腺残留的细胞迅速分裂增生，并铺展在脱落的子宫内膜表面，子宫内膜修复而进入增生期。

(2)增生期：又称卵泡期，为月经周期的第5～14天，一般历时8～10天。此时期卵巢内有若干原始卵泡开始生长发育，在卵泡分泌的雌激素刺激下，子宫内膜发生增生性变化。至增生后期，子宫内膜增厚达1～3 mm，子宫腺和螺旋动脉也逐渐增长和弯曲。到增生期末，卵巢内的成熟卵泡排卵，子宫内膜由增生期进入分泌期。

(3)分泌期：又称黄体期，为月经周期的15～28天，一般历时14天左右。此时卵巢排卵，黄体已形成。子宫内膜在雌激素和孕激素刺激下继续增厚，子宫腺更弯曲而且腔也扩大，充满腺细胞分泌物，内含大量糖原。固有层内组织液增多，子宫内膜水肿，螺旋动脉增长并更弯曲，伸至子宫内膜表层。此时期的子宫内膜适合胚泡的植入和发育，子宫内膜可厚达5 mm。卵细胞若受精，子宫内膜将继续增厚；卵细胞若未受精，卵巢内的月经黄体退化，孕激素和雌激素水平下降，子宫内膜脱落又转入月经期。

(四)阴道

阴道是连接子宫和外生殖器的肌性管道(图6-11，图6-12)，富伸展性。阴道是女性的交接器官，也是导入精液、排出经血和娩出胎儿的管道。

1. 阴道的位置和形态 阴道位于盆腔中央，前方有膀胱和尿道，后方邻直肠。阴道的下部较窄，下端以阴道口开口于阴道前庭。未婚女子阴道口的周围有处女膜附着，处女膜可呈环形、半月形、伞形或筛状；处女膜破裂后，阴道口周围留有处女膜痕。阴道上端较宽阔，包绕子宫颈阴道部，在两者之间形成环形间隙，称阴道穹，阴道穹可分前部、后部和两个侧部。阴道穹后部最深，与直肠子宫陷凹紧密相邻，两者间仅隔以阴道后壁和一层腹膜，当该陷凹有积液时，可经阴道穹后部进行穿刺或引流，以助诊断或治疗。

2. 阴道壁的微细结构 阴道壁由黏膜、肌层和外膜构成。阴道黏膜呈淡红色，由上皮和固有层构成。黏膜突起形成许多环行皱襞，阴道下部的皱襞高而密，少女更为明显。黏膜上皮为复层扁平上皮，在雌激素刺激下，发生周期性变化，当雌激素分泌量增高时，阴道上皮角化细胞增多。上皮细胞合成大量糖原，阴道浅层上皮也不断脱落更新，游离于阴道腔，细胞内糖原被阴道内的乳酸杆菌分解为乳酸，使阴道分泌物保持酸性，具有一定的抗菌作用。绝经后阴道黏膜萎缩，上皮变薄，脱落细胞减少，细胞内的糖原和阴道内的游离糖原均减少，细菌易繁殖而导致阴道炎。黏膜固有层浅层是较致密的结缔组织，内含丰富的毛细血管和弹性纤维，深层富含静脉丛。肌层为平滑肌，较薄弱，肌束呈螺旋状交错成格子状排列，其间弹性纤维较丰富，阴道壁易于扩展。阴道外口有环行骨骼肌形成的尿道阴道括约肌，它和肛提肌的内侧肌纤维束均对阴道有括约作用。

外膜是富含弹性纤维的致密结缔组织。

二、外生殖器

女性外生殖器又称女阴，包括阴阜、大阴唇、小阴唇、阴道前庭、阴蒂、前庭球和前庭大腺（图 6-16）。

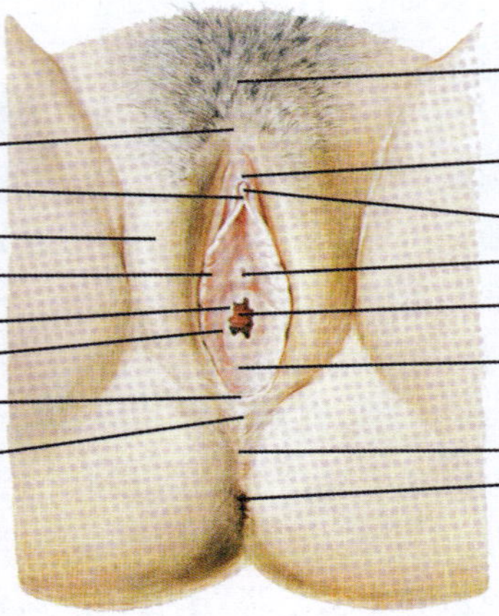

图 6-16　女性外生殖器

（一）阴阜

阴阜是位于耻骨联合前面的皮肤隆起，深面有较多的脂肪组织。性成熟期以后，阴阜皮肤生有阴毛。

（二）大阴唇

大阴唇为一对纵长隆起的富有色素并生有阴毛的皮肤皱襞。大阴唇的前端和后端左右相互连合，形成唇前连合和唇后连合。

（三）小阴唇

小阴唇是位于大阴唇内侧的一对较薄的皮肤皱襞，表面光滑无阴毛。两侧小阴唇后端相互连合形成阴唇系带。小阴唇前端形成两个小皱襞，内侧在阴蒂下方与对侧结合形成阴蒂系带，向上连于阴蒂，外侧在阴蒂背面与对侧相连成为阴蒂包皮。

（四）阴道前庭

阴道前庭是位于两侧小阴唇之间的裂隙，前部有较小的尿道外口，后部有较大的阴道口。在小阴唇和处女膜之间的沟内，相当于中后部，左、右各有一个前庭大腺开口。

（五）阴蒂

阴蒂位于尿道外口的前方，有两个阴蒂海绵体组成，相当于男性的阴茎海绵体。其后端以阴蒂脚附着于耻骨下支和坐骨支，两脚前方结合成阴蒂体，表面盖以阴蒂包皮。露于表面的为阴蒂头，富有神经末梢，感觉敏感。

（六）前庭球

前庭球相当于男性的尿道海绵体，呈蹄铁形，主要位于阴道前庭的两侧，大阴唇的深部，前端在阴蒂下方左右相连。

（七）前庭大腺

前庭大腺又称 Batholin 腺，位于阴道口的两侧，前庭球后端阴道括约肌的深面，形如豌豆，以细小的导管开口于阴道前庭，其分泌物有润滑阴道口的功能。

第三节　乳房和会阴

一、乳房

乳房为哺乳动物特有的结构。男性乳房不发达。女性乳房于青春期后生长发育，妊娠和哺乳期的乳房发育增大并有分泌活动。

（一）乳房的位置和形态

乳房位于胸大肌和胸筋膜的表面，上起自第 2～3 肋，下至第 6～7 肋，内侧至胸骨旁线，外侧可达腋中线。乳头平对第 4 肋间或第 5 肋。成年女性未产妇的乳房呈半球形，紧张而富有弹性。乳房中央有乳头其顶端有输乳管的开口（图 6-17）。乳头周围有色素较多的皮肤区，称乳晕，表面有许多小隆起，其深部有乳晕腺，可分泌脂性物质润滑乳头。乳头和乳晕的皮肤较薄弱，易于损伤。妊娠和哺乳期乳腺增生，乳房增大。停止哺乳后乳腺萎缩，乳房变小。老年人乳房萎缩更加明显。

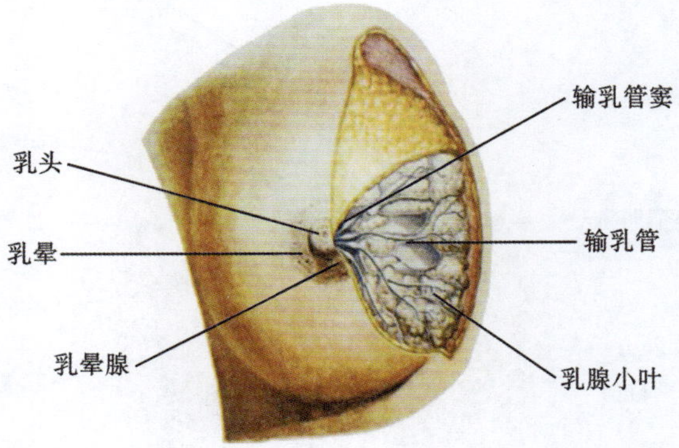

图 6-17　女性乳房模式图

（二）乳房的构造

乳房由皮肤、乳腺、脂肪组织和纤维组织构成。脂肪组织主要位于皮下。乳腺位于胸肌筋膜和皮肤之间，被脂肪组织和纤维组织分割成15～20个乳腺小叶（图6-18）。每个乳腺小叶有一个排泄管，称输乳管，其末端近乳头处膨大称输乳管窦，末端变细开口于乳头。乳腺小叶和输乳管均以乳头为中心呈放射状排列，乳腺手术时应尽量做放射状切口，以减少对乳腺小叶和输乳管的损伤。乳腺周围的纤维组织向深面发出纤维束连于胸肌筋膜上。从乳腺的表面的纤维组织也发出小的纤维束连于皮肤和乳头，这些纤维束称乳房悬韧带或Cooper韧带，它们对乳房起固定作用。乳腺癌早期，因乳房悬韧带受侵，纤维组织增生，韧带缩短，使皮肤表面产生一些凹陷，这是乳腺癌早期的常见体征。

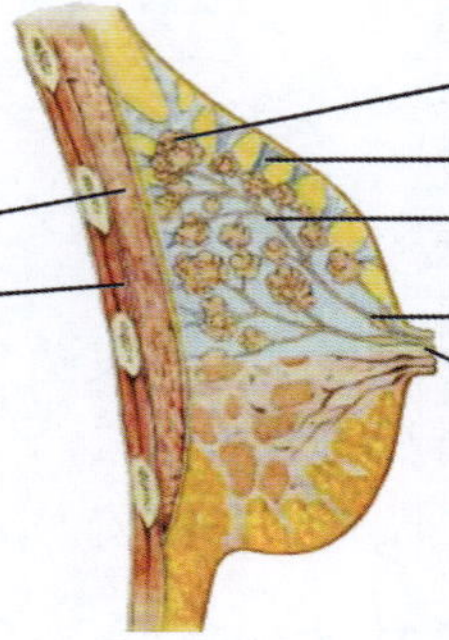

图6-18 女性乳房矢状切面

二、会阴

会阴有广义和狭义之分。会阴是指盆膈以下所有软组织而言，因为盆膈（肛提肌、尾骨肌及其上、下的筋膜）作为盆腔的底，将盆腔和会阴分开。广义的会阴呈菱形（图6-19，

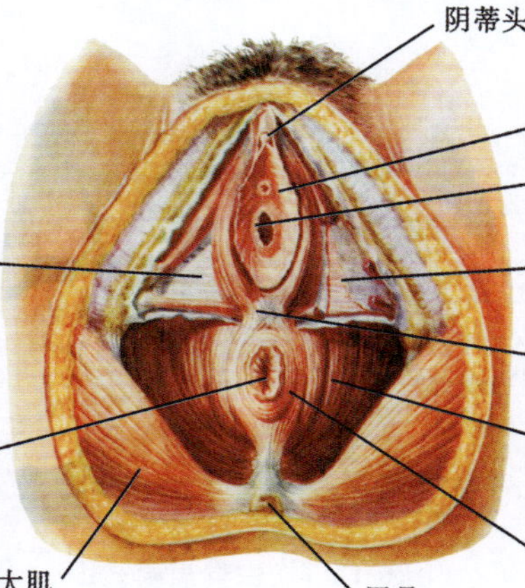

图6-19 女性会阴

图 6-20),其境界:前方为耻骨联合下缘,后方为尾骨尖,两侧为耻骨下支、坐骨支、坐骨结节和骶结节韧带。以两侧坐骨结节的连线为界,将会阴分为前、后两部:前部为尿生殖三角,男性有尿道穿过,女性有尿道和阴道穿过;后部为肛门三角,有肛管穿过。临床上常将肛门和外生殖器之间的区域称为会阴,即狭义的会阴。妇女分娩时应注意保护此区,以免造成会阴撕裂。

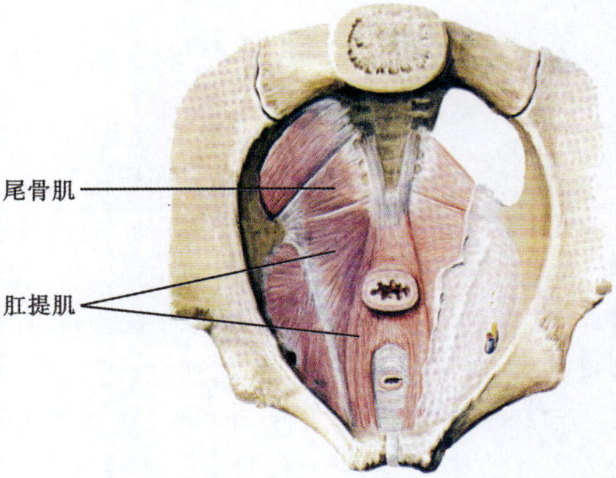

图 6-20 男性会阴

能力检测

一、名词解释

1.白膜 2.精索 3.阴道穹

二、问答题

1.生殖系统的组成是什么?

2.精子、卵子的产生部位在哪里?排出途径如何?

3.输卵管分几部?结扎常选部位在哪里?受精部位在哪里?

4.固定子宫的韧带及作用是什么?

5.何谓会阴?会阴分部是什么?

6.男性肾盂内有一小结石,最终排出体外。请问经过哪些狭窄、弯曲和扩大?

(刘喜军)

第七章 脉管系统

学习目标

1. 掌握心血管系统组成，心的位置、形态及心的各腔结构，心传导系统组成及各部所在位置，心的动脉名称、起始、行程、分布；肺动脉干的位置、起始，动脉韧带的位置，肺循环动脉血管的名称、分支；主动脉的分段和重要分支的走行、分部及其主要分支的分布范围；上腔静脉、下腔静脉的位置、组成、收纳范围和汇入点；肝门静脉系统的组成、位置、收纳范围及侧支循环；头面部、上肢和下肢主要浅静脉的位置、走行、特点、收纳范围和汇入点；淋巴系统的组成，胸导管的起始、走行位置、收纳范围和汇入点；右淋巴导管的组成、收纳范围和汇入点；淋巴系统各淋巴干的名称、收纳范围及主要功能；下颌下、颈外、锁骨上、腋、腹股沟各淋巴结群的位置、收纳范围及其回流。

2. 熟悉心的体表投影，心包的构成；常用的动脉在体表压迫止血部位；全身主要静脉的起始、走行、位置及汇入点和静脉角概念；脾的位置、形态。

3. 了解冠状窦位置及其主要属支；胸腔、腹腔、盆腔器官的淋巴结群位置，左腰干、右腰干、肠干的形成，支气管纵隔干的形成。

脉管系统包括心血管系统和淋巴系统。它们以心为中心，为分布于全身的连续性的封闭管道。心血管系统内流动血液，淋巴系统内流动淋巴液，但淋巴液最后汇入血液。因此，淋巴系统的管道可看作心血管系统的辅助管道。

脉管系统的主要功能是把营养物质和氧等输送到全身各器官、组织和细胞，同时又将组织和细胞的代谢产物如二氧化碳、尿素等运送到肺、肾、皮肤等器官排出体外。此外，对维持体内酸碱平衡、体温调节也起着重要作用。淋巴系统的淋巴器官和组织，可产生淋巴细胞和抗体，参与机体的免疫功能，构成人体重要的防御体系。新近的研究表明脉管系统具有内分泌功能。

第一节　心血管系统

一、概述

（一）心血管系统的组成

心血管系统（cardiovascular system）由心、动脉、毛细血管和静脉组成。

1. 心(heart) 心是中空的肌性器官,借房间隔和室间隔分为左、右两个半心。每侧半心又分为上方的心房和下方的心室,形成左、右心房和左、右心室4个腔。同侧房、室之间借房室口相通。心房接纳静脉,心室发出动脉。在房室口和动脉出口处均有瓣膜,顺血流开放,逆血流关闭,使血液朝一个方向流动。在神经和体液的调节下,心有节律地收缩和舒张,像泵一样将血液从静脉吸入,由动脉射出,推动血液循环。

2. 动脉(artery) 动脉是由心室发出导血离心的血管,在行程中不断分支为大、中、小动脉,最后移行为毛细血管。动脉管壁较厚,管腔呈圆形,具有一定的弹性,可随心的舒缩而搏动。动脉壁的结构特点与其功能密切相关。大动脉管壁弹性纤维较多,弹力较大,心室射血时管壁扩张,心室舒张时管壁回缩,推动血液向前流动。中、小动脉特别是小动脉管壁平滑肌比较发达,可在神经体液调节下改变管腔大小,影响局部的血流量,借以维持和调节血压。

3. 毛细血管(capillary) 毛细血管是连于小动、静脉之间呈网状的微细血管,管径6～9 μm。毛细血管除软骨、角膜、毛发、牙釉质和指甲外,遍布于全身各部。毛细血管的管壁薄,面积广,有选择的通透性,血流慢,是进行物质交换的场所。毛细血管的开放和关闭与组织器官的功能状态有关。

4. 静脉(vein) 静脉是导血回心房的血管。静脉起于毛细血管的静脉端,在回心过程中不断接受属支、逐级汇合,由细变粗,最后注入心房。静脉与伴行动脉比较,静脉管壁薄、弹性小、管腔大而不规则、血流缓慢、血容量大。

5. 血液循环 血液由心室射出,经动脉、毛细血管、静脉返回心房,这种周而复始的循环流动称血液循环。血液循环可分为相互连续的两部分,即体循环和肺循环(图7-1)。

(1)体循环(大循环):当心室收缩时,血液由左心室射入主动脉,再经主动脉的各级分支到达全身毛细血管,血液在此与周围的组织、细胞进行物质交换后,再经各级静脉,最后经上、下腔静脉及冠状窦返回右心房。体循环(greater circulation)的特点是流程长、流经范围广,主要功能以含氧高和营养物质丰富的血液营养全身各处组织,并将代谢产物运回心。

(2)肺循环(小循环):血液由右心室射出,经肺动脉干及其各级分支到达肺泡毛细血管网,血液与肺泡内的气体交换,再经肺静脉进入左心房。肺循环(pulmonary circulation)的特点是血液流程短,只通过肺,其主要功能是使静脉血转变成氧饱和的动脉血,并排出二氧化碳。

(二)血管的吻合及功能意义

血管之间的吻合非常广泛,在动脉与动脉之间,静脉与静脉之间,动脉与静脉之间,可借吻合支相连,形成血管吻合(vascular anastomosis)。

1. 动脉间吻合 两条动脉干之间借交通支相连,如脑底动脉之间形成的脑底动脉环;在经常活动或易受压部位,邻近多条动脉分支常吻合成动脉网,如关节动脉网;在经常改变形态的器官,两动脉末端或其分支吻合成动脉弓,如手动脉弓、胃肠动脉弓等。

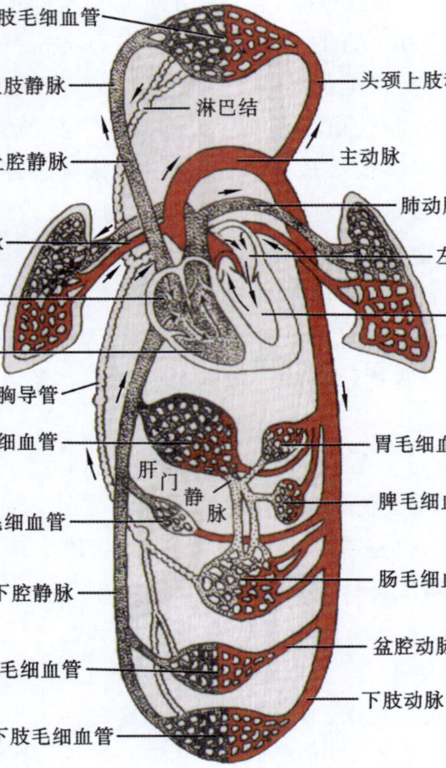

图 7-1　脉管系统示意图

这种吻合具有缩短循环时间和调节血流量的作用。

2. 静脉间吻合　静脉吻合远比动脉吻合丰富，除具有和动脉相似的吻合形式外，在浅静脉之间常吻合成静脉弓（网），深静脉之间吻合成静脉丛，从而保证在脏器扩大或腔壁受压时血流畅通。

3. 动静脉吻合　小动脉与小静脉之间直接吻合相通，称为动静脉吻合，如指尖、消化道黏膜、肾皮质、生殖器勃起组织和甲状腺等处。这种吻合具有缩短循环途径、调节局部血流量和温度的作用。

4. 侧支吻合　较大的动脉干在行程中发出与其平行的侧副管，侧副管与同一主干远侧部所发出的返支相通形成侧支吻合。正常状况下，侧副管较细，但主干阻塞时，侧副管逐渐增粗，血流可经扩大的侧支吻合到达阻塞以下的血管主干，使血管受阻区的血液供应得到不同程度的代偿和恢复。这种通过侧支建立的循环称侧支循环。侧支循环的建立对于保证器官在病理状态下的血液供应有重要意义。

（三）血管的结构

1. 血管壁的一般结构　除毛细血管外，血管壁从腔面向外依次分为内膜、中膜和外膜（中动脉与中静脉血管壁）。

(1)内膜：由内皮和内皮下层组成。内皮细胞的长轴基本与血流方向一致。内皮下层为薄层结缔组织，在有些动脉的内皮下层深部，还有一层由弹性蛋白组成的内弹性膜，膜上有许多小孔。

(2)中膜：厚度及组成成分因血管种类而异。大动脉中膜以弹性膜为主，中动脉中膜以平滑肌为主，静脉中膜以结缔组织为主。

(3)外膜：由疏松结缔组织组成。

2. 动脉

(1)大动脉：包括主动脉、无名动脉、颈总动脉、锁骨下动脉和髂总动脉等，主要特征是中膜厚，有 40～70 层弹性膜（图 7-2）。弹性膜之间有环行平滑肌和少量胶原纤维和弹性纤维。

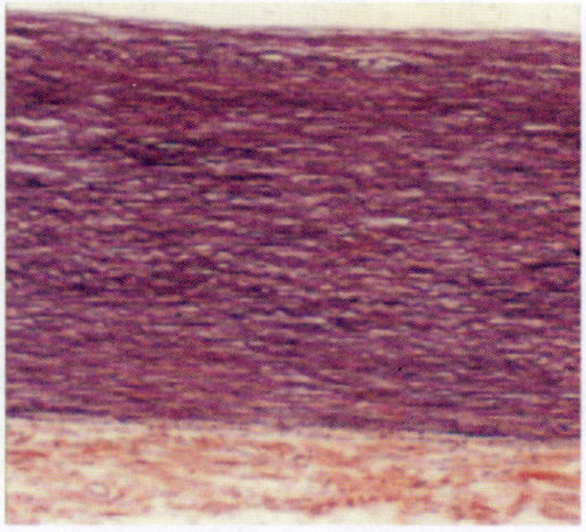

图 7-2　大动脉结构（特殊染色，低倍观）

(2)中动脉：除大动脉以外，凡在解剖学中有名称的动脉大多属中动脉（图 7-3）。其管壁特征主要是中膜由 10～40 层环行平滑肌组成，其间有一些弹性纤维和胶原纤维。在内膜与中膜之间，以及中膜与外膜之间，分别有内弹性膜(internal elastic lamina)和外弹性膜(external elastic lamina)。

(3)小动脉和微动脉：管径在 1 mm 以下的动脉称小动脉（图 7-4）。较大的小动脉有明显的内弹性膜，中膜有几层环行平滑肌。微动脉的管径一般小于 0.3 mm，中膜由 1～2 层环行平滑肌组成。

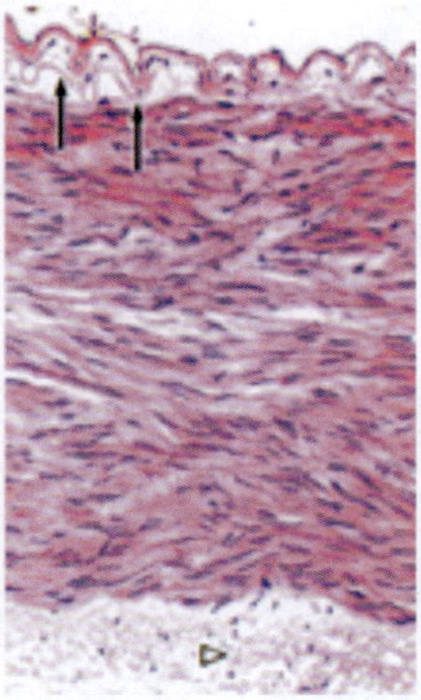

图 7-3　中动脉结构示内弹性膜（HE 染色，高倍观）

注：↑—内弹性膜；△—外膜。

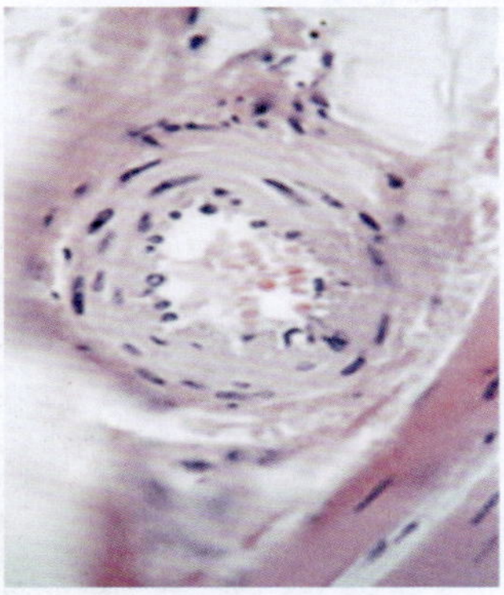

图 7-4　小动脉结构（HE 染色，高倍观）

3. 静脉　与伴行的动脉相比，静脉腔大，管壁薄而柔软，弹性较差。在切片上，管壁常呈塌陷状。静脉管壁的 3 层结构不如动脉明显，平滑肌和弹性组织不如动脉丰富，结缔组织成分较多。

4. 静脉瓣(venous valve) 管径大于 2 mm 的静脉常有瓣膜。瓣膜由内膜向管腔突起而成,表面为内皮,内部为含弹性纤维的结缔组织。静脉瓣的游离缘朝向血流的方向,可防止血液逆流。

(四)微循环

毛细血管是血液与周围组织内的细胞进行物质交换的主要部位,其分布广泛并相互吻合成网。毛细血管管壁薄,由一层内皮细胞和基膜组成。毛细血管管径细,一般为 6～8 μm,血窦可达 40 μm。根据毛细血管的超微结构特点,可将其分为 3 种类型。

(1)连续毛细血管(continuous capillary):内皮细胞内有大量吞饮小泡,细胞间紧密连接,基膜完整。连续毛细血管分布在结缔组织、肌组织、中枢神经系统以及肺等处,参与构成机体内部的一些屏障结构。

(2)有孔毛细血管(fenestrated capillary):在内皮细胞的细胞质部分有许多小孔,小孔上可有隔膜覆盖。有孔毛细血管的通透性较大,主要分布在胃肠黏膜、内分泌腺和肾血管球等处。

(3)血窦(blood sinus):又称窦样毛细血管,主要分布在肝、脾、骨髓和某些内分泌腺等处。血窦腔大,形态不规则。血窦内皮细胞上常有小孔,相邻细胞之间的间隙较大,通透性大。

二、心

(一)心的位置和外形

心是血液循环的动力器官,其大小、形态和位置随着生理功能、年龄、体型、性别和健康状况不同而异。

1. 心的位置 心位于胸腔前下部,中纵隔内,外裹心包,约 2/3 居身体正中矢状切面的左侧,1/3 在右侧(图 7-5)。上方有出入心的大血管,下方是膈;两侧借纵隔胸膜与

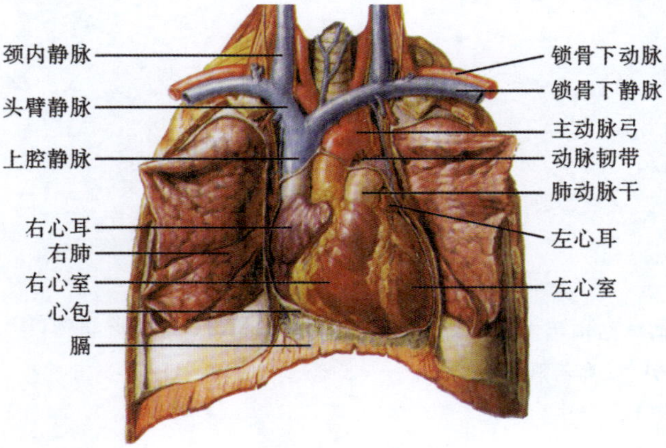

图 7-5 心的位置

肺相邻；后方邻近左主支气管、食管、左迷走神经、胸主动脉和第 5～8 胸椎；前方大部分被肺和胸膜所覆盖，只有左肺心切迹内侧部分与胸骨体下部左半及左侧第 4～5 肋软骨相邻。故临床上做心内注射常在左侧第 4 肋间隙靠近胸骨左缘处进针，将药物注射到右心室内，避免伤及肺和胸膜。青春期以前，未退化的胸腺位于心包前上方。

2. 心的外形　心近似前后略扁倒置的圆锥体，大小似本人拳头。可分为一尖、一底、两面、三缘和三条沟（图 7-6）。

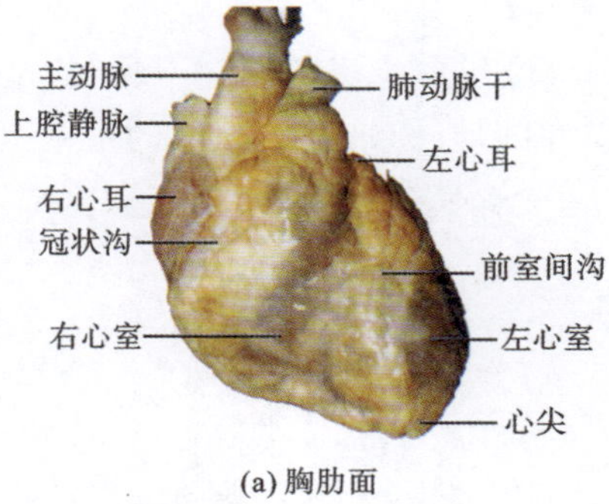

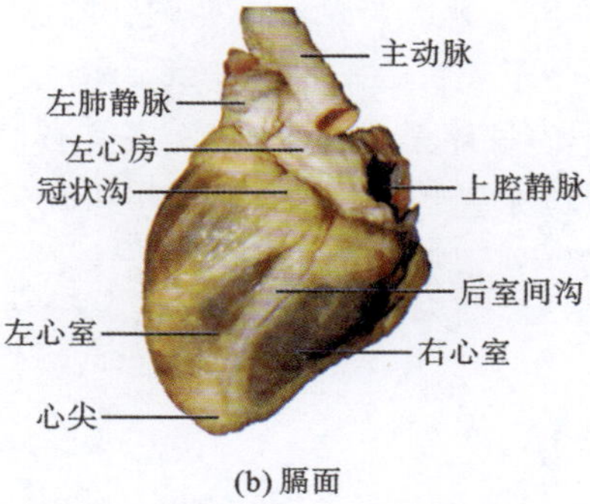

图 7-6　心的外形

（1）心尖（apex of heart）：朝向左前下方，钝圆、游离，由左心室构成，其体表投影在胸骨左侧第 5 肋间隙锁骨中线内侧 1～2 cm 处，可扪及或看到心尖搏动。

（2）心底（base of heart）：朝向右后上方，大部分由左心房构成，小部分由右心房构成，上、下腔静脉分别从上、下方开口于右心房，左、右两对静脉分别从两侧注入左心房。

（3）两面：胸肋面（sternocostal surface）或前面，朝向前方，大部分由右心房和右心室构成，小部分由左心耳和左心室构成；膈面（facies diaphragmatica）或下面，朝向下后，近乎水平位，隔心包紧贴于膈。该面约 2/3 由左心室构成，约 1/3 由右心室构成。

（4）三缘：下缘（inferior border）较锐利，近水平位，略向左下方倾斜。大部分由右心室、仅心尖处由左心室构成。右缘（right border）垂直钝圆，由右心房构成。左缘（left border）斜向左下，钝圆，绝大部分由左心室构成，仅上方小部分有左心耳参与。

（5）三条沟：可作为心腔在表面的分界。冠状沟（coronary sulcus）靠近心底处近乎冠状位，几乎环绕心一周，前方被肺动脉干所中断，它是心房和心室在表面的分界标志。在心室的胸肋面和膈面各有一条自冠状沟向心尖延伸的浅沟，分别称为前室间沟（anterior interventricular groove）和后室间沟（posterior interventricular groove）。两沟在心尖的右侧相遇略凹陷为心尖切迹（cardiac apical incisure）。室间沟是左、右心室表面的分界标志。后室间沟与冠状沟交汇的区域称房室交点（atrioventricular junction）。

（二）心的各腔结构

1. 右心房　右心房（right atrium）（图 7-7）位于心的右上部，可分为前方的固有心房和后方的腔静脉窦两部分。两部以表面的界沟和内面的界嵴相分界。固有心房左前方突出部分称右心耳，在两者内面有多数并列的梳状隆起称梳状肌。当心功能发生障碍血流淤滞时，易在心耳内形成血凝块，如脱落形成栓子，可致血管阻塞。右心房有 3 个入口和 1 个出口：上方有上腔静脉口（orifice of superior vena cava）；下方有下腔静脉口（orifice of inferior vena cava）；在下腔静脉口与右房室口之间有冠状窦口（orifice of coronary sinus），它们分别引流人体上半身、下半身和心壁的血液流入右心房；出口为右房室口，位于右心房前下方，通向右心室。房间隔较薄，其下部有一浅窝称卵圆窝（fossa ovalis），卵圆窝是胎儿卵圆孔闭锁后的遗迹。

2. 右心室 右心室（right ventricle）（图 7-7）位于右心房的左前下方，构成胸肋面的大部分，室腔略呈锥体形，室腔底有右房室口和肺动脉口，两口之间的室壁上有一弓形的肌隆起称室上嵴（supraventricular crest），室上嵴将室腔分为流入道（窦部）和流出道（漏斗部）两部分。

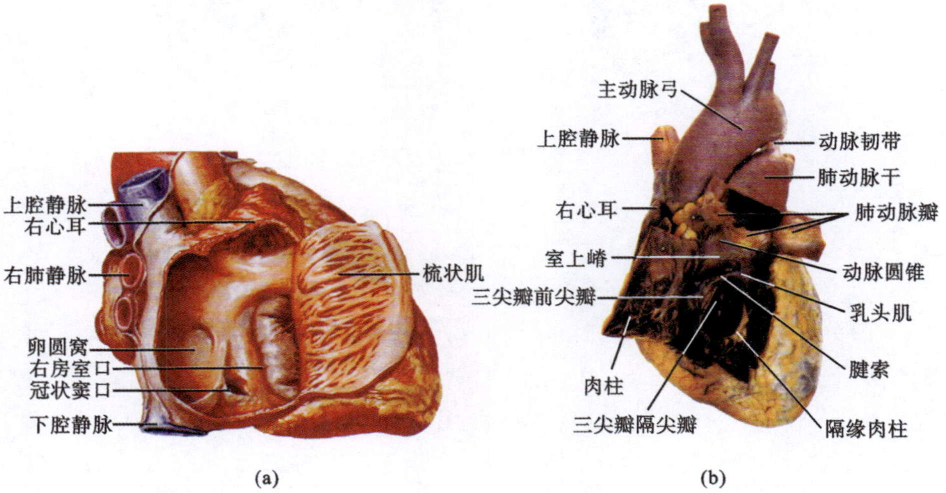

图 7-7 心的内腔结构（一）

流入道内面的肌束形成纵横交错的隆起称肉柱（trabecula）。肉柱入口是右房室口（right atrioventricular orifice），右房室口周围的纤维环上附有 3 个三角形的瓣膜称三尖瓣（tricuspid valve）（分前尖瓣、后尖瓣、隔尖瓣）。三尖瓣的游离缘借腱索连于乳头肌，乳头肌为在室腔前、后、内侧壁上的 3 个（或 3 组）锥体形的肌隆起，每个乳头肌的尖端有数条腱索（chorda tendineae），分别连于相邻的两个尖瓣上。在功能上纤维环、三尖瓣、腱索和乳头肌是一个整体，称三尖瓣复合体。室腔内还有一条从室间隔至前乳头肌根部的圆形肌束，称隔缘肉柱（moderator band）（节制索），隔缘肉柱内含心传导系统的纤维。

流出道又称动脉圆锥（conus arteriosus），是右心室腔向左上方延伸的部分，向上逐渐变细，形似倒置的漏斗。其上端借肺动脉口通肺动脉干，肺动脉口周围的纤维环上附有 3 个袋口向上的半月形瓣膜，称肺动脉瓣（pulmonary valve）。每个瓣膜游离缘的中央有一个半月瓣小结，在右心室舒张时有利于肺动脉口的闭合。

3. 左心房 左心房(left atrium)(图 7-8)是最靠后的一个腔，构成心底的大部，前部向右前突出的部分称左心耳(left auricle)，内有与右心耳相似的隆起，因其与二尖瓣邻近，为心外科常用的手术入路之一。左心房的后部较大，壁光滑，有 5 个口。后方两侧分别有左肺上静脉、左肺下静脉和右肺上静脉、右肺下静脉 4 个入口，出口为左房室口，通向左心室。

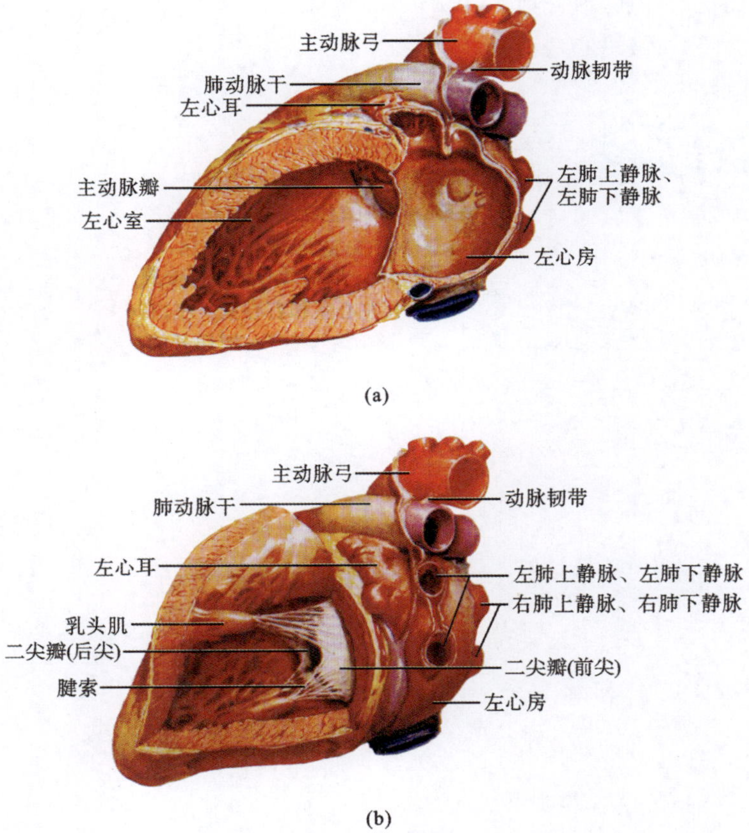

图 7-8　心的内腔结构(二)

4. 左心室 左心室(left ventricle)(图 7-8)室腔近似圆锥形，构成心尖及心的左缘，室壁厚 9～12 mm，约为右心室的 3 倍，左心室腔以二尖瓣前瓣为界可分为流入道(窦部)和流出道(主动脉前庭)两部分。

流入道位于室腔的左下较大的区域，内壁粗糙不平，入口是左房室口，口周围的纤维环上有两片近似三角形的瓣膜称二尖瓣(mitral valve)(前尖和后尖)。左心室室壁上的肉柱不如右心室明显。二尖瓣的边缘也有许多腱索连于乳头肌。左心室的乳头肌较右心室的强大，有前后两个(或两组)位于前、后壁上。每个乳头肌也有腱索连于相邻的两个尖瓣上。纤维环、左房室瓣、腱索、乳头肌的功能和右心室相同称二尖瓣复合体。

左心室流出道是左心室前内侧的部分，壁光滑无肉柱，缺乏伸展性和收缩性，其出口是主动脉口，口周围的纤维环上也有三个袋口向上的半月形瓣膜，称主动脉瓣（aortic valve），主动脉瓣大而坚韧，半月瓣小结明显。每个瓣膜与主动脉壁之间形成衣袋状的空间称主动脉窦（aortic sinus），可分为左、右、后 3 个窦。在左、右动脉窦动脉壁上有左、右冠状动脉的开口。

两侧的心房和心室的收缩和舒张是同步的。心室收缩时，二尖瓣和三尖瓣关闭，主动脉瓣和肺动脉瓣开放，血液射入动脉，当心室舒张时，二尖瓣和三尖瓣开放，主动脉瓣和肺动脉瓣关闭，血液由心房射入心室。

知识链接

心内注射：临床急救患者时进行心内注射，在左侧第 4 或第 5 肋间隙，胸骨左缘旁开 0.5～1 cm 处穿刺。胸外心脏按压术：临床抢救心脏骤停患者时经常使用胸外心脏按压术，正确的按压部位应在胸骨下 2/3 部，将心脏压向脊柱，使血液从心室排出，放松时胸腔负压增加，静脉血向心回流。心肌梗死：心脏的血管称为冠状血管，由其引起的病称为冠心病。临床上由于冠状动脉堵塞而引起的心肌缺血、坏死即心肌梗死，其是一种严重威胁患者生命的疾病。

（三）心壁的结构

1. 心壁　心壁由心内膜、心肌层和心外膜构成（图 7-9）。

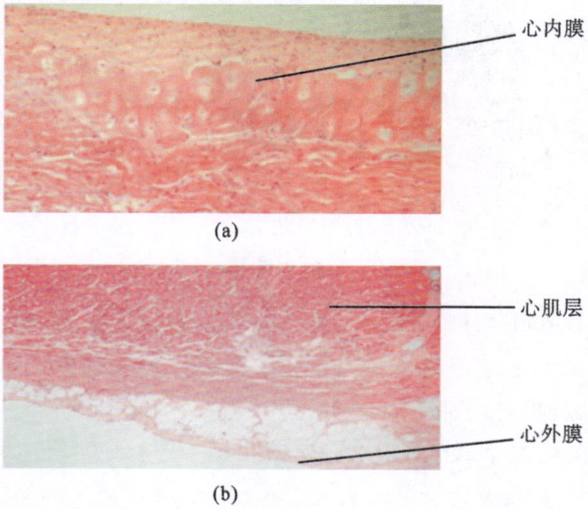

图 7-9　心壁结构（HE 染色，低倍观）

（1）心内膜（endocardium）：衬在心腔内面的一层光滑的薄膜，心内膜的内皮与血管内皮相连续，内皮下为内皮下层，内皮下层以结缔组织为主，心的各瓣膜就是由心内膜折叠并夹一层致密的结缔组织而构成的。在与心肌层交界处，有心脏传导系统的分支（浦肯野纤维）分布，此处称心内膜下层（subendocardial layer）。

（2）心肌层（myocardium）：为心壁的主体（图 7-10），主要由心肌构成。心房肌较薄，心室肌肥厚，左心室肌最发达。心肌纤维呈螺旋状排列，大致可分为内纵行、中环行和外斜行走向的 3 层。在心房肌与心室肌之间有由结缔组织形成的支持性结构，称心骨骼（cardiac skeleton），心骨骼构成心脏的支架，心肌纤维和心瓣膜附于其上。特殊分化的心肌细胞构成心的传导系统。

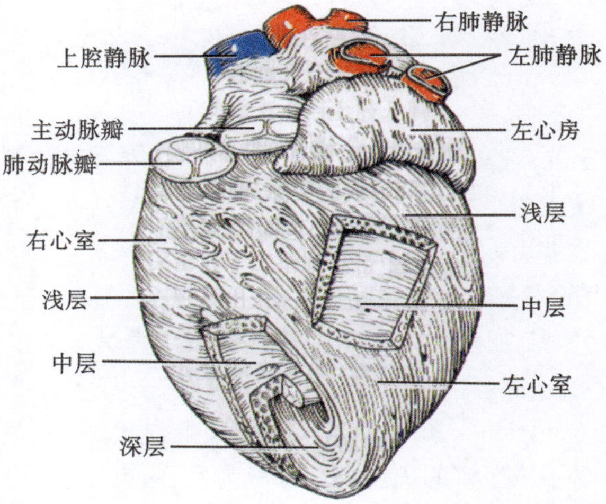

图 7-10 心肌层

（3）心外膜（epicardium）：被覆于心肌层和大血管根部的表面，即浆膜心包的脏层，表面为间皮，间皮下为薄层疏松结缔组织，其中含较多的脂肪细胞。

2. 房间隔和室间隔 心脏间隔包括房间隔和室间隔。房间隔（interatrial septum）由两层心内膜夹少量心肌和结缔组织构成。室间隔（interventricular septum）较厚，由心肌和心内膜构成。室间隔下方的大部分是由心肌构成，称肌部（muscular part）。上部紧靠主动脉口的下方，有一卵圆形较薄的部分，面积约为 0.8 cm^2，此处缺乏肌质，称膜部（membranous part），是室间隔缺损的好发部位。

3. 心纤维支架 心纤维支架又称心纤维骨骼（fibrous skeleton），位于房室口、肺动脉口和主动脉口的周围，由致密的结缔组织构成。其包括左、右纤维三角，4 个瓣纤维环（肺动脉瓣环、主动脉瓣环、二尖瓣环和三尖瓣环），室间隔膜部等，心房肌和心室肌附着于心纤维骨骼，被其分开而不延续，故心房和心室收缩不同步。

4. 心传导系统 心传导系统由特殊分化的心肌细胞构成，其主要功能是产生和传导冲动，控制心的节律性活动。心传导系统包括窦房结、房室结、房室束及其分支（图 7-11）。

（1）窦房结（sinuatrial node）：心的正常起搏点，位于上腔静脉与右心房交界处界沟上部的心外膜深面，呈长椭圆形，从心表面不易辨认。窦房结动脉一般沿窦房结的长轴

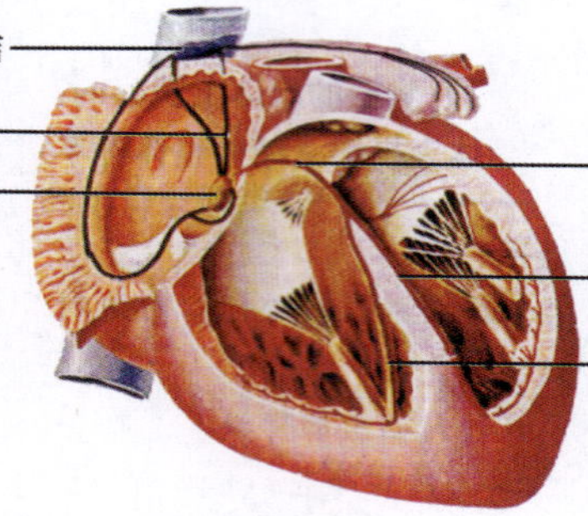

图 7-11　心的传导系统

贯穿其中央。

(2)房室结(auriculoventricular node):呈扁椭圆形,位于冠状窦口与右房室口之间的心内膜深面,房室结的前下方为房室束。房室结的主要功能是将窦房结传来的冲动传向心室,保证心房收缩后,心室再开始收缩。

关于窦房结产生的兴奋如何传导到心房肌和房室结的问题至今尚无定论,有学者认为是经窦房结和房室结之间的结间束传导的,并从生理学上证实有结间束存在,但在形态学上的证据尚不充分。

(3)房室束(atrioventricular bundle):又称 His 束,起于房室结前端,穿右纤维三角前行,沿室间隔膜部后下缘至室间隔肌部上缘分为左、右束支。

(4)左、右束支(right and reft bundle branch):右束支细长,沿室间隔右侧心内膜深面下行,经节制索至右心室前乳头肌根部,分散形成浦肯野纤维(Purkinje fibers),分布于右心室乳头肌和心肌细胞。左束支呈扁带状,沿室间隔左侧心内膜深面下行,分前、后两支分别到前、后乳头肌根部,分散交织成浦肯野纤维,分布于左室乳头肌和心肌细胞。

一般情况下,窦房结自身兴奋的频率最高。这种兴奋依次至心房肌、房室结、房室束及左、右束支和心室肌,引起心肌的收缩。

组成心脏传导系统的细胞主要有起搏细胞、移行细胞和浦肯野纤维。浦肯野纤维又称束细胞(bundle cell),与心肌比较,浦肯野纤维粗而短,染色浅,闰盘发达。

(四)心的血管

1. 动脉　心的动脉供应主要是左、右冠状动脉,均来源于升主动脉。

(1)右冠状动脉(right coronary artery):起于主动脉右窦,经右心耳与肺动脉干之间,入冠状沟向右后行至房室交点处分为后室间支和左室后支。后室间支粗大,沿后室间沟下行与前室间支吻合,分布于后室间沟两侧的心室壁和室间隔后 1/3 部;左室后支较细小,向左行,分布于左室后壁和后乳头肌。右冠状动脉分布于右心房、右心室、室间隔后 1/3 及部分左心室后壁。

(2)左冠状动脉(left coronary artery):起于主动脉左窦,在肺动脉干和左心耳之间左行，随即分为前室间支和旋支。前室间支(anterior interventricular branch)又称前降支(anterior descending branch)，沿前室间沟走行绕心尖切迹到后室间沟，与后室间支吻合，分布于左心室前壁、右心室前壁和室间隔前 2/3 区域。前室间支阻塞，则引起前壁心肌及室间隔前部心肌梗死。旋支(circumflex branch)沿冠状沟左后行至膈面，分布于左心房、左心室、左侧面及膈面。旋支闭塞时常引起左室侧壁或膈壁心肌梗死。

2. 静脉　心壁的静脉绝大部分汇入冠状窦流入右心房。

冠状窦(coronary sinus)是位于冠状沟后部的静脉窦。其主要属支如下。

(1)心大静脉(great cardiac vein)：与前室间支伴行，起自心尖右侧上升转向左后方，沿冠状沟注入冠状窦。

(2)心中静脉(middle cardiac vein)：与后室间支伴行上升注入冠状窦。

(3)心小静脉(small cardiac vein)：位于冠状沟后部的右侧，向左行注入冠状窦。

此外，有一些小静脉直接注入冠状窦或注入右心房，心壁内的小静脉直接注入各心腔内。

(五)心包

心包(pericardium)为包裹心和出入心大血管根部的锥体形纤维浆膜囊(图 7-12)。分外层纤维心包、内层浆膜心包。

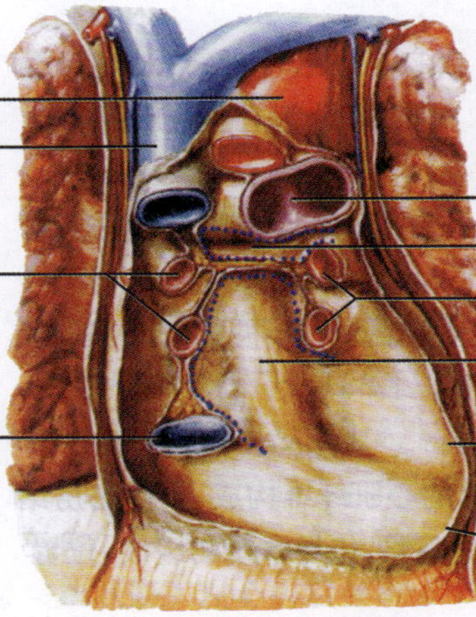

图 7-12　心包

1. 纤维心包　纤维心包(fibrous pericardium)是坚韧的结缔组织囊，上方与大血管的外膜相连，下方附着于膈的中心腱。

2. 浆膜心包　浆膜心包(serous pericardium)薄而光滑，分脏、壁两层。浆膜心包脏层紧贴心肌层表面，即心外膜；壁层位于纤维心包内面，脏、壁两层之间的潜在腔隙称心包腔，内含少量浆液，起润滑作用。

3. 心包窦　在升主动脉、肺动脉干后壁与上腔静脉、左心房前壁之间的间隙称心包横窦(transverse sinus of pericardium)。在左心房后壁、左肺静脉、右肺静脉、下腔静脉与心包后壁之间的间隙称心包斜窦(oblique sinus of pericardium)。手术时若需阻断下腔静脉的血流,可经斜窦下部进行。

心包的主要功能:可减少心脏跳动时的摩擦;防止心过度扩张,以保持血容量的相对恒定;同时作为一种屏障,可有效防止邻近部位的感染波及心。

(六)心的体表投影

一般采用下列4点及其连线表示心在胸前壁的体表投影。

(1)左上点在左侧第2肋软骨下缘,距胸骨左缘1～2 cm。

(2)右上点在右侧第3肋软骨上缘,距胸骨右缘约1 cm。

(3)左下点在左侧第5肋间隙,左锁骨中线内侧1～2 cm(距正中线7～9 cm)。

(4)右下点在右侧第6胸肋关节处。

左、右上点连线为心上界;左、右下点连线为心下界;右上点、右下点连线为心右界,略向右凸;左上点、左下点连线为心左界,略向左凸。了解心在胸前壁的投影,对叩诊时判断心界是否扩大有实用意义。

知识链接

风湿性心脏瓣膜病是由A族乙组溶血性链球菌所致的非化脓性炎症,可发生于全身各处,心脏和关节最易受累。急性发作后,若波及心脏会导致心脏瓣膜显著损害,而成为风湿性心脏瓣膜病。风湿性心脏瓣膜病中,二尖瓣最易受累,其次为主动脉瓣,三尖瓣较少见,肺动脉瓣受累极为罕见。主要表现为心力衰竭、心律失常、呼吸道感染、栓塞和咯血。

三、小循环的血管

(一)小循环(肺循环)的动脉

(1)肺动脉干(pulmonary trunk):一短而粗的动脉干,起自右心室,在升主动脉的右侧向左后上斜行,至主动脉弓的下方分为左、右肺动脉。

(2)左肺动脉(left pulmonary artery):较短,水平向左,经食管、胸主动脉前方至左肺门,分上、下两支进入左肺上叶和左肺下叶。

(3)右肺动脉(right pulmonary artery):较长,水平向右,经升主动脉、上腔静脉之后方达右肺门,分3支进入右肺上叶、右肺中叶、右肺下叶。

在肺动脉干分叉处稍左侧与主动脉弓下缘之间有一结缔组织,称动脉韧带(arterial ligament)(或动脉导管索),其是胚胎时期动脉导管闭锁后的遗迹,如出生后6个月尚未闭锁,则称动脉导管未闭,是常见先天性心脏病的一种。

(二)小循环(肺循环)的静脉

肺静脉(pulmonary vein)左、右各一对,分别为左上肺静脉、左下肺静脉和右上肺静脉、右下肺静脉。这些静脉均起自肺门，向内行注入左心房后部。肺静脉将含氧量高的动脉血输送到心。

四、大循环的血管

（一）大循环（体循环）的动脉

主动脉（aorta）是体循环的动脉主干。由左心室发出，先斜向右上，再弯向左后，沿脊柱左前方下行，穿膈主动脉裂孔入腹腔，至第 4 腰椎体下缘处分为左、右髂总动脉。依其行程分为升主动脉、主动脉弓和降主动脉。降主动脉又以膈的主动脉裂孔为界，分为胸主动脉和腹主动脉（图 7-13）。

升主动脉（ascending aorta）发自左心室，位于肺动脉干与上腔静脉之间，向右前上方至右侧第 2 胸肋关节后方移行为主动脉弓，升主动脉根部发出左、右冠状动脉。

主动脉弓（aortic arch）是右侧第 2 胸肋关节与第 4 胸椎体下缘之间突向上的弓形动脉。其前方有胸骨，后方有气管和食管。主动脉弓壁内含有压力感受器，具有调节血压的作用。在主动脉弓下方动脉韧带处，有 2～3 个粟粒状小体，称主动脉小球（aortic glomera），属化学感受器，参与调节呼吸。主动脉弓的凸侧自右向左发出头臂干、左颈总动脉和左锁骨下动脉。头臂干向右上斜至右侧胸锁关节的后方分为右颈总动脉和右锁骨下动脉。

1. 颈总动脉　颈总动脉（common carotid artery）是颈部的动脉干，成对，右侧起自头臂干，左侧起自主动脉弓。两侧均在胸锁关节的后方，沿食管、气管和喉的外侧上行，至甲状软骨上缘分为颈内动脉和颈外动脉（图 7-14）。颈总动脉与颈内静脉、迷走神经一起被包裹在颈动脉鞘内。

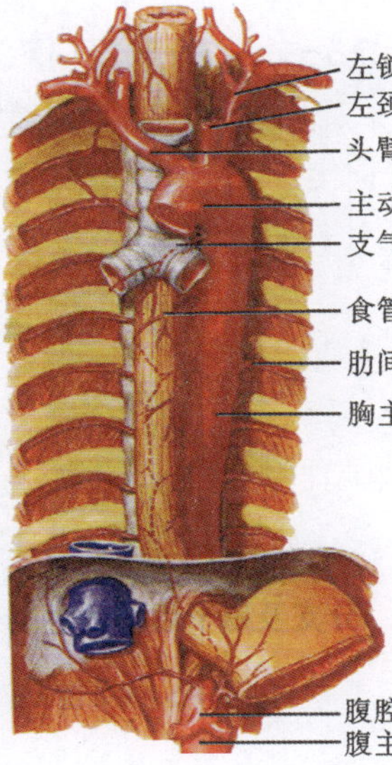

图 7-13　主动脉分支

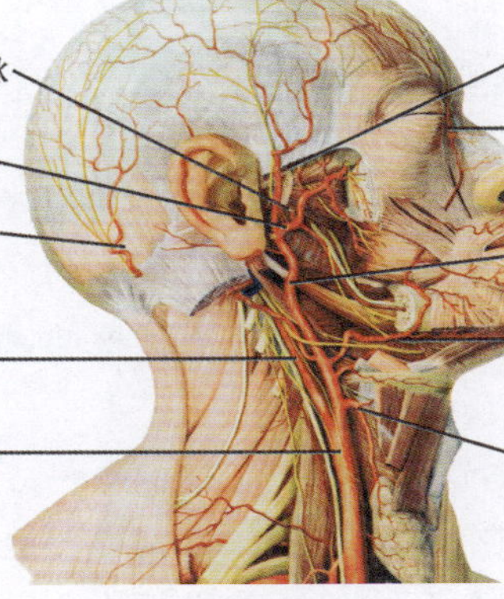

图 7-14　颈外动脉及分支

当头面部大出血时，在胸锁乳突肌前缘，相当于环状软骨平面，可将颈总动脉向后压向第 6 颈椎横突前结节（颈动脉结节），进行急救止血。

在颈总动脉分叉处有两个重要结构。颈动脉窦（carotid sinus）是颈总动脉末端和颈内动脉起始处的膨大部分，壁内有压力感受器，当血压升高时，可反射性引起心跳变慢，血管扩张，血压下降。颈动脉小球（carotid glomus）是一个扁椭圆形小体，借结缔组织连于颈总动脉分叉处的后方，为化学感受器，可感受血液中二氧化碳分压、氧分压和氢离子浓度变化。当血中氧分压降低或二氧化碳分压增高时，反射性地促使呼吸加深加快。

（1）颈外动脉（external carotid artery）：起自颈总动脉，初在颈内动脉的前内侧，后经其前方绕至其前外侧，上行穿腮腺实质达下颌颈高度分为颞浅动脉和上颌动脉两个终支。其主要分支如下。

①甲状腺上动脉（superior thyroid artery）：起自颈外动脉的起始处，行向前下方，分布到甲状腺上部和喉。

②舌动脉（lingual artery）：在甲状腺上动脉的稍上方平下颌角高度发出，分布到舌、舌下腺和腭扁桃体。

③面动脉（facial artery）：在舌动脉稍上方发出，向前经下颌下腺的深面，至咬肌前缘绕过下颌骨下缘至面部，经口角和鼻翼的外侧，向上至眼内眦，改称为内眦动脉（angular artery）。面动脉分布于面部软组织、下颌下腺和腭扁桃体等。在下颌骨下缘和咬肌前缘处，可摸到面动脉的搏动，面部出血时，可在该处压迫止血。

④颞浅动脉（superficial temporal artery）：在外耳门的前方上行，越颧弓根至颞部皮下，其分支分布于腮腺和额、颞、顶部软组织。在外耳门前易触其搏动，当头前外侧部出血时，可在此压迫止血。

⑤上颌动脉（maxillary artery）：经下颌颈深面入颞下窝，沿途分支分布于外耳道、中耳、硬脑膜、颊、腭扁桃体、牙及牙龈、咀嚼肌、鼻腔和腭部等处。其中分布于硬脑膜者称脑膜中动脉（middle meningeal artery），它自上颌动脉发出后，向上穿棘孔入颅中窝，且紧贴颅骨内面走行，分前、后两支分布于硬脑膜。前支经过翼点内面，当颞部骨折时，易受损伤引起硬膜外血肿。

（2）颈内动脉（internal carotid artery）：由颈总动脉发出后，垂直上升到颅底，再经颈动脉管入颅腔，分支分布于脑和视器（参见中枢神经系统）。

2. 锁骨下动脉（subclavian artery） 左侧起于主动脉弓，右侧起自头臂干。锁骨下动脉从胸锁关节后方斜向外至颈根部，呈弓状经胸膜顶前方，穿斜角肌间隙，至第 1 肋外缘延续为腋动脉（图 7-15）。

从胸锁关节至锁骨下缘中点画一弓形线（弓形线的最高点距锁骨上缘约 1.5 cm），此弓形线为锁骨下动脉的体表投影。上肢出血时，可在锁骨中点上方的锁骨上窝处向后下方将该动脉压向第 1 肋进行止血。

（1）锁骨下动脉：主要分支如下。

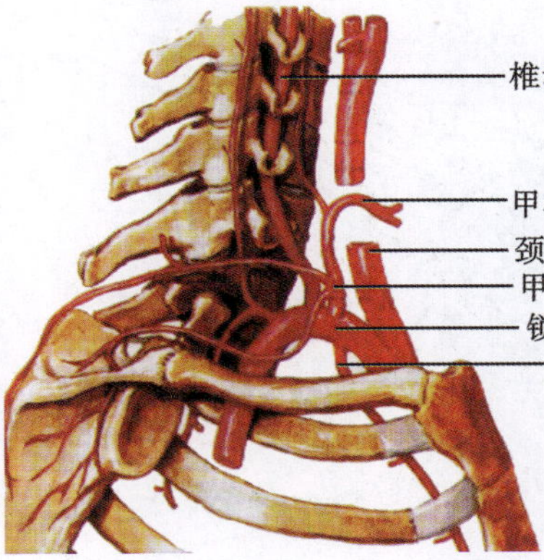

图 7-15　锁骨下动脉及其分支

①椎动脉(vertebral artery):从前斜角肌内侧发出,向上穿第 6 至第 1 颈椎横突孔,经枕骨大孔入颅腔,左右汇合成一条基底动脉。

②胸廓内动脉(internal thoracic artery):在椎动脉起始相对侧发出,向下入胸腔,经第 1～6 肋软骨后面(距胸骨外侧缘 1.5 cm 处)下降。其分为肌膈动脉和腹壁上动脉(图 7-16),后者穿膈进入腹直肌鞘内,并与腹壁下动脉吻合。胸廓内动脉分支分布于胸前壁、乳房、心包等处。

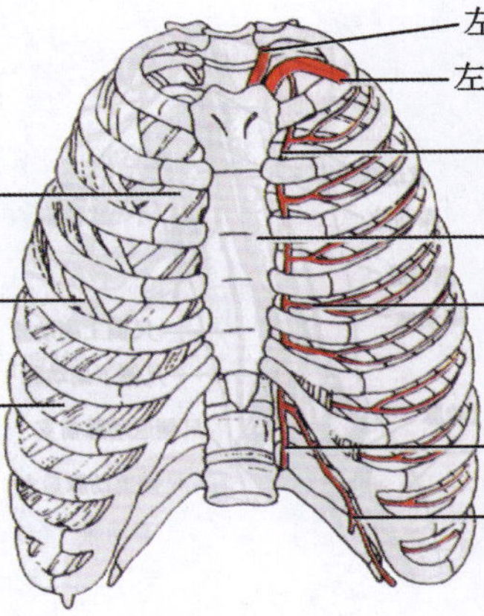

图 7-16　胸廓内动脉及其分支

③甲状颈干(thyrocervical trunk):为一短干,起自锁骨下动脉,立即分成数支至颈部和肩部。其中甲状腺下动脉(inferior thyroid artery)向上至甲状腺下端,并分布于咽、喉、气管和食管。肩胛上动脉(suprascapular artery)自甲状颈干发出后,至冈上窝、冈下窝,分布于冈上肌、冈下肌和肩胛骨。

(2)腋动脉(axillary artery):在第 1 肋外缘处续于锁骨下动脉,经腋窝至大圆肌下缘处移行为肱动脉。其主要分支如下(图 7-17)。

①胸肩峰动脉(thoracoacromial artery):为一短干,在胸小肌上缘发自腋动脉,立

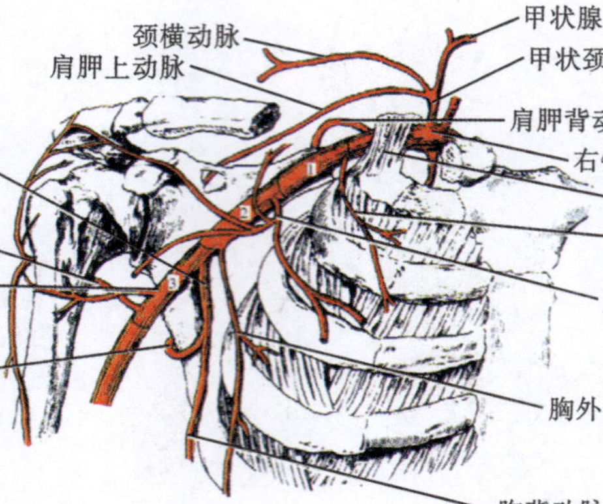

图 7-17　腋动脉及其分支

即分支分布于三角肌、胸大肌、胸小肌和肩关节。

②胸外侧动脉(lateral thoracic artery):沿胸小肌下缘走行,分布于乳房、胸大肌和前锯肌。

③肩胛下动脉(subscapular artery):在肩胛下肌下缘附近发出,行向后下,分为胸背动脉(thoracodorsal artery)和旋肩胛动脉(circumflex scapular artery)。前者分布于背阔肌和前锯肌;后者穿三边孔至冈下窝,营养附近诸肌,并与肩胛上动脉吻合。

④旋肱后动脉(posterior humeral circumflex artery):伴腋神经穿四边孔,绕肱骨外科颈,分布于肩关节和三角肌。

(3)肱动脉(brachial artery)(图 7-18):自大圆肌下缘续于腋动脉,沿肱二头肌内侧下行至肘窝,平桡骨颈高度分为桡动脉和尺动脉。在肘窝的内上方,可触到肱动脉的搏动,为测量血压时听诊的部位。当前臂和手部大出血时,可在臂中部将动脉压向肱骨以暂时止血。肱动脉的主要分支有肱深动脉,伴桡神经,绕桡神经沟下行,分布于肱三头肌。

(4)桡动脉(radial artery)和尺动脉(ulnar artery)(图 7-19):两者均由肱动脉分出,

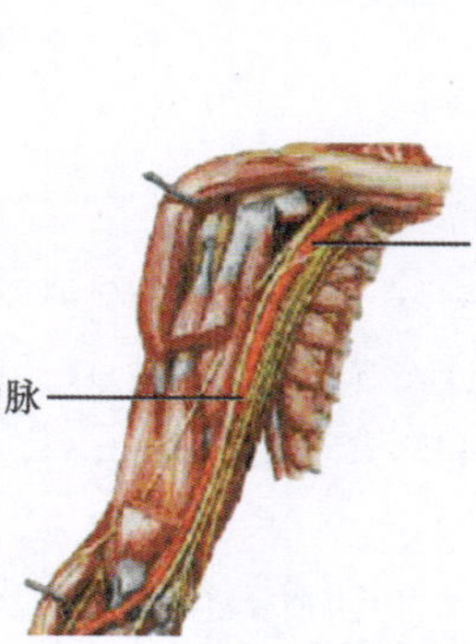

图 7-18　肱动脉

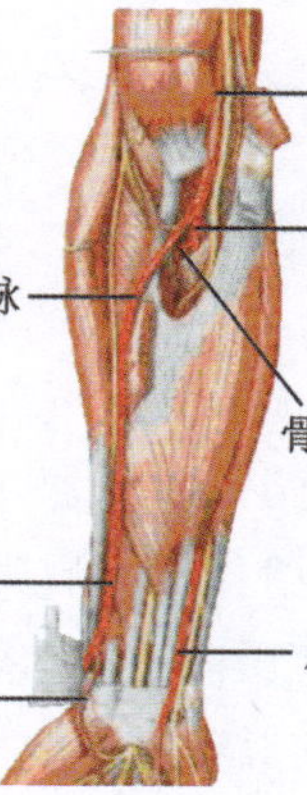

图 7-19　前臂的动脉

桡动脉在肱桡肌与旋前圆肌之间，继而在肱桡肌腱与桡侧腕屈肌腱之间下行（在腕关节上方可触其搏动，此处是诊脉常用部位），绕桡骨茎突至手背，穿第 1 掌骨间隙到手掌，与尺动脉掌深支吻合成掌深弓。桡动脉主要分支：①拇主要动脉（principal artery of thumb）：在桡动脉入手掌处发出，分 3 支分布于拇指两侧和示指桡侧。②掌浅支（superficial palmar branch）：在桡腕关节处发出，穿鱼际肌或沿其表面至手掌，与尺动脉末端吻合成掌浅弓。

尺动脉在指浅屈肌与尺侧腕屈肌之间下行，经豌豆骨桡侧至手掌，与桡动脉掌浅支吻合成掌浅弓。尺动脉主要分支：①骨间总动脉（common interosseous artery）：自尺动脉上端发出，在骨间膜上缘分为骨间前动脉和骨间后动脉。分别沿骨间膜前、后面下行，分支分布于前臂肌和尺骨、桡骨。②掌深支（deep palmar branch）：在豌豆骨桡侧由尺动脉发出，与桡动脉末端吻合成掌深弓。

（5）掌浅弓（superficial palmar arch）和掌深弓（deep palmar arch）（图 7-20）：掌浅弓位于掌腱膜和屈指肌腱之间，分支有小指尺掌侧动脉和三支指掌侧总动脉。前者分布于小指尺侧缘，后者达掌指关节附近各分 2 支指掌侧固有动脉（proper palmar digital arteries），分别分布于第 2～5 指相对缘，手指出血时可在手指两侧压迫止血。掌深弓位于屈指肌腱深面，约平腕掌关节高度由弓发出 3 条掌心动脉，至掌指关节附近，分别与相应的指掌侧总动脉吻合。

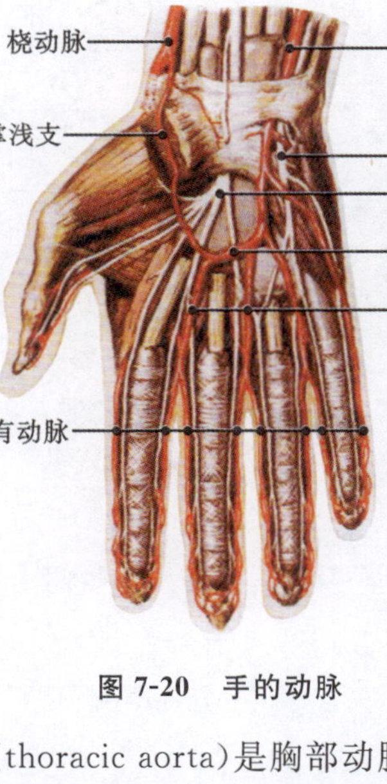

图 7-20　手的动脉

3. 胸主动脉　胸主动脉（thoracic aorta）是胸部动脉干，发出壁支和脏支（图 7-21）。

（1）壁支（rami parietales）：包括肋间后动脉（posterior intercostal arteries）和肋下动脉（subcostal artery）。第 1～2 对肋间后动脉来自锁骨下动脉，第 3～11 对肋间后动脉和肋下动脉由胸主动脉的后外侧壁发出，每支在脊柱两侧各分前、后两支。后支细小，分布于脊髓、背部的肌和皮肤。前支粗大，与肋间后静脉和肋间神经伴行于肋间隙

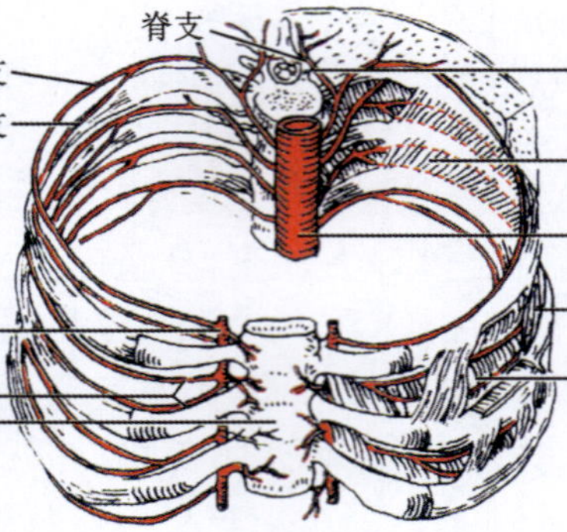

图 7-21 胸壁的动脉

内，分布于胸壁和腹壁上部。

(2)脏支(rami viscerales)：主要有支气管支、食管支和心包支，分布于气管、食管和心包。

4. 腹主动脉 腹主动脉(abdominal aorta)是腹部的动脉主干，其右侧邻下腔静脉，前方有肝左叶、胰、十二指肠水平部和小肠系膜根越过。腹主动脉分壁支和脏支(图7-22)。

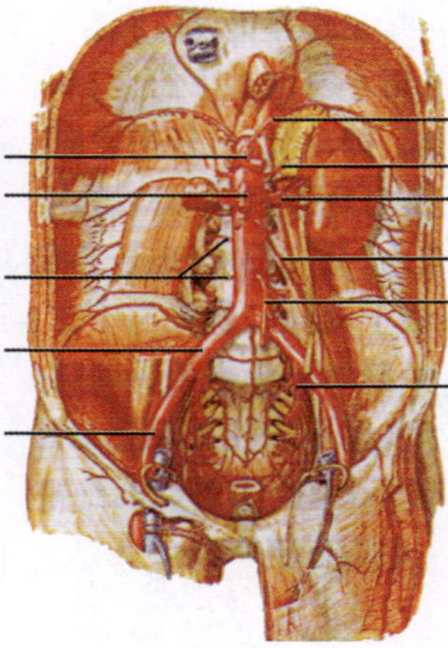

图 7-22 腹主动脉及其分支

(1)壁支：主要有腰动脉和膈下动脉。前者左、右各 4 条，起自腹主动脉后壁，分布于腹后壁、背肌和脊髓。后者左、右各一，除分布于膈下面外，并发出肾上腺上动脉至肾上腺。

(2)脏支：分成对和不成对两种。成对的有肾上腺中动脉、肾动脉、睾丸动脉(男性)或卵巢动脉(女性)；不成对的有腹腔干、肠系膜上动脉和肠系膜下动脉。

①肾上腺中动脉(middle suprarenal artery)：约平第 1 腰椎处，起自腹主动脉侧壁，分布到肾上腺。

②肾动脉(renal artery):平第1、2腰椎体之间,起自腹主动脉侧壁,横行向外,到肾门附近分为前、后两干,经肾门入肾。肾动脉并在入肾之前发出肾上腺下动脉(inferior suprarenal artery)至肾上腺。

③睾丸动脉(testicular artery):又称精索内动脉(internal spermatic artery),细而长,在肾动脉起始处的稍下方由腹主动脉前壁发出,斜向下外,跨过输尿管前面,经腹股沟管至阴囊,分布于睾丸。睾丸动脉在女性则为卵巢动脉,经卵巢悬韧带下行入盆腔,分布于卵巢和输卵管。

④腹腔干(celiac trunk):短而粗,在主动脉裂孔稍下方发自腹主动脉前壁,立即分为胃左动脉、肝总动脉和脾动脉三大支(图7-23,图7-24)。

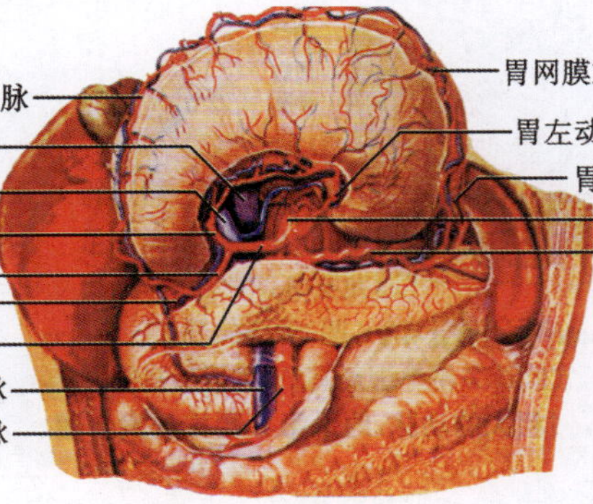

图7-23 腹腔干及其分支(一)

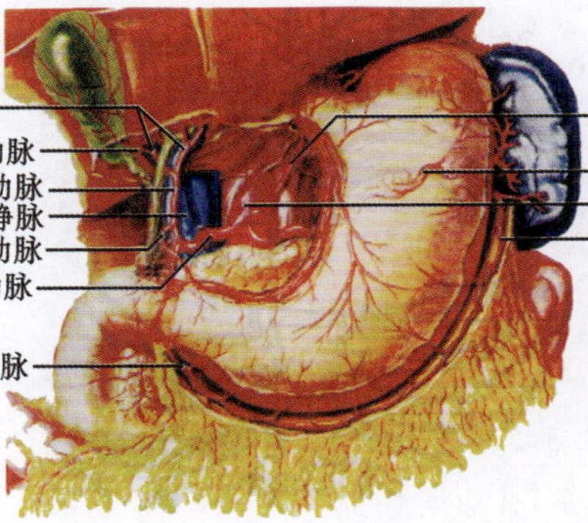

图7-24 腹腔干及其分支(二)

胃左动脉(left gastric artery)斜向左上方至胃的贲门,在小网膜两层之间沿胃小弯转向右行,与胃右动脉吻合。沿途分支至食管腹段、贲门和胃小弯附近的胃壁。

肝总动脉(common hepatic artery)向右前方在十二指肠上部的上缘进入肝十二指肠韧带内,分为肝固有动脉和胃十二指肠动脉。肝固有动脉(proper hepatic artery)行于肝十二指肠韧带内,在肝门静脉左前方、胆总管左侧上行至肝门,分为左、右两支进入肝的左、右叶。肝固有动脉右支在入肝门前发出胆囊动脉(cystic artery),经胆囊三角上行，分支分布于胆囊。肝固有动脉尚分出胃右动脉（right gastric artery），在小网膜内行至幽门上缘，再沿胃小弯向左，与胃左动脉吻合，沿途分支分布于十二指肠上部和胃小弯附近的胃壁。胃十二指肠动脉（gastroduodenal artery）在十二指肠上部后方下降，在幽门下缘分为胃网膜右动脉（right gastroepiploic artery）和胰十二指肠上动脉（superior pancreaticoduodenal artery）。前者在大网膜两层间沿胃大弯左行，分布于胃大弯和大网膜，并与胃网膜左动脉吻合。后者有前、后两支，在胰头与十二指肠降部之间下降，分布到胰头和十二指肠。

脾动脉（splenic artery）与脾静脉并行，沿胰的上缘向左达脾门，分数支入脾，沿途分支，胰支有多条分布于胰体和胰尾。胃短动脉有 3～5 支，经胃脾韧带至胃底。胃网膜左动脉沿胃大弯右行，与胃网膜右动脉吻合，分布于胃大弯和大网膜。

⑤肠系膜上动脉（superior mesenteric artery）：在腹腔干稍下方起自主动脉前壁，经胰头后方下行，越过十二指肠水平部前面进入小肠系膜根，向右髂窝方向走行（图 7-25）。其分支如下。

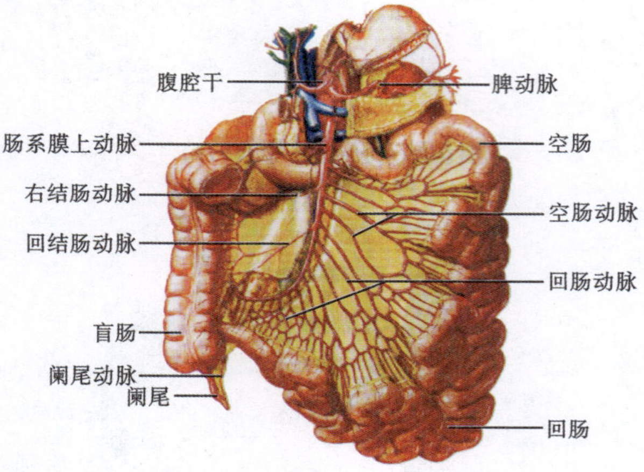

图 7-25　肠系膜上动脉及其分支

胰十二指肠下动脉（inferior pancreaticoduodenal artery）位于胰头与十二指肠之间，分支分布于胰和十二指肠，并与胰十二指肠上动脉吻合。

空肠动脉（jejunal arteries）和回肠动脉（ileal arteries）有 12～16 支，发自肠系膜上动脉左侧壁，走在肠系膜内，分布于空肠和回肠。各支动脉的分支再吻合成动脉弓。通常，空肠有 1～2 级动脉弓，回肠的动脉弓多至 3～5 级，最后一级动脉弓再发出直支入肠壁。

回结肠动脉（ileocolic artery）为肠系膜上动脉右侧壁发出的最下一条分支，分布于回肠末端、盲肠和升结肠。另发出阑尾动脉（appendicular artery）沿阑尾系膜游离缘至阑尾尖端，并分支营养阑尾。

右结肠动脉（right colic artery）在回结肠动脉上方发出向右行，分升、降支与中结肠动脉和回结肠动脉吻合。其分支至升结肠。

中结肠动脉(middle colic artery)在胰的下缘处发出,前行入横结肠系膜,分左、右支分别与左、右结肠动脉吻合,营养横结肠。

⑥肠系膜下动脉(inferior mesenteric artery):平第 3 腰椎高度发自腹主动脉前壁,在腹后壁腹膜后面向左下方行走(图 7-26)。其分支如下。

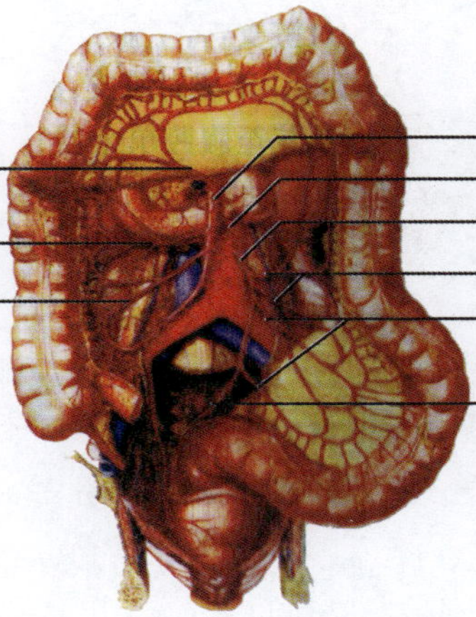

图 7-26　肠系膜下动脉及其分支

左结肠动脉(left colic artery)沿腹后壁左行,分升、降支营养降结肠,并与中结肠动脉和乙状结肠动脉吻合。

乙状结肠动脉(sigmoid artery)常为 1～3 支,进入乙状结肠系膜内,相互吻合成动脉弓分支分布于乙状结肠。

直肠上动脉(superior rectal artery)是肠系膜下动脉的直接延续,行至第 3 骶椎处分为两支,沿直肠上部两侧下降,分布于直肠上部,并与直肠下动脉的分支吻合。

5. 髂总动脉(common iliac artery)　左、右各一,在第 4 腰椎体下缘由腹主动脉发出,沿腰大肌内侧走向外下方,至骶髂关节前分为髂内动脉和髂外动脉。

(1)髂内动脉(internal iliac artery):为一短干,沿盆腔侧壁下行,发出脏支和壁支(图 7-27)。

①脏支:主要分布于盆腔脏器和外生殖器。其主要分支如下。

脐动脉(umbilical artery)为胎儿时期动脉干,出生后远侧段闭锁形成脐内侧韧带,近侧段仍保留管腔,发出膀胱上动脉分布于膀胱尖和体。

膀胱下动脉(inferior vesical artery)沿骨盆腔侧壁下行,分布于膀胱底、精囊腺和前列腺。女性分布于膀胱和阴道。

直肠下动脉(inferior rectal artery)行向内下方分布于直肠下部,并与直肠上动脉和肛动脉吻合。

子宫动脉(uterine artery)走行在子宫阔韧带内,在子宫颈外侧 1～2 cm 处跨过输尿管的前上方并与之交叉,沿子宫颈上行,分支分布于子宫、阴道、输卵管和卵巢。行子宫切除术结扎子宫动脉时,注意其与输尿管关系,不要一并结扎。

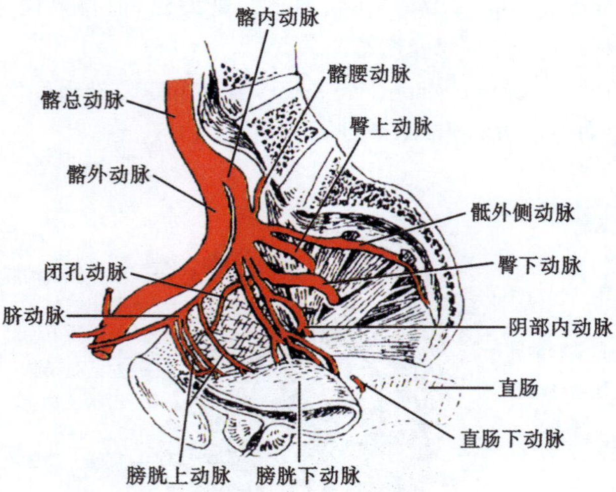

图 7-27　盆部的动脉及其分支

阴部内动脉(internal pudendal artery)在梨状肌下孔出骨盆,经坐骨小孔入坐骨肛门窝,发出肛动脉、会阴动脉、阴茎(蒂)动脉等分支,分布于肛门、会阴部和外生殖器。

②壁支:主要有闭孔动脉和臀上动脉、臀下动脉。

闭孔动脉(obturator artery)伴闭孔神经穿闭膜管至大腿内侧,分布于髋关节和大腿内侧肌群。

臀上动脉(superior gluteal artery)从梨状肌上孔穿骨盆腔至臀部,分布于臀中肌、臀小肌和髋关节。

臀下动脉(inferior gluteal artery)从梨状肌下孔穿骨盆腔至臀部,分布于臀大肌、臀部和股后部皮肤。

(2)髂外动脉(external iliac artery):沿腰大肌内侧缘下降,经腹股沟韧带中点深面至股部,移行为股动脉(图 7-28)。其主要分支为腹壁下动脉,经腹股沟管腹环内侧上行入腹直肌鞘,布于腹直肌并与腹壁上动脉吻合。

①股动脉(femoral artery):在股三角内下行,经收肌管,在收肌腱裂孔至腘窝,移行为腘动脉。在股三角内,股动脉位置表浅,在腹股沟韧带中点下方可触及搏动,当下肢出血时,可在此处向后压迫止血。股动脉在腹股沟韧带下方 2～5 cm 处发出股深动脉(deep femoral artery),向内后下行,沿途分支有旋股内侧动脉(medial femoral circumflex artery)、旋股外侧动脉(lateral femoral circumflex artery)和 3～4 条穿动脉(perforating arteries)。股动脉分支分布于大腿肌和髋关节。

②腘动脉(popliteal artery):在腘窝深部下行至小腿骨间膜上方分为胫前动脉、胫后动脉。其分支分布于膝关节及附近诸肌。

③胫后动脉(posterior tibial artery):沿小腿后面浅、深层肌之间下行,经内踝后方进入足底,分为足底内侧动脉和足底外侧动脉(图 7-29)。主要分支如下。

腓动脉(peroneal artery)从胫后动脉起始处分出,分布于胫骨、腓骨和附近肌。

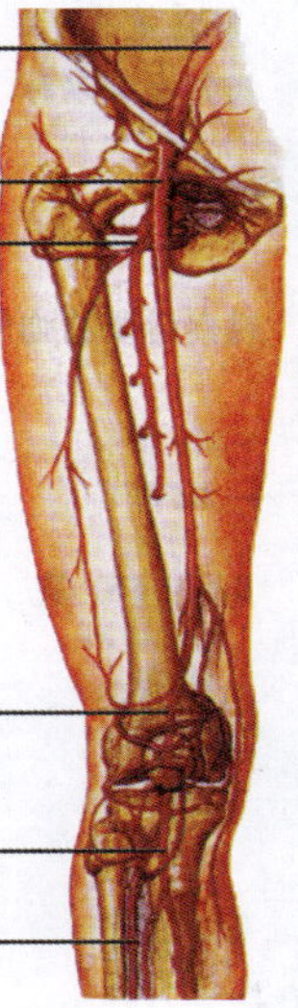

图 7-28 股部及膝部的动脉及其分支

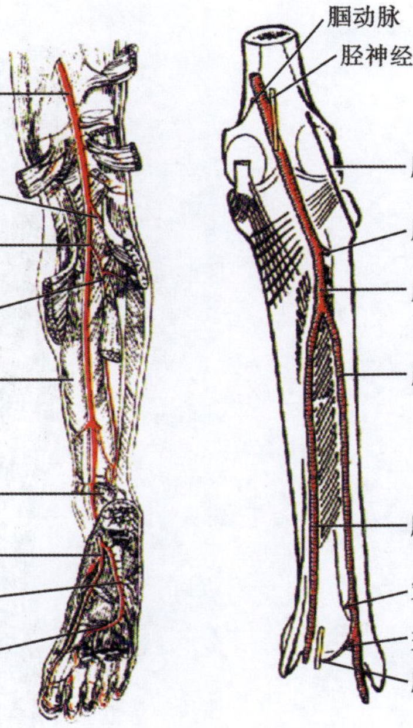

图 7-29 小腿后部和足底动脉

足底内侧动脉(medial plantar artery)沿足底内侧前行,分布于足底内侧。

足底外侧动脉(lateral plantar artery)沿足底外侧前行,至第 5 跖骨底处转向内侧至第 1 跖骨间隙,与足背动脉的足底深支吻合成足底弓。由足底弓发出 4 条趾足底总动脉,向前又各分 2 条趾足底固有动脉,分布于足趾的相对缘。

④胫前动脉(anterior tibial artery):由腘动脉分出后,立即穿小腿骨间膜,至小腿前群肌之间下行至足背移行为足背动脉(图 7-30)。胫前动脉沿途分支分布于小腿前群肌和附近皮肤。

⑤足背动脉(dorsal artery of foot):在距小腿关节的前方续于胫前动脉,经踇长伸肌腱的外侧前行,至第 1 跖骨间隙近侧端分为第 1 趾背动脉和足底深动脉,沿途分支分布于足背、足趾等处。足背动脉位置表浅,在踝关节前方,踇长伸肌腱外侧,可触及搏动,当足背部出血可在该处压迫止血。

(二)大循环(体循环)的静脉

静脉是心血管系统中运送血液回心的血管,起始端连于毛细血管,末端止于心房。体循环的静脉主要包括上腔静脉系统、下腔静脉系统(含门静脉)和心静脉系统(已述于心)。

1. 体循环静脉的结构和配布特点

(1)体循环的静脉分浅、深静脉两类。浅静脉位于皮下浅筋膜内,称皮下静脉。深静脉位于深筋膜的深面或体腔内,多与同名动脉伴行,称伴行静脉。

(2)静脉之间有丰富的吻合交通支。浅静脉之间,深静脉之间,浅、深静脉之间均存

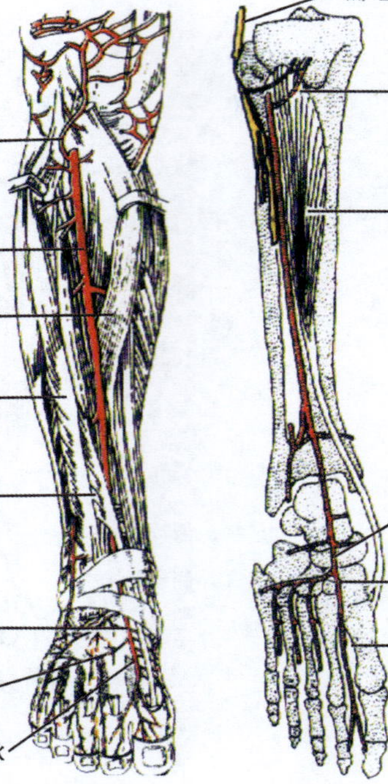

图 7-30　小腿前部和足背动脉

在广泛的交通。如浅静脉吻合成静脉网(弓),深静脉吻合成静脉丛。

(3)静脉瓣是由内皮反折重叠成类似半月形小袋,朝向心,可防止血液逆流。

(4)静脉管壁薄而弹性小,其管腔较同级动脉大,属支多,血容量是动脉的 2 倍以上,故血流缓慢,压力较小。

(5)某些部位静脉结构特殊,如硬脑膜窦(sinuses of dura mater),壁内无平滑肌,腔内无瓣膜,对颅脑静脉血回流起重要作用。又如板障静脉(diploic vein)是颅骨松质内的静脉,并与颅内、外静脉交通。

2. 上腔静脉系统　由收集头颈、上肢、胸壁及部分胸腔脏器的属支静脉组成,其主干是上腔静脉。

上腔静脉(superior vena cava)(图 7-31):由左、右头臂静脉在右侧第 1 胸肋结合处后方汇合而成,在升主动脉的右侧垂直下降,注入右心房。其入心房前尚有奇静脉注入。

头臂静脉(brachiocephalic vein)(又称无名静脉):左、右头臂静脉在胸锁关节后方由同侧的颈内静脉和锁骨下静脉汇合而成。汇合处的夹角称静脉角(venous angle),是淋巴导管注入的部位。头臂静脉主要属支有颈内静脉和锁骨下静脉。此外,还有椎静脉、胸廓内静脉、甲状腺下静脉等。

(1)头颈部的静脉(图 7-32)

①颈内静脉(internal jugular vein):为头颈部静脉回流的主干,上端在颈静脉孔处

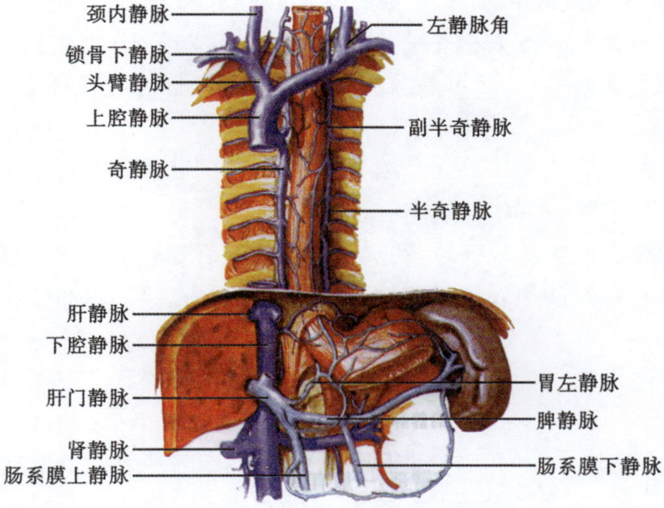

图 7-31 上腔静脉及其属支

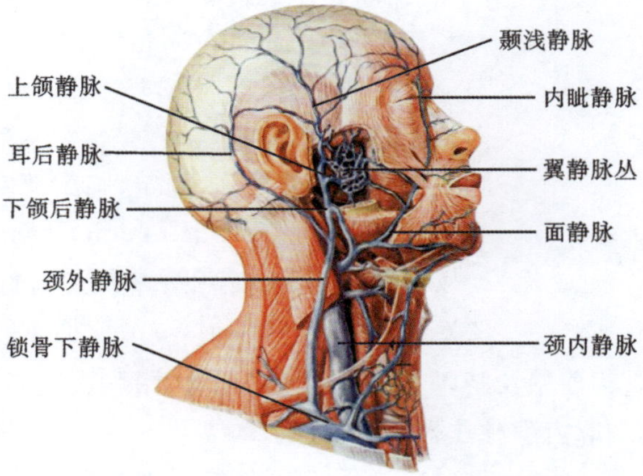

图 7-32 头颈部的静脉

续于乙状窦，行于颈动脉鞘内，沿颈内动脉和颈总动脉外侧下降，至胸锁关节后方与锁骨下静脉汇合成头臂静脉。其属支有颅内支和颅外支。

颅内支：通过颅内静脉及硬脑膜窦收纳脑膜、脑、眼及颅骨的血液。

颅外支：包括面静脉和下颌后静脉。

面静脉(facial vein)收纳面前部软组织的血液。面静脉起自内眦静脉，伴面动脉斜向下外方，至下颌角下方接受下颌后静脉的前支，达舌骨高度注入颈内静脉。面静脉在口角平面以上无瓣膜，借内眦静脉、眼静脉与海绵窦相通。面静脉也可经面深静脉、翼静脉丛、眼下静脉与海绵窦相通。当口角以上面部，尤其是鼻根至两侧口角间的三角区感染处理不当时，病菌可经上述途径感染颅内。临床上称此区为危险三角区(danger triangle of face)。

下颌后静脉(retromandibular vein)收集颞浅动脉和上颌动脉分布区域的静脉血，由颞浅静脉和上颌静脉在腮腺内汇合而成。分前、后2支，分别注入面静脉和颈外静脉。上颌静脉起自翼静脉丛，而翼静脉丛经眼下静脉或卵圆孔及破裂孔的导血管与海绵窦相交通。

②锁骨下静脉(subclavian vein)：续于腋静脉，伴同名动脉走行，与颈内静脉在胸锁关节后方合成头臂静脉。其主要属支有颈外静脉。

颈外静脉是颈部最大的浅静脉，在耳下方由下颌后静脉的后支、耳后静脉及枕静脉汇合而成。颈外静脉沿胸锁乳突肌表面下行至下端后方，穿颈深筋膜注入锁骨下静脉。

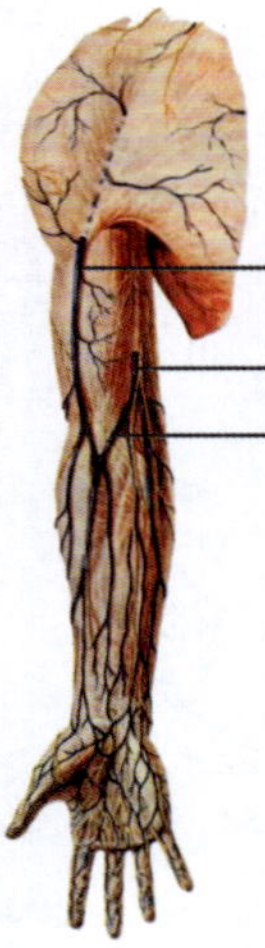

图7-33　上肢的浅静脉

(2)上肢的静脉

①上肢的深静脉：从手指到腋腔，各部深静脉与同名动脉伴行，收集同名动脉分布区域的静脉血。

②上肢的浅静脉：起于手背的静脉网(图7-33)。

头静脉(cephalic vein)起于手背静脉网的桡侧，转至前臂前面，在肱二头肌外侧上行，经三角肌和胸大肌间沟，穿深筋膜注入腋静脉或锁骨下静脉。

贵要静脉(basilic vein)起自手背静脉网的尺侧，转至前臂尺侧上行，在肘窝接受肘正中静脉后，在肱二头肌内侧上升至臂中点稍下方，穿深筋膜注入肱静脉或腋静脉。该静脉位置表浅、恒定，临床常做穿刺或插管等。

肘正中静脉(median cubital vein)斜行于肘窝皮下，连接头静脉和贵要静脉，常接受前臂正中静脉。该静脉变异较多，是临床注射、输液或抽血的部位。

(3)胸部的静脉：胸前壁及脐以上的腹前壁浅静脉，沿胸腹壁静脉，经胸外侧静脉注入腋静脉；深层则沿胸廓内静脉注入头臂静脉。

①奇静脉(azygous vein)：起自右腰升静脉，穿膈沿脊柱右侧上行至第4胸椎高度，弓形向前绕右肺根上方，注入上腔静脉。其沿途接受食管静脉、支气管静脉、右肋间后静脉，在第8～9胸椎体间有半奇静脉注入。半奇静脉(hemiazygos vein)起于左腰升静脉，沿脊柱左侧上行，接受左下部肋间后静脉及副半奇静脉。副半奇静脉(accessory hemiazygos vein)收集左侧中、上部肋间后静脉的血液。奇静脉和半奇静脉借腰升静脉、腰静脉与髂总静脉、下腔静脉相连。奇静脉构成上、下腔静脉系统的侧支吻合，具有重要的临床意义(图7-34)。

②椎静脉丛(vertebral venous plexus)：分布于椎管内、外，分椎内、外静脉丛，两者间有广泛的吻合，收集脊髓、脊膜、椎骨及邻近肌的血液。椎静脉丛分别与椎静脉、肋间后静脉、腰静脉等交通，向上与颅内硬脑膜窦相通，向下与盆腔静脉丛相连。

3. 下腔静脉系统　由下腔静脉及其各级属支构成，主干为下腔静脉，收集下肢、盆部和腹部的血液。

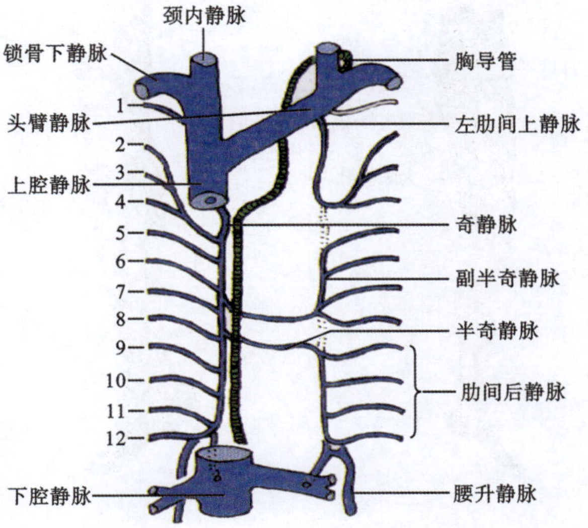

图 7-34　奇静脉及其属支

下腔静脉(inferior vena cave)是人体最大的静脉干。由左、右髂总静脉在第 4～5 腰椎体右前方汇合而成，沿脊柱右前方、腹主动脉右侧上行，经肝的腔静脉窦，穿膈的腔静脉孔入胸腔，注入右心房(图 7-35)。

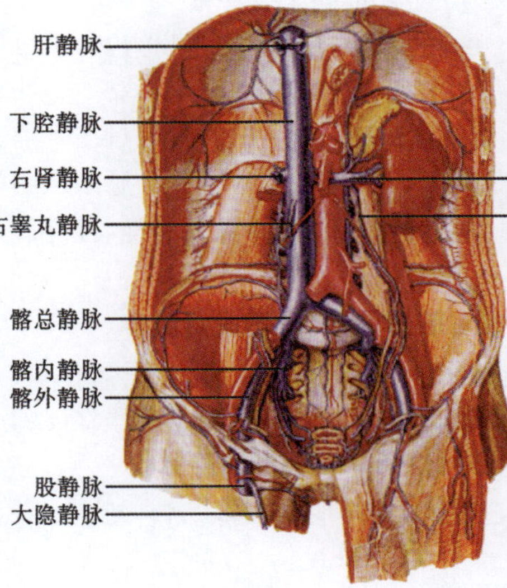

图 7-35　下腔静脉及其属支

(1)下肢的静脉

①下肢的深静脉：从足底至股部，深静脉皆与同名动脉伴行，收集同名动脉分布区域的静脉血。

②下肢的浅静脉：主要有大隐静脉和小隐静脉(图 7-36)。

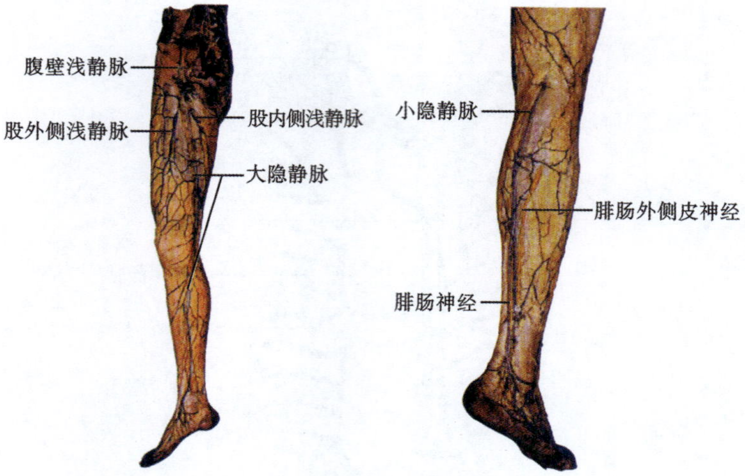

(a)　　(b)

图 7-36　大隐静脉和小隐静脉及其属支

大隐静脉(great saphenous vein)是全身最长的浅静脉,起自足背静脉弓内侧,经内踝前方,伴隐神经上升,经膝关节后内方,大腿前内侧,于耻骨结节下外方 3～4 cm 处,穿隐静脉裂孔注入股静脉。在注入股静脉前还收集 5 条属支,即腹壁浅静脉(superficial epigastric vein)、阴部外静脉(external pudendal vein)、旋髂浅静脉(superficial circumflex iliac vein)、股内侧浅静脉(medial superficial femoral vein)和股外侧浅静脉(lateral superficial femoral vein)。大隐静脉收集足、小腿内侧、大腿前内侧和外侧、脐下腹前壁浅层及外阴部的静脉血。大隐静脉经过内踝前方时,位置表浅而恒定,是静脉输液或切开的常用部位。大隐静脉也是下肢静脉曲张的好发血管。

小隐静脉(small saphenous vein)起自足背静脉弓外侧,经外踝后方,沿小腿后面中线上升,至腘窝处穿深筋膜注入腘静脉。

(2)盆部的静脉

①髂内静脉(internal iliac vein):与髂内动脉伴行,短而粗,其属支分为脏支和壁支,收集各同名动脉分布区域的静脉血。脏支的特点是在器官周围或壁内形成静脉丛,如膀胱、子宫及直肠静脉丛等。

②髂外静脉(external iliac vein):续于股静脉,与同名动脉伴行,收纳同名动脉分布区域的静脉血。

③髂总静脉(common iliac vein):在骶髂关节的前方,由髂内静脉和髂外静脉汇合而成。斜向内上至第 4～5 腰椎右前方,与对侧髂总静脉汇合成下腔静脉。

(3)腹部的静脉:分壁支和脏支两种。成对壁支与脏支直接或间接注入下腔静脉,不成对的脏支(除肝外)先汇合成肝门静脉入肝后,经肝静脉回流入下腔静脉。

①壁支有 1 对膈下静脉和 4 对腰静脉,皆与同名动脉伴行。左、右腰静脉之间各有一条腰升静脉纵行串联,并向上分别移行为半奇静脉和奇静脉,向下连于同侧的髂总

静脉。

②脏支分为如下几种。

肾上腺静脉（suprarenal vein）成对，左侧注入左肾静脉，右侧直接注入下腔静脉。

肾静脉（renal vein）起自肾门，在同名动脉前方横向内侧注入下腔静脉。左肾静脉较右肾静脉为长，越过腹主动脉前方，并接受左肾上腺静脉和左睾丸静脉（或卵巢静脉）。

睾丸静脉（testicular vein）起自睾丸和附睾，在精索内吻合成蔓状静脉丛，在腹股沟管深环处合成睾丸静脉。右睾丸静脉以锐角注入下腔静脉，左睾丸静脉以直角注入左肾静脉，故左睾丸静脉曲张较多见。此静脉在女性为卵巢静脉（ovarian vein），起自卵巢静脉丛，经卵巢悬韧带上升，其回流途径同男性。

肝静脉（hepatic vein）有 2～3 支，称肝右静脉、肝中静脉、肝左静脉，行于肝实质内，收集肝窦回流的血液，在腔静脉窝上部注入下腔静脉。

③肝门静脉系统（hepatic portal system）由肝门静脉及其属支组成，收集除肝以外的不成对器官的血液（图 7-37）。

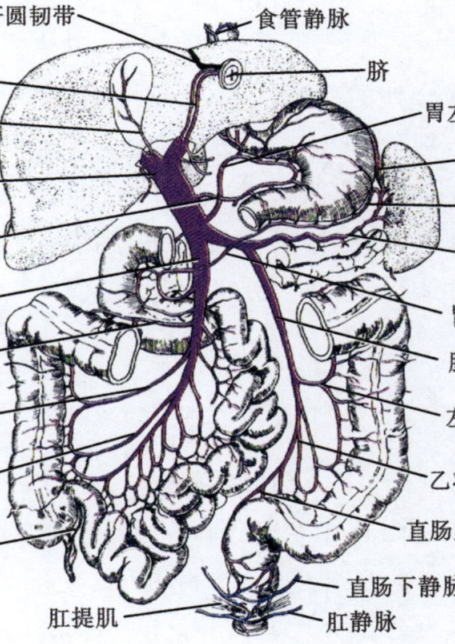

图 7-37　肝门静脉及其属支

肝门静脉的组成：肝门静脉（hepatic portal vein）在胰头后方，由肠系膜上静脉和脾静脉汇合而成，向右上进入肝韧带、十二指肠韧带内，在胆总管和肝固有动脉后方向上达肝门。分左、右支入肝左、右叶。其在肝内反复分支最后注入肝窦，并与来自肝固有动脉分支的血液混合。代谢后的血液经肝静脉注入下腔静脉。

肝门静脉系统的结构特点：肝门静脉回流的始端和末端均为毛细血管，一般无瓣膜，当肝静脉压力升高时，血液可以发生逆流。

肝门静脉的主要属支：其多数属支收集同名动脉分布区域的静脉血。

肠系膜上静脉(superior mesenteric vein)伴同名动脉右侧行于肠系膜内，至胰头后方与脾静脉合成肝门静脉。

脾静脉(splenic vein)在脾门处由数条脾支汇合而成，沿胰后面并行于脾动脉下方，向右与肠系膜上静脉汇合成肝门静脉。

肠系膜下静脉(inferior mesenteric vein)伴行于同名动脉左侧，行向右上，在胰头的后方注入脾静脉或肠系膜上静脉，少数注入上述两静脉的夹角处。

胃左静脉(left gastric vein)(胃冠状静脉)与胃左动脉伴行，向右汇入肝门静脉。

胃右静脉(right gastric vein)与胃右动脉伴行，向右汇入肝门静脉。其注入前多接受幽门前静脉，后者可作为判定幽门的标志。

胆囊静脉(cystic vein)起自胆囊，汇入肝门静脉或其右支。

附脐静脉(paraumbilical veins)起自脐周静脉网的数条小静脉，沿肝圆韧带入肝，注入肝门静脉左支。

肝门静脉系与上、下腔静脉的吻合主要有3条途径：①经食管静脉丛(esophageal venous plexus)与上腔静脉系的吻合；②经直肠静脉丛(rectal venous plexus)与下腔静脉系的吻合；③通过脐周静脉网(paraumbilical venous rete)分别与上、下腔静脉系的吻合。

在正常情况下，上述吻合处的静脉细小，血流量少。当肝门静脉回流受阻时(如肝硬化等)，血液不能流入肝，部分血液则通过上述静脉丛形成侧支循环，流入上、下腔静脉。此时可造成吻合处细小静脉曲张，甚至破裂。如食管静脉丛破裂，造成呕血；直肠静脉丛破裂，可造成便血；脐周静脉网等部位曲张，则引起腹前壁静脉曲张、腹腔积液等体征。因此，熟悉上述吻合途径，具有重要的临床意义。

知识链接

门脉高压症

肝门静脉与上、下腔静脉之间有丰富的吻合支相交通，正常情况下，吻合支细小，血流量较少，各自汇入所属静脉。当肝硬化、肝肿瘤、血吸虫病及其他一些原因致使肝门静脉回流受阻时，肝门静脉内的压力增高(门脉高压症)，其血液就可通过上述吻合建立侧支循环，吻合部位小静脉的血流量剧增，造成静脉的曲张甚至破裂出血，食管静脉丛的静脉曲张破裂可引起呕血，直肠静脉丛的静脉曲张破裂可引起便血，脐周静脉丛曲张可出现腹壁静脉曲张，门脉高压症还可造成脾肿大和腹腔积液。

(李　勇)

第二节 淋巴系统

一、淋巴系统的组成

淋巴系统(lymphatic system)由淋巴管道、淋巴器官和淋巴组织构成。淋巴系统内流动着无色透明的淋巴液(简称淋巴)。

当血液流经毛细血管时,部分液体物质渗到组织间隙,形成组织液。组织液与细胞进行物质交换后,大部分经毛细血管静脉端吸收入血液,小部分含水分及大分子物质的组织液进入毛细淋巴管成为淋巴。淋巴沿各级淋巴管向心流动,并经诸多淋巴结的过滤,最后汇入静脉(图7-38)。

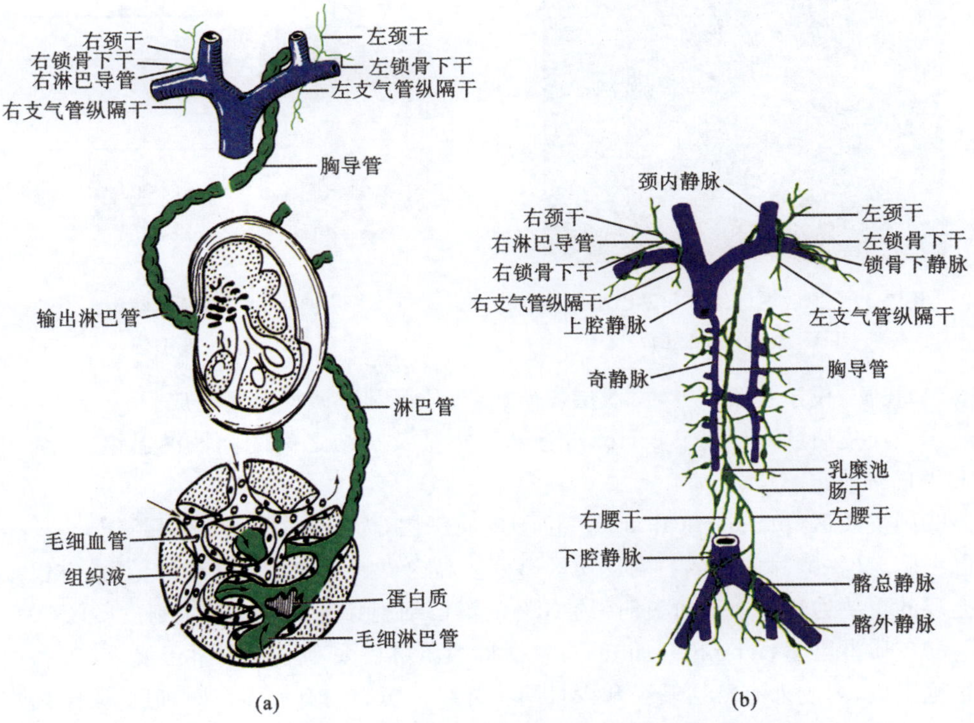

图7-38 淋巴管道、淋巴结、淋巴干和淋巴导管图

淋巴系统不仅能协助静脉进行体液回流,而且淋巴器官和淋巴组织具有产生淋巴细胞、过滤淋巴和参与免疫反应等功能。

(一)淋巴组织

淋巴组织是构成淋巴器官的主要组织,其以网状组织为支架,网孔内充满大量淋巴细胞及其他免疫相关细胞。一般将淋巴组织分为弥散淋巴组织和淋巴小结。

1. 弥散淋巴组织(diffuse lymphoid tissue) 弥散淋巴组织与其他组织之间无明显界限。组织内除一般毛细血管和毛细淋巴管外,还常有一种高内皮的毛细血管后微静脉(post capillary venule),它是淋巴细胞从血液进入淋巴组织的主要通道。在抗原刺激下,弥散淋巴组织体积增大,并出现淋巴小结。

2. 淋巴小结(lymphatic nodule) 淋巴小结是由大量B淋巴细胞密集形成的淋巴组织,边界清楚,呈椭圆形小体。椭圆形小体中央染色浅,细胞分裂相多,称为生发中心(germinal center)。在抗原的刺激下,淋巴小结体积增大,数量增多(图7-39)。

3. 淋巴结的组织学结构 淋巴结呈豆形,表面有薄层被膜,数条输入淋巴管(afferent lymphatic)穿越被膜,与被膜下淋巴窦相连接。淋巴结一侧的凹陷处为门部,门部有血管、神经和输出淋巴管(efferent lymphatics)进出。被膜和门部的结缔组织伸入淋巴结内,形成相互连接的小梁,小梁间为淋巴组织和淋巴窦。淋巴结的实质分为皮质和髓质(图7-40),淋巴结的功能是滤过淋巴液和进行免疫应答。

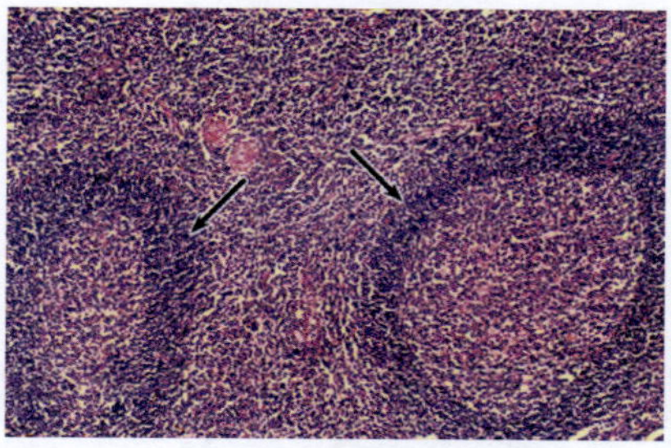

图7-39 弥散淋巴组织和淋巴小结

(HE染色,低倍观)

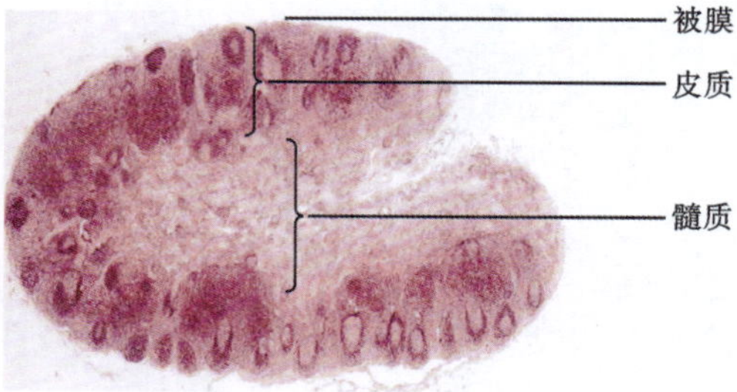

图7-40 淋巴结结构

(HE染色,低倍观)

(1)皮质:位于被膜下方,由浅层皮质、副皮质区和皮质淋巴窦构成。

①浅层皮质(peripheral cortex):有淋巴小结及小结之间的弥散淋巴组织,为皮质的B淋巴细胞区。

②副皮质区(paracortical area):位于皮质深层,为大片的弥散淋巴组织,主要是T淋巴细胞,又称胸腺依赖区。副皮质区有许多高内皮的毛细血管后微静脉,是淋巴细胞再循环的重要通道。血液流过时,约10%的淋巴细胞穿越高内皮进入副皮质区。

③皮质淋巴窦(lymphoid sinus):包括被膜下淋巴窦和小梁周淋巴窦,其窦壁由内皮细胞围成,内皮外有薄层基膜和少量网状纤维。窦腔内有许多巨噬细胞,附于内皮细胞的表面。

(2)髓质:由髓索(medullary cord)和髓窦(medullary sinus)组成。髓索是相互连接的条索状淋巴组织,主要含B淋巴细胞和浆细胞等。髓窦结构与皮质淋巴窦相似,但管腔较大,并含有较多的巨噬细胞。

淋巴从输入淋巴管进入被膜下淋巴窦和小梁周淋巴窦,再通过髓窦,汇入门部的1~2条输出淋巴管。

（二）淋巴管道

淋巴管道分为毛细淋巴管、淋巴管、淋巴干和淋巴导管。

1. 毛细淋巴管 毛细淋巴管是淋巴管道的起始段。它以膨大的盲端起于组织间隙，彼此吻合成网。管径粗细不一，一般比毛细血管略粗。管壁由内皮构成，无基膜，内皮细胞呈叠瓦状邻接。其通透性大于毛细血管，一些大分子物质如蛋白质、癌细胞、细菌、异物等较易进入毛细淋巴管。毛细淋巴管除脑、脊髓、骨髓、上皮、角膜、晶状体、牙釉质、软骨等处无分布外，几乎遍及全身。

2. 淋巴管 淋巴管由毛细淋巴管汇合而成。管壁结构似小静脉，但管径较细，管壁较薄。由于瓣膜多，使充盈的淋巴管外观呈串珠状。淋巴管在向心行程中要经过一个或多个淋巴结。淋巴管分浅、深两种，浅淋巴管（superficial lymphatic vessel）位于皮下，多与浅静脉伴行，深淋巴管（deep lymphatic vessel）多与深部血管神经束伴行。两者之间有广泛交通。

3. 淋巴干 全身各部的浅、深淋巴管通过一系列的淋巴结后，其最后一群淋巴结的输出管汇合成较大的淋巴干，共 9 条：左、右颈干（right and left jugular trunk）；左、右锁骨下干（right and left subclavian trunk），左、右支气管纵隔干（right and left bronchomediastinal trunk），左、右腰干（right and left lumbar trunk）和 1 条肠干（intestinal trunk）。

4. 淋巴导管 全身 9 条淋巴干最后汇合成 2 条淋巴导管，即胸导管（左淋巴导管）和右淋巴导管，分别注入左、右静脉角。

（1）胸导管（thoracic duct）：全身最大的淋巴导管，长为 30～40 cm，起于第 1 腰椎体前方的乳糜池。乳糜池为胸导管起始部的膨大处，由左、右腰干和肠干汇合而成。胸导管经膈的主动脉裂孔入胸腔，在食管后方沿脊柱右前方上行，至第 5 胸椎附近向左侧偏斜，向上出胸廓上口达颈根部，呈弓状向前下弯曲注入左静脉角。胸导管在注入左静脉角之前还收纳左颈干、左锁骨下干和左支气管纵隔干。胸导管收集两下肢、腹盆部、左胸部、左上肢和左头颈部的淋巴，即人体 3/4 的淋巴回流。

（2）右淋巴导管（right lymphatic duct）：为一短干，长约 1.5 cm，由右颈干、右锁骨下干和右支气管纵隔干汇合而成，注入右静脉角。右淋巴导管收集右头颈部、右上肢和右胸部的淋巴，即人体 1/4 的淋巴回流。

（三）淋巴器官

淋巴器官包括淋巴结、脾、胸腺和扁桃体等。

1. 淋巴结 淋巴结是淋巴管向心行程中的必经器官，为大小不等的圆形或椭圆形小体，直径为 2～20 mm，质软、色灰红。其隆凸侧有数条输入淋巴管（afferent lymphatic）进入，而凹陷侧称淋巴结门（hilum of lymph gland），有 1～2 条输出淋巴管（efferent lymphatics）及血管、神经出入。淋巴回流要数次经过淋巴结，因此某一淋巴结的输出管又可成为下一淋巴结的输入管。

淋巴结常聚集成群，有浅、深之分。四肢淋巴结多位于关节的屈侧，内脏的淋巴结多位于器官的门附近或血管的周围。人体某区域或某器官的淋巴引流至一定的淋巴结，该淋巴结则被称为这个区域或器官的局部淋巴结(regional lymph node)。当局部感染时，毒素、细菌或癌细胞等可沿淋巴管侵入相应的局部淋巴结而引起肿大。若局部淋巴结不能阻截或消除它们时，病变则沿淋巴继续蔓延。所以了解局部淋巴结的位置、收纳范围及流注方向，对诊断和治疗某些疾病有重要意义。

2. 脾

(1)脾的位置及形态：脾(spleen)是人体最大的淋巴器官，位于左季肋区，第9～11肋的深面，其长轴与第10肋一致(图7-41)。正常时脾在肋弓下面不能触及。活体脾呈暗红色，扁椭圆形，质软较脆，受暴力打击易破裂。

脾分为内、外两面，上、下两缘和前、后两端。脾内面凹陷为脏面，其近中央处有脾门，脾门是血管、神经等出入之处，外面隆凸为膈面，上缘前部有2～3个脾切迹，脾切迹是临床上触诊脾的重要标志。

(2)脾的组织学结构：脾位于血循环的通路上，有滤血和免疫应答的功能。脾的被膜较厚，被膜结缔组织伸入脾实质内构成小梁。被膜和小梁内含有许多散在的平滑肌纤维，其收缩可调节脾内的血量。脾实质分为白髓和红髓(图7-42)。

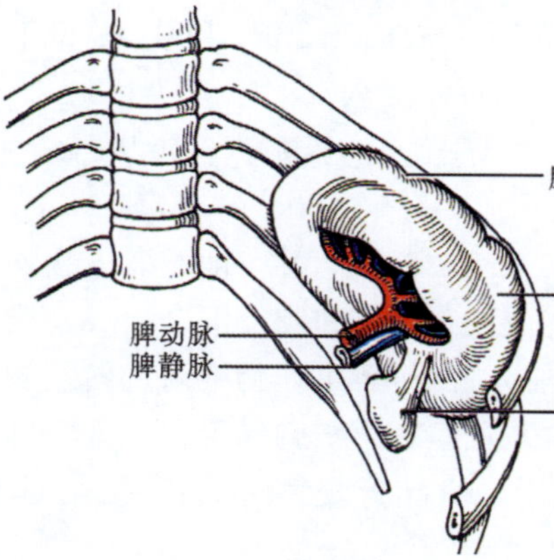

图7-41　脾

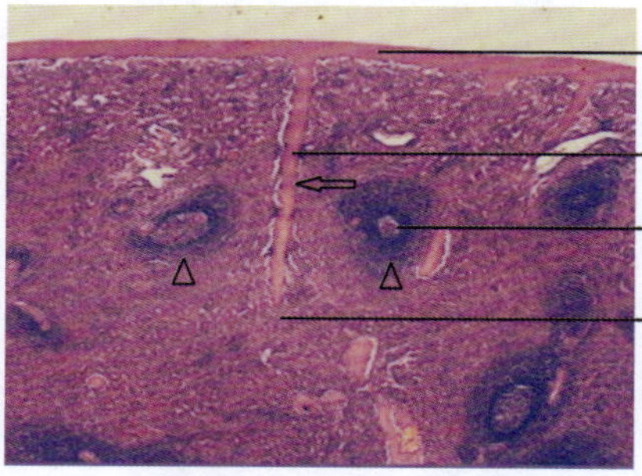

图7-42　脾结构(HE染色，低倍观)

①白髓(white pulp)：由动脉周围淋巴鞘(periarterial lymphatic sheath)和淋巴小结构成。前者为以T淋巴细胞为主的弥散淋巴组织，呈鞘样分布于中央动脉周围。淋巴小结位于动脉周围淋巴鞘的一侧，由大量B淋巴细胞构成。

②红髓(red pulp)：由脾索(splenic cord)和脾血窦(splenic sinusoid)构成。脾索是富含血细胞的索状淋巴组织，相互连接成网，主要由T淋巴细胞、B淋巴细胞、浆细胞和巨噬细胞组成，是滤血的主要结构。脾血窦由长杆状的内皮细胞平行排列构成，内皮细胞之间的间隙较宽，是脾索内血细胞进入血窦的通道。

脾动脉从脾门入脾后分支成小梁动脉，后者的分支进入白髓，形成中央动脉，其主干进入红髓后分支形成微动脉。微动脉末端的毛细血管大部分开放于脾索，血液经脾索过滤后，再穿过血窦内皮细胞的间隙，回流入血液。

3. 胸腺 胸腺(thymus)位于胸骨柄后方,上纵隔前部,分为不对称的左、右两叶,某些人的胸腺可向上突入颈根部。胸腺有明显的年龄变化。新生儿和幼儿的胸腺相对较大,性成熟后最大,重达 25～40 g。胸腺以后逐渐萎缩退化,成人胸腺常被结缔组织所代替。

二、全身重要的淋巴结和淋巴管

(一)头颈部的淋巴结和淋巴管

(1)头部的淋巴结:多位于头颈交界处,由后向前依次有枕淋巴结(occipital lymph node)、乳突淋巴结(mastoid lymph nodes)、腮腺淋巴结(parotid lymph nodes)、下颌下淋巴结(submandibular lymph nodes)和颏下淋巴结(submental lymph nodes)。头颈部的淋巴结和淋巴管收纳头面部浅层的淋巴,其输出管直接或间接注入颈外侧深淋巴结(图 7-43)。

(2)颈部的淋巴结:主要有颈外侧浅淋巴结和颈外侧深淋巴结(图 7-44)。

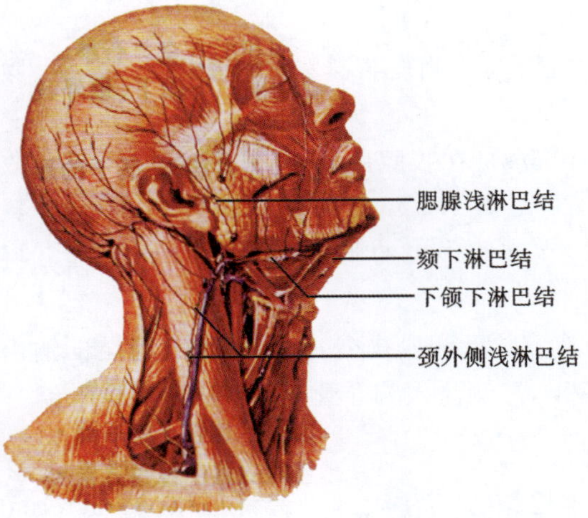

图 7-43 头颈部浅淋巴结

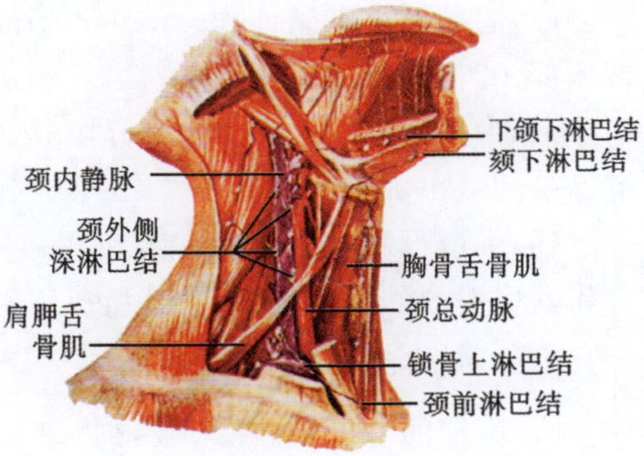

图 7-44 头颈部深淋巴结

颈外侧浅淋巴结(superficial lateral cervical lymph nodes)沿颈外静脉排列,收纳颈浅部、耳后部及枕部的淋巴,其输出管注入颈外侧深淋巴结。

颈外侧深淋巴结(deep lateral cervical lymph nodes)沿颈内静脉排列,数目多达10～15个。其下部数个位于锁骨上方的淋巴结称锁骨上淋巴结。颈外侧深淋巴结直接或间接收纳头颈部、胸壁上部等淋巴,其输出管汇合成颈干,左侧颈干注入胸导管,右侧颈干注入右淋巴导管。

(二)上肢的淋巴结和淋巴管

上肢的淋巴结主要为腋淋巴结(axillary lymph nodes)(图 7-45)。腋淋巴结位于腋腔内,分布于腋血管及其分支的周围,分为五群。

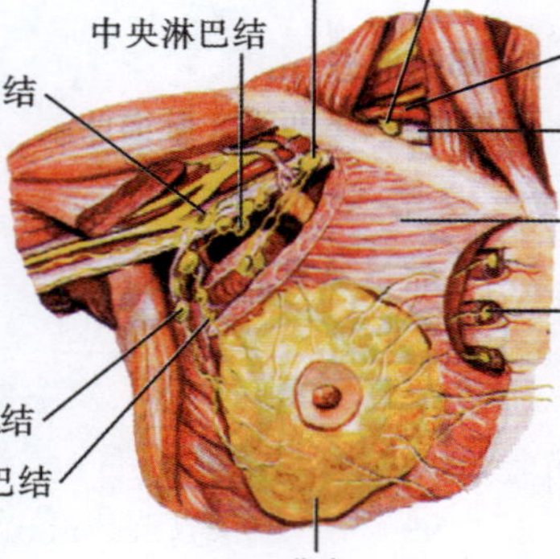

图 7-45　腋淋巴结和乳房淋巴管

(1)外侧淋巴结(lateral lymph nodes):沿腋静脉远侧段排列,收纳上肢浅淋巴、上肢深淋巴。

(2)胸肌淋巴结(pectoral lymph nodes):沿胸外侧血管排列,收纳胸部、脐以上腹前外侧壁和乳房外侧部的淋巴。

(3)肩胛下淋巴结(subscapular lymph nodes):在腋腔后壁,沿肩胛下血管排列,收纳项部、背部的淋巴。

(4)中央淋巴结(central lymph nodes):在腋腔中央的脂肪组织内,收纳上述三群淋巴结的输出淋巴。

(5)尖淋巴结(apical lymph nodes):沿腋静脉近侧段排列,收纳中央淋巴结的输出管和乳房上部的淋巴,其输出管组成锁骨下干,左侧注入胸导管,右侧注入右淋巴导管。

(三)胸部的淋巴结和淋巴管

(1)胸壁的淋巴结:注入腋淋巴结,深淋巴结分别注入胸骨旁淋巴结(parasternal lymph nodes)和肋间淋巴结(intercostal lymph nodes)。

(2)胸腔脏器的淋巴结:主要有位于肺门处的支气管肺门淋巴结(bronchopulmonary hilar lymph nodes)(又称肺门淋巴结),收纳肺的淋巴,其输出管注入气管杈周围的气管支气管淋巴结(tracheobronchial lymph nodes)。该淋巴结的输出管注入气管周围的气管旁淋巴结(paratracheal lymph nodes)。气管旁淋巴结的输出管与纵隔前淋巴结输出管汇合成左、右支气管纵隔干,分别注入胸导管和右淋巴导管。

(四)腹部的淋巴结和淋巴管

(1)腹壁的淋巴结:腹前壁脐平面以上的淋巴管一般注入腋淋巴结,脐平面以下一般注入腹股沟浅淋巴结。腹后壁的深淋巴管注入腰淋巴结。腰淋巴结位于腹主动脉和下腔静脉周围,数目较多,收纳髂总淋巴结的输出管、腹后壁及腹腔成对脏器的淋巴管。腰淋巴结的输出管汇合成左、右腰干,注入乳糜池。

(2)腹腔脏器的淋巴结:成对脏器的淋巴管直接注入腰淋巴结。不成对脏器的淋巴管分别注入沿腹腔干、肠系膜上动脉、肠系膜下动脉及其分支排列的淋巴结。

腹腔淋巴结(celiac lymph nodes)位于腹腔干周围,收纳腹腔干各级分支分布区的淋巴(图 7-46)。

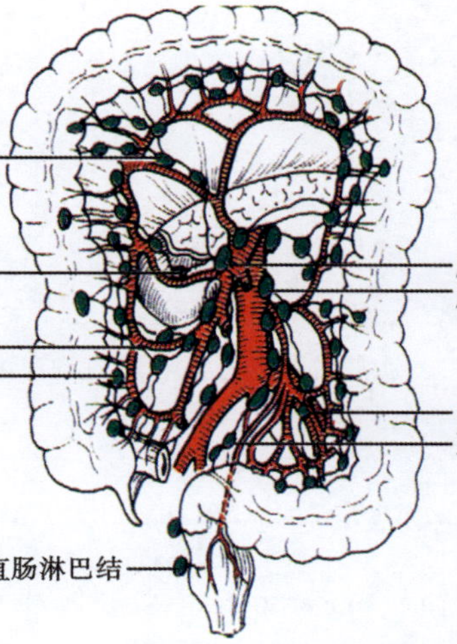

图 7-46 肠系膜上淋巴结和肠系膜下淋巴结

肠系膜上淋巴结(superior mesenteric lymph nodes)位于肠系膜上动脉根部周围,收纳肠系膜上动脉分布区的淋巴。

肠系膜下淋巴结(inferior mesenteric lymph nodes)位于肠系膜下动脉根部周围,收纳肠系膜下动脉分布区的淋巴。

腹腔淋巴结、肠系膜上淋巴结、肠系膜下淋巴结的输出管共同汇合成一条肠干,向上注入乳糜池。

(五)盆部的淋巴结和淋巴管

盆部的淋巴结沿髂内血管、髂外血管及髂总血管排列,分别称髂外淋巴结(external iliac lymph nodes)、髂内淋巴结(internal iliac lymph nodes)和髂总淋巴结(common iliac lymph nodes)。盆部的淋巴结收纳同名动脉分布区的淋巴,最后经髂总淋巴结的输出管注入腰淋巴结。

(六)下肢的淋巴结和淋巴管

(1)腹股沟浅淋巴结(superficial inguinal lymph nodes):有 8～10 个,分上、下两组,上组沿腹股沟韧带排列,下组位于大隐静脉末端周围,收纳足内侧部、小腿前内侧以及大腿的浅淋巴。其输出管注入腹股沟深淋巴结(图 7-47)。

(2)腹股沟深淋巴结(deep inguinal lymph nodes):位于股静脉根部周围,收纳腹股沟浅淋巴结的输出管及下肢深淋巴管,其输出管注入髂外淋巴结。

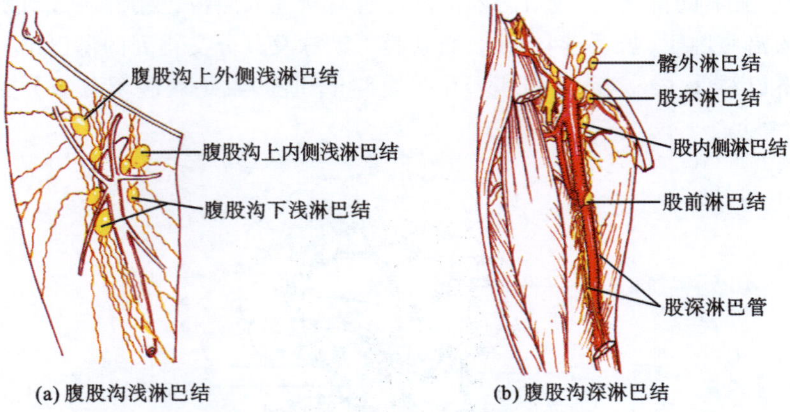

图 7-47　腹股沟浅淋巴结和腹股沟深淋巴结

知识链接

乳糜尿：胸导管或乳糜池阻塞时，可引起肾的淋巴管压力增高而破裂，来自肠干的乳糜状淋巴液进入肾盂，出现乳糜尿。癌转移：胃癌或食管癌时，癌细胞可经胸导管上行，逆流入左颈干，转移到左锁骨上淋巴结，使其肿大，称魏尔啸淋巴结。

能力检测

一、名词解释

1. 血液循环　2. 心包腔　3. 窦房结　4. 动脉韧带　5. 静脉角　6. 乳糜池

二、问答题

1. 何谓体循环和肺循环？
2. 简述心的位置。
3. 简述心传导系统的组成。
4. 简述心的主要动脉及位置。
5. 心包是如何构成的？
6. 在身体各部位可摸到哪些主要动脉搏动？
7. 简述大隐静脉的行径。做大隐静脉切开术通常在何处进行？
8. 简述肝门静脉的组成及属支。
9. 试述胸导管的起始、行经、注入部位及收纳淋巴的范围。
10. 左锁骨上淋巴结位于何处？如该组淋巴结肿大，应考虑哪些部位的器官可能发生病变？

11. 脾位于何处？体格检查时发现腹部肿块，如何确认是否为脾肿大？

12. 某患者左小腿外伤后化脓感染，从左上肢手背静脉网输入抗生素，简述药物到达患处需经过的途径。

（王　强）

第八章 感觉器

感觉器是机体感受刺激的装置，是感受器及其附属结构的总称。

感受器是指感受机体内、外环境的相应刺激并将之转换为神经冲动的器官。该神经冲动经过感觉神经和中枢神经系统的传导通路传到大脑皮质，而产生相应的感觉。

感受器分类方式很多，根据其特化程度不同分两类：①一般感受器，由感觉末梢构成，分布于全身各部。如触、压、痛、温度、肌、肌腱、关节、内脏和心血管有关的感受器。②特殊感受器，由感觉细胞构成，只分布在头部，如嗅、味、视、听和平衡有关的感受器。

根据感受器所在部位和所接受刺激的来源，可分三类：①外感受器，分布在皮肤、黏膜、视器和听器等处，接受来自外界环境的刺激，如触、压、痛、温度、肌、肌腱、关节、内脏和心血管有关的感受器。②内感受器，分布在内脏和血管等处，接受来自内环境的刺激，如压力、渗透压、温度、离子和化合物浓度等感受器。③本体感受器，分布在肌、肌腱、关节和内耳等处，接受机体运动和平衡时产生的刺激。

第一节 视 器

学习目标

1. 掌握眼球壁的层次组成及各部的形态结构，眼球内容物各结构的名称和功能，房水的循环途径，眼球外肌的位置、名称和作用。
2. 熟悉结膜形态及分布，泪器的组成、位置、形态和功能。
3. 了解眼睑的形态结构，眼的血管。

视器，俗称眼，是感受可见光刺激的器官，由眼球和眼副器两部分组成。

一、眼球

眼球（图 8-1）是视器的主要部分，近似球形，位于框内，其后部借视神经与脑相连。眼球具有屈光成像和感受光刺激的功能。眼球前面的正中点称前极，后面的正中点称后极，前极、后极连线称眼轴。瞳孔的中央至视网膜中央凹的连线称视轴，眼轴与视轴成锐角交叉。

眼球由眼球壁和眼球内容物构成。

- 眼球
  - 眼球壁
    - 外膜
      - 角膜
      - 巩膜
    - 中膜
      - 虹膜
      - 睫状体
      - 脉络膜
    - 内膜
      - 虹膜部
      - 睫状体部
      - 视部
  - 眼球内容物
    - 房水
    - 晶状体
    - 玻璃体

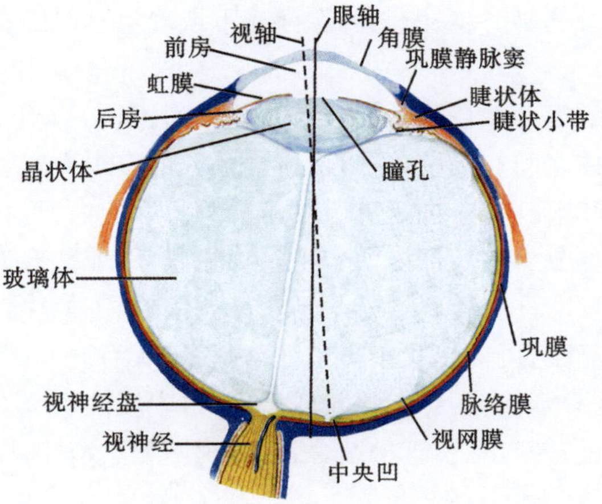

图 8-1　眼球结构

（一）眼球壁

眼球壁分外膜、中膜和内膜三层。

1. 外膜　外膜又称眼球纤维膜，由致密结缔组织构成，厚而坚韧，具有保护作用。可分为角膜和巩膜两部分。

(1)角膜：占外膜的前 1/6，致密透明，略向前凸，光线由此进入眼球，具有屈光作用。角膜内无血管，但有丰富的感觉神经末梢，故角膜的感觉十分敏锐。

(2)巩膜：占外膜的后 5/6，不透明，呈乳白色。巩膜前缘接角膜，后方与视神经鞘相延续。在巩膜与角膜交界处的深部有一环形的巩膜静脉窦，其是房水流出的通道。

2. 中膜　中膜又称眼球血管膜，由疏松结缔组织构成，含有丰富的血管、神经和色素，呈棕黑色，可供给眼球营养和隔光作用。中膜由前向后可分为虹膜、睫状体和脉络膜三部分（图 8-2）。

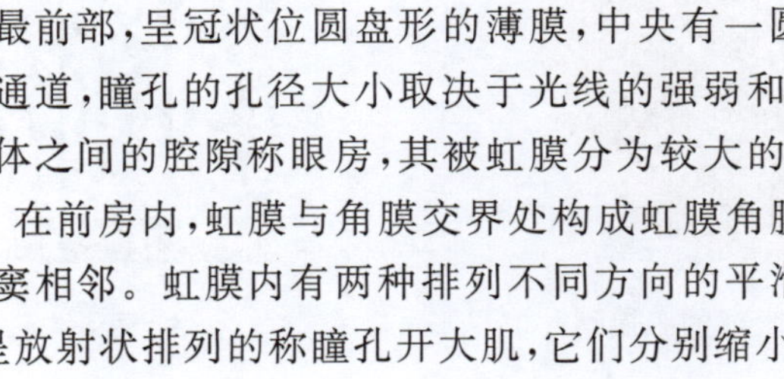

图 8-2　眼球水平切面局部放大

(1)虹膜：中膜的最前部，呈冠状位圆盘形的薄膜，中央有一圆孔称瞳孔，瞳孔是光线进入眼球内的唯一通道，瞳孔的孔径大小取决于光线的强弱和视物体远近不同而有所变化。角膜与晶状体之间的腔隙称眼房，其被虹膜分为较大的眼前房和较小的眼后房，两房借瞳孔相通。在前房内，虹膜与角膜交界处构成虹膜角膜角，又称前房角。虹膜角膜角与巩膜静脉窦相邻。虹膜内有两种排列不同方向的平滑肌：环绕瞳孔周围排列的称瞳孔括约肌；呈放射状排列的称瞳孔开大肌，它们分别缩小和开大瞳孔。在弱光下或看远物时瞳孔开大，在强光下或看近物时瞳孔缩小。在活体，透过角膜可见虹膜和瞳孔。

虹膜的颜色因种族或个体差异而不同，可有黑、棕、蓝和灰色等。虹膜颜色深浅不同个体之间有区别，通常由所含色素的多少而定。

(2)睫状体：位于巩膜与角膜移行处的内面，在眼球矢状面上呈三角形，是中膜最肥厚的部分。其后部内面较平坦称睫状环，前部有许多向内突出的皱襞，称睫状突。由睫状突发出许多睫状小带与晶状体的周缘相连。睫状体内有平滑肌称睫状肌，该肌的收缩和舒张，可使睫状小带松弛与紧张，从而调节晶状体的曲度，使所看物体成像清晰。

(3)脉络膜：位于睫状体后面，占中膜的后 2/3。脉络膜为柔软的薄膜，后方有视神经穿过，外与巩膜疏松结合，内与视网膜紧密相贴。脉络膜有营养眼球壁和吸收眼内散射光线的作用。

3. 内膜　内膜又称视网膜，位于中膜的内面，由前向后可分三部分，即视网膜虹膜部、视网膜睫状体部和视网膜视部。前两部分无感光作用，又称视网膜盲部。视部后部最厚，在内面视神经起始处有白色圆盘形隆起，称视神经盘(视神经乳头)(图 8-3)，此处无感光细胞，故称盲点。视网膜中央动、静脉由此穿行，分支分布于视网膜。在视神经盘的颞侧稍下方约 3.5mm(或 2 个盘直径距离)处，有一黄色区域称黄斑，其中央凹陷称中央凹，中央凹是感光和辨色最敏锐的部位。这些结构在活体用眼底镜检查时可见到。

视网膜视部的组织结构分色素上皮层和神经层两层，两层之间连接疏松，病理情况下两层可发生分离，即视网膜剥离症。

(1)色素上皮层：视网膜最外层，由单层色素上皮细胞构成。其主要有吸收光线，保护感光细胞免受强光刺激的功能。

(2)神经层：可分三层，由外向内依次为视细胞、双极细胞和节细胞(图 8-4)。

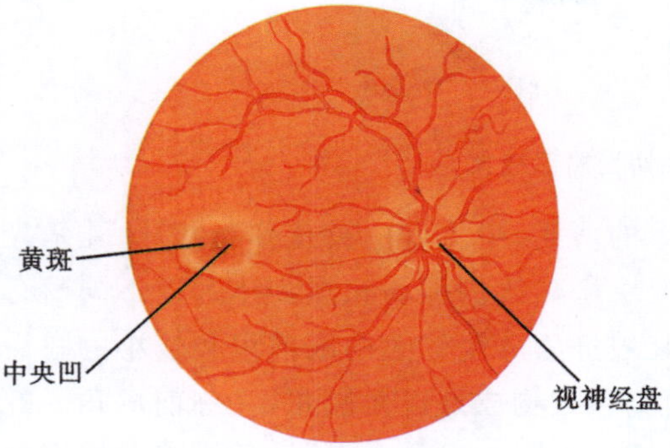

图 8-3　右侧眼球的眼底

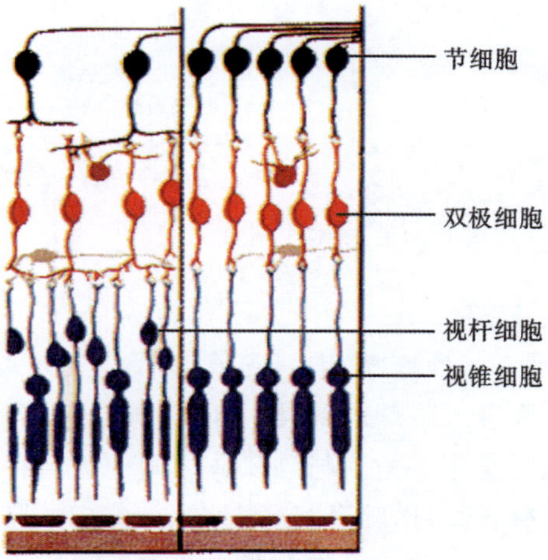

图 8-4　视网膜微细结构

①视细胞是感光的细胞，含视锥细胞（cone cell）和视杆细胞（rod cell）两种。前者可感受强光和辨别颜色的功能，后者仅能感受弱光没有辨色能力。在黄斑中央凹处仅有视锥细胞无视杆细胞，所以此处视觉最灵敏，也是视网膜最薄弱的部分。

②双极细胞是连接视细胞和节细胞之间的双极神经元。

③节细胞是多级神经元，其树突与双极细胞形成突触，轴突向视神经盘集中，出视网膜后形成视神经。

（二）眼球内容物

眼球内容物包括房水、晶状体和玻璃体（图 8-1）。这些结构和角膜一样都无色透明，无血管，具有屈光作用，和角膜共同组成眼球的屈光系统。

1. 房水 房水为无色透明的液体，充满眼房内。房水由睫状体产生，自眼后房经瞳孔进入眼前房，然后由虹膜角膜角流入巩膜静脉窦，最后流入眼静脉，此过程称房水循环。房水除有屈光作用外，还具有营养角膜和晶状体以及维持眼内压的作用。若虹膜与晶状体粘连或虹膜角膜角狭窄等原因，可造成房水循环障碍，引起眼内压增高，压迫视网膜，致使视力受损，临床上称为青光眼。

2. 晶状体 晶状体位于虹膜和玻璃体之间，呈双凸透镜状，后面较前面隆凸，无色透明具有弹性，不含血管和神经。晶状体表面包有薄而透明的晶状体囊。晶状体周围部较软称晶状体皮质，中央部较硬称晶状体核。晶状体的周缘通过放射状的纤维与睫状突相连，这些纤维称睫状小带。晶状体若因疾病或创伤而变浑浊，临床上称白内障。

晶状体是眼球屈光系统的主要装置。当看近物时，睫状肌收缩，向前牵引睫状突，使睫状小带放松，晶状体则由于本身的弹性而变厚，特别是前面的曲度增大，屈光力增强；当看远物时，与之相反。通过晶状体屈光性的变化，使不同距离的物体，都能在视网膜上形成清晰的物像。随着年龄的增长，晶状体逐渐失去弹性，睫状肌也逐渐萎缩，调节能力减退，从而出现老视，俗称“老花眼”。

3. 玻璃体 玻璃体是无色透明的胶状物质，充满于晶状体和视网膜之间。玻璃体除有屈光作用外，还有支撑视网膜的作用，若支撑作用减弱，可导致视网膜剥离。

二、眼副器

眼副器包括眼睑、结膜、泪器、眼球外肌和框内结缔组织性结构等，对眼球起保护、支持和运动作用。

（一）眼睑

眼睑（图 8-5）位于眼球前方，具有保护眼球的作用。眼睑可分上睑和下睑，上睑、下睑之间的裂隙称睑裂。睑裂的内、外侧端分别称内眦和外眦。眼睑的游离缘称睑缘，其前缘有 2～3 行睫毛。睫毛根部的皮脂腺称睫毛腺，此腺的急性炎症即麦粒肿。近上、下睑缘内侧端各有一小突起，突起顶部有一小孔，称泪点，是泪小管的入口。

眼睑的组织结构由外向内可分五层（图 8-6）：①皮肤，薄而柔软。②皮下组织，为薄层疏松结缔组织，易发生水肿。③肌层，主要是骨骼肌，主要包括眼轮匝肌和上睑提肌，

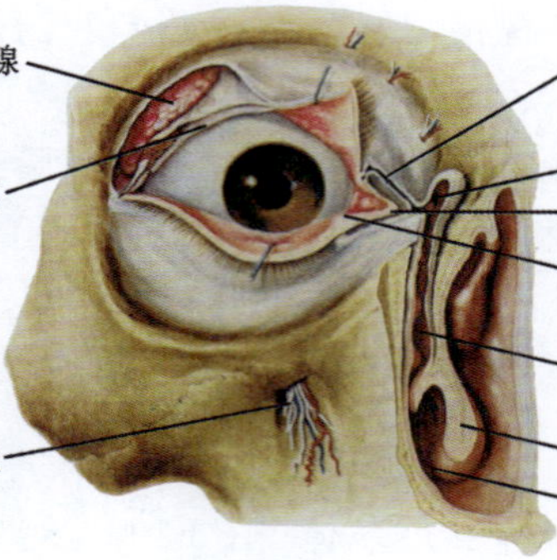

图 8-5 泪器

有关闭和开大睑裂的作用。④睑板，由致密结缔组织构成，质如软骨，较硬，是眼睑的支架。睑板内有睑板腺，睑板腺与睑缘成垂直排列并开口于睑缘，其分泌油脂性液体，有润滑睑缘防止泪液外溢的作用。当睑板腺阻塞时，形成睑板腺囊肿，即霰粒肿。⑤睑结膜，为薄层黏膜，贴附于睑板内面。

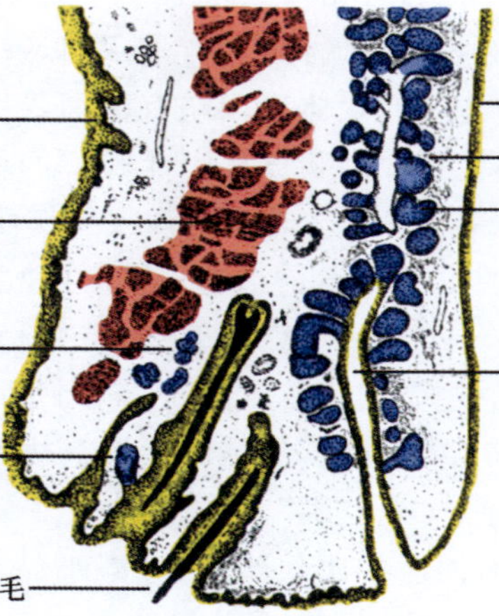

图 8-6 眼睑模式图

（二）结膜

结膜是一层薄而透明富有血管的黏膜。按部位可分三部：①睑结膜，紧贴于睑板内面，透明而光滑。②球结膜，巩膜前面的部分，③结膜穹窿，位于睑结膜和球结膜的移行处，形成结膜上穹和结膜下穹，多皱襞，眼球易于移动。当睑裂闭合时，各部分结膜共同围成的一囊状腔隙称结膜囊，结膜囊通过睑裂与外界相通。沙眼和结膜炎是结膜好发的疾病。

（三）泪器

泪器包括泪腺和泪道（图 8-5）。

1. 泪腺 泪腺位于眶上壁外侧部的泪腺窝内，其排泄管有 10～20 条开口于结膜上穹的外侧部。泪腺不断分泌泪液，借眨眼活动涂抹于眼球表面，可湿润和清洁角膜，并冲洗结膜囊内异物，以保护眼球。

2. 泪道 泪道包括泪点、泪小管、泪囊和鼻泪管。

泪小管在眼睑的皮下，起自泪点，分上、下泪小管，分别行向上方和下方，再转向内侧进入泪囊。

泪囊位于眼眶内侧壁的泪囊窝内，上部为盲端，下部移行于鼻泪管。

鼻泪管位于骨性鼻泪管内，为膜性管道，末端开口于下鼻道前部。

（四）眼球外肌

眼球外肌（图 8-7）配布于眼球周围，属于骨骼肌，包括运动眼球的六条肌和一条提上睑的肌，统称为视器的运动装置。

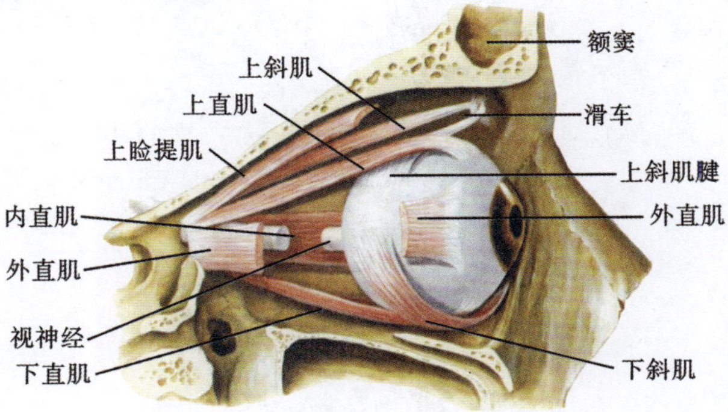

图 8-7 眼球外肌

上睑提肌起自视神经管的上方，向前止于上睑，作用是上提上睑而开大睑裂。

运动眼球的肌包括六条，即四条直肌（上直肌、下直肌、内直肌和外直肌）和两条斜肌（上斜肌和下斜肌）。各直肌都起自总腱环，沿眶的各壁向前，止于眼球前部的内侧、外侧、上面和下面，分别可使眼球转向内侧、外侧、内上方和内下方。上斜肌也起自总腱环，位于上直肌和内直肌之间，经细肌腱穿过眶内侧壁前上方的纤维滑车，转向后外，经上直肌之下，止于眼球后外侧面，作用是使眼球转向外下方。下斜肌起自眶下壁内侧，经眼球下方向后外止于眼球外侧面，作用是使眼球转向外上方。

眼球的正常转动是运动眼球的六条肌协同作用的结果。

（五）框内结缔组织性结构

框内结缔组织性结构包括眶脂体和眼球鞘。眼球、眼肌和泪器并未充满眶腔，其间的间隙填充大量的脂肪组织，称眶脂体，对框内各结构起支持和保护的作用。眶脂体与眼球的后外部之间隔有致密的纤维膜，称眼球筋膜，又称眼球鞘或 Tenon 囊，眼球在眼球鞘内可灵活转动。

三、眼的血管

（一）动脉

眼球和框内结构皆由眼动脉供给营养。

眼动脉（图 8-8）起自颈内动脉，与视神经一起经视神经管入眶，分布于眼球、泪器和眼球外肌等处，其中最重要的分支是视网膜中央动脉。视网膜中央动脉在眼球后方穿入视神经内，前行至视神经盘处穿出，分为 4 支，即视网膜鼻侧上、下小动脉和视网膜颞侧上、下小动脉，这些动脉营养视网膜内层。临床常用眼底镜观察这些动脉，以帮助诊断一些疾病。

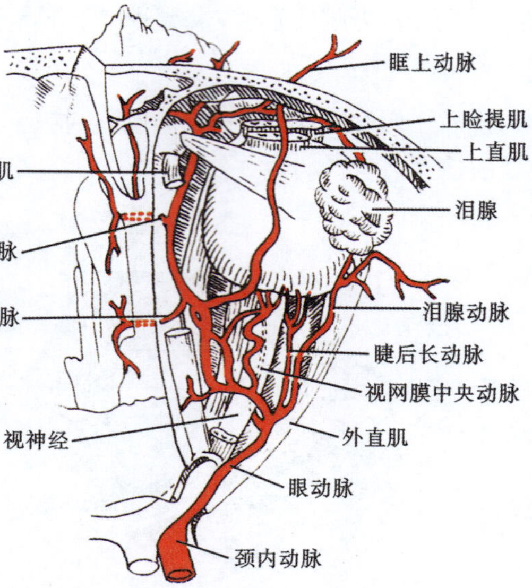

图 8-8　眼动脉

（二）静脉

视网膜中央静脉（图 8-9）及其属支均与动脉伴行，经视神经盘出视网膜后，离开视神经，注入眼静脉。眼静脉收集眼球和框内结构的静脉血，眼静脉无瓣膜，向前与面静脉吻合，向后注入颅内海绵窦，因此，面部感染可经此途径侵入颅内。

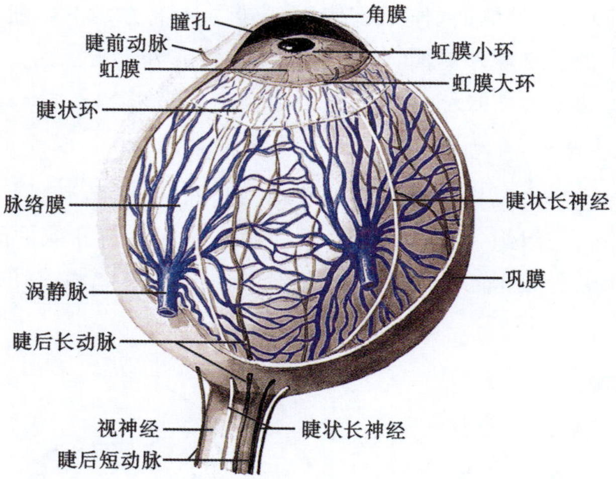

图 8-9　眼静脉

能力检测

一、名词解释

1. 虹膜角膜角　2. 巩膜静脉窦　3. 视神经盘　4. 中央凹

二、问答题

1. 房水产生部位及循环途径是什么?
2. 眼球的折光系统由什么结构组成?
3. 眼副器包括哪些?都有什么作用?
4. 眼球外肌包括哪些及其作用如何?

（刘　鹏）

第二节　前庭蜗器

学习目标

1. 掌握鼓膜的形态、位置及分部;中耳的组成、鼓室的位置、鼓室六个壁的主要结构及交通;小儿咽鼓管的特点;骨迷路和膜迷路的分部;位觉和听觉感受器。
2. 熟悉外耳道的形态和分部,听小骨的组成。
3. 了解乳突小房、乳突窦的位置;声波的传导途径。

前庭蜗器(又称位听器)包括前庭器和听器两部分。两者在功能上虽不相同但结构上关系密切。前庭蜗器包括外耳、中耳和内耳三部分(图 8-10)。内耳是接受声波和位觉刺激的感受器,外耳和中耳是传导声波的装置。

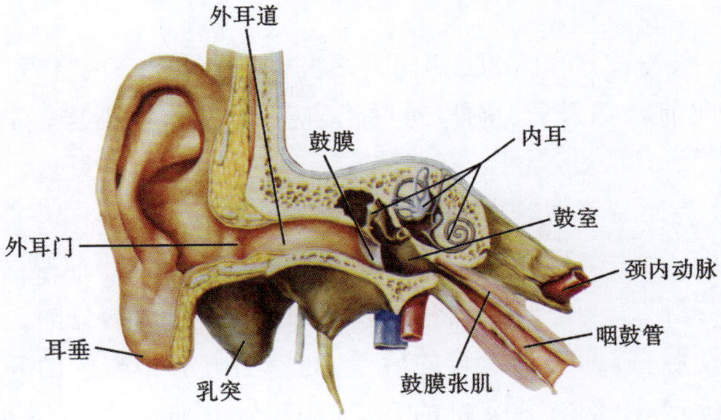

图 8-10　位听器全貌模式图

一、外耳

外耳包括耳廓、外耳道和鼓膜三部分。

(一)耳廓

耳廓主要以弹性软骨为支架,外覆皮肤构成。耳廓皮下组织很少,富含血管和神经。耳廓下方小部分内无软骨,仅含结缔组织和脂肪,称耳垂,耳垂是临床常用的采血部位。耳廓外侧面中部有外耳门,其前外方的突起,称耳屏。

(二)外耳道

外耳道是外耳门至鼓膜之间的管道,成年人长 2.0～2.5 cm。外耳道外侧 1/3 以软骨为基础称软骨部,是耳廓软骨的延续;内侧 2/3 以骨为基础称骨部,位于颞骨内。外耳道是一弯曲的管道,由外向内,其方向是先向前上,再稍向后方,然后复向前下。软骨部有可动性,检查鼓膜时要将耳廓向后上牵拉,即可拉直外耳道而观察鼓膜。儿童外耳道骨部和软骨部发育未完全,故外耳道较短而平直,检查时应将耳廓拉向后下方。

外耳道皮肤较薄,皮下组织较少,皮肤与骨膜和软骨膜结合非常紧密,当炎性肿胀时,因张力较大压迫感觉神经末梢而疼痛剧烈。外耳道的皮肤除含有毛囊和皮脂腺外,还有耵聍腺,分泌耵聍,干燥后形成痂块,可以保护鼓膜,痂块积存过多则影响听力。

(三)鼓膜

鼓膜位于外耳道和鼓室之间,为椭圆形半透明薄膜。鼓膜在外耳道底呈倾斜位,外侧面向前下、向外倾斜,与外耳道的下壁构成约 45°角。鼓膜的边缘附着于颞骨上,其中心向内凹陷,是锤骨柄末端附着处,称鼓膜脐。沿锤骨柄向上可见鼓膜形成前、后两个皱襞,将鼓膜分为上 1/4 的三角形区,薄而松弛,在活体呈淡红色,称为松弛部;鼓膜下 3/4,坚实紧张,在活体呈灰白色,称为紧张部。在活体鼓膜中心的前下部有一个三角形的反光区,称光锥,中耳的一些疾病可引起光锥变形或消失。

二、中耳

中耳位于外耳和内耳之间,包括鼓室、咽鼓管、乳突窦和乳突小房。

(一)鼓室

鼓室(图 8-11,图 8-12)位于鼓膜和内耳之间,是颞骨岩部内含气的不规则小腔。鼓室内壁衬有黏膜,向前经咽鼓管通咽,向后借乳突窦通乳突小房,黏膜与之相互延续。鼓室内有三块听小骨。

1. 鼓室壁　鼓室为一不规则腔隙,可分为六个壁。

(1)上壁为盖壁,为一薄层骨板,分隔鼓室和颅中窝。

(2)下壁为颈静脉壁,为一骨板,将鼓室与颈内静脉起始部分隔。

(3)前壁为颈动脉壁,即经动脉管的后壁,此壁上方有咽鼓管的开口。

(4)后壁为乳突壁,上部有乳突窦的开口,由乳突窦向后与乳突小房相通。乳突窦开口稍下方有一小的锥隆起，内藏镫骨肌。

(5)外侧壁为鼓膜壁，主要由鼓膜构成。

(6)内侧壁为迷路壁，是内耳的外侧壁。此壁的中部隆起称岬，其后上方有一卵圆形孔称前庭窗，镫骨肌封闭此孔。岬的后下方有一圆形的孔称蜗窗，被第二鼓膜所封闭。在前庭窗的后上方有一弓形隆起称面神经管凸，面神经管内有面神经通过，由于此处的面神经管较薄或缺如，故中耳的炎症或手术易损伤面神经。

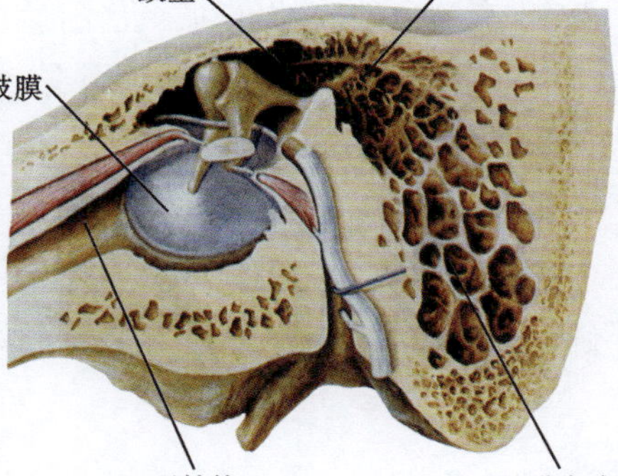

图 8-11　鼓室外侧壁

2. 听小骨　听小骨(图 8-13)位于鼓室内，有三块，由外侧向内侧依次为锤骨、砧骨和镫骨。锤骨形如小锤，有一头和一柄，锤骨头与砧骨体形成关节，锤骨柄贴于鼓膜的内面。砧骨分体和长、短两脚，砧骨体和锤骨头相关节，砧骨长脚与镫骨头形成关节。镫骨形如马镫，分头、两脚和底，镫骨头与砧骨长脚相关节，镫骨底借环状的韧带连于前庭窗并封闭该窗。三块听小骨连同其间的关节构成听骨链。当声波振动鼓膜时，可借听骨链的运动，使镫骨底在前庭窗上来回摆动，将声波的振动传入内耳。

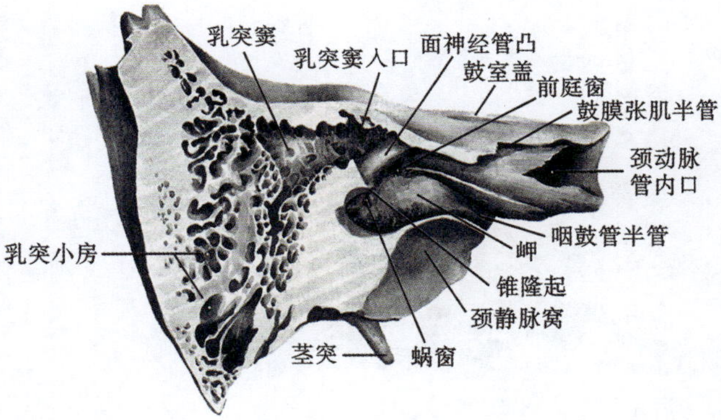

图 8-12　鼓室内侧壁

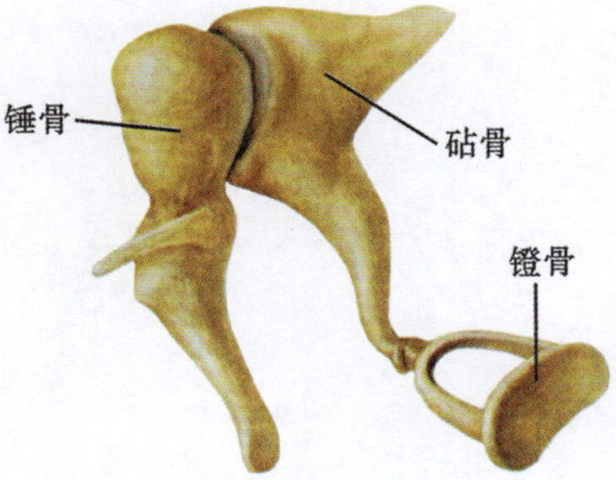

图 8-13　听小骨

3. 听小骨肌　听小骨肌包括鼓膜张肌和镫骨肌。

鼓膜张肌位于咽鼓管上方的小管内，止于锤骨柄，作用是紧张鼓膜。

镫骨肌位于锥隆起内，止于镫骨。其作用是牵拉镫骨底向后外方，以调节声波引起的对内耳的压力。

(二)咽鼓管

咽鼓管是连通咽和鼓室之间的管道。咽鼓管近鼓室的 1/3 为骨部，近鼻咽的 2/3 为软骨部，咽鼓管管壁内面的黏膜与咽和鼓室的黏膜相续。咽鼓管鼓室口开口于鼓室前壁上部，咽鼓管咽口开口于鼻咽部侧壁，平对下鼻甲的后方，即咽鼓管咽口。咽鼓管咽口平时处于关闭状态，当吞咽或张大口时才开放，空气进入鼓室，保持鼓膜内、外侧气压平衡，有利于鼓膜的振动。儿童的咽鼓管较成年人短而平直，腔径较大，所以咽部感染易沿咽鼓管侵入鼓室，引起中耳炎。

（三）乳突小房和乳突窦

乳突小房是颞骨乳突内的许多含气小腔，它们相互连通。乳突窦是鼓室与乳突小房之间的腔隙。乳突窦向前开口于鼓室，向后与乳突小房相通。乳突小房和乳突窦内都衬以黏膜并与鼓室的黏膜相连续，故中耳炎时可并发乳突炎。

三、内耳

内耳位于颞骨岩部内，介于鼓室和内耳道之间。内耳是前庭蜗器的主要部分，由骨迷路和膜迷路组成。骨迷路是颞骨岩部骨质中的弯曲管道。膜迷路是套在骨迷路内的膜性小管，两者之间的间隙充满外淋巴。膜迷路内充满内淋巴，内、外淋巴互不相通。位、听感受器即位于膜迷路内。

（一）骨迷路

骨迷路（图 8-14）可分三部分，沿颞骨岩部长轴排列，由后外向前内依次为骨半规管、前庭和耳蜗。

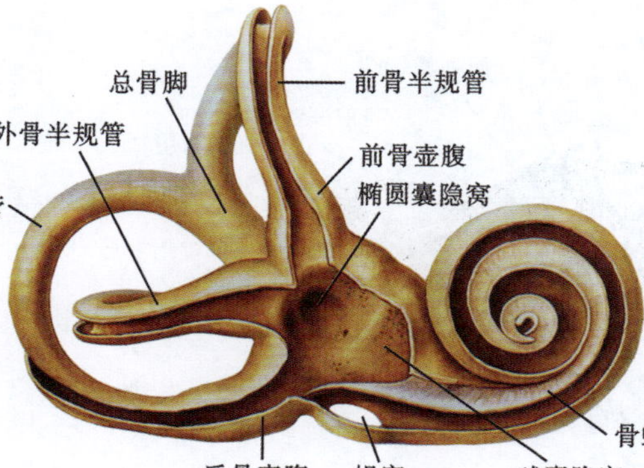

图 8-14　骨迷路

1. 骨半规管　骨半规管为三个“C”形的互相垂直的小管，分别称为前骨半规管、后骨半规管和外骨半规管。每个半规管都有两个骨脚，有膨大成壶腹的称壶腹骨脚，无膨大的称单骨脚。前、后骨半规管的单骨脚合成一个总骨脚，故三个骨半规管只有五个孔开口于前庭。

2. 前庭　前庭位于骨迷路中部、不规则的空腔，介于骨半规管和耳蜗之间。前庭的外侧壁即鼓室内侧壁，有前庭窗和蜗窗。内侧壁有内耳门的底，有神经穿行。后部有五个小孔连通三个骨半规管，前部有一大孔通连耳蜗。

3. 耳蜗　耳蜗位于骨迷路前部，形如蜗牛壳。蜗底朝向后内，即内耳道底，尖端朝向前外称蜗顶。耳蜗中央是骨性的蜗轴。耳蜗由骨性的蜗螺旋管环绕蜗轴约两圈半构成。蜗螺旋管起于前庭，以盲端终于蜗顶。自蜗轴发出骨螺旋板突入蜗螺旋管，其游离缘连于膜迷路的蜗管。故耳蜗内共有三条管道，即上方的前庭阶，中间的膜迷路的蜗管，下方的鼓阶。其起始处前庭窗被中耳的镫骨封闭，蜗窗被第二鼓膜所封闭。前庭阶和鼓阶在蜗顶处借蜗孔彼此相连通。

（二）膜迷路

膜迷路（图 8-15，图 8-16）是套于骨迷路内的封闭的膜性管道，与骨迷路形态相似而略小，由后向前分三部分，即膜半规管、椭圆囊和球囊、蜗管。

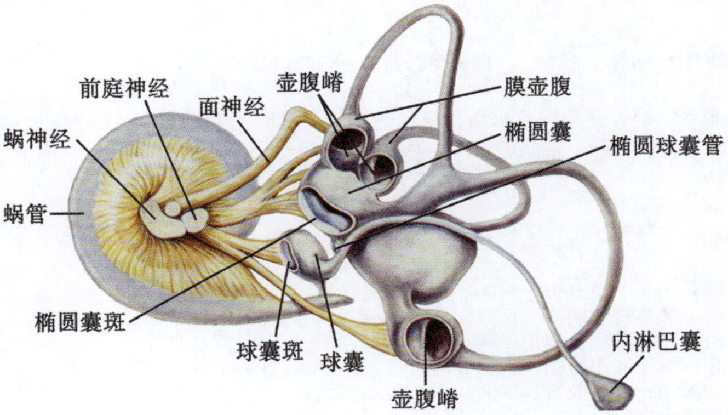

图 8-15　膜迷路

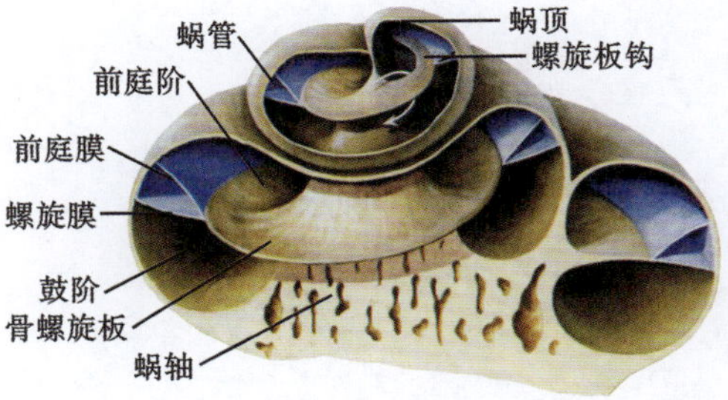

图 8-16　耳蜗纵切示意图

1. 膜半规管　膜半规管位于骨半规管内。每个膜半规管在骨壶腹内也相应膨大，称膜壶腹，其壁上有隆起的壶腹嵴，是位觉感受器，可以感受旋转变速运动的刺激。

2. 椭圆囊和球囊　椭圆囊和球囊位于前庭内的两个膜性小囊。椭圆囊在后上方，后壁与三个膜性半规管相连通，自前壁发出椭圆球囊管与球囊相连。球囊位于前下方，下端借连合管连于蜗管。椭圆囊和球囊壁的内面均有一个局部增厚的部分，分别称椭圆囊斑和球囊斑，它们是位觉感受器，感受头部静止位置和直线变速运动的刺激。

3. 蜗管　蜗管是套在蜗螺旋管内的一条三棱形膜性管道，在耳蜗内也卷曲两圈半。蜗管的横切面呈三角形，有上、下和外侧三个壁。蜗管的外侧壁与骨蜗管的骨膜相结合，较厚并富含血管；其上壁为前庭膜，将前庭阶和蜗管隔开；下壁由骨螺旋板和螺旋膜构成，并与鼓阶相隔。螺旋膜又称基底膜，其上有螺旋器或称 Corti 器，螺旋器是听觉感受器。

声波传导方式有两种，即空气传导和骨传导。正常情况下以空气传导为主。

1. 空气传导 耳廓收集声波经外耳道传至鼓膜，引起鼓膜振动，再经听骨链传至前庭窗，使得前庭阶和鼓阶的外淋巴波动，继而引起膜迷路中内淋巴的波动，于是刺激螺旋器，至此发出冲动经蜗神经传入脑的听觉中枢，产生听觉（图 8-17）。

2. 骨传导 声波引起的振动经颅骨传入，引起内淋巴的波动，从而刺激螺旋器产生神经冲动，传入脑的听觉中枢，产生听觉。

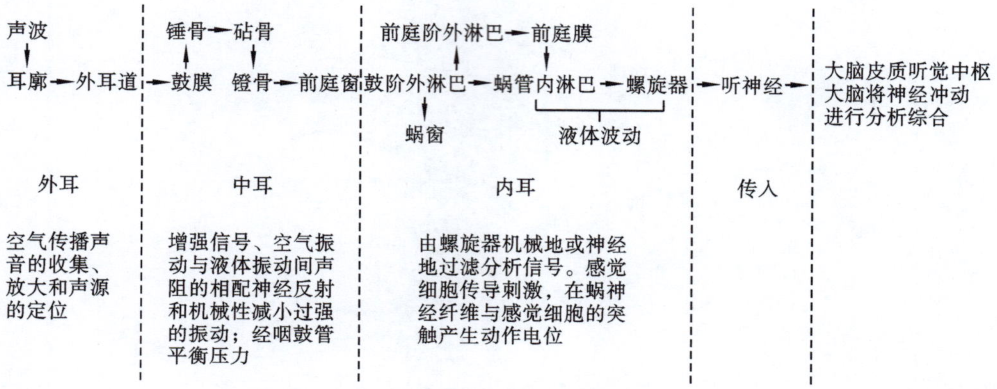

图 8-17 声波传导途径示意图

能力检测

问答题

1. 鼓膜穿孔易发生在什么部位？为什么？
2. 鼓室六个壁及临床意义是什么？
3. 听小骨的组成是什么？
4. 各感受器名称及功能是什么？
5. 声波传导途径有哪些？

（刘 鹏）

第三节 皮 肤

学习目标

1. 掌握皮肤构造及表皮的分层。
2. 熟悉真皮结构。
3. 了解皮下组织。

皮肤为人体的重要器官之一，也是最大的器官。它覆盖于全身的表面，面积随身高和体重而异，总面积可达到 1.2～2.0 m^2，厚度特化可达到 1.5～4.0 mm，大约占成人体重的 16%。其结构复杂，并随年龄、发育和局部特化而异。皮肤作为与外界相隔的屏障，主要可以起到保护体内组织、调节体温、感受刺激、参与机体的免疫，同时作为主要的排泄器官之一等功能。皮肤内还有毛、指(趾)甲、皮脂腺和汗腺等附属器。当皮肤受到严重损坏，如大面积烧伤时，可危及人的生命。

皮肤的结构基本相同，但各部位的皮肤仍有不同。皮肤基本上有两种类型：一是薄皮，即有毛皮(图 8-18)。皮肤大部分属于薄皮，此类有毛皮具有皮肤一般功能。二是厚皮，即无毛皮。厚皮主要位于手掌、足底及指(趾)屈侧面的皮肤。厚皮表面形成很厚的角质层，适于抓握和运动，具有一定的耐摩擦性，其内含大量汗腺和密集而敏感的感觉神经末梢，具有高度的空间辨别能力。

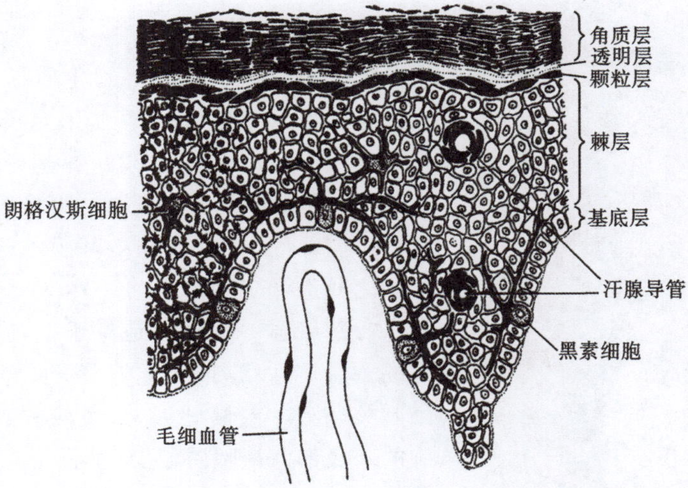

图 8-18　厚皮(手掌皮)表皮分层和细胞构成模式图

皮肤可分为表皮和真皮。

一、表皮

表皮(图 8-19)位于皮肤的浅部,主要由角化的复层扁平上皮构成,厚度平均为 0.1 mm。表皮由两类细胞构成:一类是构成表皮的主要细胞——角质形成细胞,其数量多,形态也多样,是构成表皮的主体部分;另一类是表皮的辅助细胞——非角质形成细胞,其数量较少,散在分布于角质形成细胞之间。

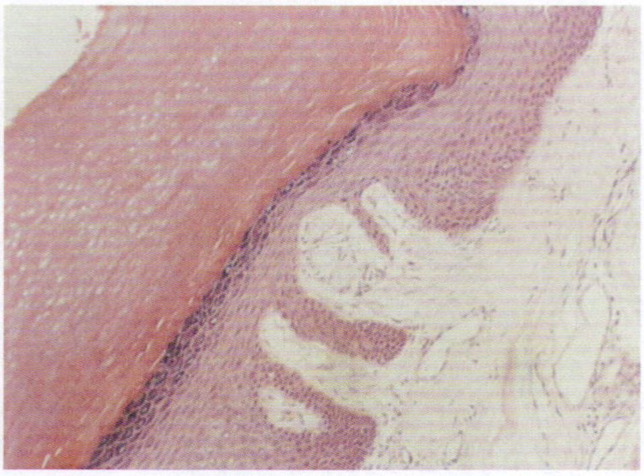

图 8-19 表皮(手掌皮)光镜图

角质形成细胞:浅部细胞不断坏死、脱落,基底部细胞不断地增殖,以补充表面脱落细胞,使角质形成细胞不断地更新完成自我新陈代谢。角质形成细胞由基底部矮柱状(或大立方形)细胞向表面移动的过程中,其形态、结构发生进行性改变,最终从中部多边形细胞变为浅部扁平的充满角蛋白的死细胞,此过程称角化过程。人类表皮细胞 3～4周更新一次。

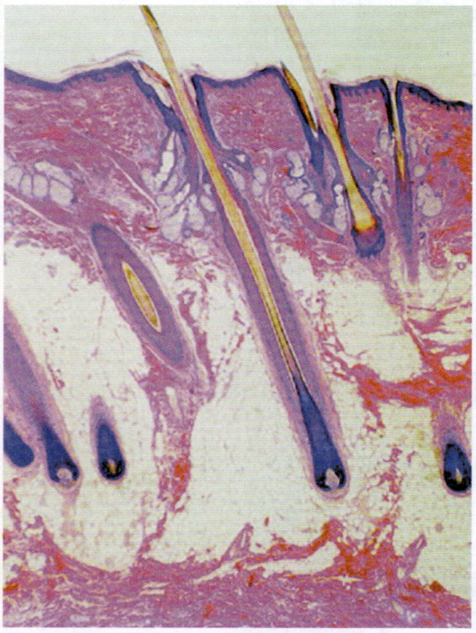

图 8-20 头皮光镜图

(一)角质形成细胞

厚的表皮如手掌、足底,角质形成细胞在表皮内的形态特点和位置,从基底部至浅部可以分为典型的五层(图 8-18,图 8-20),即基底层、棘层、颗粒层、透明层和角质层。表皮内无血管,但表皮细胞之间有明显的间隙,充满由基膜渗透的组织液,与细胞之间进行交换物质。

1. 基底层 基底层是位于上皮基底部基膜浅部的一层矮柱状(或大立方形)细胞,称基底细胞。细胞核呈圆形或椭圆形,染色较浅,细胞核位于细胞的基底部。细胞质较少,呈强嗜碱性。电镜下结构,细胞质内有丰富的游离核糖体和角蛋白丝。游离核糖体可合成蛋白质。角蛋白丝又称张力丝,有很强的张力。细胞之间以桥粒相连,与基膜之间以半桥粒相连。大部分基底细胞比较幼稚，是一种具有较强分裂增殖能力的细胞，新生的细胞不断地向浅层推移，分化为其余各层细胞并逐渐角化。基底细胞在皮肤创伤愈合中起重要的再生修复作用，因此基底层又称生发层。基底细胞借基膜与深面真皮（结缔组织）的连接面呈凹凸不平的波浪状，借此扩大了两者的接触面积。

2. 棘层 棘层位于基底层浅部，由4～10层多边形的棘细胞组成。细胞体积较大呈多边形，镜下细胞轮廓清晰，细胞核呈圆形，位于细胞中央，细胞质较多，呈弱嗜碱性。电镜下结构，侧面伸出许多细短的棘状突起，突起间相互嵌合，由桥粒相连。细胞质内有丰富的游离核糖体、角蛋白丝和板层颗粒。板层颗粒是外包界膜，其内由高尔基复合体生成的一种分泌颗粒，其内容物主要是糖脂和固醇。

3. 颗粒层 颗粒层位于棘层的浅层，由3～5层扁平的梭形细胞构成。此层细胞核已固缩，并且开始解体，细胞器也开始逐渐退化。胞质内有许多透明角质颗粒，呈形状不规则状的强嗜碱性角质颗粒。电镜下结构，透明角质颗粒无包膜，角蛋白丝常伸入其中。胞质内板层颗粒增多，位于细胞周边与质膜融合，其内容物释放至细胞间隙，构成表皮渗透屏障的重要成分。

4. 透明层 透明层位于颗粒层浅层，由2～3层扁平细胞构成。细胞呈均质透明状，界限不清。细胞核和细胞器已消失。细胞质呈嗜酸性，其内充满浸埋在致密均质状基质中的角蛋白丝。电镜下结构与角质层相似。此层只在厚皮中明显。

5. 角质层 角质层位于表皮最浅层，由多层扁平细胞构成。角质细胞既无细胞核又无细胞器，已经成为干硬的死细胞。角质细胞呈均质状，轮廓不清，细胞质呈嗜酸性。电镜下结构，细胞质内充满大量的角蛋白丝和原聚丝素（富含组氨酸的蛋白质），两者结合形成复合体，称角蛋白。角蛋白充填于细胞内，成为角质细胞的主要成分。细胞间连接松散，之间连接的桥粒已消失，浅部最后呈片状脱落，形成皮屑。

在薄表皮，角质细胞只有几层，透明层缺少，颗粒层也不明显。

知识链接

皮肤是机体的“保护膜”

皮肤覆盖在人体的表面，像保护膜一样将人体内部所有器官都包裹其中，起到保护身体，阻止病菌感染，还能防止机体内水分流失的作用，最浅层已死的角质细胞仍有重要的屏障保护功能。

（二）非角质形成细胞

非角质形成细胞数量少，包括黑素细胞、朗格汉斯细胞和梅克尔细胞。

1. 黑素细胞 黑素细胞散在于表皮基底层，HE染色中不易与基底细胞区分。电镜下结构，黑素细胞有多个较长的分支突起伸入基底细胞和棘细胞之间。细胞质内有丰富的游离核糖体、粗面内质网和高尔基复合体，还有特征性的黑素体。黑素体由高尔基复合体生成，内含酪氨酸酶，其作用是将酪氨酸转化成黑素，之后黑素体成为黑素颗粒，通过突起输送到邻近细胞。皮肤颜色的不同主要取决于黑素颗粒的大小、数量和在表皮细胞内的含量。黑素也可以吸收紫外线，保护深部组织免受辐射损伤。白化病患者皮肤及毛发呈白色，是由于黑素细胞内缺乏酪氨酸酶，不能将酪氨酸转化成黑素。

2. 朗格汉斯细胞 朗格汉斯细胞来源于骨髓，位于表皮棘细胞之间。HE 染色切片中，细胞呈圆形，细胞核着色较深，细胞质清亮，不易辨认。电镜下结构，细胞向周围伸出树枝状突起，细胞质内有特征性的颗粒。朗格汉斯细胞是一种抗原递呈细胞，能识别、结合入侵皮肤的抗原，经特殊颗粒处理，迁移至淋巴结内，将抗原递呈给 T 淋巴细胞，引起免疫应答。朗格汉斯细胞在对癌细胞免疫监测、接触性过敏、抗病毒感染、排斥异体移植中发挥重要的作用。

3. 梅克尔细胞 梅克尔细胞单个或成群分布于毛囊附近的基底层，HE 染色中不易辨认。电镜下结构，细胞呈圆形或卵圆形，顶部伸出几个短小突起。梅克尔细胞常与感觉神经末梢接触，能感受触觉或其他机械刺激。

二、真皮

真皮位于表皮的深面，由致密结缔组织构成。真皮可分乳头层和网织层两层，两者之间无明显界限。一般厚度在 1～2 mm 之间，其内分布着各种结缔组织细胞和大量的胶原纤维和弹性纤维，使皮肤既有韧性又有弹性。

（一）乳头层

乳头层借基膜紧贴表皮深面，细胞多，纤维较细密。乳头层可分为真皮乳头和乳头下层。真皮乳头位于浅层，呈乳头状，与表皮基底面凹凸相嵌。真皮乳头内含丰富的毛细血管，称血管乳头。真皮乳头内含游离神经末梢和触觉小体，称神经乳头。乳头层有机械性固定、代谢、支持和营养等作用。

（二）网织层

网织层位于乳头层深部，较厚，胶原纤维粗大密集成束，弹性纤维夹杂其中，纵横交织排列成密网状。网织层内有较大血管、淋巴管、神经，还有汗腺、皮脂腺和毛囊，还可见环层小体。

三、皮下组织

皮下组织又称浅筋膜，位于真皮深面，两者之间没有明显界限。皮下组织不属于皮肤，可借此将皮肤与深部组织相连，使皮肤有一定的移动性。皮下组织由疏松结缔组织和脂肪组织构成，可起到缓冲、保温、储存能量等作用。

临床上，做皮肤过敏试验、预防接种等将药物注入真皮内，称皮内注射；疫苗和菌苗的预防接种、局部麻醉将药物注入皮下组织内，称皮下注射；将药物注入肌组织内，称肌内注射。

四、皮肤附属器

皮肤附属器均由表皮衍生而来，包括毛、皮脂腺、汗腺和指（趾）甲。

（一）毛

毛分布于人体除手掌、足底外的皮肤。毛为丝状角化结构，头发、胡须和腋毛等较粗而长，其余部位的毛细而短。毛由毛干、毛根和毛球组成。毛干是露出体表的部分，毛根是包埋于皮肤内的部分。毛球是毛根和毛囊末端形成的膨大结构。毛囊是包埋在毛根周围的上皮和结缔组织形成的鞘状结构。毛球是毛和毛囊的生长点。毛乳头是毛球基底部凹陷，结缔组织随神经和血管突入其内形成的结构，有营养毛和诱导毛生长的作用。毛母质是围绕毛乳头的上皮细胞，属于毛的干细胞，可不断分裂增生形成毛根。毛的黑素细胞位于毛母质细胞间，生成毛的色素，输送到毛根和毛干的上皮细胞中而使毛呈现颜色。毛和毛囊倾斜生长在皮肤内，和皮肤表面成钝角的一侧有一束斜形平滑肌称竖毛肌。竖毛肌连于毛囊和真皮乳头之间，受交感神经支配，收缩时使毛竖起，皮肤表面呈现“鸡皮疙瘩”样。

（二）皮脂腺

皮脂腺位于毛囊与竖毛肌之间，属于分支泡状腺，由腺泡和短导管构成。短导管开口于毛囊，有的直接开口于皮肤表面。腺泡周边有一层基细胞，其属于幼稚的小细胞，可以分裂增殖，不断生成新的腺细胞；腺泡中央有成熟腺细胞，细胞核逐渐固缩，胞体最后膨胀变大并解体，连同脂滴构成皮脂一起排出。皮脂可润滑皮肤，保护毛发，还可在皮肤表面形成脂质膜缓冲和抑菌。青春期受性激素的调节分泌旺盛，若此时分泌增多，皮脂排出受阻，淤积在毛囊口，形成粉刺。

（三）汗腺

汗腺为单曲管状腺，由分泌部和导管组成。汗腺可分为外泌汗腺和顶泌汗腺。外泌汗腺即小汗腺，又称局泌汗腺。小汗腺分布广泛，遍布全身。分泌部位于真皮深部和皮下组织内，由单层立方或锥体细胞组成，盘曲成团。导管在两个真皮乳头之间穿入表皮，螺旋走行，开口于皮肤表面的汗孔。小汗腺以胞吐的方式分泌汗液，可滋润表皮、排出部分代谢产物，还可参与水和电解质平衡的调节。顶泌汗腺即大汗腺。大汗腺主要位于腋窝、肛周、乳晕和会阴等处的真皮和皮下组织。分泌部粗大，由一层扁平或立方细胞围成，盘曲成团。导管直，开口于毛囊上段。分泌物黏稠，有些人的分泌物经细菌分解后常有特殊气味，称狐臭。

（四）指（趾）甲

指（趾）甲由甲板和周围组织组成。甲板由多层紧密排列的角质细胞构成，呈扁平板状。甲板包括：①甲体，露在外面者；②甲根，包埋于皮肤内的甲板近侧端；③游离缘，甲板远端逐渐远离甲床向前伸延的部分。周围组织包括：①甲床，甲体深面的皮肤，由非角化的复层扁平上皮和真皮构成；②甲母质，甲根附着处的甲床，上皮特别厚，是甲的生长点；③甲襞，甲体周缘皮肤，甲体和甲襞之间的浅沟称甲沟。

能力检测

一、名词解释

1. 角化　2. 甲床

二、问答题

1. 表皮的结构有哪些？

2 真皮的结构如何？

3. 皮肤附属器有哪些？

（韩丽华）

第九章 内分泌系统

学习目标

1. 掌握神经垂体的微细结构和主要功能，甲状腺的微细结构和主要功能，肾上腺的微细结构和主要功能。

2. 熟悉内分泌系统的组成和功能，垂体的形态和位置，甲状腺形态和位置，甲状旁腺的主要功能。

3. 了解甲状旁腺的位置，肾上腺、松果体、胸腺的形态和微细结构，以及松果体、胸腺的功能。

第一节　概　　述

一、内分泌系统的组成

内分泌系统由身体不同部位和不同构造的内分泌器官和内分泌组织构成。内分泌器官即内分泌腺，包括甲状腺、甲状旁腺、肾上腺、垂体、胸腺和松果体等。内分泌组织是指分散存在于其他组织器官中的内分泌细胞团，内分泌细胞团包括胰岛、黄体和睾丸间质细胞等（图 9-1）。

二、内分泌系统的主要功能

内分泌系统是人体重要的功能调节系统。内分泌细胞的分泌物称为激素，直接进入血液循环到达全身，以体液的形式进行调节，调节人体的新陈代谢、生长发育和生殖功能等。

内分泌系统与神经系统关系密切。一方面内分泌腺直接或间接受神经系统的控制和调节，神经系统通过内分泌腺的作用，间接调节人体各器官的功能，这种调节称神经-体液调节；另一方面内分泌腺也可以影响神经系统的功能，如甲状腺分泌的甲状腺素可影响脑的发育。

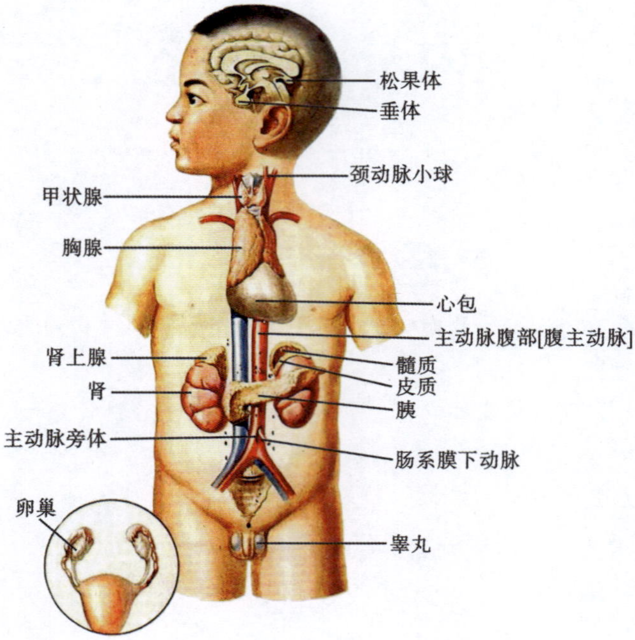

图 9-1　内分泌系统

第二节　垂　　体

一、垂体的位置和形态

垂体位于颅中窝蝶骨体的垂体窝内，借漏斗连于下丘脑（图 9-2）。垂体呈椭圆形，色灰红，长约 1 cm，宽 1～1.5 cm，高约 0.5 cm，重 0.6～0.7g。垂体的内分泌活动直接受下丘脑控制，垂体的前上方与视交叉相邻，当垂体发生肿瘤时，可压迫视交叉的交叉纤维，引起双眼视野颞侧半偏盲。

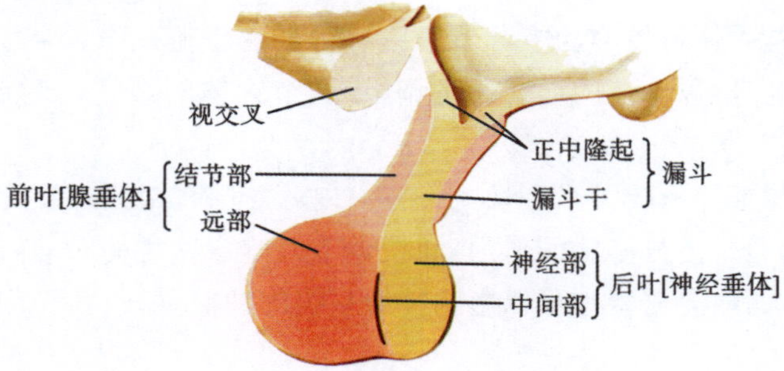

图 9-2　垂体

二、垂体的微细结构

垂体分为前部的腺垂体和后部的神经垂体。

(一)腺垂体

腺垂体是垂体的主要部分,约占垂体体积的75%,主要由腺细胞构成,腺细胞排列成索状或团状,细胞团、细胞索之间有丰富的血窦。在HE染色标本中,腺细胞分为嗜酸性细胞、嗜碱性细胞和嫌色细胞(图9-3)。

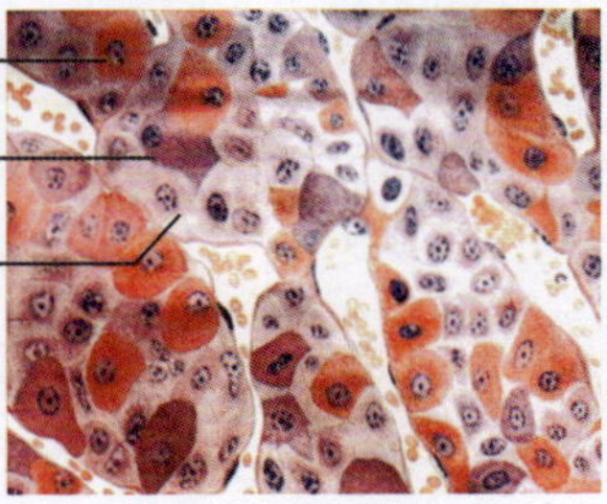

(a) 远侧部

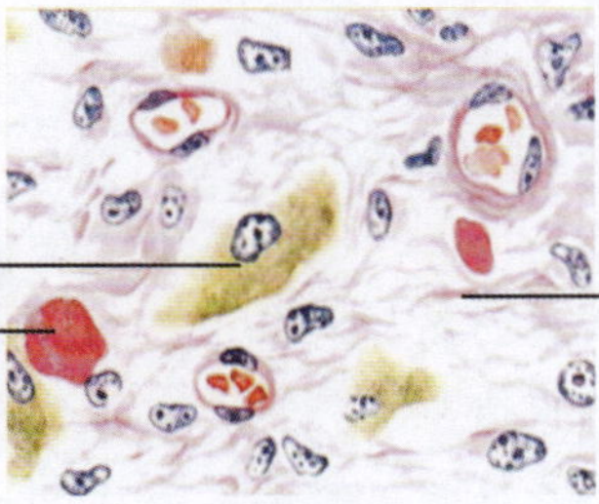

(b) 神经部

图9-3　垂体的微细结构

1. 嗜酸性细胞　其数量较多,约占腺细胞总数的40%,细胞呈圆形或卵圆形,体积较大,细胞质中含有嗜酸性颗粒。嗜酸性细胞根据其所分泌的激素不同分为两种:生长激素和催乳激素。

(1)生长激素能促进体内多种代谢过程,在蛋白质、脂类和糖代谢中起重要作用,尤其是能促进骨骼的生长。

在幼年时期,生长激素分泌不足,可引起身材矮小,称为侏儒症;生长激素分泌过多,可引起身材异常高大,称为巨人症。在成人,生长激素分泌过多,可引起手大、指粗、鼻高、下颌突出等体征,称为肢端肥大症。

(2)催乳激素促进乳腺的发育,在妊娠晚期和哺乳期能促进乳汁的分泌。

2. 嗜碱性细胞　其数量较少,约占腺细胞总数的10%,细胞呈圆形或多边形,体积大小不等,细胞质中含有嗜碱性颗粒。嗜碱性细胞分泌促甲状腺激素、促肾上腺皮质激素和促性腺激素。

(1)促甲状腺激素能促进甲状腺滤泡的增生和甲状腺素的合成和分泌。

(2)促肾上腺皮质激素能促进肾上腺皮质束状带分泌糖皮质激素。

(3)促性腺激素包括卵泡刺激素和黄体生成素。

① 卵泡刺激素:在女性可促进卵泡的发育,在男性可促进精子的生成。

② 黄体生成素:在女性可促进黄体的形成;在男性称间质细胞刺激素,能促进睾丸间质细胞分泌雄激素。

3. 嫌色细胞　其数量最多,约占腺细胞总数的50%,染色浅,细胞轮廓不清。嫌色细胞可能是脱颗粒的嗜酸性细胞和嗜碱性细胞,或是处于形成嗜酸性细胞和嗜碱性细胞的初级阶段。

（二）神经垂体

神经垂体由神经部和漏斗组成，神经部主要由无髓神经纤维和神经胶质细胞构成，不含腺细胞，无内分泌功能。无髓神经纤维是来自下丘脑的视上核和室旁核内分泌神经元的轴突。视上核和室旁核神经元分泌的抗利尿激素和催产素经无髓神经纤维运输至神经垂体进行储存，待需要时释放入血。抗利尿激素能促进肾远端小管曲部和集合管对水的重吸收，使尿量减小，也能使小动脉的平滑肌收缩，使血压升高，故也称加压素。催产素能促进妊娠子宫平滑肌的收缩，加速胎儿娩出，也能促进乳腺分泌乳汁。

知识链接

生长激素治疗侏儒症

人的身材的高低取决于营养、内分泌的调节和遗传三大因素。内分泌调节在维持生长和调节代谢中至关重要。与生长有关的激素有生长激素、甲状腺素和性激素。

应用高科技的生物基因工程研制而成的人生长激素是 20 世纪 80 年代早期医药界的重要成果。在国内，目前应用生长激素治疗尚限于未成年患者。同时用生长激素治疗侏儒症患者，必须经内分泌专科检查确诊后，在专科医生的严密指导下接受治疗。

第三节　甲　状　腺

一、甲状腺的位置和形态

甲状腺是人体内最大的内分泌腺，位于喉下部、气管上部的两侧和前面，全腺近似“H”形，分为左、右两个侧叶以及中间的甲状腺峡。甲状腺质地柔软，略呈棕红色，有半数人的甲状腺从甲状腺峡向上伸出一锥状体（图 9-4）。

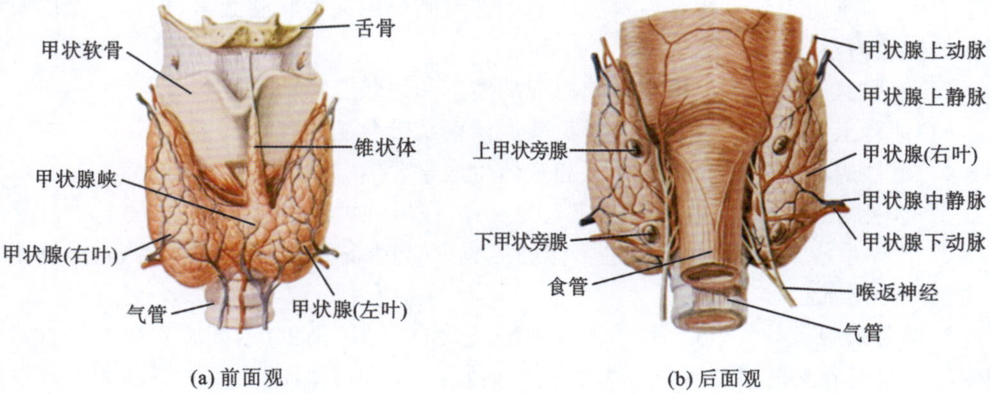

图 9-4　甲状腺

甲状腺位于颈前部，左、右侧叶贴于喉下部和气管上部的两侧，甲状腺峡多位于第2～4气管软骨环的前方。甲状腺借结缔组织固定于喉软骨，故吞咽时可随喉上下移动，临床上可借此判断颈部肿块是否与甲状腺有关，甲状腺过度肿大时，可压迫喉和气管而发生呼吸、吞咽困难。

二、甲状腺的微细结构

甲状腺表面包有结缔组织被膜，被膜中的结缔组织伸入甲状腺实质内，将甲状腺实质分为许多小叶，每个小叶内有许多甲状腺滤泡，滤泡之间的结缔组织内有滤泡旁细胞。

(一)甲状腺滤泡

甲状腺滤泡大小不一，呈圆形或椭圆形(图9-5)。甲状腺滤泡壁由单层滤泡上皮细胞围成。细胞呈立方形，细胞核呈圆形，位于细胞中央。甲状腺滤泡腔内充满胶状物质，是滤泡上皮细胞的分泌物，其主要成分是甲状腺球蛋白，在组织切片中呈均质状，嗜酸性。滤泡上皮细胞合成和分泌甲状腺激素。

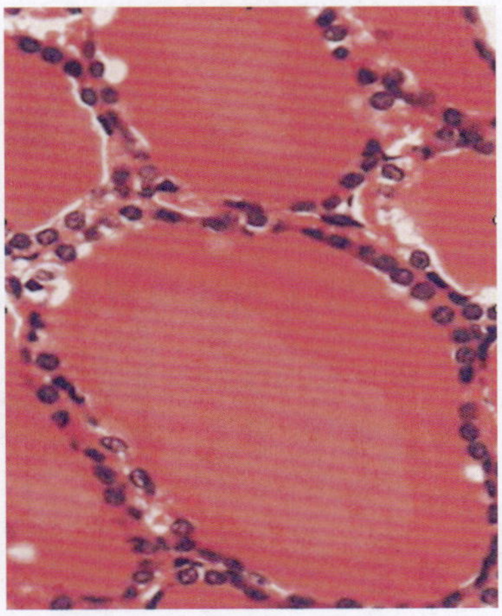
图9-5 甲状腺滤泡

甲状腺激素的主要功能是促进机体的新陈代谢和生长发育，提高神经系统的兴奋性。甲状腺激素尤其对婴幼儿中枢神经系统和骨骼的发育十分重要。在胎儿和婴幼儿时期，甲状腺功能低下可引起呆小症；在成人可引起新陈代谢率降低、精神呆滞、黏液性水肿等。甲状腺功能亢进时，新陈代谢率增高，可导致突眼性甲状腺肿。

(二)滤泡旁细胞

滤泡旁细胞位于滤泡上皮细胞之间和甲状腺滤泡之间的结缔组织内，单个或成群分布。细胞呈卵圆形，体积较大，细胞质可染色。滤泡旁细胞分泌降钙素，可使血钙浓度降低。

第四节 甲状旁腺

一、甲状旁腺的位置和形态

甲状旁腺通常有上、下两对，分别位于甲状腺左、右侧叶的后缘，有时埋入甲状腺实质内。

甲状旁腺为棕黄色的扁椭圆形小体，大小似黄豆(图9-4)。

二、甲状旁腺的微细结构

甲状旁腺表面包有薄层结缔组织被膜，其实质内腺细胞排列成索状或团状。甲状旁腺的腺细胞有主细胞和嗜酸性细胞两种。

主细胞是甲状旁腺的主要腺细胞，呈圆形或多边形，细胞核呈圆形，位于细胞的中央，HE 染色细胞质着色浅。主细胞分泌甲状旁腺激素。甲状旁腺激素的主要作用是增强破骨细胞的活动，促使骨盐溶解，并能促进胃肠道和肾小管对钙离子的吸收，从而使血钙浓度升高。机体在甲状旁腺激素和降钙素的协同作用下，维持血钙的稳定。

嗜酸性细胞单个或成群存在于主细胞之间。嗜酸性细胞比主细胞大，细胞核较小，染色深，细胞质内有密集的嗜酸性颗粒。嗜酸性细胞的功能还不明确。

第五节　肾　上　腺

一、肾上腺的位置和形态

肾上腺为成对器官（图 9-6），位于腹膜后，两肾的内上方，与肾共同包裹在肾筋膜和肾脂肪囊内。肾上腺左、右各一，质地柔软，呈黄色，左肾上腺近似半月形，右肾上腺则呈三角形。

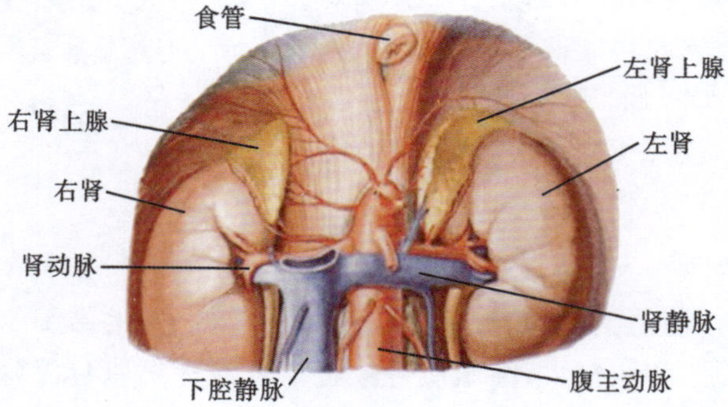

图 9-6　肾上腺

二、肾上腺的微细结构

肾上腺的表面包有结缔组织被膜，肾上腺的实质分为皮质和髓质两部分（图 9-7）。

（一）肾上腺皮质

肾上腺皮质为肾上腺的周围部，占肾上腺体积的 80%～90%，根据细胞的形状、排列和功能的不同，由外向内分如下 3 个带。

（1）球状带：位于皮质浅层，较薄，细胞排列成球状团块。细胞较小，呈矮柱状。球状带的腺细胞分泌盐皮质激素，主要作用是调节体内的水盐代谢。

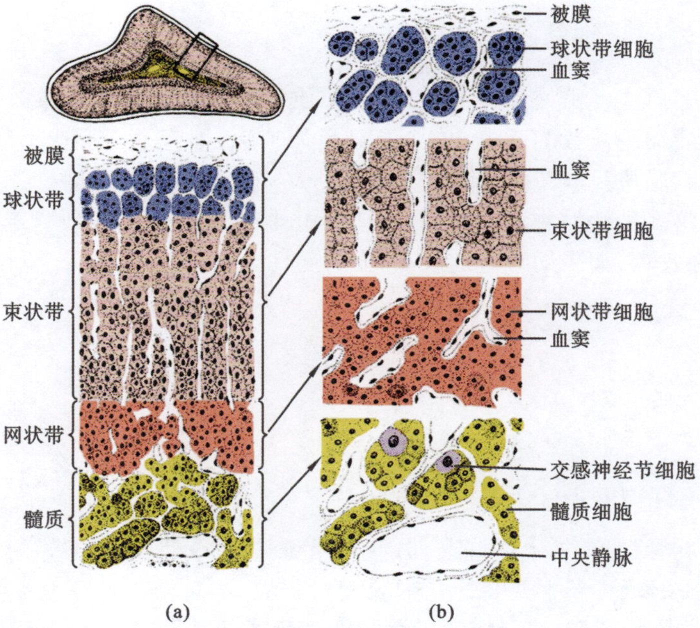

图 9-7 肾上腺模式图

(2)束状带:位于皮质中层,最厚,细胞排列呈索状。细胞较大,呈立方形或多变形。束状带的腺细胞分泌糖皮质激素,主要作用是调节糖和蛋白质的代谢。

(3)网状带:位于皮质内层,细胞呈多边形,排列成索状并互连成网。网状带的腺细胞分泌的性激素以雄激素为主,也有少量的雌激素和糖皮质激素。

(二)肾上腺髓质

肾上腺髓质位于肾上腺的中央部。髓质细胞排列成团状或索状。细胞体积较大,呈多边形,细胞核呈圆形,核仁明显,细胞质内有许多易被铬盐染成棕黄色的颗粒,故髓质细胞亦称嗜铬细胞。肾上腺髓质细胞分泌肾上腺素和去甲肾上腺素。

肾上腺素的主要作用是使心率加快、心肌收缩力加强,心和骨骼肌的血管扩张。去甲肾上腺素的主要作用是使小动脉的平滑肌收缩,血压升高,心、脑和骨骼肌内的血流加速。

第六节 松 果 体

一、松果体的位置和形态

松果体位于背侧丘脑的后上方,以细柄连于第三脑室顶的后部,又称脑上腺(图9-1)。松果体为一椭圆形小体,形似松果,颜色灰红。松果体在儿童时期比较发达,一般 7 岁以后开始退化,成年后松果体部分钙化形成钙斑称脑砂,可在 X 线片上见到。临床上根据其位置的改变,可作为颅内病变诊断的参考。

二、松果体的微细结构

松果体腺实质主要由松果体细胞、神经胶质细胞和无髓神经纤维等组成。松果体细胞约占腺实质细胞总数的90%，在HE染色切片中，细胞呈圆形或不规则形，细胞核大，细胞质少，细胞质呈弱嗜酸性。

松果体分泌多种活性物质，其有些生理作用并不十分清楚，比较肯定的是分泌褪黑激素，抑制性腺发育，如果幼年遭到破坏，会引起性早熟。

第七节　胸　　腺

一、胸腺的位置和形态

胸腺位于胸骨柄后方，上纵隔前部，胸腺呈锥体形，分为大小不等的左、右两叶(图9-1)，色灰红，质柔软。新生儿及幼儿胸腺相对较大，随着年龄的增长，胸腺继续发育，性成熟后最大，重达25～40g。成年以后胸腺逐渐萎缩退化，常被结缔组织所代替。

胸腺的功能较为复杂，除了具有内分泌功能，可分泌胸腺素和促胸腺生长素等具有激素作用的活性物质外，还可产生参与机体细胞免疫反应的T淋巴细胞。

二、胸腺的微细结构

胸腺表面有结缔组织形成的被膜。胸腺的实质主要由上皮性网状细胞和淋巴细胞所构成。上皮性网状细胞呈扁平状，有突起，相邻上皮性网状细胞的突起互相连接成网。胸腺内的淋巴细胞都是T淋巴细胞，又称胸腺细胞，密集排布于上皮性网状细胞的网眼中。胸腺的主要功能是分泌胸腺素和产生T淋巴细胞。胸腺素由上皮性网状细胞分泌，它可以使从骨髓来的造血干细胞分裂和分化，使其成为具有免疫活性的淋巴细胞，即胸腺依赖淋巴细胞，简称T淋巴细胞。

能力检测

问答题

1. 垂体位于何处？包括哪几部分？
2. 简述甲状腺、甲状旁腺的位置、形态结构。
3. 简述肾上腺的位置、形态结构。

（许连静）

第十章 神经系统

学习目标

1. 掌握神经系统的组成、常用术语；脊髓的位置、外形及功能；脑的分部，脑干的组成和功能，脑神经的连脑部位；小脑的组成和功能；间脑的位置、分部；大脑皮质功能定位，基底核的位置和组成，内囊的位置、分部，通过内囊的重要纤维束及临床意义；脊神经的构成，脊神经丛的组成、位置及主要分支分布，胸神经前支的节段性分布；各脑神经的分布；交感神经与副交感神经的区别；硬膜外隙、蛛网膜下隙的位置和临床意义；脑脊液的产生、循环途径及作用；大脑动脉环的位置、构成及意义；深、浅感觉及视觉传导通路的组成和走行，锥体系的组成和走行。

2. 熟悉脊髓节段与同序数椎骨的对应关系；重要的中继核的名称及功能，脑干内上、下行纤维束的名称和功能；大脑半球的分叶，主要沟、回的名称和位置；主要的硬脑膜窦的位置和流注关系；营养脑和脊髓的动脉来源及分布；主要神经干的行程和脑神经的出颅部位；交感干的结构特点。

3. 了解脊髓和脑干的内部结构；背侧丘脑、下丘脑的功能；内脏感觉神经的特点；脑和脊髓被膜的组成；瞳孔对光反射通路；锥体外系的概念。

第一节 概　　述

神经系统在人体各系统中处于主导地位。它既能调节人体各系统的活动，维持内部环境的恒定，使人体成为一个完整的统一体，又能通过各种感受器接受外界刺激，经周围神经传递到中枢神经，作出反应，使人体与外界环境经常保持平衡和统一。例如，当人们从事体力劳动时，骨骼肌收缩，心搏加强，呼吸加快，而胃肠的蠕动减弱，这些活动都在神经系统的支配下协调地进行着。当然，其他系统对于神经系统也有重要的作用和影响。例如，当脑进行紧张的活动时，循环系统及时向脑输送氧气和营养物质，并运走代谢产物，保证脑的正常活动得以进行。此外，在人类进化发展过程中，由于长期的生产劳动和社会生活，大脑得到了高度发展，成为语言文字和思维活动的物质基础，使人类超脱于动物的范畴，不仅能够认识世界，而且能够主动地改造世界。

一、神经系统的组成

神经系统(nervous system)由位于颅腔内的脑、椎管内的脊髓以及遍布全身各处的神经共同组成(图 10-1)。为了学习和研究方便,通常将神经系统区分为中枢神经系统(central nervous system)和周围神经系统(peripheral nervous system)两部分(表 10-1)。中枢神经系统包括脑和脊髓;周围神经系统包括与脑相连的 12 对脑神经和与脊髓相连的 31 对脊神经。

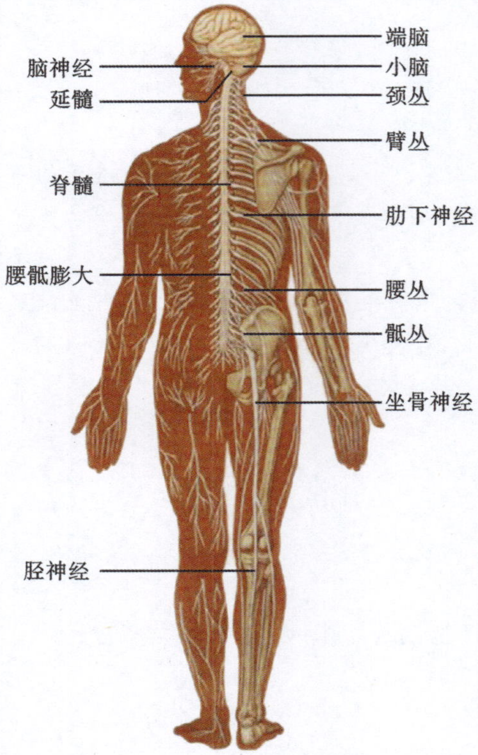

图 10-1　神经系统概观

周围神经系统按其在各器官、系统中分布的范围不同,可区分为躯体神经和内脏神经。躯体神经主要分布于体表和运动系统,内脏神经主要分布于内脏各器官、循环系统和各种腺体。躯体神经和内脏神经都有感觉纤维和运动纤维。感觉纤维又称传入纤维,它将身体各处感受器产生的神经冲动传向中枢神经系统;运动纤维又称传出纤维,它将神经冲动自中枢神经系统传向身体各处的效应器。内脏神经的传出纤维(即内脏运动神经)支配的是心肌、平滑肌和腺体的活动,它不受人的主观意志控制,故称自主神经系统(autonomic nervous system)或植物性神经系统(vegetative nervous system)。内脏运动神经依其功能的不同,又区分为交感神经和副交感神经。

表 10-1　神经系统的组成

- 神经系统
  - 中枢神经系统
    - 脑
      - 端脑
      - 间脑
      - 小脑
      - 脑干
        - 中脑
        - 脑桥
        - 延髓
    - 脊髓
  - 周围神经系统
    - 按连接部位
      - 脑神经:12 对
      - 脊神经:31 对
    - 按分布不同
      - 躯体神经
      - 内脏神经
        - 内脏运动神经
          - 交感神经
          - 副交感神经
        - 内脏感觉神经

二、神经系统的活动方式

神经系统的基本活动方式是反射。感受器接受刺激，并将刺激转化为神经冲动，通过感觉神经元传入中枢；中枢发出的神经冲动则由运动神经元传到效应器，作出反应，这种神经调节过程称反射(reflection)。反射活动的结构基础是反射弧(reflex arc)。整个反射弧包括 5 个环节：感受器→传入(感觉)神经→中枢→传出(运动)神经→效应器。例如，膝跳反射中的感受器是髌韧带内的张力感受器；传入神经是股神经的感觉纤维；中枢是脊髓的腰段；传出神经是股神经的运动纤维；效应器是股四头肌。如果反射弧的完整性因为某个环节的病变而遭到破坏，那么原来的反射就不再出现。例如小儿麻痹症的患者，可因一侧腰骶部脊髓的病变导致同侧下肢瘫痪，原有的膝跳反射就会消失。

最简单的反射只有两个神经元参加，即感觉神经元和运动神经元，它们在中枢神经内构成突触。但一般的反射都有一个或多个联络神经元参与。复杂的反射其反射弧往往是由为数众多的联络神经元参与组成。人类的神经活动十分复杂，既不是每次刺激都能立即作出反应，也不是每次行动都由当时的刺激引起。例如，人们在学习时可将视器、听器所感受的刺激，用脑进行分析或综合，然后作为信息加以储存，即只用反射弧的感受器、传入神经和中枢这三个部分。另外，人们可以按照预定的计划采取行动，即运用反射弧的中枢、传出神经和效应器这三部分。

三、神经系统的常用术语

1. 灰质与皮质　中枢神经系统内，灰质由神经元的胞体和树突聚集而成，因在新鲜标本上色泽灰暗，故称灰质(gray matter)。分布在大脑和小脑表层的灰质称皮质。

2. 白质与髓质　中枢神经系统内，白质由神经纤维聚集而成，因多数纤维具有髓鞘，在新鲜标本上色泽白亮，故称白质(white matter)。分布在大脑和小脑深部的白质称髓质。

3. 神经核与神经节　形态和功能相似的神经元，其胞体聚集而成的结构，位于中枢神经系统的称神经核(nucleus)；位于周围神经系统的称神经节(ganglion)。

4. 纤维束与神经　中枢神经系统内，起止、行程和功能基本相同的神经纤维聚集成束，称纤维束。周围神经系统内，神经纤维聚集成粗细不等的条索状结构，称神经。神经中既可含功能相同的纤维，如视神经只含躯体传入纤维，也可含有功能不同的纤维，如股神经含有躯体传入纤维和传出纤维。

5. 网状结构　中枢神经系统内，神经纤维交织成网，灰质团块散在其中，此部位称网状结构(reticular formation)。

第二节　中枢神经系统

一、脊髓

（一）脊髓的位置和外形

脊髓(spinal cord)位于椎管内，上端在枕骨大孔处与延髓相续，下端在成人约平第1腰椎体的下缘，在新生儿约平第3腰椎体的下缘。

脊髓呈前后略扁的圆柱形(图10-2)，全长粗细不等，有两处膨大：位于上方的称颈膨大(cervical enlargement)，与分布到上肢的神经相连；位于下方的称为腰骶膨大(lumbosacral enlargement)，与分布到下肢的神经相连。脊髓的末端变细，呈圆锥状，称脊髓圆锥(conus medullaris)。自脊髓圆锥的下端向下延续为无神经组织的细丝，称终丝(filum terminale)，附于尾骨的背面。

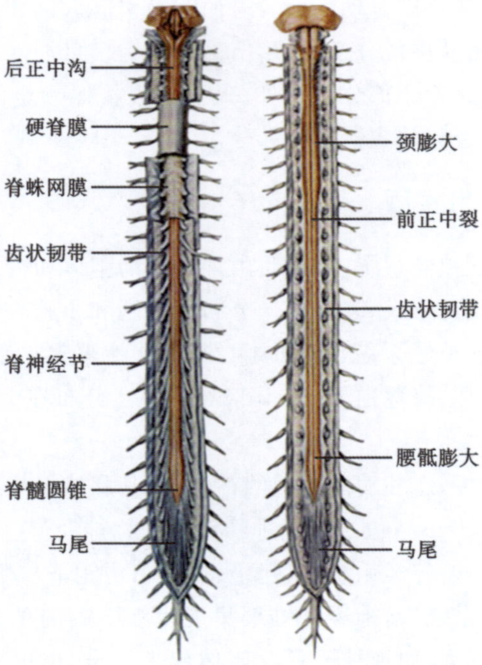

图10-2　脊髓的外形

脊髓表面有6条纵行的沟裂，纵贯脊髓全长。前面正中的深沟称前正中裂；后面正中的浅沟称后正中沟；在前正中裂和后正中沟的两侧，都各有2条浅沟，分别称前外侧沟和后外侧沟。前外侧沟自上而下连有31对脊神经的前根，后外侧沟自上而下连有31对脊神经的后根。每侧对应的前、后根在椎间孔处汇合成1条脊神经，经相应的椎间孔穿出。每条脊神经的后根上，都有 1 个膨大的脊神经节（spinal ganglion）（图 10-3）。

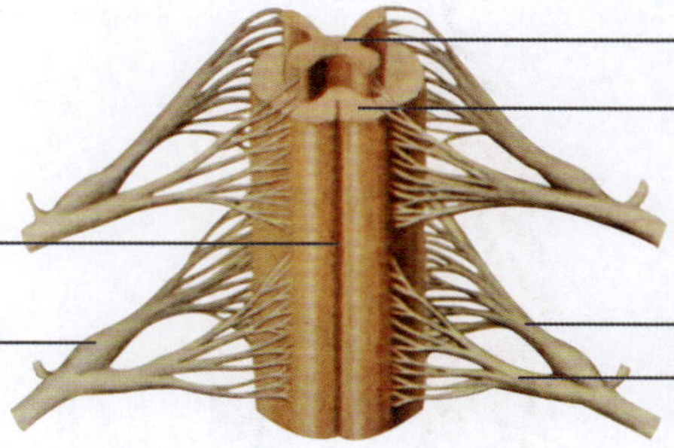

图 10-3　脊髓的结构模式图

（二）脊髓节段与椎骨的位置对应关系

脊髓的两侧连有 31 对脊神经，每对脊神经所连的一段脊髓，称为一个脊髓节段。因此脊髓可相应分为 31 个节段，即颈髓（C）8 节、胸髓（T）12 节、腰髓（L）5 节、骶髓（S）5 节、尾髓（C_0）1 节。

在胚胎前 3 个月，脊髓与椎管的长度接近，脊神经根呈水平位伸向相应的椎间孔。自胚胎第 4 个月起，椎管的生长速度远比脊髓快，因脊髓上端连接脑处位置固定，结果脊髓下端逐渐上移，出生时，脊髓下端移至第 3 腰椎水平，成人则上移至第 1 腰椎下缘水平，所以成人的脊髓节段与相应的椎骨不完全对应。脊神经根也从水平位变成不同程度的倾斜行至相应的椎间孔，其中腰部、骶部、尾部的神经根尤其显著，它们围绕终丝垂直下降，形成马尾（cauda equina）。成人在第 1 腰椎以下已无脊髓，组成的马尾又都浸泡在脑脊液中，故临床上常在第 3、4 或第 4、5 腰椎棘突之间进针行腰椎穿刺，而不致损伤脊髓。

了解脊髓节段与椎骨的对应关系，在确定脊髓病灶的位置时有临床意义。其规律大致如表 10-2、图 10-4 所示。

表 10-2　脊髓节段与椎骨的对应关系

脊髓节段	对应椎骨	推算举例
$C_1 \sim C_4$	与同序数的椎骨等高	如第 2 颈节平对第 2 颈椎
$C_5 \sim T_4$	比同序数的椎骨高 1 个椎体	如第 3 胸节平对第 2 胸椎
$T_5 \sim T_8$	比同序数的椎骨高 2 个椎体	如第 7 胸节平对第 5 胸椎
$T_9 \sim T_{12}$	比同序数的椎骨高 3 个椎体	如第 10 胸节平对第 7 胸椎
$L_1 \sim L_5$	平对第 10～12 胸椎	—
$S_1 \sim S_5$、C_0	平对第 1 腰椎的高度	—

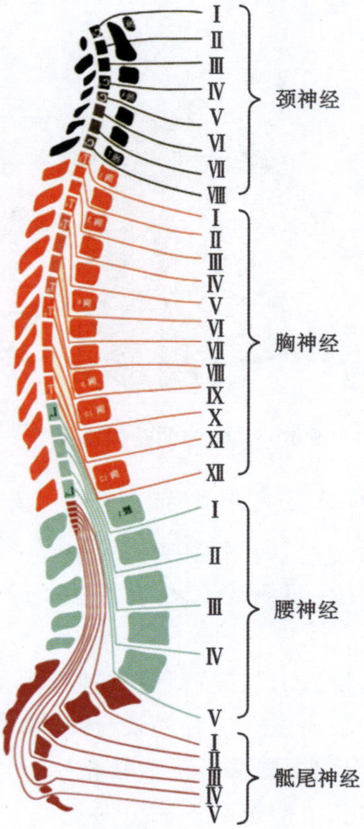

图 10-4 脊髓节段与椎骨的对应关系

知识链接

脊髓节段与椎骨节段

临床上，脊柱的损伤能引起脊髓的损伤，严重的可引起截瘫和感觉障碍，根据椎骨节段和脊髓节段的对应关系，可以准确地推测是哪一个脊髓节段的损伤，从而明确诊断。

（三）脊髓的内部结构

在脊髓的横切面上，可见中央有中央管（central canal），它贯穿于脊髓全长，并向上与延髓中央管相续。中央管的周围是灰质，灰质的周围是白质（图 10-5，图 10-6）。

1. 灰质　灰质呈"H"形，每侧灰质向前扩大的部分称前角（anterior horn），向后伸出狭长的部分称后角（posterior horn），在胸髓和上部腰髓（L_1～L_3）的前、后角之间，向外侧突出的部分称侧角（lateral horn）。连接两侧灰质的横行部分称灰质连合。

（1）前角：又称前柱，主要由运动神经元组成，其轴突组成脊神经前根中的躯体运动

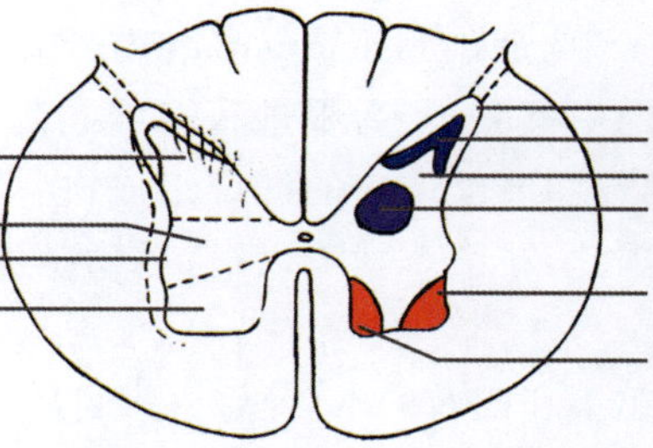

图 10-5 脊髓灰质

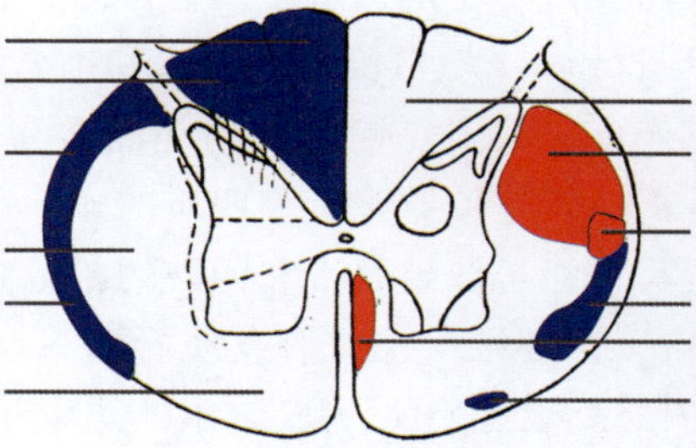

图 10-6 脊髓白质

成分，支配骨骼肌的运动。内侧群的神经元纵贯脊髓全长，支配躯干肌的运动；外侧群的神经元在颈膨大和腰骶膨大处集中，支配四肢肌的运动。临床上，脊髓前角灰质炎是指脊髓前角运动神经元受损，导致所支配的骨骼肌瘫痪、萎缩，腱反射消失，常见于小儿，故称小儿麻痹症。

(2)后角：又称后柱，主要由联络神经元组成，它接受脊神经后根进入脊髓的感觉纤维，其轴突可进入对侧白质形成上行纤维束，将脊神经后根传入的神经冲动传导至脑，也可在脊髓的不同节段起联络作用。

(3)侧角：又称侧柱，它是交感神经的低级中枢，内含交感神经元的胞体，其轴突出脊髓，构成脊神经前根中内脏运动的交感神经成分。在骶髓 2～4(S_2～S_4)节段，相当于侧角的部位，由副交感神经元胞体组成的核团，称骶副交感核。它是副交感神经的低级中枢，其轴突出脊髓，构成脊神经前根中内脏运动的副交感神经成分。

2. 白质 每侧白质借脊髓的沟、裂分为 3 个索：前正中裂与前外侧沟之间的白质称前索(anterior funiculus)；前外侧沟与后外侧沟之间的白质称外侧索(lateral funiculus)；后外侧沟与后正中沟之间的白质称后索(posterior funiculus)。在灰质连合前部，两侧前索互相连接的部分称白质前连合。

白质由纵行排列的纤维束构成，向上传递神经冲动的纤维束称上行(感觉)纤维束，向下传递神经冲动的纤维束称下行(运动)纤维束。另外，联系脊髓各节段的短距离纤维，它们紧贴灰质边缘称脊髓固有束。

(1)上行(感觉)纤维束:

①薄束(fasiculus gracilis)和楔束(fasiculus cuneatus):位于后索内。此二束均起自脊神经节内假单极神经元的中枢突,经后根进入脊髓同侧后索上延而形成。薄束位于后正中沟的两侧,由脊髓第5胸节以下来的纤维组成;楔束位于薄束的外侧,由脊髓第4胸节以上的纤维组成。因此,在第5胸节以下,后索全由薄束组成;在第4胸节以上,既有薄束,又有楔束。

薄束和楔束向脑部传导躯干和四肢的本体感觉(来自肌、肌腱、关节等处的位置觉、运动觉和振动觉)和精细触觉(辨别两点距离和物体纹理粗细的感觉)的冲动。脊髓后索病变的患者,若不借助视觉(如在闭眼和黑夜时),就难以确定自身肢体的位置和运动状况,出现站立不稳的症状,同时,不能辨别所触摸物体的形状。

②脊髓丘脑束(spinothalamic tract):位于外侧索和前索。脊髓丘脑束起自灰质后角神经元,其纤维经白质前连合交叉到对侧脊髓的外侧索和前索上行。在外侧索上行的纤维束称脊髓丘脑侧束,其功能是传导躯干和四肢的痛觉和温度觉冲动;在前索上行的纤维束称脊髓丘脑前束,其功能是传导躯干和四肢的粗触觉冲动。

(2)下行(运动)纤维束:下行纤维束主要有皮质脊髓束(corticospinal tract)。皮质脊髓束位于外侧索和前索内。此束起自大脑皮质躯体运动中枢的运动神经元,下行至延髓下部时,大部分纤维交叉到对侧脊髓外侧索下降,即为皮质脊髓侧束(lateral corticospinal tract),其纤维贯穿脊髓全长,陆续止于同侧脊髓前角运动神经元;少数没有交叉的纤维下行于同侧脊髓前索,居正中裂两侧,即为皮质脊髓前束(anterior corticospinal tract),其纤维一般不超过胸段,止于双侧脊髓前角运动神经元。皮质脊髓侧束的功能是控制四肢骨骼肌的随意运动;皮质脊髓前束的功能是控制躯干骨骼肌的随意运动。

(四)脊髓的功能

1. 传导功能 脊髓通过上行纤维束将躯干和四肢的各种感觉信息传至脑,同时又通过下行纤维束将脑发出的运动冲动传至效应器。

2. 反射功能 脊髓灰质内有许多低级反射中枢,可完成一些反射活动,如膝跳反射、排尿和排便反射等。

在脊髓受损时,脊髓的传导功能和反射功能都可能出现障碍。

二、脑

脑(brain)位于颅腔内,新鲜时质地柔软。脑由脑干、小脑、间脑和端脑四部分组成(图10-7)。

(一)脑干

脑干(brain stem)自下而上由延髓、脑桥和中脑三部分组成。延髓在枕骨大孔处续接脊髓,中脑向上与间脑相接,脑桥和延髓的背面与小脑相连。脑桥、延髓和小脑之间的腔室,称第四脑室。

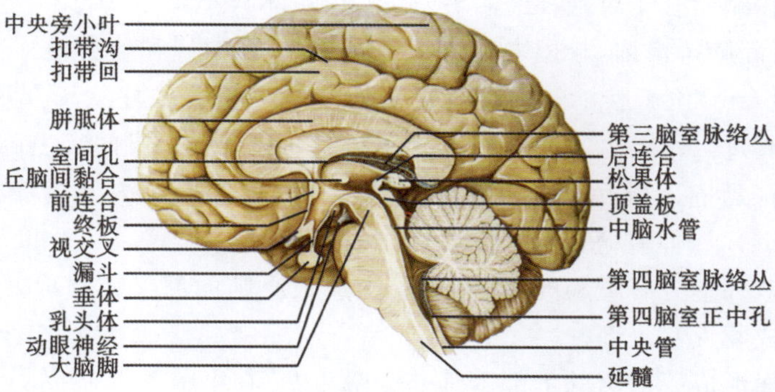

图 10-7 脑的正中矢状面

1. 脑干的外形

(1)腹侧面:延髓(medulla oblongata)位居脑干下段。其腹侧面形似脊髓,下端有与脊髓相续的沟、裂,即前正中裂和前外侧沟;上端借一横行的延髓脑桥沟(bulbopontine sulcus)与脑桥分界。

延髓腹侧面前正中裂两侧的纵行隆起称锥体(pyramid body),其内有皮质脊髓束通过,锥体下方前正中裂内可见由左、右纤维束交叉形成的锥体交叉(decussation of pyramid)。锥体的外侧有卵圆形隆起称橄榄。延髓腹侧面有 4 对脑神经附着:锥体与橄榄之间有舌下神经穿出;橄榄后外侧,自上而下依次有舌咽神经、迷走神经和副神经连于延髓(图 10-8)。

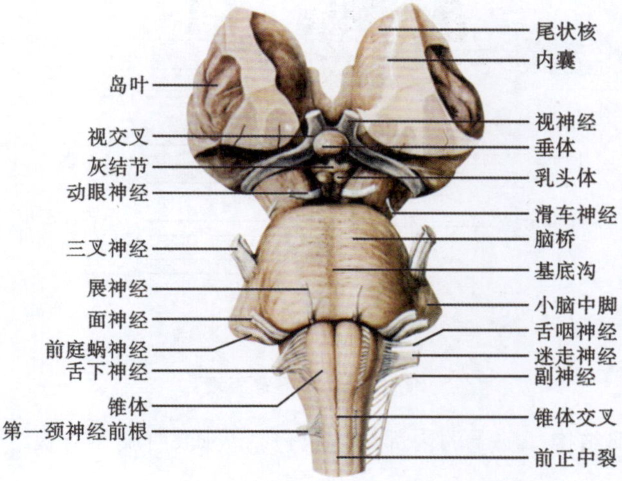

图 10-8 脑干腹面观

脑桥(pons)位于脑干的中部,其上端与中脑的大脑脚相接,下端即延髓脑桥沟。

脑桥腹侧面宽阔膨隆称脑桥基底部。脑桥基底部正中有纵行的浅沟称基底沟(basilar sulcus),容纳基底动脉。脑桥基底部向两侧延伸逐渐缩细形成小脑中脚,与小脑相连。脑桥腹侧面有4对脑神经附着：脑桥基底部与小脑中脚移行处有粗大的三叉神经根出入；延髓脑桥沟内，自内向外依次有展神经、面神经和前庭蜗神经出入。

中脑(midbrain)位于脑干的上部。腹侧面有一对粗大的柱状隆起称大脑脚，其内有下行传导束通过。两脚之间的深凹称脚间窝。动眼神经从脚间窝出脑。

(2)背侧面：延髓下部后正中沟的两侧，各有两个隆起。内侧的隆起称薄束结节(gracile tubercle)，深面有薄束核；外侧的隆起称楔束结节(cuneate tubercle)，深面有楔束核。楔束结节外上方有隆起的小脑下脚，由进入小脑的纤维束组成。延髓上部中央管敞开参与组成菱形窝下部。

脑桥的背面形成菱形窝的上部。其外侧壁为左、右小脑上脚，两个上脚间夹有薄层的白质层，称为上(前)髓帆，参与构成第四脑室顶。

菱形窝即第四脑室的底，呈菱形，菱形窝中部有横行的髓纹，髓纹常作为脑桥和延髓在背侧面的分界线。菱形窝内有纵行的正中沟，将其分为左、右对称的两半，每侧菱形窝又被界沟分为内、外侧两部分，内侧称内侧隆起，外侧为前庭区和听结节。

中脑背侧面有两对圆形突起：下方的一对称下丘(inferior colliculus)，是听觉皮质下反射中枢；上方的一对称上丘(superior colliculus)，是视觉皮质下反射中枢(图10-9)。下丘的下方有滑车神经根穿出，这是唯一从脑干背面发出的一对脑神经。中脑内的空腔称中脑水管(mesencephalic aqueduct)。

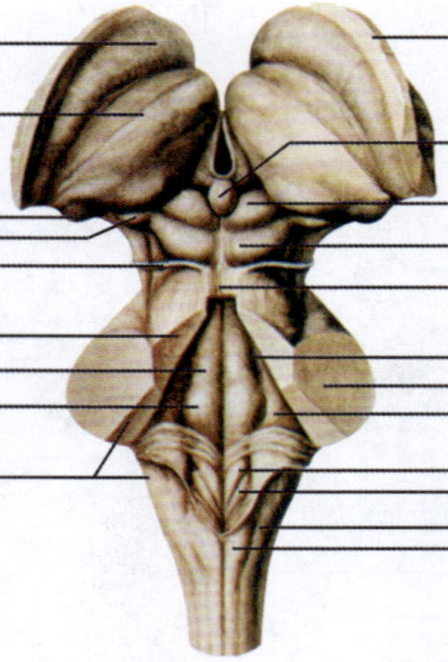

图10-9　脑干背面观

2. 脑干的内部结构　脑干的内部结构也包括灰质、白质和网状结构，但其结构远比脊髓复杂。

1)灰质　脑干内的灰质与脊髓不同，它不形成连续的灰质柱，而是分散成不连续的团块，主要以神经核的形式存在。神经核包括三种：第一种是与第3～12对脑神经相连的脑神经核；第二种是参与组成各种传导通路或反射通路上的中继核；第三种是位于网状结构内的网状核或在脑干中缝附近的中缝核。

(1)脑神经核:脑神经的起始核或终止核,其位置大致与各脑神经的连脑部位相对应。脑神经核在功能上可分为 4 种类型,即躯体运动核、内脏运动核、内脏感觉核和躯体感觉核(图 10-10,图 10-11)。

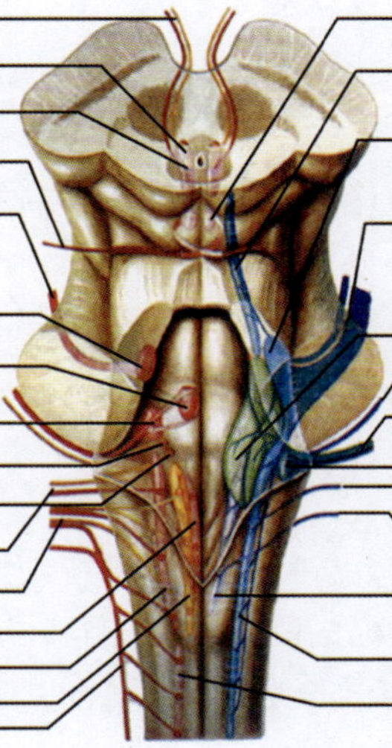

图 10-10　脑神经核(脑干背面投影)

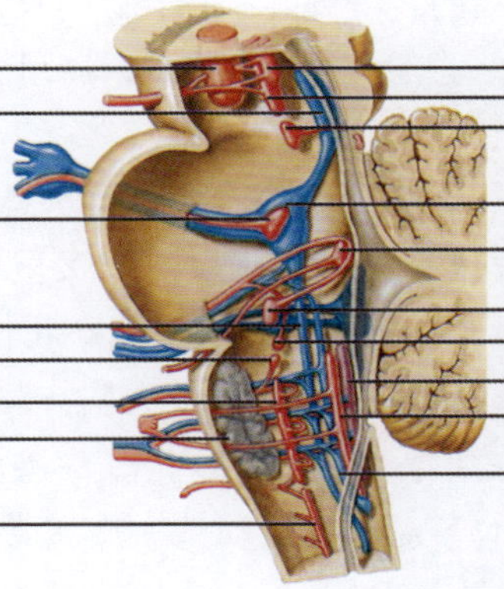

图 10-11　脑神经核(脑干侧面投影)

躯体运动核发出纤维支配头颈部的骨骼肌(详见脑神经)。它们居中线两侧,自上而下共有 8 对核团:①动眼神经核位于中脑上丘平面;②滑车神经核位于中脑下丘平面;③三叉神经运动核位于脑桥中部展神经核的外上方;④展神经核位于脑桥中下部;⑤面神经核位于脑桥中下部;⑥疑核位于延髓上部的网状结构内;⑦舌下神经核位于延髓上部;⑧副神经核位于延髓下部、第 1～5 颈髓。

内脏运动核发出纤维支配心肌、平滑肌和腺体。它们位于躯体运动核的外侧,有 4 对核团:①动眼神经副核位于动眼神经核上端的背内侧;②上泌涎核位于脑桥下部的网状结构内;③下泌涎核位于延髓上部的网状结构内;④迷走神经背核位于舌下神经核的外侧。

内脏感觉核仅有孤束核，位于界沟外侧，它从延髓向上延伸到脑桥下段。孤束核接受味觉及一般内脏感觉。

躯体感觉核接受脑神经中的躯体感觉纤维。它们位于内脏感觉核的腹外侧，有5对核团：①三叉神经中脑核位于中脑平面；②三叉神经脑桥核位于脑桥平面；③三叉神经脊束核细长，自颈髓上段向上延续至脑桥，并与三叉神经脑桥核相续；④蜗神经核位于小脑下脚的腹外侧和背侧；⑤前庭神经核位于第四脑室底前庭区的深面。

(2)中继核：主要核团有如下几种。①薄束核(gracile nucleus)与楔束核(cuneate nucleus)：分别位于薄束结节和楔束结节的深面，它们分别是薄束和楔束的终止核。②红核：位于中脑内，接受大脑和小脑皮质的传入纤维，发出红核脊髓束下行，参与对躯体运动的调节。③黑质：见于中脑全长，黑质细胞内含多巴胺，经其轴突释放到大脑的新纹状体。

2)白质　白质由脑干内部的上行纤维束和下行纤维束组成。

(1)上行纤维束：①内侧丘系(medial lemniscus)：从薄束核和楔束核发出的纤维在中央管腹侧左右交叉，称内侧丘系交叉，交叉后纤维上行组成内侧丘系，内侧丘系终止于背侧丘脑的腹后外侧核，传导对侧躯干、四肢本体感觉和精细触觉。②脊髓丘系(spinal lemniscus)：来自脊髓丘脑前束和侧束，两束纤维进入延髓后，互相靠近构成脊髓丘系，脊髓丘系行于内侧丘系的背外侧，终止于背侧丘脑腹后外侧核，传导对侧躯干及四肢的痛觉、温度觉和触觉。③三叉丘系(trigeminal lemniscus)：由三叉神经脑桥核和三叉神经脊束核发出纤维交叉至对侧，上行组成三叉丘系，位于内侧丘系的背外侧，止于背侧丘脑腹后内侧核，传导头面部痛觉、温度觉和触觉。④外侧丘系(lateral lemniscus)：蜗神经核发出的纤维在脑桥腹侧左右交叉至对侧形成斜方体，斜方体的纤维折向上行，称外侧丘系，外侧丘系止于间脑的内侧膝状体，传导听觉信息。

(2)下行纤维束：锥体束(pyramidal tract)是大脑皮质发出控制随意运动的下行纤维束，包括皮质核束和皮质脊髓束。锥体束经内囊、中脑大脑脚下行。其中，皮质核束在下行过程中，陆续止于脑干的8对躯体运动核。皮质脊髓束下行入延髓形成锥体，绝大部分纤维在锥体下端相互交叉至对侧，形成锥体交叉，交叉后的纤维在脊髓外侧索内下行，组成皮质脊髓侧束；小部分不交叉的纤维在同侧脊髓前索内下行，形成皮质脊髓前束。

除锥体束外，还有红核脊髓束、前庭脊髓束等。

3)网状结构　脑干内除神经核和纤维束以外的区域，由纵横交错的纤维和散在其中大小不等的神经细胞核团构成，称网状结构。网状结构与中枢神经各部之间均有广泛的联系。

3. 脑干的功能

(1)传导功能：脑干中的上、下行纤维束是脊髓与脑各部分相联系的重要通路，具有传导神经冲动的功能。

(2)反射中枢:脑干内有多个低级反射中枢,如中脑有瞳孔对光反射中枢,脑桥有角膜反射中枢,延髓网状结构有调节心血管活动和呼吸运动的生命中枢。延髓病变可造成呼吸、心跳停止,危及生命。

(3)网状结构的功能:①维持大脑皮质的觉醒状态;②通过下行系统调节骨骼肌的张力及运动;③调节多种内脏活动。

知识链接

脑干网状结构——维持觉醒

脑干网状结构接受特异性传导束的传入,经多个神经元的中继,逐步转化成非特异性的神经冲动,继续上传,分散而广泛刺激大脑皮质各个区域,使大脑皮质保持觉醒状态。参与这条上行传导通路的各部分合称上行激动系统。在中脑或间脑破坏这一系统,可导致昏睡状态。

(二)小脑

1. 小脑的位置和外形 小脑(cerebellum)位于脑干的背侧(图 10-12),占据颅腔的颅后窝。小脑中间缩细的部分称小脑蚓,两侧部膨大称小脑半球。上面较平坦,中部有横行的深沟称原裂;下面隆突,在小脑半球下面的前内侧,各有一个椭圆形隆起称小脑扁桃体(tonsil of cerebellum)。小脑扁桃体紧邻延髓和枕骨大孔两侧。

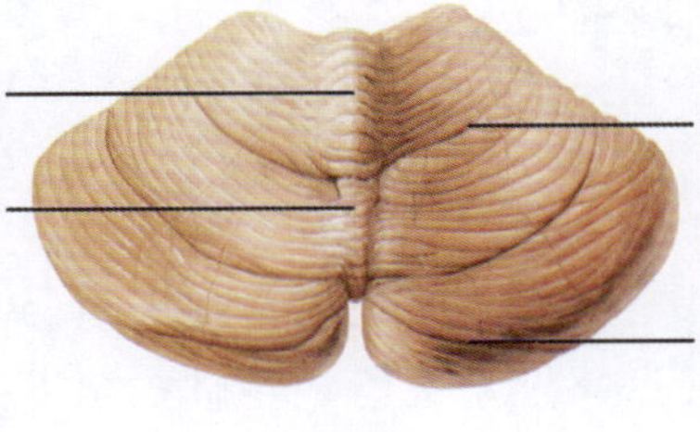

(a) 上面观

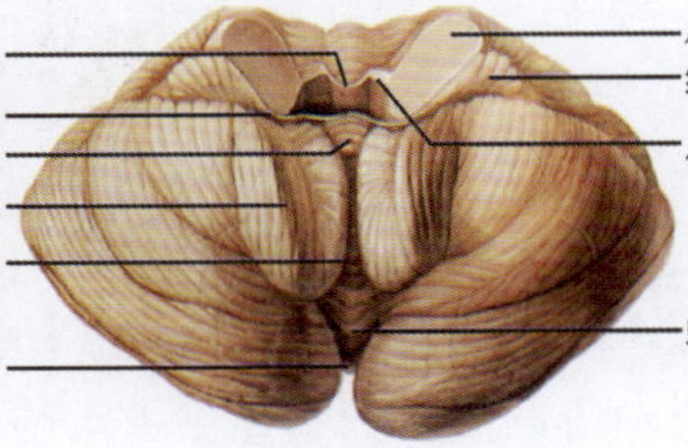

(b) 下面观

图 10-12 小脑外形

知识链接

小脑扁桃体疝

当颅脑损伤引起颅内压增高时,小脑扁桃体可嵌入枕骨大孔,形成小脑扁桃体疝(枕骨大孔疝),挤压位于延髓,使延髓网状结构中的生命中枢的功能受损,可造成呼吸、心跳停止,危及生命。

根据小脑的发生、结构和功能，可将小脑分为3叶。

(1)绒球小结叶：包括小脑半球下面的绒球、小脑蚓中的小结以及连接绒球和小结之间的绒球脚。绒球小结叶在种系发生上最古老，又称古小脑(archicerebellum)。此叶与维持身体平衡有关。

(2)前叶：由小脑上面原裂以前的部分与小脑蚓中的蚓锥体和蚓垂组成。此叶在种系发生上晚于古小脑，又称旧小脑(paleocerebellum)。此叶与肌张力的调节有关。

(3)后叶：位于原裂以后，包括古小脑和旧小脑以外的部分，此叶占小脑大部分，在进化过程中出现最晚，又称为新小脑(neocerebellum)。此叶与肌群的协调功能有关。

2. 小脑的内部结构 小脑和脊髓的内部结构不同。小脑表层为灰质，称小脑皮质；白质位于小脑的深面，称小脑髓体；小脑髓体中包含的灰质团块称小脑核(图10-13)。

小脑核包括齿状核、顶核、球状核和栓状核，其中齿状核和顶核较重要。齿状核属新小脑，接受新小脑皮质发出的纤维，其传出纤维止于中脑的红核和背侧丘脑。顶核属古小脑，接受来自小脑皮质的纤维，其传出纤维止于延髓的网状结构和前庭神经核。

小脑借三对小脑脚与脑干背面相连，小脑脚由进出小脑的纤维束组成。

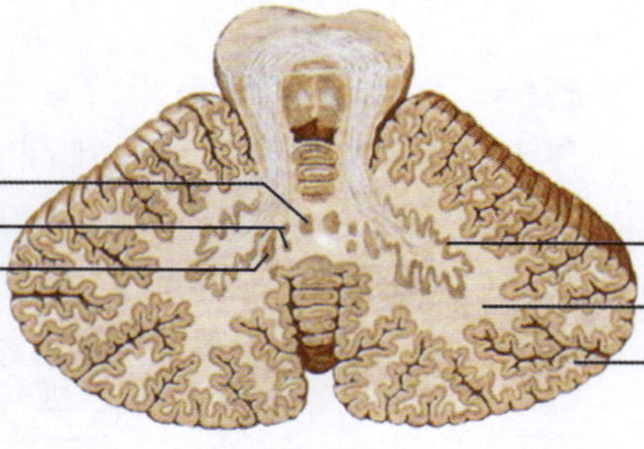

图10-13 小脑水平切面(示小脑核)

3. 小脑的功能 小脑是重要的运动调节中枢。其主要功能有维持身体平衡、调节肌张力和协调肌群的运动。古小脑损伤后，患者出现平衡失调，站立时身体摇摆不稳，步态蹒跚；旧小脑损伤后，患者肌张力降低；新小脑损伤后，患者主要表现为小脑共济失调。小脑各叶的功能定位只是粗略的和相对的，实际临床症状往往是复杂的。

知识链接

共济失调

共济失调是指随意运动中肌群的收缩力量、强度、运动方向难以自主控制，各肌群间的协调运动出现混乱，表现为走路呈跨阈步态，指鼻不准，不能立即由旋前转为旋后运动，运动时表现震颤，静止时震颤消失，持物时手指过度伸开等。

4. 第四脑室 第四脑室(fourth ventricle)是位于脑桥、延髓和小脑之间的室腔。

其底即菱形窝，顶前部由小脑上脚及上髓帆组成，后部由下髓帆和第四脑室脉络丛组成。第四脑室向上与中脑水管相通，向下续接脊髓中央管，向背侧和两侧分别借一个正中孔和两个外侧孔与蛛网膜下隙相通。第四脑室脉络丛可产生脑脊液。

（三）间脑

间脑（diencephalon）位于中脑上方，大部分被大脑半球所掩盖。间脑主要包括背侧丘脑、后丘脑、下丘脑、上丘脑和底丘脑五个部分。间脑内的室腔称第三脑室。

1. 背侧丘脑　背侧丘脑（dorsal thalamus）位于间脑背侧部，为一对卵圆形灰质块（图 10-14）。背侧丘脑内部被“Y”形的白质板分为前核群、内侧核群和外侧核群 3 个部分（图 10-15）。其中外侧核群又可以分为背侧和腹侧两部分；腹侧部分由前向后可分为腹前核、腹中间核和腹后核 3 个部分。腹后核又分为腹后内侧核和腹后外侧核。来自全身躯体的浅、深感觉都要到腹后核中继后，才能传到大脑皮质。

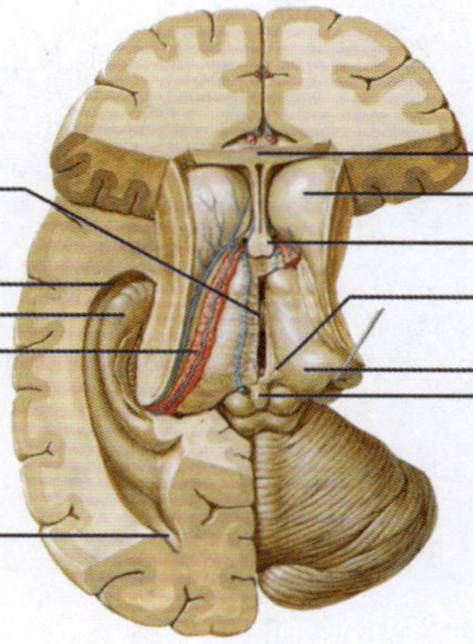

图 10-14　间脑的背面

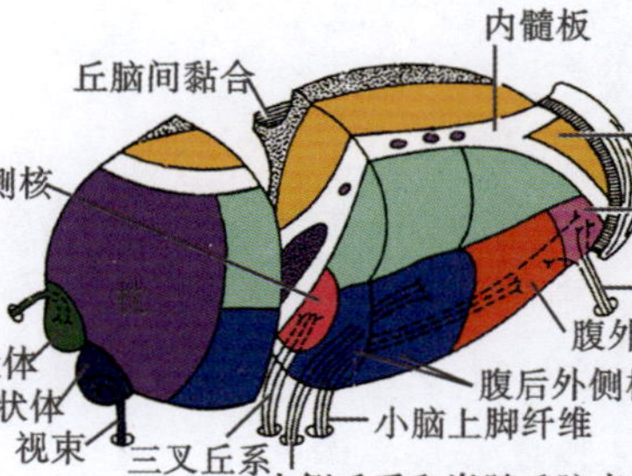

图 10-15　人右侧背侧丘脑核团的立体观

2. 后丘脑　后丘脑（metathalamus）是位于背侧丘脑后下方的一对隆起，位于内侧的称内侧膝状体，位于外侧的称外侧膝状体（图 10-15）。内侧膝状体是听觉传导通路的中继站，由此发出纤维传导至大脑皮质听觉中枢；外侧膝状体是视觉传导通路的中继站，由此发出纤维传导至大脑皮质视觉中枢。

3. 下丘脑　下丘脑（hypothalamus）位于背侧丘脑的前下方，构成第三脑室的下壁和侧壁的下部，包括视交叉、灰结节、漏斗、垂体和乳头体等结构（图 10-7）。视交叉前连视神经，向后移行为视束。灰结节位于视交叉的后方，向前下移行为漏斗，漏斗的末端与垂体相连。乳头体是灰结节后方的一对隆起。

下丘脑含有多个核群，重要的有视上核和室旁核（图 10-16）。其中视上核位于视交叉的外上方，能分泌抗利尿激素（加压素）；室旁核位于第三脑室的侧壁内，能分泌催产素。视上核和室旁核分泌的激素，经各神经元的轴突，输送至神经垂体储存，再由垂体释放入血液发挥作用。

下丘脑是调节内脏活动的较高级中枢，也是调节内分泌活动的重要中枢。它对体温、摄食、生殖、水盐代谢平衡等起着重要的调节作用，同时还与睡眠和情绪反应有关。

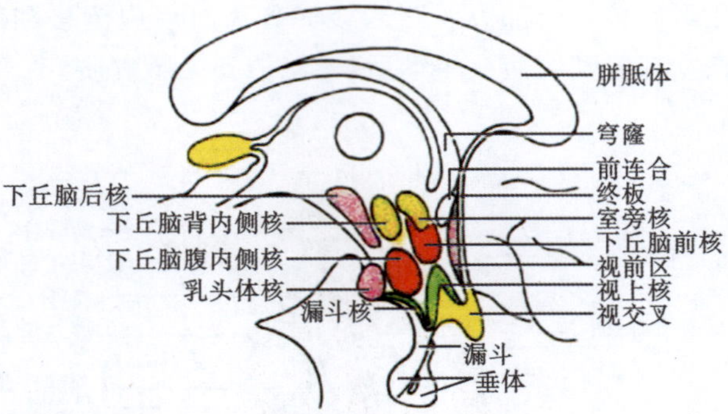

图 10-16　下丘脑的主要核团

4. 上丘脑与底丘脑　上丘脑位于第三脑室顶部周围，由丘脑髓纹、缰三角、缰连合、松果体等构成。底丘脑是中脑和间脑的过渡区。

5. 第三脑室　第三脑室（third ventricle）是位于两侧背侧丘脑和下丘脑之间的一个矢状裂隙，前方借室间孔与两个侧脑室相通，向后下经中脑水管通第四脑室。在第三脑室的顶部有脉络丛，可产生脑脊液。

（四）端脑

端脑（telencephalon）是中枢神经系统中体积最大、结构最复杂的部分，包括左、右大脑半球。人类端脑覆盖了间脑、中脑和小脑的大部分。两侧大脑半球之间的纵行裂隙，称大脑纵裂，大脑纵裂底有连接左、右大脑半球的白质板，称胼胝体。大脑半球和小脑之间有大脑横裂。

1. 大脑半球的外形与分叶　大脑半球前端称额极，后端称枕极，大脑半球下缘枕极前方 4 cm 处微凹称枕前切迹。大脑半球的表面凹凸不平，有许多深浅不等的沟称大脑沟，沟与沟之间的隆起称大脑回。每侧大脑半球均可分为 3 个面，即内侧面、上外侧面和下面，并借 3 条大脑沟分为 5 个叶（图 10-17，图 10-18）。

（1）大脑沟：①外侧沟起于半球的下面，转向上外侧面，行向后上；②中央沟起于半球上缘中点的稍后方，斜行向前下方，中央沟的上端延伸至大脑半球的内侧面；③顶枕沟位于大脑半球内侧面，自胼胝体后端的稍后方，斜向后上并延伸至大脑半球的上外

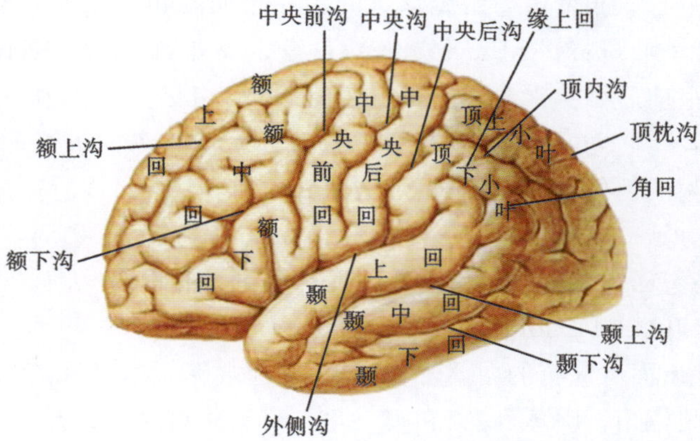

图 10-17 大脑半球(外侧面)

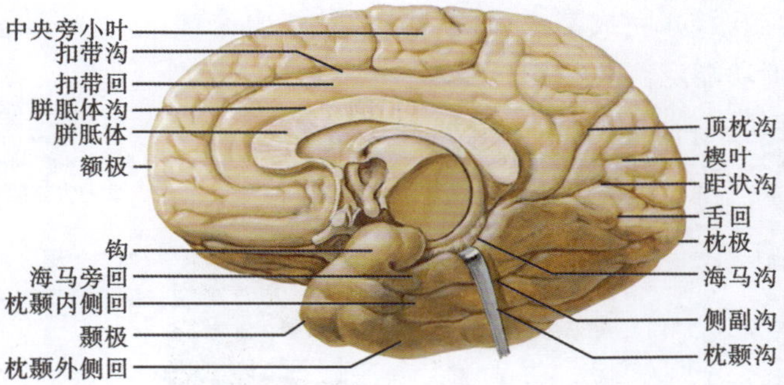

图 10-18 大脑半球(内侧面)

侧面。

(2)分叶:①额叶(frontal lobe)是外侧沟之上、中央沟之前的部分;②枕叶(occipital lobe)是顶枕沟与枕前切迹连线以后的部分;③顶叶(parietal lobe)是中央沟与顶枕沟之间、外侧沟之上的部分;④颞叶(temporal lobe)为外侧沟之下、枕叶之前的部分;⑤岛叶(insula)略呈三角形,藏于外侧沟的深处。

(3)大脑半球的主要沟、回如下。

①上外侧面:a. 额叶:中央沟前方与之平行的沟称中央前沟,中央沟与中央前沟之间的回称中央前回,自中央前沟向前发出两条与半球上缘平行的沟,分别称额上沟和额下沟,额上沟以上为额上回,额下沟以下为额下回,两沟之间为额中回。b. 顶叶:中央沟后方与之平行的沟称中央后沟,中央沟和中央后沟之间的回称中央后回,中央后沟中部向后发出与大脑半球上缘平行的沟称顶内沟,顶内沟以上为顶上小叶,以下为顶下小叶,顶下小叶又分为环绕外侧沟末端的缘上回和环绕颞上沟末端的角回。c. 颞叶:有大致与外侧沟平行的颞上沟和颞下沟,它将颞叶分成颞上回、颞中回和颞下回,在颞上回的中部、外侧沟的深处有颞横回。d. 枕叶:上外侧面的沟、回多不恒定。

②内侧面:其中间部分是连接左、右大脑半球的胼胝体。扣带沟位于胼胝体上方,

并与胼胝体基本平行。扣带沟与胼胝体之间为扣带回。扣带回外周部分，前份属额上回，中份为中央旁小叶（paracentral lobule），是自中央前、后回上外侧面延伸到内侧面的部分。距状沟呈前后弓状走向，并与顶枕沟的下端相交。距状沟与顶枕沟之间的三角形区称楔叶，距状沟下方为舌回。距状沟的前下方，有一个自枕叶向前伸向颞叶的沟称侧副沟。侧副沟的内侧为海马旁回（parahippocampal gyrus），其前端弯曲向后的部分称钩。

扣带回、海马旁回、钩等脑回，围绕在胼胝体周围，因其位于大脑半球与间脑交界处的边缘，故称边缘叶（limbic lobe）。

③下面：额叶下面有纵行的白质带称嗅束，其前端膨大称嗅球，嗅球与嗅神经相连，嗅束向后扩大为嗅三角。嗅球、嗅束和嗅三角与嗅觉冲动的传导有关。

2. 大脑皮质的功能定位 人类在长期的进化过程和自身的实践活动中，通过感觉器官接受不同的刺激，在大脑皮质的一定部位形成反映，于是大脑皮质的某些部位，逐渐形成接受某种刺激，并完成某一反射活动的较集中区域，这些区域形成特定的功能区，称大脑皮质的功能定位区（图 10-19）。

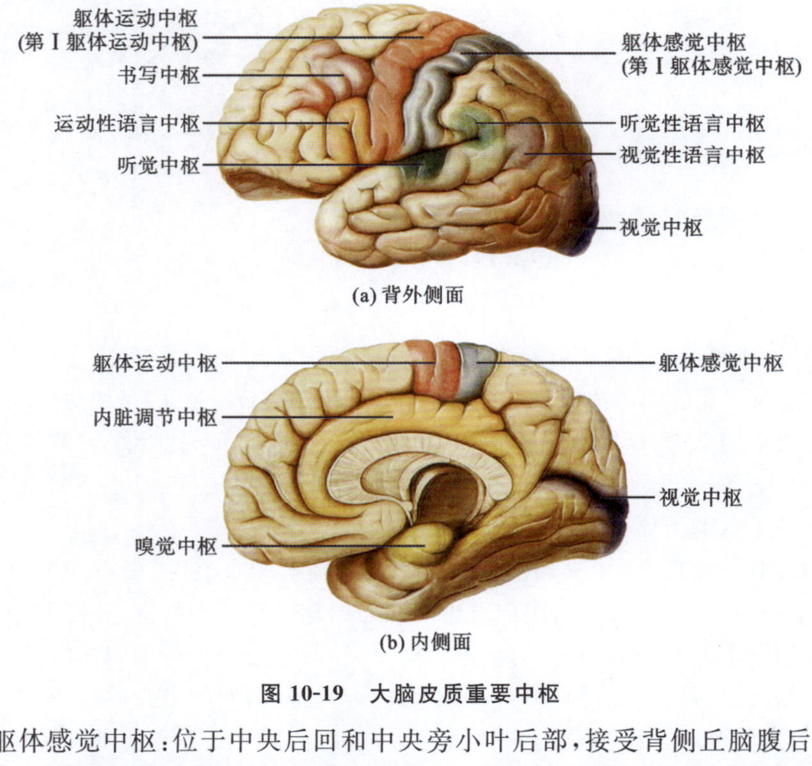

图 10-19 大脑皮质重要中枢

（1）躯体感觉中枢：位于中央后回和中央旁小叶后部，接受背侧丘脑腹后核传来的浅、深感觉。身体各部的感觉在此区有相应的投射部位，其投射特点：①呈倒置“人”形，但头面部不倒置，自中央旁小叶的后部开始依次是下肢、躯干、上肢、头颈部的投射区；②左、右交叉管理，一侧躯体感觉区管理对侧半身的感觉；③身体各部在该区投射范围的大小取决于该部感觉的敏感程度，如手指、唇、舌的感觉器丰富，在感觉区的投射范围就很大。一侧躯体感觉中枢某一局部损伤,可引起对侧半身相应部位的感觉障碍。

(2)躯体运动中枢:位于中央前回和中央旁小叶前部,此区的锥体细胞发出粗大纤维组成锥体束,管理全身骨骼肌的运动。身体各部的运动在此区均有相应的管理部位,其投射特点:①呈倒置的"人"形,但头面部不倒置,即中央前回最上部和中央旁小叶前部与下肢运动有关,中部与躯干和上肢的运动有关,下部与面、舌、咽、喉的运动有关;②左、右交叉支配,即一侧运动区支配对侧肢体的运动;③身体各部投影区的大小与该区运动的灵巧程度有关,如手的代表区远大于足。一侧躯体运动中枢某一局部损伤,可引起对侧半身相应部位的骨骼肌运动障碍。

(3)视觉中枢:位于枕叶内侧面、距状沟两侧的皮质内,接受同侧外侧膝状体发出的视辐射。由于视交叉的原因,一侧视觉中枢接受同侧视网膜颞侧半和对侧视网膜鼻侧半的纤维,故一侧视觉中枢受损,可引起双眼对侧视野同向偏盲。

(4)听觉中枢:位于颞横回,每侧听觉中枢都接受双耳的听觉冲动。一侧听觉中枢损伤,不会引起全聋。

(5)嗅觉中枢:位于海马旁回的钩附近。

(6)语言中枢:人类大脑皮质所特有的功能区。所谓语言功能是指能理解别人说的话和写、印出来的文字,并能用口语或文字表达自己的思维活动。凡不是由听觉、视觉或骨骼肌运动障碍而引起的语言功能障碍,均称失语症。

①听觉性语言中枢(听话中枢):位于颞上回后部,此中枢病损时,患者虽然听觉正常,但听不懂别人讲话的意思,自己说话错误、混乱而不自知,称为感觉性失语症。

②视觉性语言中枢(阅读中枢):位于角回,此中枢受损时,患者视觉虽然正常,但不能理解文字符号的意义,称为失读症。

③运动性语言中枢(说话中枢):位于额下回后部,此中枢病损时,患者可发出声音,但失去了说话能力,称为运动性失语症。

④书写中枢:在额中回的后部,此中枢病损时,患者虽然手的运动正常,但却丧失了书写文字符号的能力,称失写症。

临床实践证明,善用右手的人(右利者)其语言中枢在左侧大脑半球,大部分善用左手的人(左利者),其语言中枢也在左侧大脑半球,只有一部分左利者,其语言中枢在右侧。

3. 大脑的内部结构 大脑半球表层为灰质,称大脑皮质(cerebral cortex)。皮质深面的白质称大脑髓质。大脑髓质中包藏的灰质核团称基底核(basal nuclei)。大脑半球内部的空隙称侧脑室(lateral ventricles)。

(1)基底核:位于大脑半球基底部,包括尾状核、豆状核、屏状核及杏仁体等(图10-20)。豆状核的头端和尾状核头是相连的,在相连处形成灰白相间的条纹,故将尾状核和豆状核合称纹状体。

①尾状核(caudate nucleus):略呈"C"形,分头、体、尾三部分。尾状核头部粗大,位于额叶内,并与豆状核相连;体部弓形向后围绕豆状核和丘脑;尾部弯向前伸入颞叶。

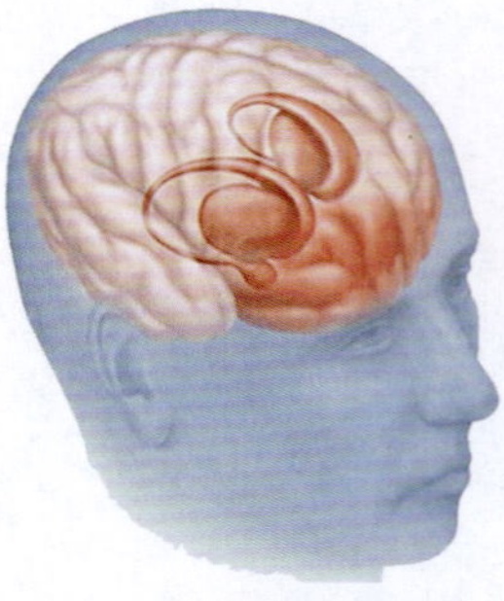

(a) 基底核在端脑内的位置

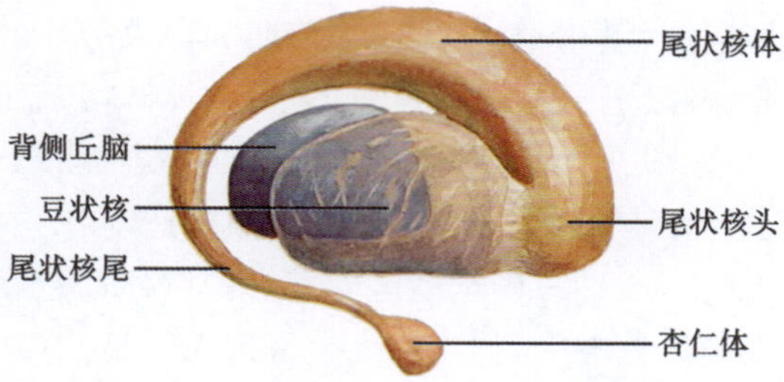

(b) 基底核和丘脑

图 10-20 基底核和丘脑

②豆状核(lentiform nucleus):位于背侧丘脑的外侧,在水平切面上呈三角形。其内部被两个白质薄板分隔成三部分,外侧部称为壳(putamen),内侧两部分合称苍白球(globus pallidus)。

从种系发生上看,苍白球较古老,称旧纹状体;豆状核的壳和尾状核发生较晚,称新纹状体。纹状体包括旧纹状体和新纹状体,是锥体外系的重要结构,其功能是维持骨骼肌的紧张度,协调骨骼肌的运动。

③杏仁体(amygdaloid body):连于尾状核的末端,它是边缘叶的一个皮质下中枢,与内脏活动有关。

④屏状核(claustrum):位于豆状核与岛叶皮质之间的薄层灰质,其功能不明。屏状核与豆状核之间的白质称外囊。

知识链接

纹状体病变

临床上纹状体病变常见两种综合征:①运动减少综合征,病变部位在旧纹状体,表现为肌张力增高,运动减少、表情呆板及静止性震颤等,称震颤性麻痹(帕金森病);②运动增多综合征,病变部位在新纹状体,表现为肌张力低下,上肢和头部出现不自主、无目的的运动,称舞蹈病。

(2)大脑髓质:位于皮质的深面,由大量神经纤维组成。其主要包括联络纤维、连合纤维和投射纤维。

①联络纤维:联系同侧大脑半球各部皮质的纤维。

②连合纤维:联系两侧大脑半球的纤维,主要有胼胝体。

③投射纤维:大脑半球皮质与皮质下结构之间的上、下行纤维,这些纤维大部分都经过内囊。

内囊(internal capsule)在大脑水平切面上呈左右开放“> <”形。前部位于豆状核

与尾状核之间称内囊前脚(肢),有下行的额桥束和上行到额叶的丘脑前辐射通过;后部位于豆状核与丘脑之间称内囊后脚(肢),有皮质脊髓束、丘脑中央辐射、视辐射和听辐射等通过;前后脚相交处称内囊膝,有皮质核束通过(图 10-21)。

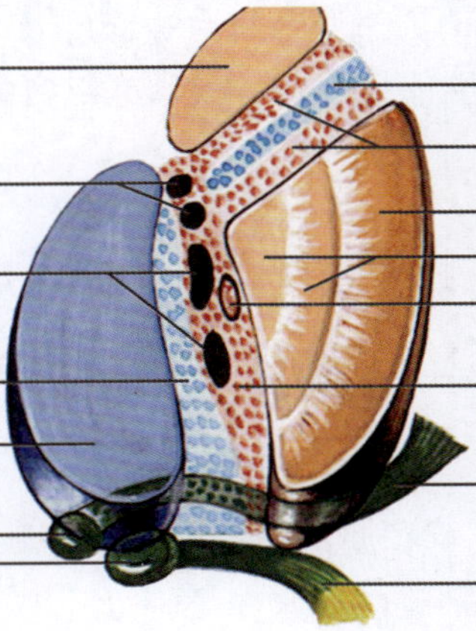

图 10-21　内囊示意图

知识链接

内囊损伤

临床上当一侧内囊完全损伤时,丘脑中央辐射受损可导致对侧半身浅、深感觉障碍(偏身感觉障碍);皮质核束和皮质脊髓束受损可导致对侧睑裂以下表情肌瘫痪、对侧舌肌瘫痪和对侧半身随意运动障碍(偏瘫);视辐射受损可导致双眼对侧视野的同向性偏盲。它们合称“三偏”综合征。

(3)侧脑室:位于大脑半球内(图 10-22),左、右各一,可分为 4 个部分。中央部位于

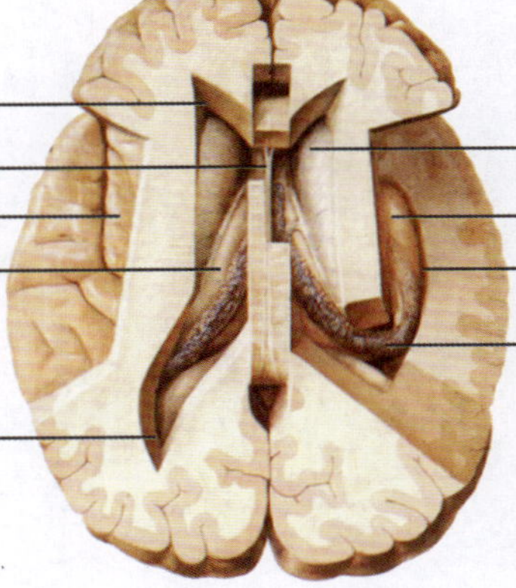

图 10-22　侧脑室

顶叶内，是一近水平位的裂隙，由此发出 3 个角。前角向前伸入额叶内，后角伸入枕叶，下角最长，伸入颞叶内。两侧脑室各自借室间孔通第三脑室。侧脑室内有脉络丛，可产生脑脊液。

4. 边缘系统(limbic system)　边缘系统由边缘叶及其与之密切联系的皮质和皮质下结构(如杏仁体、下丘脑、丘脑前核等)共同组成，与内脏活动、摄食、记忆、情绪反应和性活动等有关。

小　结

神经系统包括中枢神经系统和周围神经系统两部分，神经系统完成各种活动的结构基础是反射弧。

中枢神经系统包括脊髓和脑。脊髓位于椎管内，呈前后略扁的圆柱形，全长粗细不等，有两处膨大，表面有 6 条纵行的沟裂，在横切面上可见中央管、灰质和白质。脑位于颅腔内，由脑干、小脑、间脑和端脑 4 个部分组成。脑干包括延髓、脑桥和中脑 3 个部分，与 3～12 对脑神经相连。小脑位于颅后窝，可分为古小脑、旧小脑和新小脑。脑桥、延髓和小脑之间的空腔为第四脑室。间脑分为背侧丘脑和下丘脑等几个部分。大脑是人体多种功能活动的中枢，包括躯体感觉中枢、躯体运动中枢、听觉中枢、视觉中枢和语言中枢等。

能力检测

一、名词解释

1. 灰质　2. 反射　3. 神经核　4. 脊髓节段　5. 基底核　6. 边缘叶

二、问答题

1. 叙述脊髓内部结构中上行、下行的主要传导束的名称、位置及功能。
2. 叙述第四脑室底的形态结构。
3. 脑干内躯体运动核和内脏运动核有哪些？
4. 叙述分布于端脑背外侧面的主要中枢。
5. 何谓内囊？叙述其分部及通过的纤维束。

(宋　斌)

第三节 周围神经系统

学习目标

1. 掌握颈丛、臂丛、腰丛、骶丛的位置，主要分支和分布；脑神经的名称及序号。

2. 熟悉脊神经的纤维成分；胸神经分布的节段性，每对脑神经的分布功能和性质；内脏运动神经的结构特点与躯体运动神经的主要区别。

3. 了解正中神经、尺神经、桡神经、股神经、胫神经和腓总神经损伤后主要表现；脑神经的连脑部位以及出入颅的部位；每对脑神经损伤后的主要表现；内脏神经的概念；交感神经低级中枢及周围神经节的位置，副交感神经低级中枢及周围神经节的位置；交感神经和副交感神经分布概况以及它们的主要区别。

周围神经系统是指除中枢神经系统以外的神经成分，包括脊神经、脑神经和内脏神经。

一、脊神经

脊神经(spinal nerves)共有 31 对，即颈神经 8 对、胸神经 12 对、腰神经 5 对、骶神经 5 对、尾神经 1 对。每对脊神经都借前、后根与脊髓相连。前根属于运动性，后根属于感觉性，后根与前根汇合处有一膨大的脊神经节 (spinal ganglia)(图 10-23)。前根和后根在椎间孔处合成一条脊神经，其前方为椎体和椎间盘，后方则是关节结节和黄韧带。如果这些结构发生病变，可使椎间孔变窄(如椎间盘突出)，压迫脊神经产生相应区域的感觉和运动障碍。每一对脊神经都是混合性神经。其纤维成分有如下 4 种。

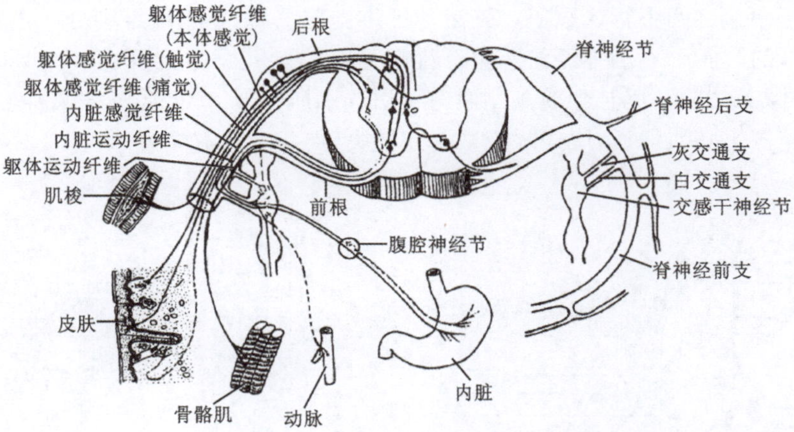

图 10-23 脊神经的组成及分布模式图

(1)躯体感觉纤维：来自脊神经节的假单极神经元，其中枢突组成脊神经的后根进入脊髓，其周围突随脊神经分布于皮肤、肌、肌腱和关节，将皮肤的浅感觉(痛觉、温度觉等）和肌、肌腱、关节的深感觉（运动觉、位置觉等）冲动传入中枢。

(2)内脏感觉纤维：来自脊神经节的假单极神经元，其中枢突构成脊神经后根进入脊髓，其周围突分布于内脏、心血管和腺体，将这些结构的感觉冲动传入中枢。

(3)躯体运动纤维：发自脊髓前角运动神经元，分布于骨骼肌，支配其运动。

(4)内脏运动纤维：发自脊髓胸腰段侧角（交感神经低级中枢）或骶副交感核（S_2～S_4 节段）（副交感神经低级中枢），分布于内脏、心血管平滑肌和腺体，支配心肌、平滑肌的运动，控制腺体的分泌。

脊神经干很短，出椎间孔后立即分为4支：前支、后支、脊膜支和交通支。①前支粗大，为混合性，分布于躯干前外侧壁和四肢的肌以及皮肤等；②后支较细，为混合性，其肌支分布于项、背、腰、骶部深层肌，皮支则分布于枕、项、背、腰、骶、臀部的皮肤，分布具有明显的节段性；③脊膜支特别细小，经椎间孔返回椎管，分布于脊髓被膜和黄韧带等；④交通支较细，连于脊神经和交感干之间。人类除胸神经前支保持原有的节段性走行和分布外，其余各部脊神经前支分别交织形成神经丛，包括颈丛、臂丛、腰丛和骶丛，由各丛再发出分支分布到相应的区域。

（一）颈丛

1. 颈丛的组成和位置 颈丛（cervical plexus）由第1～4颈神经前支相互交织而成，位于胸锁乳突肌上部的深面。

2. 颈丛的分支

(1)皮支：皮支从胸锁乳突肌后缘中点附近浅出，并呈放射状形成枕小神经、耳大神经、颈横神经和锁骨上神经，分布于枕部、耳后和颈部皮肤（图10-24）。因此该肌后缘中点是行颈部浅层结构手术时浸润麻醉的阻滞点。

(2)肌支：膈神经（phrenic nerve）为混合性神经，是颈丛重要分支。膈神经发出后在前斜角肌前面下行，在锁骨下动、静脉之间经胸廓上口进入胸腔，走在肺根的前方，在纵隔胸膜与心包之间下行入膈肌。其运动纤维支配膈肌，感觉纤维则分布于胸膜、心包及膈下中部的腹膜。右膈神经的感觉纤维还经腔静脉孔分布到肝、胆囊和肝外胆道表面的腹膜（图10-25）。膈神经受到刺激时可引起膈肌痉挛，产生呃逆。膈神经损伤的主要表现是同侧半膈肌瘫痪，腹式呼吸减弱或消失，严重者可有窒息感。

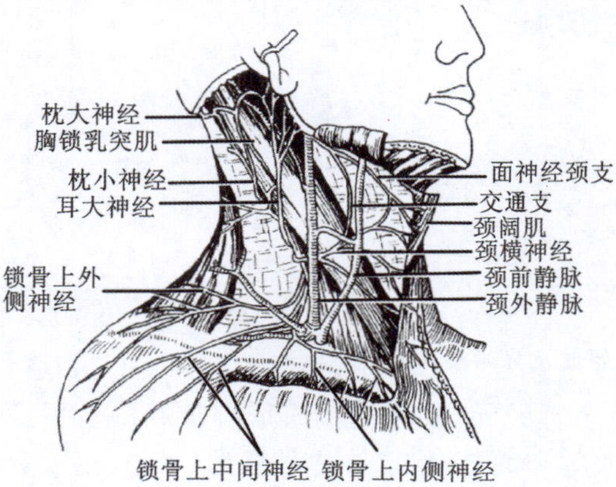

图 10-24 颈丛皮支

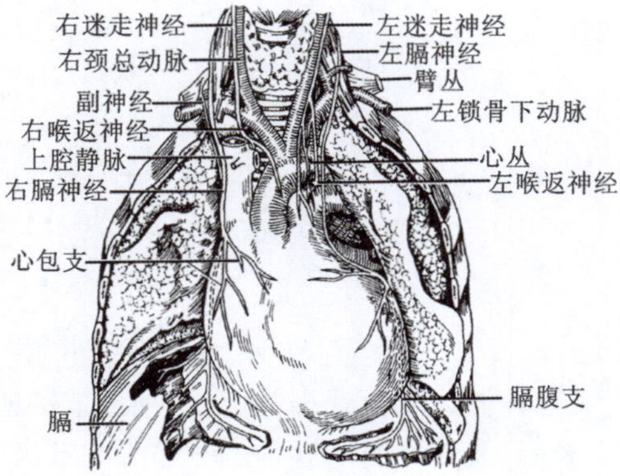

图 10-25 膈神经

(二)臂丛

1. 臂丛的组成和位置 臂丛(brachial plexus)由第 5～8 颈神经前支和第 1 胸神经前支大部分纤维组成,从斜角肌间隙穿出,位于锁骨下动脉的后上方,经锁骨后方进入腋窝。臂丛的神经根先组成上、中、下三干,再反复分支、组合,包围腋动脉中段,最后形成臂丛内侧束、后束和外侧束 3 个束,由各束发出分支到上肢(图 10-26)。

在锁骨中点的后方,臂丛分支集中并且表浅,此点是进行臂丛阻滞麻醉的部位。

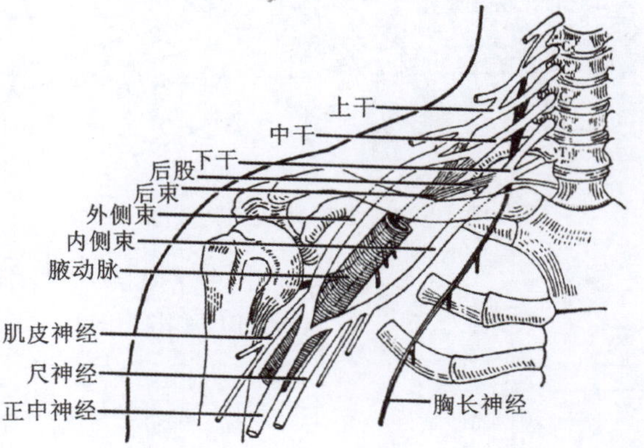

图 10-26 臂丛的组成

2. 臂丛的分支

(1)胸长神经:在锁骨上方发自臂丛,下行分布于前锯肌和乳房。损伤此神经可引起前锯肌瘫痪,肩胛骨脊柱缘翘起出现"翼状肩胛",上肢上举困难。

(2)胸背神经:起自后束,沿肩胛骨外侧缘下行,分布于背阔肌。

(3)腋神经(axillary nerve):发自臂丛后束,与旋肱后血管伴行向后外,绕肱骨外科颈至三角肌深面,肌支分布于三角肌和小圆肌,皮支则分布于肩部、臂外侧区上部的皮肤。

(4)肌皮神经(musculocutaneous nerve):自臂丛外侧束发出,行向外下,肌支分布于臂部的喙肱肌、肱二头肌和肱肌,皮支称为前臂外侧皮神经,分布于前臂外侧区皮肤(图 10-27)。

(5)正中神经(median nerve):由臂丛内、外侧束的两支合成,沿肱二头肌内侧沟伴肱部血管下行至肘窝(图 10-28)。正中神经向下在前臂正中指浅、深屈肌间下行至腕部,穿腕管,在掌腱膜深面到达手掌。在手掌区先发出正中神经掌支(返支),进入鱼际,再发出 3 条指掌侧总神经,每条神经在指丫处再分为 2 支指掌侧固有神经,沿手指的相对缘至指尖。正中神经在臂部一般无分支。在肘部和前臂部发出肌支,支配除肱桡肌、尺侧腕屈肌及指深屈肌尺侧半以外的所有前臂前群肌。在手掌肌支支配除拇收肌以外的大鱼际肌和 1、2 蚓状肌,皮支支配手掌的桡侧半、桡侧三个半指掌面及其背面中节和远节的皮肤。

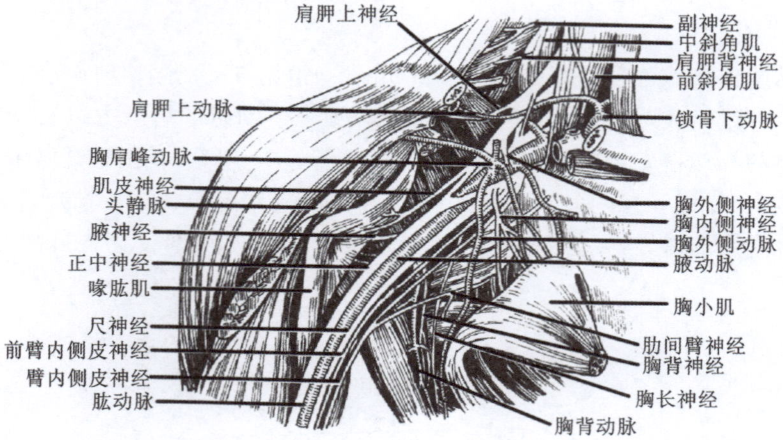

图 10-27　右侧臂丛及其分支

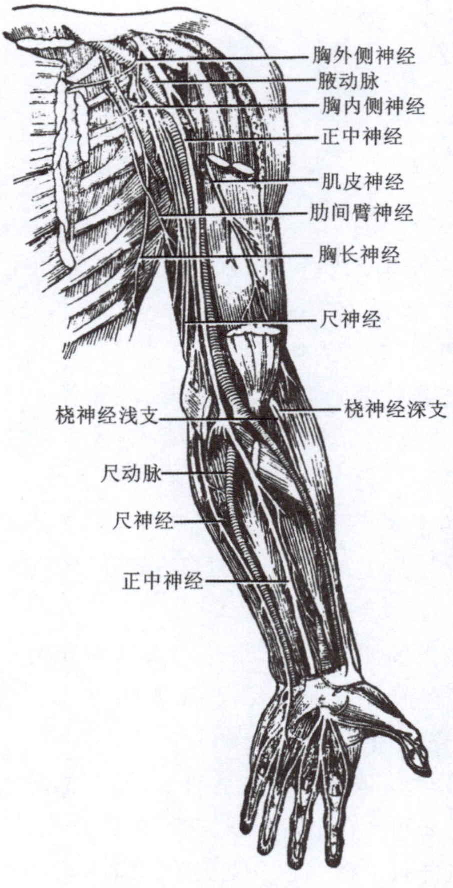

图 10-28　左上肢前面的神经

正中神经损伤后可出现：①皮支分布区感觉障碍，以拇指、示指、中指掌侧面最为明显。②支配的肌肉运动障碍，前臂不能旋前，屈腕无力，拇指、示指、中指不能屈曲，拇指不能对掌。③大鱼际肌萎缩，出现“猿手”(图 10-32)。

(6)尺神经(ulnar nerve)：发自臂丛内侧束(图 10-28)，沿肱动脉内侧下行，沿肱二头肌内侧沟下行至臂中份，穿内侧肌间隔至肱骨内上髁后方的尺神经沟内，继而向下穿过尺侧腕屈肌起端又转至前臂前内侧，在尺侧腕屈肌和指深屈肌之间及尺动脉的内侧下行，至桡腕关节上方发出手背支。本干在豌豆骨桡侧，经屈肌支持带浅面分浅、深两支，经掌腱膜深面腕管浅面进入手掌。尺神经在臂部未发出分支，在前臂上部分支分布于尺侧腕屈肌和指深屈肌尺侧半。在桡腕关节上方，尺神经发出手背支转向手背侧，分布于手背尺侧半和尺侧 2 个手指背侧皮肤。浅支分布于小鱼际、小指和环指尺侧半掌面皮肤。深支分布于小鱼际肌、拇收肌、骨间掌侧肌、骨间背侧肌以及第 3、4 蚓状肌(图 10-29，图 10-31)。尺神经易受损伤部位在肘部肱骨内上髁后方、尺侧腕屈肌两起点之间或豌豆骨桡侧缘。尺神经损伤后出现“爪形手”(图 10-32)。

(7)桡神经(radial nerve):臂丛后束发出的最粗大的神经(图 10-30)。在腋窝内位于腋动脉的后方,并伴肱深动脉向下外行。经肱三头肌与肱骨后面的桡神经沟,向下外行。在肱骨外上髁上方穿过外侧肌间隔走行于肱桡肌与肱肌之间,在肱骨外上髁前方分支。皮支分布于臂后区皮肤,前臂后面的皮肤以及手背桡侧半、桡侧两个半手指背侧面皮肤(图 10-31);肌支则分布于肱三头肌、肱桡肌和前臂后群肌。在肱骨中段或中、下1/3 交界处骨折时最易合并桡神经损伤。桡神经损伤后出现“垂腕征”(图 10-32)。

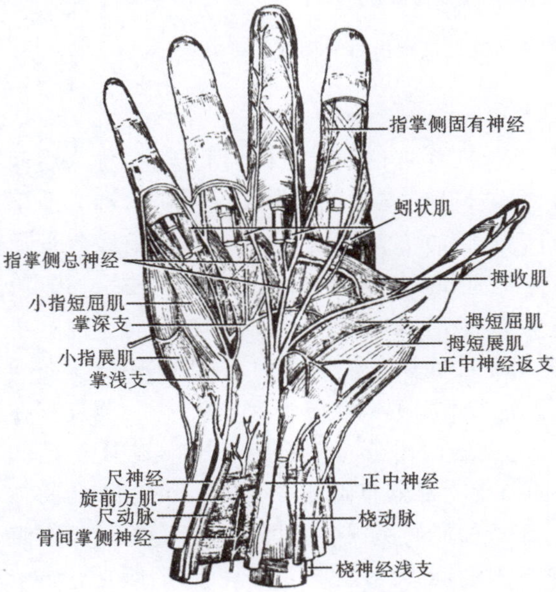

图 10-29 右手掌面的神经

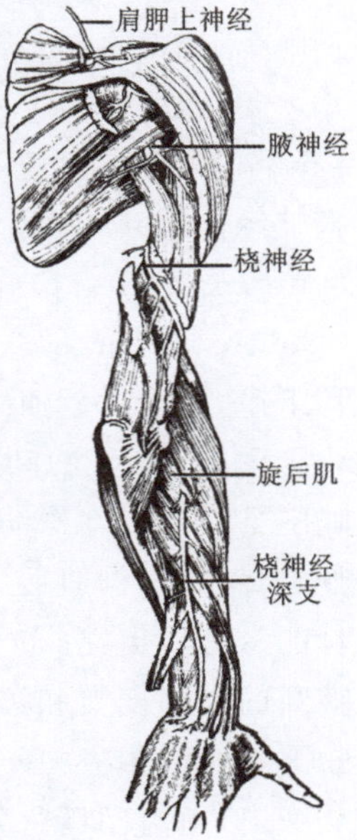

图 10-30 右上肢后面的神经

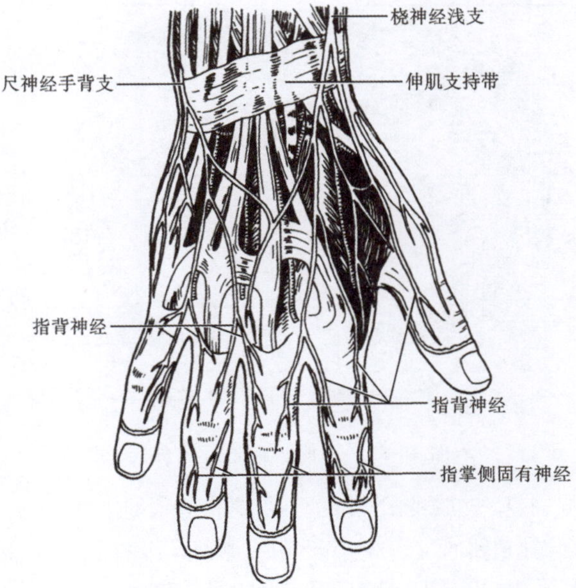

图 10-31 右手背面的神经

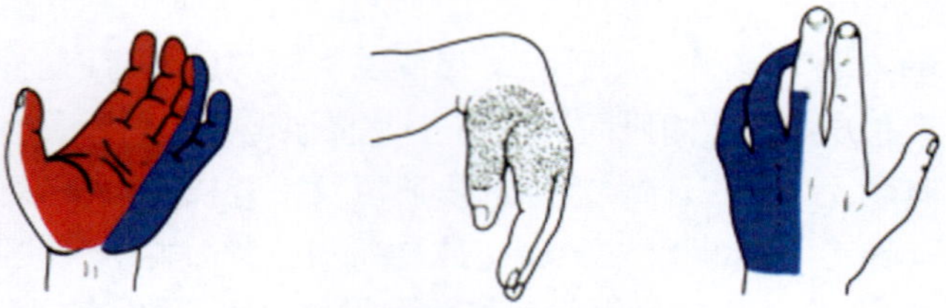

图 10-32　手掌皮肤的神经支配及损伤后的手型

（三）胸神经前支

胸神经前支共 12 对，第 1～11 对胸神经前支各自位于相应的肋间隙中，称为肋间神经（intercostal nerve）（图 10-33），第 12 对胸神经前支则位于第 12 肋下方，称为肋下神经（subcostal nerve）。肋间神经在肋间后血管的下方，沿肋沟前行至腋前线附近离开肋骨下缘，行于肋间肌之间。第 1 肋间神经发出一分支加入臂丛，其余分支分布于第 1 肋间。第 2 至第 6 肋间神经则行于相应肋间隙，于肋角前方发出一侧支向下前行于肋间隙的下缘。上 6 对肋间神经的肌支分布于肋间肌。皮支有两支：①外侧皮支在肋角前分出，斜穿前锯肌后，再分成前、后两支分布于胸侧壁和肩胛区皮肤；②为前皮支在近胸骨侧缘处浅出，分布于胸前壁的皮肤，皮支还向内分布于胸膜壁层。其中第 4～6 肋间神经的外侧皮支和第 2～4 肋间神经的前皮支都分布到乳房。第 7 至第 11 肋间神经及肋下神经沿相应肋间隙逐渐向前下行于腹横肌与腹内斜肌之间，继续前下行，在腹直肌外缘进入腹直肌鞘，分布于腹直肌，下 5 对肋间神经及肋下神经发出的肌支分布于肋间肌及腹肌前外侧群。皮支分布至胸腹部皮肤和胸、腹膜的壁层。

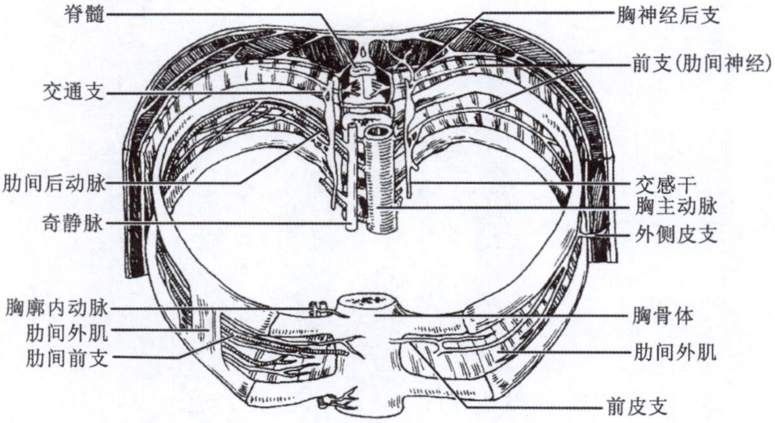

图 10-33　肋间神经走行及分支

胸神经前支在胸、腹壁皮肤的分布具有明显的节段性，从上到下按顺序依次排列。如 T_2 分布区相当于胸骨角平面，T_4 相当于乳头平面，T_6 相当于剑突平面，T_8 相当于肋弓平面，T_{10} 相当于脐平面，T_{12} 则分布于脐与耻骨联合连线中点平面。临床上常以节段性分布区的感觉障碍来推断损伤平面的位置(图 10-34)。

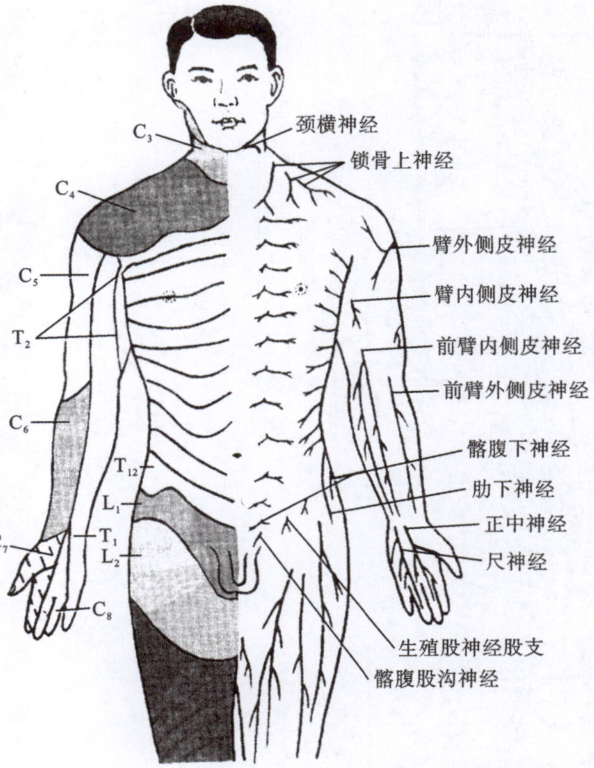

图 10-34　躯干前面的神经

(四)腰丛

1. 腰丛的组成和位置　腰丛(lumbar plexus)由第 12 胸神经前支一部分、第 1 至第 3 腰神经前支以及第 4 腰神经前支的一部分组成。腰丛位于腰大肌深面、腰椎横突前方,除发出支配髂腰肌和腰方肌的肌支外,还发出许多分支分布于腹股沟区、大腿前部和内侧部(图 10-35)。

2. 腰丛的分支

(1)髂腹下神经和髂腹股沟神经:两支平行并从腰大肌外侧缘穿出后,髂腹下神经经肾后面和腰方肌前面向外下行,在髂前上棘上方进入腹横肌与腹内斜肌之间,继续前行于腹内斜肌与腹外斜肌之间,最后在腹股沟管浅环上方 2～3 cm 处穿过腹外斜肌腱膜达皮下。髂腹股沟神经在髂腹下神经下方一横指处平行下行,出腹股沟管浅环至皮下。髂腹股沟神经沿途分支分布于腹壁诸肌,并发出皮支分布于臀外侧区、腹股沟区及下腹部的皮肤和阴囊(或大阴唇)的皮肤。

(2)股外侧皮神经:自腰大肌外侧缘穿出后,经腹股沟韧带中点的深面达股部,分布于大腿前外侧部的皮肤。

(3)股神经(femoral nerve):腰丛最大的分支(图 10-36),从腰大肌外缘穿出,在腰

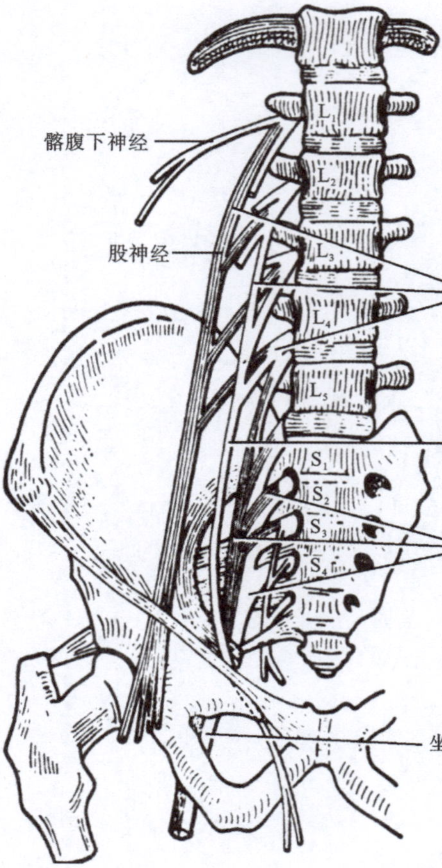

图 10-35　腰丛、骶丛组成模式图

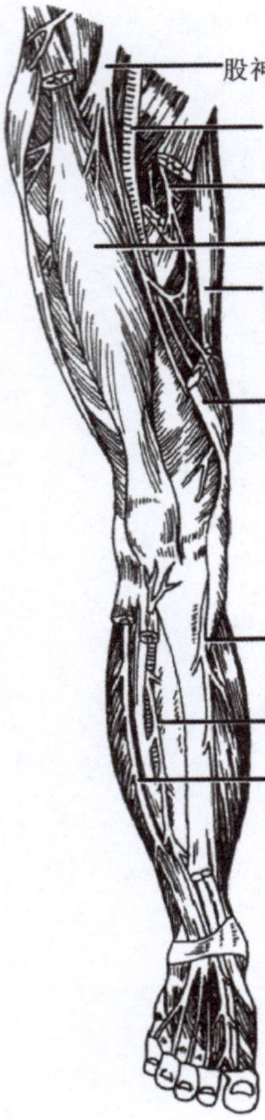

图 10-36　下肢的神经(前面)

大肌与髂肌之间下行，在腹股沟韧带中点稍外侧，经韧带的深面、股动脉外侧进入股三角，分为数支。肌支，分布于髂肌、耻骨肌、股四头肌和缝匠肌；皮支则分布于大腿及膝关节前面的皮肤。其中最长的皮支为隐神经（saphenous nerve），伴随股动脉进入收肌管下行，穿出此管后至膝关节内侧下行，于缝匠肌下段后方浅出至皮下后，伴随大隐静脉沿小腿内侧面下行至足内侧缘，沿途分布于髌下、小腿内侧面及足内侧缘皮肤。股神经损伤后表现为屈髋无力，坐位时不能伸膝，行走困难，膝跳反射消失，大腿前面和小腿内侧面皮肤感觉障碍。

(4)闭孔神经：从腰丛发出后从腰大肌内侧缘穿出，贴盆腔侧壁前行，与闭孔血管伴行穿过闭膜管至股部，闭孔神经发出的肌支支配大腿内侧肌群肌。皮支则分布于大腿内侧面的皮肤。

(5)生殖股神经：自腰大肌前面穿出后，生殖支经腹股沟管深环处进入该管，分布于提睾肌和阴囊（或随子宫圆韧带分布于大阴唇）；股支则分布于股三角区的皮肤（图 10-37）。

在腹股沟疝修补术或盲肠后位的阑尾手术时，常易伤及髂腹下神经、髂腹股沟神经和生殖股神经。

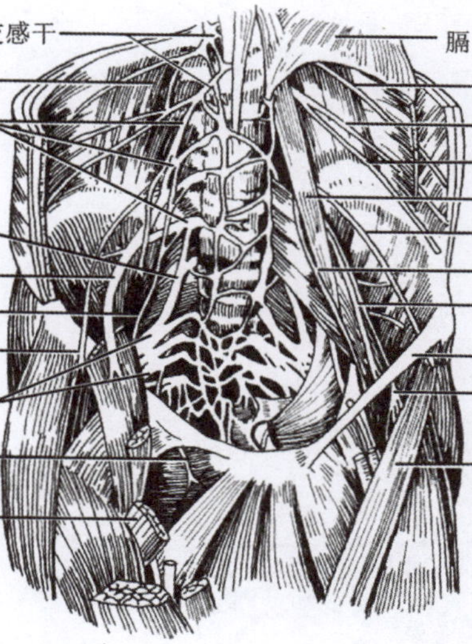

图 10-37 腰、骶丛及其分支图

（五）骶丛

1. 骶丛的组成和位置 骶丛(sacral plexus)由腰骶干（lumbosacral trunk)(由第 4 腰神经前支一部分、第 5 腰神经前支全部构成)及全部骶神经和尾神经的前支组成，是全身最大的脊神经丛(图 10-37)。骶丛位于盆腔的后外侧壁，骶骨和梨状肌的前面。骶丛的损伤常由于盆腔器官如子宫、直肠的恶性肿瘤浸润或扩散造成，可出现疼痛及多个神经根明显受累及的现象。

2. 骶丛的分支

(1)臀上神经：从骶丛发出，伴臀上血管经梨状肌上孔出盆，分布于臀中肌、臀小肌和阔筋膜张肌。

(2)臀下神经：伴臀下血管从梨状肌下孔出盆，行于臀大肌深面，分布于臀大肌。

(3)阴部神经：发出后伴阴部内血管从梨状肌下孔出盆，绕过坐骨棘经坐骨小孔进入坐骨肛门窝，贴于此窝外侧壁表面前行分布于会阴部、外生殖器、肛门肌和皮肤(图 10-38)。

(4)坐骨神经(sciatic nerve)：全身最粗、最长的神经，经梨状肌下孔出盆后，位于臀大肌深面，在坐骨结节与大转子之间下行至股后区，继而在股二头肌长头的深面下行，一般在腘窝上份分为胫神经和腓总神经两大终支(图 10-39)。坐骨神经干在股后区发出肌支分布于股二头肌、半腱肌和半膜肌，同时发出分支分布于髋关节。坐骨神经干的表面投影：自坐骨结节和大转子之间连线的中点，向下至股骨内、外侧髁之间中点连线，此线上 2/3 段为其投影。坐骨神经痛时，常在此连线上出现压痛。臀部肌内注射为避免损伤坐骨神经一般在臀部外上限 1/4 区进行。

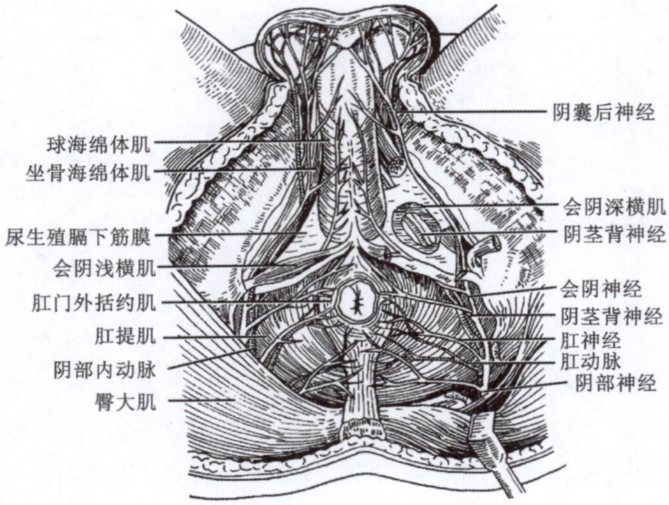

图 10-38　阴部的神经

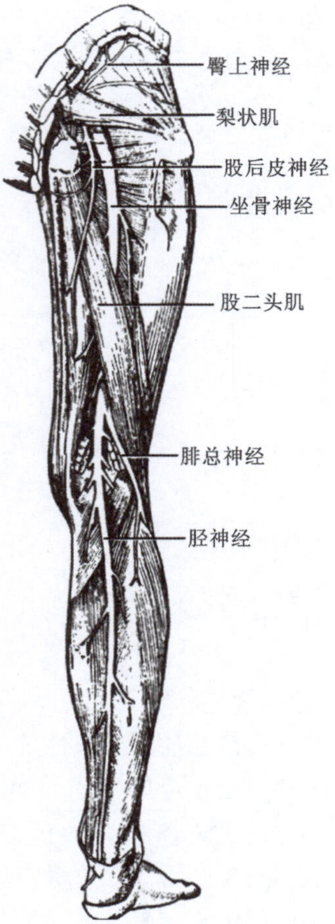

图 10-39　下肢的神经(后面)

知识链接

坐骨神经痛

坐骨神经痛是指坐骨神经发生病变，沿坐骨神经通路即腰、臀部、大腿后、小腿后外侧和足外侧发生的疼痛症状群。坐骨神经痛患者要注意改变自己的生活方式，平时多进行康复锻炼；生活中尽可能避免穿带跟的鞋，有条件的可选择负跟鞋；日常生活中应卧硬板床，取平卧位。

①腓总神经(common peroneal nerve)：沿腘窝外侧缘下行，绕过腓骨颈后，向前下分为腓浅神经和腓深神经。其中腓浅神经在腓骨长、短肌之间下行，肌支支配小腿外侧肌群肌；皮支则分布于小腿外侧面、足背及第 2～5 趾背面的皮肤。腓深神经则穿小腿前肌群肌至足背，分布于小腿前肌群肌、足背肌等。

②胫神经(tibial nerve):为坐骨神经本干的延续,沿小腿三头肌深面伴胫后动脉下行,经内踝后方进入足底,分为足底内侧神经和足底外侧神经。肌支支配小腿后群肌和足底肌;皮支则分布于小腿后面和足底的皮肤。

二、脑神经

脑神经是连于脑的周围神经,共有 12 对(图 10-40)。脑神经的纤维成分较脊神经复杂,主要有 4 种纤维成分。

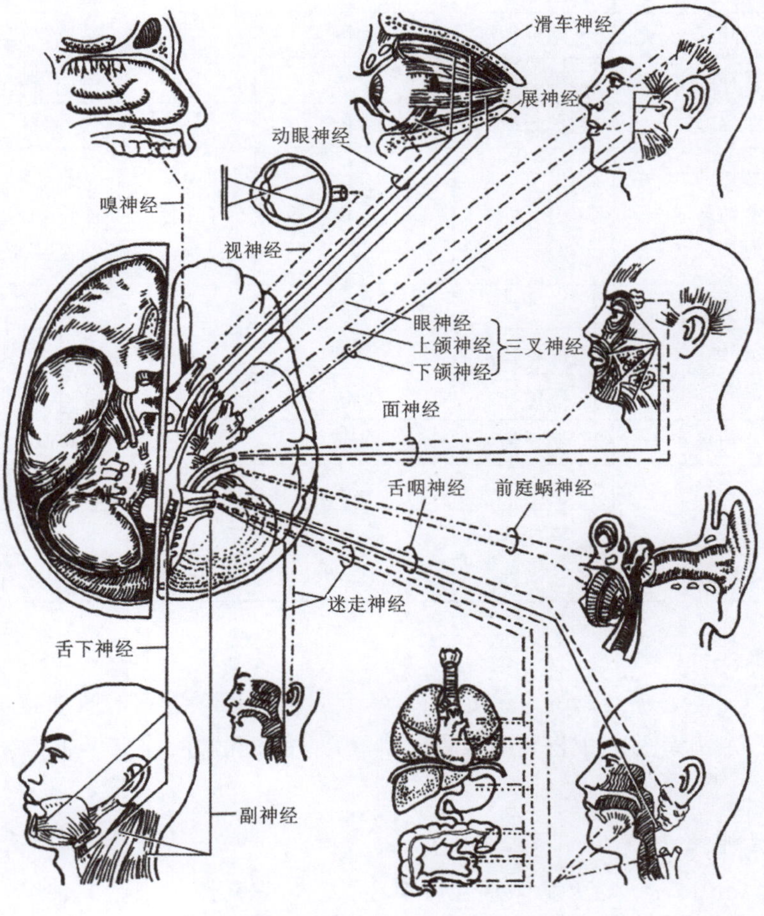

图 10-40　脑神经概况

(1)躯体感觉纤维:把来自头面部的皮肤、肌、肌腱和眶内、口、鼻大部分黏膜及前庭蜗器的感觉冲动,传入脑内的躯体感觉核。

(2)内脏感觉纤维:把来自头、颈、胸、腹部脏器、味蕾和嗅觉的冲动,传入脑内的内脏感觉核。

(3)躯体运动纤维:主要分布于头面部的肌。

(4)内脏运动纤维:分布于内脏平滑肌、心肌和腺体。

脑神经虽然有4种纤维成分，但每一对脑神经所含的纤维成分是不同的。根据脑神经所含的纤维成分将其分成3类：①感觉性神经，只含感觉纤维，包括Ⅰ、Ⅱ、Ⅷ对脑神经；②运动性神经，只含运动纤维，包括Ⅲ、Ⅳ、Ⅵ、Ⅺ、Ⅻ对脑神经；③混合性神经，既含感觉纤维又含运动纤维成分，包括Ⅴ、Ⅶ、Ⅸ、Ⅹ对脑神经（表10-3）。

表10-3　脑神经名称、性质、连脑部位及进出颅腔部位

脑神经名称	性　　质	连 脑 部 位	进出颅腔部位
Ⅰ嗅神经	感觉性	端脑	筛孔
Ⅱ视神经	感觉性	间脑	视神经管
Ⅲ动眼神经	运动性	中脑	眶上裂
Ⅳ滑车神经	运动性	中脑	眶上裂
Ⅴ三叉神经	混合性	脑桥	眼神经——眶上裂 上颌神经——圆孔 下颌神经——卵圆孔
Ⅵ展神经	运动性	脑桥	眶上裂
Ⅶ面神经	混合性	脑桥	内耳门→茎乳孔
Ⅷ前庭蜗神经	感觉性	脑桥	内耳门
Ⅸ舌咽神经	混合性	延髓	颈静脉孔
Ⅹ迷走神经	混合性	延髓	颈静脉孔
Ⅺ副神经	运动性	延髓	颈静脉孔
Ⅻ舌下神经	运动性	延髓	舌下神经管

（一）嗅神经

嗅神经（olfactory nerve）为感觉性神经，起自鼻腔嗅区黏膜的嗅细胞，嗅细胞的周围突分布于嗅黏膜上皮，中枢突则聚集成嗅丝，穿过筛孔入颅前窝，与嗅球相连，传导嗅觉冲动。

（二）视神经

视神经（optic nerve）为躯体感觉性神经。起自视网膜节细胞的轴突，在视神经盘处聚集，穿过巩膜后形成视神经。经视神经管入颅中窝，向后内走行至垂体前方连于视交叉，再经视束连于间脑，传导视觉冲动。

（三）动眼神经

动眼神经（oculomotor nerve）（图10-41）属于运动性脑神经，含有躯体运动和内脏运动两种纤维成分。躯体运动纤维起于中脑上丘平面的动眼神经核，内脏运动纤维起于中脑的动眼神经副核。两种纤维汇合成动眼神经后，自中脑腹侧的脚间窝出脑，穿海绵窦外侧壁上部，经眶上裂入眶，躯体运动纤维支配上睑提肌、上直肌、下直肌、内直肌和下斜肌；动眼神经中的内脏运动纤维进入睫状神经节交换神经元，节后纤维进入眼球，支配睫状肌和瞳孔括约肌。睫状神经节为扁椭圆形的副交感神经节，位于视神经与外直肌之间。睫状神经节有来自动眼神经中的内脏运动纤维在此节交换神经元。自节内神经细胞发出的节后纤维进入眼球支配瞳孔括约肌和睫状肌。因此，一侧动眼神经损伤后，可出现上睑下垂、瞳孔向外下方斜视及瞳孔扩大、对光反射消失等症状。

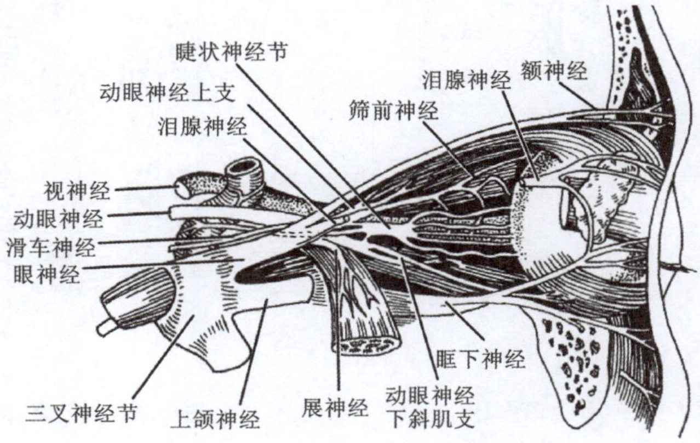

图 10-41　眶内神经(右外侧面)

（四）滑车神经

滑车神经(trochlear nerve)(图 10-42)为躯体运动性脑神经。起于中脑下丘平面背侧的滑车神经核，从中脑背侧下丘下方出脑，为最细的脑神经，发出后绕过大脑脚外侧前行，也穿经海绵窦外侧壁向前，经眶上裂入眶，支配上斜肌。

（五）三叉神经

三叉神经(trigeminal nerve)是最粗大的混合性脑神经，含有躯体感觉纤维和躯体运动纤维。躯体运动纤维起于脑桥中段的三叉神经运动核，纤维组成细小的三叉神经运动根，躯体感觉纤维起自三叉神经感觉核，两根从脑桥基底部外侧与小脑中脚交界处出入脑。三叉神经的感觉根上有三叉神经半月节，此神经节位于颅中窝颞骨岩部尖端前面的三叉神经压迹处。三叉神经半月节由假单极神经元组成，其三叉神经节细胞的周围突组成三叉神经三大分支，即眼神经、上颌神经和下颌神经。三叉神经的 3 个分支及其分布如下(图 10-43)。

1. 眼神经　眼神经(ophthalmic nerve)含躯体感觉纤维，自三叉神经节发出后，穿行海绵窦外侧壁，与动眼神经、滑车神经伴行，经眶上裂入眶，分支分布于眶内、眼球、泪器、结膜、硬脑膜、部分鼻和鼻旁窦的黏膜以及额顶部、上睑和鼻背皮肤。眼神经分支如下。

(1)额神经：眼神经分支中最上面的一支，比较粗大，在眶顶骨膜与上睑提肌之间前行，分 2 支，其中经眶上切迹与眶上血管伴行称为眶上神经，分布于额顶、上睑部皮肤。另一支向内前方经滑车上方称为滑车上神经，分布于鼻背及内眦附近的皮肤。

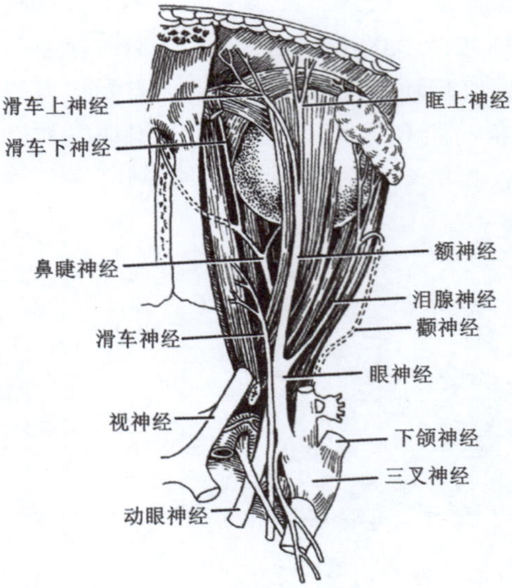

图 10-42　眶内神经(右上侧面)

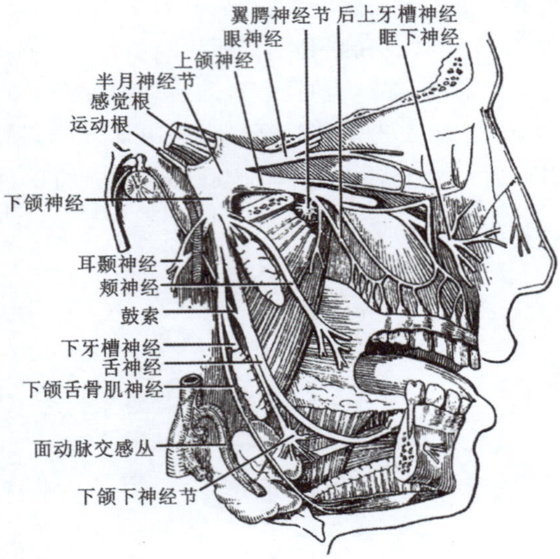

图 10-43　三叉神经

(2)泪腺神经:沿眶外侧壁、外直肌上方行向前外,除分支分布于泪腺外,还发出细支,穿外眦到达面部,分布于上睑、外眦部皮肤,并接受上述区域和泪腺的感觉。

(3)鼻睫神经:在上直肌和视神经之间向内前行达到眶的内侧壁,分布于鼻背、眼睑皮肤及泪囊、筛窦、鼻腔黏膜以及硬脑膜、眼球壁。

2. 上颌神经　上颌神经(maxillary nerve)也是躯体感觉神经。上颌神经自三叉神经半月节发出后,穿海绵窦外侧壁,经圆孔出颅,进入翼腭窝上部,继续前行经眶下裂入眶。上颌神经主要分布于上颌牙、牙龈、口腔顶和鼻腔以及上颌窦黏膜、部分硬脑膜以及睑裂与口裂之间的皮肤,接受其感觉,主要分支如下。

(1)眶下神经:为上颌神经主干的终末支,经眶下裂入眶,贴眶下壁向前,经眶下沟、眶下管穿出眶下孔,分布于下睑、鼻翼、上唇的皮肤和黏膜。临床上做上颌部手术时,常经眶下孔进行麻醉。

(2)上牙槽神经:分为上牙槽神经后、中、前 3 支,其中上牙槽神经后支从翼腭窝内的上颌神经本干发出,在上颌骨体的后方穿入骨质;上牙槽神经中、前支分别在眶下沟和眶下管内自眶下神经分出,三支在上颌骨内相互吻合成上牙槽神经丛,由神经丛发支分布于上颌牙、牙龈及上颌窦的黏膜。

(3)颧神经:比较细小,在翼腭窝处分出,经眶下裂入眶后分两支,穿过眶外侧壁分布于颧、颞部皮肤。颧神经还借交通支将来源于面神经的副交感神经节后纤维导入泪腺神经内,控制泪腺的分泌。

(4)翼腭神经:为 2～3 条细小神经,至翼腭窝处,向下连于翼腭神经节(副交感神经节),穿过神经节后,分布于腭、鼻腔的黏膜及腭扁桃体,传导这些区域的感觉冲动。

3. 下颌神经　下颌神经(mandibular nerve)是三叉神经三大分支中最粗大的一支,

属于混合性神经。其经卵圆孔出颅后，除发出肌支分布于咀嚼肌、鼓膜张肌和腭帆张肌外，其感觉支的分支如下。

(1)耳颞神经：与颞浅动脉伴行，以两根夹持脑膜中动脉后合成一支，经下颌颈内侧转向上行，与颞浅血管伴行穿出腮腺，经耳前向上分布于颞区的皮肤、腮腺、耳屏、外耳道，传导这些区域的感觉冲动。

(2)舌神经：分出后在下颌支深面下降，越过下颌下腺的上方进入舌内，分布于口腔底及舌前2/3黏膜，传导一般感觉冲动。

(3)颊神经：发出后沿颊肌外面向前下行，分布于颊部皮肤以及口腔侧壁的黏膜。

(4)下牙槽神经：穿下颌孔入下颌管，在管内分支分布于下颌牙及牙龈，其终支从下颌骨的颏孔穿出，称颏神经，分布于颏部及下唇皮肤和黏膜。

三叉神经在头、面部皮肤的分布范围是有规律的，它们大致是以睑裂和口裂为界。眼神经分布于睑裂以上至矢状缝中点外侧区域的皮肤及鼻背中部的皮肤；上颌神经则分布于鼻背外侧，睑裂与口裂之间，向后至翼点处的狭长区域的皮肤；下颌神经分布于口裂与下颌底之间及耳前上方一带的皮肤(图10-44)。当一侧三叉神经损伤时，可出现同侧面部皮肤以及眼、口和鼻黏膜一般感觉丧失；角膜反射消失；一侧咀嚼肌瘫痪和萎缩，张口时出现下颌偏向患侧。临床上常见的三叉神经痛可以波及三叉神经任何一分支，此时，疼痛部位与三叉神经三大支的皮肤分布区完全一致，而且压迫眶上孔、眶下孔或颏孔时，可以诱发患支分布区的疼痛，利用此特点有助于诊断。

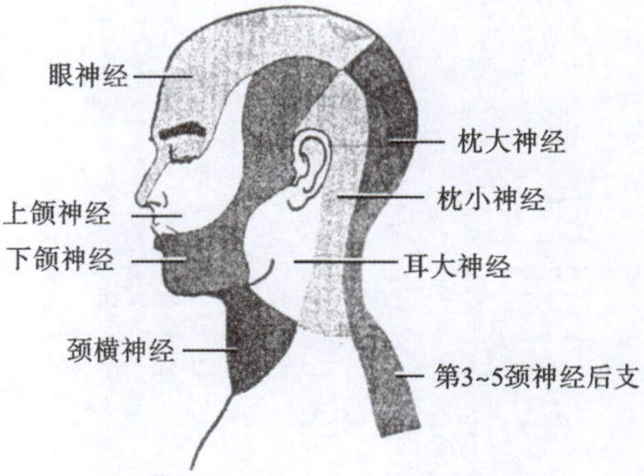

图 10-44　三叉神经分布区模式图

(六)展神经

展神经(abducent nerve)属躯体运动性神经(图10-41)，起于脑桥的展神经核，发出纤维向腹侧自延髓脑桥沟中线两侧出脑，前行并穿入海绵窦，在窦内沿颈内动脉外侧下方前行，经眶上裂进入眶内，分布于外直肌(图10-41，图10-45)。展神经损伤可引起外直肌瘫痪，使眼球不能转向外侧，出现内斜视。

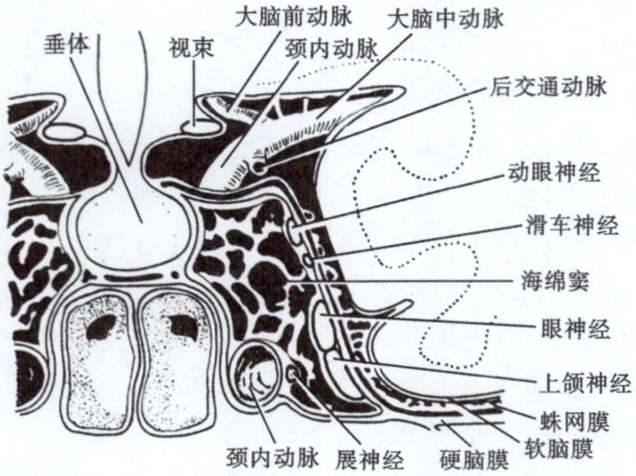

图 10-45　脑神经与海绵窦的关系

(七)面神经

面神经(facial nerve)为混合性脑神经(图 10-46),含内脏运动、内脏感觉及躯体运动三种纤维成分。面神经在展神经外侧从延髓脑桥沟出入脑,进入内耳门,经内耳道入面神经管,然后从茎乳孔出颅,向前穿腮腺实质到达面部。

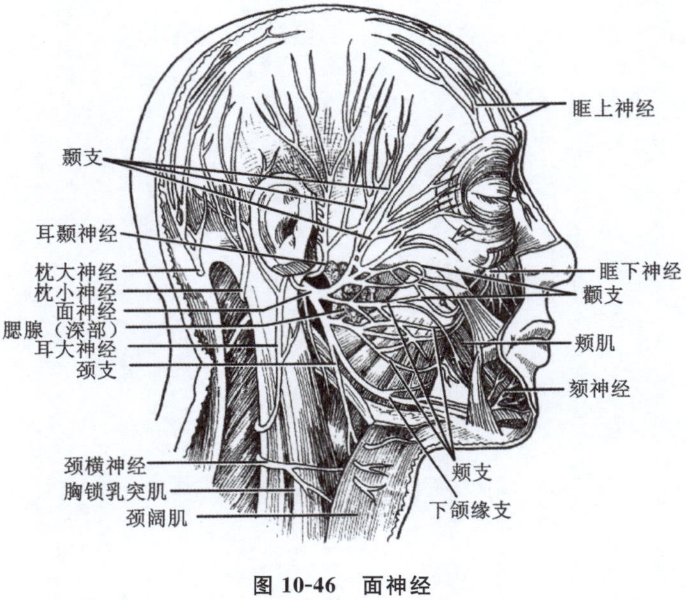

图 10-46　面神经

1. 面神经管内的分支

(1)鼓索支(chorda tympani):它是面神经的重要分支,在面神经管内距茎乳孔约 6 mm处发出,经鼓室至颞下窝,向前下并入舌神经中,并随其分布(图 10-47)。鼓索支含有两种纤维成分:①味觉纤维随舌神经分布于舌前 2/3 的味蕾,传导味觉冲动;②副交感神经纤维进入舌神经下方的下颌下神经节,更换神经元后其节后纤维分布于下颌下腺和舌下腺，支配其分泌。

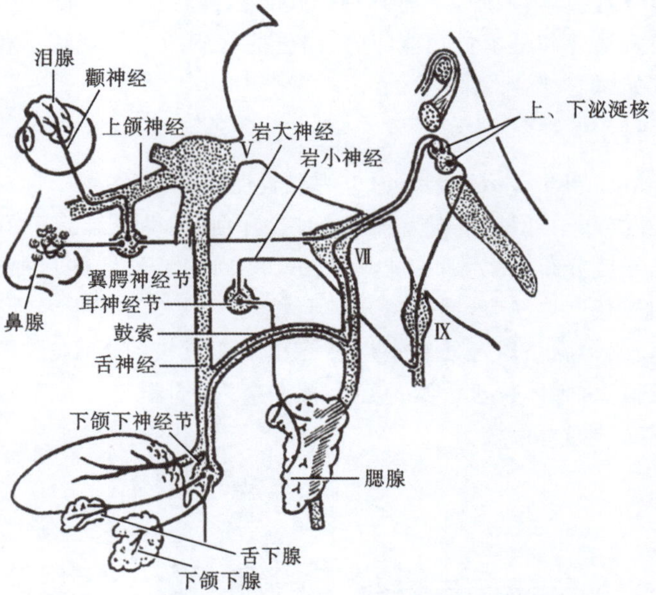

图 10-47　鼓索、翼腭神经节与耳神经节

(2)岩大神经(greater petrosal nerve)：也称岩浅大神经，含内脏运动纤维。岩大神经于面神经管起始部从面神经发出，并进入翼腭神经节，在此节换神经元，其节后纤维分布于泪腺、腭及鼻黏膜的腺体，管理其分泌。

(3)镫骨肌神经：支配鼓室内的镫骨肌。

2. 面神经的颅外分支　面神经出茎乳孔后，面神经主干前行进入腮腺的实质，在腮腺内分支交织成神经丛，该神经丛在腮腺前缘呈辐射状发出颞支、颧支、颊支、下颌缘支、颈支 5 支，分布于面部的表情肌。

面神经管外损伤主要表现为患侧表情肌瘫痪，如笑时口角歪向健侧、不能鼓腮；说话时流口水；患侧额纹消失、鼻唇沟变平坦；眼轮匝肌瘫痪出现闭眼障碍、角膜反射消失等症状。面神经管内损伤除上述面肌瘫痪症状外，还会出现听觉过敏、舌前 2/3 味觉障碍、泪腺、下颌下腺和舌下腺分泌障碍等症状。

(八)前庭蜗神经

前庭蜗神经(vestibulocochlear nerve)(位听神经)为躯体感觉性脑神经，包括前庭神经和蜗神经两部分。

1. 前庭神经　前庭神经(vestibular nerve)传导平衡觉，为双极感觉神经元，其胞体在内耳道底聚集成前庭神经节，其周围突穿内耳道底分布于内耳球囊斑、椭圆囊斑和壶腹嵴中的毛细胞，中枢突组成前庭神经，并与蜗神经伴行，经内耳门入颅，经延髓脑桥沟外侧部入脑，终止于前庭神经核群和小脑等部位。

2. 蜗神经　蜗神经(cochlear nerve)传导听觉，其双极感觉神经元胞体位于耳蜗的蜗轴内蜗神经节(螺旋神经节),其周围突分布于内耳螺旋器(Corti 器)中的毛细胞,中枢突组成蜗神经,经内耳门入颅,与前庭神经伴行入脑,终止于蜗神经核。前庭蜗神经损伤后表现为伤侧耳聋和平衡觉功能障碍;由于前庭刺激可出现眩晕和眼球震颤,并同时伴有内脏反应如恶心、呕吐等症状。

(九)舌咽神经

舌咽神经(glossopharyngeal nerve)也为混合性脑神经(图 10-48),含有 4 种纤维成分:①躯体运动纤维起于疑核,支配茎突咽肌。②内脏运动纤维起于下泌涎核,在耳神经节内更换神经元后分布于腮腺,支配其分泌。③内脏感觉纤维其神经元胞体位于颈静脉孔处的舌咽神经下神经节,周围突分布于咽、舌后 1/3 黏膜以及咽鼓管和鼓室等处黏膜和颈动脉窦、颈动脉小球等处。中枢突终止于孤束核的下部,传导一般内脏感觉。④躯体感觉纤维很少,胞体位于舌咽神经上神经节内,周围突分布于耳后皮肤,中枢突入脑后终止于三叉神经脊束核。

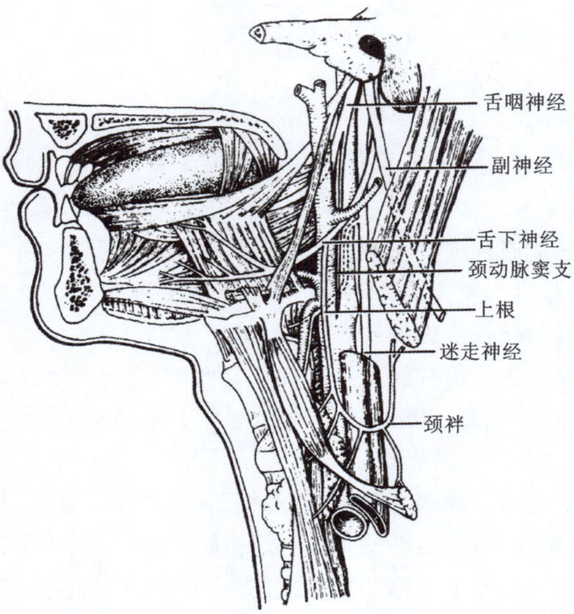

图 10-48　舌咽神经与舌下神经

舌咽神经根在橄榄后沟上部连于延髓,并与迷走神经、副神经一起从颈静脉孔出颅,在孔内神经干上有膨大的上神经节,出孔时又形成稍大的下神经节,分别由躯体感觉和内脏感觉神经元组成。舌咽神经出颅后,先在颈内动、静脉之间下降,继而呈弓形向前,经舌骨舌肌内侧到达舌根。其主要分支如下。

1. 舌支　舌支为舌咽神经终支,经舌骨舌肌的深面分布于舌后 1/3 黏膜和味蕾,传导一般内脏感觉和味觉。

2. 咽支　咽支为 3～4 条细支,分布于咽壁,与迷走神经和交感神经交织成神经丛,由神经丛发出分支分布于咽肌及咽的黏膜，接受咽黏膜的感觉传入，与咽反射直接相关。

3. 鼓室神经 鼓室神经发自舌咽神经下神经节，进入鼓室，参与形成鼓室丛，并发出小支分布于鼓室、乳突小房和咽鼓管黏膜。其来自下泌涎核的副交感纤维，出鼓室终止于耳神经节，换元后，其节后纤维随三叉神经的分支耳颞神经，分布于腮腺，管理其分泌（图 10-47，图 10-48）。

4. 颈动脉窦支 颈动脉窦支为 1～2 支，在颈静脉孔下方发出，分布于颈动脉窦和颈动脉小球，感受血压变化和血液中二氧化碳浓度变化，反射性地进行血压和呼吸的调节。此外舌咽神经还发出扁桃体支和茎突咽肌支等。

舌咽神经的副交感神经节为耳神经节，位于卵圆孔下方，贴附于下颌神经内侧，副交感纤维在节内更换神经元后，节后纤维随耳颞神经至腮腺，支配其分泌。舌咽神经损伤时，可表现为患侧舌后 1/3 味觉消失，舌根及咽峡区痛觉消失，同侧咽肌无力。

（十）迷走神经

迷走神经（vagus nerve）属于混合性脑神经（图 10-49），它是脑神经中行程最长、分布最广的脑神经。迷走神经含有 4 种纤维成分：①内脏运动纤维起于延髓的迷走神经背核，属于副交感节前纤维，随迷走神经分支分布于颈、胸、腹部多个器官，并在器官旁或器官壁内的副交感神经节内交换神经元，其节后纤维控制这些器官的平滑肌、心肌的运动和腺体的分泌；②躯体运动纤维起于延髓的疑核，随迷走神经分支分布于咽喉部的肌；③内脏感觉纤维的神经元胞体位于颈静脉孔下方的迷走神经下神经节（结状神经节）内，中枢突终止于孤束核，周围突随迷走神经分支分布于颈、胸、腹部的多个器官，传导其一般内脏感觉冲动；④躯体感觉纤维的感觉神经元胞体位于迷走神经的上神经节内，其中枢突入脑后终止于三叉神经脊束核，周围突随迷走神经分支分布于硬脑膜、耳廓以及外耳道皮肤，传导一般感觉。

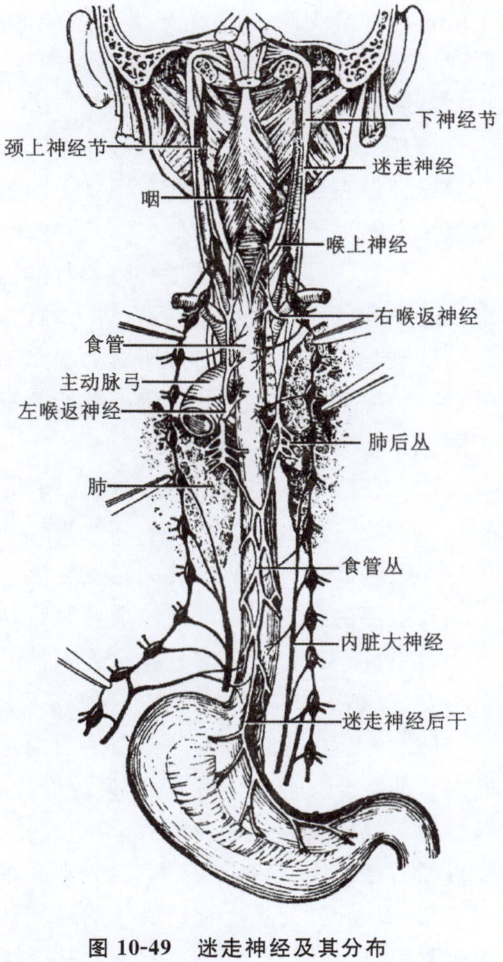

图 10-49 迷走神经及其分布

迷走神经根自橄榄后沟的中部出脑，从颈静脉孔出颅，在此处有膨大的迷走神经上、下神经节。迷走神经干出颅后，在颈部大血管伴行于颈动脉鞘内，位于颈内静脉与颈内动脉、颈总动脉之间的后方到达颈根部，经胸廓上口进入胸腔。向下左、右迷走神经的行程略有不同。左迷走神经在左颈总动脉和左锁骨下动脉之间下行，越过主动脉弓的前方，经左肺根的后方下行，并在食管的前面分成许多细支，构成左肺丛和食管前丛，行于食管下段又逐渐集中延续为迷走神经前干。右迷走神经越过右锁骨下动脉前方，沿气管右侧下行，经右肺根后方到达食管后面，分支构成右肺丛和食管后丛，继续下行又集中形成迷走神经后干。迷走神经前、后干伴随食管穿过膈肌的食管裂孔进入腹腔。

1. 颈部的分支

(1)喉上神经(superior laryngeal nerve)：起于迷走神经出颅处，在颈内动脉内侧行向内下方，在舌骨大角水平分成内、外支。外支比较细小，与甲状腺上动脉伴行，支配环甲肌；内支为感觉支，与喉上动脉伴行穿过甲状舌骨膜入喉腔，分布于咽、会厌、舌根及声门裂以上的喉黏膜，传导一般内脏感觉及味觉。

(2)颈心支：有颈上心支和颈下心支。在喉和气管两侧下行入胸腔，与颈交感节发出的颈心神经交织构成心丛，共同调节心脏的活动。颈上心支还有一分支称主动脉神经或者减压神经，分布于主动脉弓壁内压力感受器，感受血压变化和化学刺激。

2. 胸部的分支

(1)喉返神经(recurrent laryngeal nerve)：左、右喉返神经的起始和行程各不相同。右喉返神经在迷走神经干经右锁骨下动脉前方处发出，向下后方勾绕该动脉上行，返回颈部。左喉返神经起点稍低，在左迷走神经干跨过主动脉弓前方处发出，勾绕主动脉弓下后方上行，返回颈部。在颈部左、右喉返神经均走行于气管与食管之间的沟内，行至甲状腺侧叶深面、环甲关节后方进入喉内，终支称为喉下神经，分数支分布于喉。其中，运动纤维支配除环甲肌以外所有的喉肌，内脏感觉纤维则分布于声门裂以下的喉黏膜。喉返神经损伤会导致声音嘶哑。若两侧喉返神经同时受损，可引起失音、呼吸困难，甚至窒息。

(2)支气管支：左、右迷走神经在胸部发出的若干小支，与交感神经的分支同时构成肺丛，该肺丛再发细支分布于气管、支气管和肺，主要含内脏感觉纤维和内脏运动纤维，传导胸腔脏器和胸膜感觉的同时支配这些器官的平滑肌及腺体的运动和分泌。

3. 腹部的分支 全部由一般内脏运动(副交感)纤维和一般内脏感觉纤维组成。

(1)胃前支：在贲门附近发自迷走神经前干。胃前支沿胃小弯向右，沿途发出4～6个小支，分布于胃前壁，其终支以“鸦爪”形分支分布于幽门部的前壁。

(2)肝支：由迷走神经前干在贲门附近分出，向右行于小网膜内，参加构成肝丛，随肝固有动脉分支分布于肝脏、胆囊等处。

(3)胃后支：由迷走神经后干在贲门附近发出，也沿胃小弯后面走行，沿途分支分布于胃的后壁。终支也以“鸦爪”形分支分布于幽门窦及幽门管后壁。

(4)腹腔支：为迷走神经后干的终支，向右行至腹腔干附近，与交感神经纤维一起交织成腹腔丛，与腹腔干、肠系膜上动脉及肾动脉等血管伴行分支分布于肝、胆、胰、脾、肾以及结肠左曲以上的腹部消化管(图 10-49,图 10-50)。

迷走神经主干损伤后,内脏活动障碍表现为脉速、心悸、恶心、呕吐、呼吸深而慢和窒息等症状。由于咽喉感觉障碍和肌的瘫痪,可出现声音嘶哑、语言和吞咽困难、腭垂偏向一侧等症状。

(十一)副神经

副神经(accessory nerve)为躯体运动性神经(图 10-48),由脑根和脊髓根两部分组成。脑根起自延髓的疑核,出颅后加入到迷走神经,支配咽喉肌;脊髓根起自脊髓颈段的副神经核,自脊髓的前、后外侧沟之间出脊髓,上行经枕骨大孔入颅,和脑根一起从颈静脉孔出颅,分布于胸锁乳突肌和斜方肌。副神经脊髓根损伤时,由于胸锁乳突肌瘫痪使头不能向患侧侧屈,也不能使面部转向对侧。此外由于斜方肌瘫痪,出现患侧肩胛骨下垂。

(十二)舌下神经

舌下神经(hypoglossal nerve)由躯体运动纤维组成(图 10-48)。舌下神经从延髓的舌下神经核发出,以若干神经根丝从延髓前外侧沟出脑,经舌下神经管出颅,继而在颈内动、静脉之间弓形向前下方走行,到达舌骨舌肌浅面,在舌神经和下颌下腺管下方穿颏舌肌入舌内,支配全部舌内肌和大部分舌外肌。因此一侧舌下神经完全损伤时,患侧半舌肌瘫痪,伸舌时舌尖偏向患侧。

三、内脏神经

内脏神经又称自主神经(autonomic nerve)或植物神经(vegetative nerve),主要分布于内脏、心肌、血管平滑肌和腺体。内脏神经和躯体神经一样,含有运动和感觉两种纤维成分。其中内脏运动神经调节内脏、心肌和血管平滑肌的运动以及腺体的分泌,通常是不受人的意识控制。内脏感觉神经将内脏和心血管等处的感受器的感觉冲动传到各级中枢,在中枢整合后,通过内脏神经运动调节各个器官的活动,维持机体内、外环境的稳态和机体的正常生命活动(图 10-50)。

(一)内脏运动神经

内脏运动神经(visceral motor nerve)与躯体运动神经在结构和功能上有明显差别,其特点如下。

(1)支配器官不同:内脏运动神经支配平滑肌、心肌和腺体,不受意识的控制。而躯体运动神经支配骨骼肌,受意识的控制。

(2)低级中枢至效应器神经元数目不同:躯体运动神经从运动神经中枢神经元发出神经纤维直达效应器,而内脏运动神经则从低级中枢神经元发出纤维必须在周围部的内脏运动神经节(自主神经节)内交换神经元,由节内神经元再发出纤维到达效应器(图 10-51)。因此,内脏运动神经从低级中枢到达所支配的器官必须经过两个神经元。第一个神经元称节前神经元的,其胞体位于脑干和脊髓的内低级中枢内,其轴突组成节前

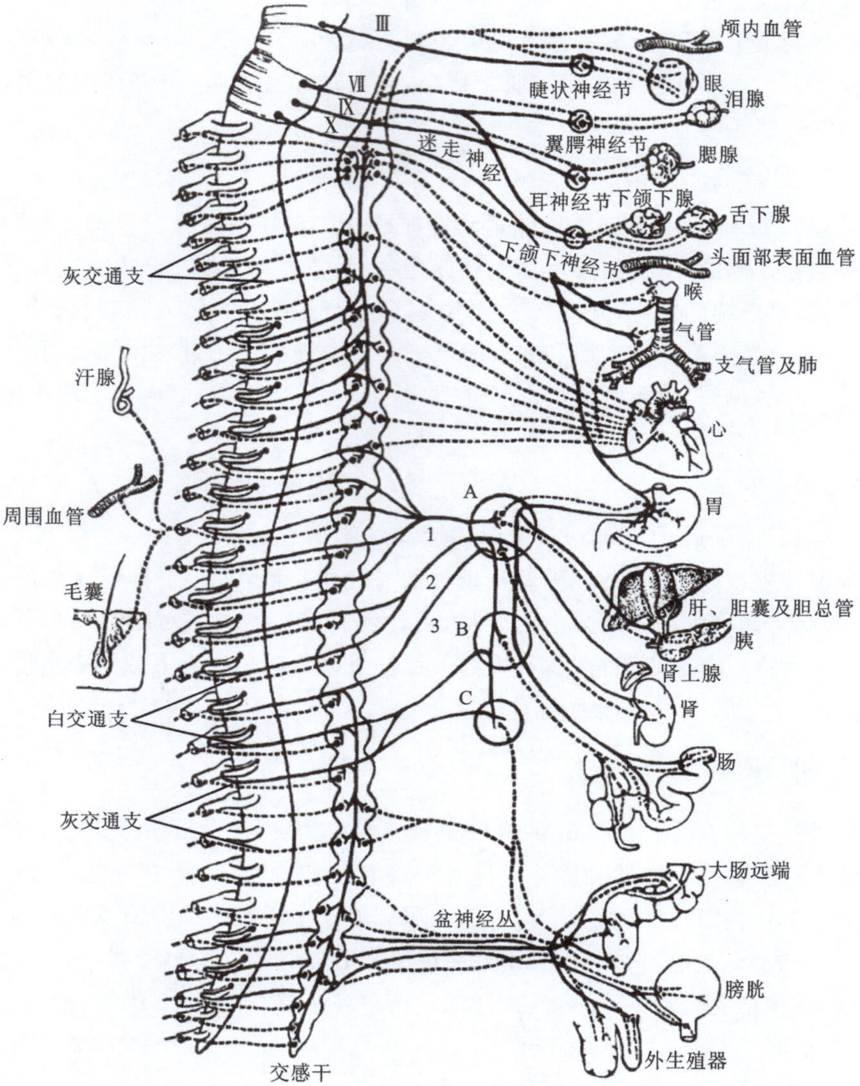

图 10-50　内脏运动神经概况

纤维。第二个神经元称节内神经元，胞体位于周围部的自主神经节内，其轴突组成节后纤维。节后神经元的数目比较多，一个节前神经元可以和多个节内神经元构成突触。

(3)节后纤维分布形式不同：躯体运动神经以神经干的形式分布，而内脏运动神经节后纤维常攀附在脏器或血管周围形成神经丛，由神经丛再发支到效应器。

(4)纤维成分不同：躯体运动神经只有一种纤维成分，而内脏运动神经则有交感和副交感两种神经纤维成分，多数内脏器官同时受交感和副交感神经的双重神经支配。

根据形态、功能和药理学的特点，内脏运动神经可分为交感神经和副交感神经两大类，现分别介绍如下。

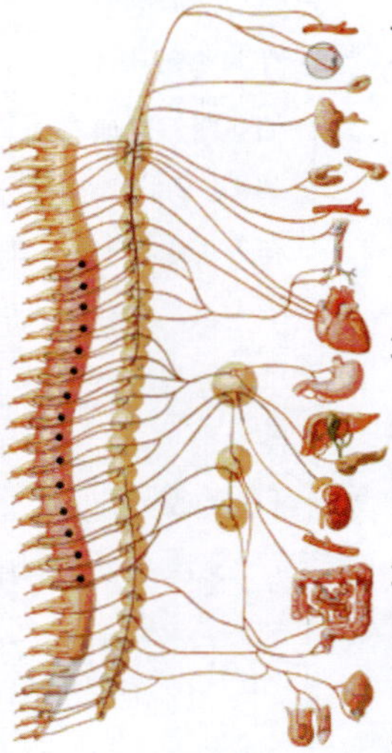

图 10-51　交感神经纤维走行模式图

1. 交感神经(sympathetic nerve)　包括中枢部和周围部。

(1)中枢部:其低级中枢位于胸髓 1～12 节段、腰髓 1～3 节段的灰质侧角(图10-50)。

(2)周围部:包括交感干(sympathetic trunk)、交感神经节(sympathetic ganglia),以及由交感神经节发出的分支和交感神经丛等。根据交感神经节所在位置不同,将其分为椎旁神经节和椎前神经节。

①椎旁神经节(paravertebral ganglia):椎旁神经节即交感干神经节(ganglia of sympathetic trunk),位于脊柱两旁,借节间支连成左、右两条交感干(图 10-52)。两侧交感干沿脊柱两侧走行,上至颅底,下至尾骨,于尾骨的前面两干合并。交感干全长可分颈、胸、腰、骶、尾 5 个部分。每侧有 22～24 个交感干的神经节,其中颈部有 3～4 个,胸部 10～12 个,腰部 4～5 个,骶部 2～3 个,尾部两侧合成 1 个奇神经节(ganglion impar)。交感干神经节是由多极神经元组成的,大小不等。

②椎前神经节(prevertebral ganglia):位于脊柱前方,由不规则的节状团块组成,包括成对的腹腔神经节和主动脉肾神经节以及单个的肠系膜上神经节和肠系膜下神经节。

③交通支:每个交感于神经节与相应的脊神经之间都有交通支相连,分白交通支和灰交通支两种。白交通支主要由有髓鞘的节前纤维组成,呈白色,故称为白交通支;白交通支也只存在于胸髓 1～12 节段、腰髓 1～3 节段各脊神经的前支与相应的交感干神经节之间。灰交通支则连于交感干与 31 对脊神经前支之间,由交感干神经节细胞发出的节后纤维组成,多无髓鞘,色灰暗,故称为灰交通支。

④交感神经节前、节后纤维的去向:a. 节前纤维有 3 种去向:终止于相应的椎旁神经节,并交换神经元;在交感干上端上行或下端下降,并终止于上方或下方的椎旁神经节换元;穿过椎旁神经节后,到椎前神经节交换神经元。b. 节后纤维也有 3 种去向:从

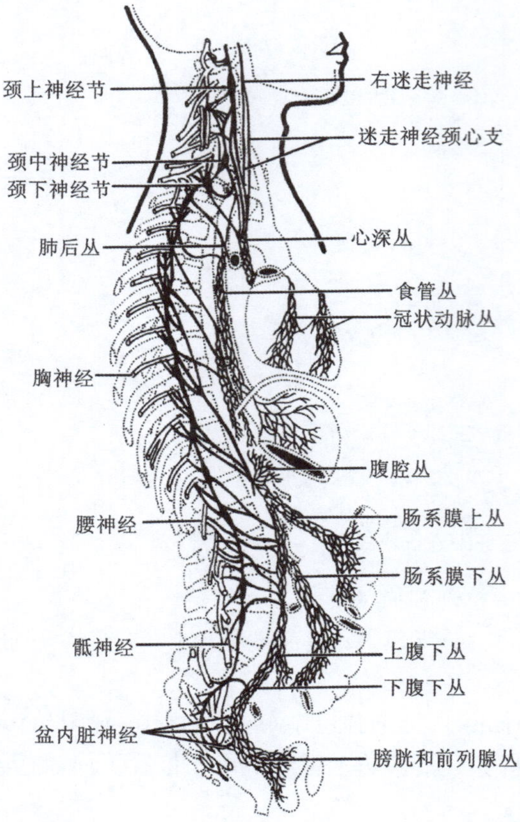

图 10-52　右交感干与内脏神经丛的联系

交感干神经节的节后纤维经灰交通支返回脊神经，并随脊神经分布到头颈部、躯干和四肢的血管、汗腺和竖毛肌等；攀附于动脉走行，并在动脉外膜形成相应的神经丛（如颈内、外动脉丛，腹腔从，肠系膜上丛等），并随动脉分布到所支配的器官；由交感神经节直接分布到所支配的脏器。

（3）交感神经的分布概况：自脊髓胸1～5节段中间外侧核发出的节前纤维经脊神经、白交通支至交感干，分别在颈上、中、下节和第1～5胸椎旁神经节换元，其节后纤维分布于头、颈、胸腔脏器，瞳孔开大肌以及上肢的血管、汗腺和竖毛肌等；自脊髓胸5～12节段中间外侧核发出的节前纤维经脊神经、白交通支至交感干的胸节换元，或穿过交感干组成内脏大神经（great splanchnic nerve）和内脏小神经（lesser splanchnic nerve），到达腹腔神经节、主动脉肾节更换神经元后，其节后纤维分布于肝、脾、肾等实质性器官以及结肠左曲以上的消化管；来自脊髓腰1～3节段中间外侧核发出的节前纤维，经脊神经、白交通支至交感干的腰、骶节换元，或穿越交感干组成腰内脏神经（lumbar splanchnic nerve），到肠系膜下神经节换元，其节后纤维分布于结肠左曲以下的消化管、盆腔脏器以及下肢的血管、汗腺和竖毛肌（图 10-52）。

2. 副交感神经（parasympathetic nerve）　也包括中枢部和周围部。

（1）中枢部：由位于脑干内的副交感神经核和脊髓骶部第2～4节段灰质的骶副交感核组成。

（2）周围部：由副交感神经节（parasympathetic ganglia）及连接此节的节前、节后纤维组成。副交感神经节位于器官的周围或器官的壁内，分别称为器官旁节和器官内节，节内的细胞即为节内神经元。周围部位于颅部的副交感神经节比较大，肉眼可见，有睫状神经节、下颌下神经节、翼腭神经节和耳神经节等。颅部副交感神经节前纤维就在这些神经节内交换神经元，然后发出节后纤维随相应的脑神经到达所支配的器官。

颅部副交感神经：其节前纤维行于第Ⅲ、Ⅶ、Ⅸ、Ⅹ对脑神经内。①动眼神经中的副交感神经发出的节前纤维，起自中脑的动眼神经副核，并随动眼神经进入眶内后在睫状神经节内交换神经元，其节后纤维进入眼球壁，分布于瞳孔括约肌和睫状肌。②面神经中的副交感神经节前纤维，发自脑桥的上泌涎核，一部分节前纤维经岩大神经到翼腭窝内的翼腭神经节换神经元，节后纤维分布于泪腺、鼻腔、口腔以及腭黏膜的腺体。另一部分节前纤维经鼓索支，加入舌神经并在下颌下神经节换元后，节后纤维分布于舌下腺和下颌下腺。③舌咽神经中的副交感节前纤维，发自延髓的下泌涎核，经鼓室神经到鼓室丛，由鼓室丛发出纤维至卵圆孔下方的耳神经节内更换神经元，节后纤维经耳颞神经分布于腮腺。④迷走神经中的副交感节前纤维，由延髓的迷走神经背核发出，随迷走神经的分支到达胸、腹腔脏器附近或壁内的副交感神经节更换神经元，节后纤维分布于除降结肠、乙状结肠和盆腔等脏器外的胸、腹腔脏器。

骶部副交感神经：由脊髓骶部第 2～4 节段的骶副交感核发出的节前纤维，随骶神经出骶前孔后，从骶神经分出，组成盆内脏神经，组成盆丛，并随盆丛分支分布到盆腔脏器，在脏器附近或脏器壁内的副交感神经节交换神经元，节后纤维支配结肠左曲以下的消化管和盆腔脏器及阴茎(阴蒂)的血管(图 10-50，图 10-52)。

3. 交感神经与副交感神经的主要区别 交感神经和副交感神经都是内脏运动神经，常共同支配一个器官，形成对内脏器官的双重的神经支配。但在神经来源、形态结构、分布范围和功能上，交感神经与副交感神经又有明显的区别。

(1)中枢的部位不同：交感神经低级中枢位于脊髓胸 1～12、腰 1～3 节段灰质的中间带外侧核(侧角)，副交感神经的低级中枢则位于脑干 4 对副交感核和脊髓骶部第 2～4节段的骶副交感核。

(2)周围部神经节的位置不同：交感神经节位于脊柱两旁(椎旁神经节)和脊柱前方(椎前神经节)，而副交感神经节是位于所支配的器官附近的器官旁节，或位于器官壁内的器官内节。因此副交感神经节前纤维比交感神经长，而其节后纤维则较短。

(3)分布范围不同：交感神经在周围的分布范围比较广，除到头颈部、胸、腹腔脏器外，还遍及全身血管、汗腺、竖毛肌等。副交感神经的分布则不如交感神经广泛，一般认为大部分的血管、汗腺、竖毛肌、肾上腺髓质均无副交感神经支配。

(4)节前神经元与节后神经元的比例不同：一个交感节前神经元的轴突可与许多节后神经元形成突触，而一个副交感节前神经元的轴突则与较少的节后神经元形成突触。所以交感神经的作用范围较广泛，而副交感神经的作用则较局限。

(5)对同一器官所起的作用不同：交感神经与副交感神经对同一器官的作用既是相互拮抗又是相互统一的。例如：当机体运动时，交感神经兴奋性增强，副交感神经兴奋减弱、相对抑制，从而出现心跳加快、血压升高、支气管扩张、瞳孔开大、消化活动受抑制等现象。这表明，此时机体的代谢加强，能量消耗加快，以适应环境的剧烈变化。而当机体处于安静或睡眠状态时，副交感神经兴奋加强，交感神经相对抑制，因而出现心跳减慢、血压下降、支气管收缩、瞳孔缩小、消化活动增强等现象，这有利于体力的恢复和能量的储存。因此交感神经与机体的应急有关，而副交感神经则与机体的休整有关。

由此可见在交感神经和副交感神经互相拮抗、相互统一的协调作用下，机体才能更好地适应内、外环境的变化，才能在复杂多变的环境中生存。

4. 内脏神经丛　交感神经、副交感神经和内脏感觉神经在到达所支配的脏器的行程中，常互相交织共同构成内脏神经丛(自主神经丛或植物神经丛)。这些神经丛，常常攀附于头、颈部和胸、腹腔内动脉的周围，或分布于脏器附近和器官之内。除颈内动脉丛、颈外动脉丛、锁骨下动脉丛和椎动脉丛等没有副交感神经参加外，其余的内脏神经丛均由交感神经和副交感神经组成。另外，在这些神经丛内也有内脏感觉纤维。再由这些神经丛发出分支，分布于胸、腹及盆腔的内脏器官。

(二)内脏感觉神经

人体各内脏器官除有交感神经和副交感神经支配外，也有感觉神经分布。内脏感受器接受来自内脏的刺激，并产生神经冲动，由内脏感觉神经将冲动传至内脏感觉中枢，中枢可直接通过内脏运动神经或间接通过体液调节来调节各内脏器官的活动。

内脏感觉神经有如下特点。

(1)内脏感觉纤维的数目少，其中细纤维占多数，痛阈较高，因此对一般刺激不产生主观感觉，对在较强烈的内脏活动时和伤害性刺激(如胃在饥饿时收缩所产生的饥饿感觉，直肠、膀胱充盈时引起的膨胀时)则产生主观感觉，表现为不适或者疼痛。

(2)内脏感觉对切割、烧灼等刺激不敏感，但对牵拉、膨胀、冷热、缺血等刺激十分敏感。例如，在外科手术时，患者对挤压、切割和烧灼内脏并不感觉疼痛，但对牵拉肠管或平滑肌发生痉挛会产生剧烈的内脏痛。

(3)内脏感觉的传入途径比较分散，一个脏器的感觉纤维经过多个脊神经节段传入中枢，一条脊神经含有来自多个脏器的感觉纤维。因此，内脏痛往往是弥散的，并且定位不准确。例如，阑尾炎往往一开始发生在脐周围疼痛，最后转移至右下腹。

(4)出现牵涉性痛。

(三)牵涉性痛

当某些内脏器官发生疾病时，常在体表的一定区域产生感觉过敏或者是疼痛，这种现象称为牵涉性痛。牵涉性痛常发生在患病器官附近的皮肤区域，也可以发生在离患病器官相距较远的皮肤区域(图 10-53)。例如，心绞痛时，左胸前区及左臂内侧皮肤常感觉疼痛。肝胆疾病时，右肩部常感到疼痛等。

关于牵涉性痛的发生机制，目前一般认为，病变器官和产生牵涉性痛皮肤区的感觉神经进入同一个脊髓节段，在后角内密切联系。当患病器官传来的冲动到达后角时，可扩散或影响到邻近的躯体感觉神经元，从而产生牵涉性痛。近年来的神经解剖学研究表明，一个脊神经节神经元的周围突分叉到躯体部和内脏器官，并认为这可能是牵涉性痛发生机制的形态学基础。

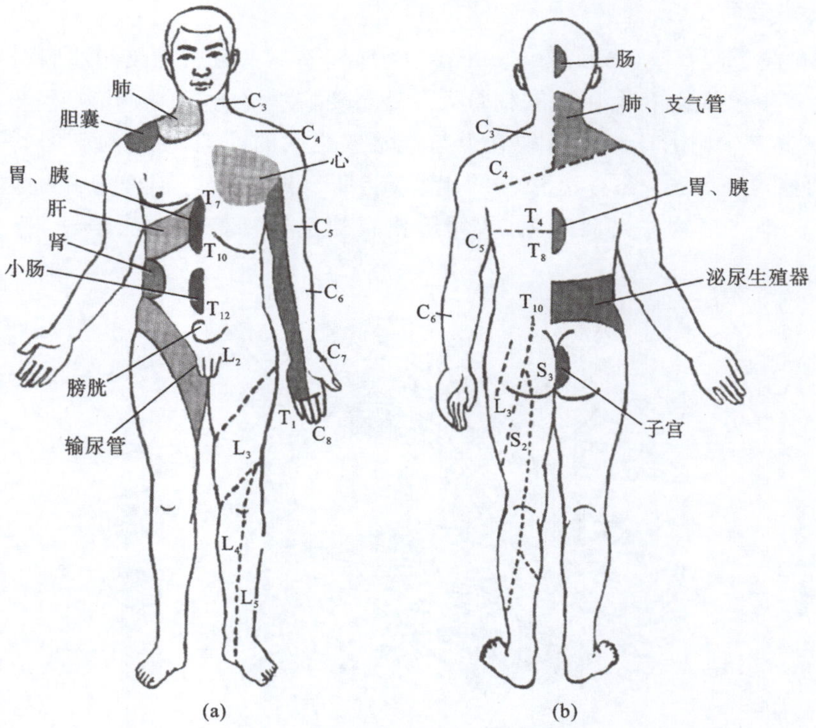

图 10-53 内脏病时的牵涉痛区

第四节 脑和脊髓的被膜、血管及脑脊液循环

学习目标

1. 掌握硬膜外隙的位置与临床意义；蛛网膜下隙的位置与临床意义；大脑前、中、后动脉的分布。

2. 熟悉大脑动脉环的组成、位置及其机能意义；脑脊液的产生和循环途径。

3. 了解硬脑膜的结构特点，主要硬脑膜窦的名称位置和连通关系；脊髓动脉血供的来源和分布。

一、脊髓和脑的被膜

脑和脊髓表面有三层被膜，由外向内依次为硬膜、蛛网膜和软膜。它们具有支持、保护、营养脑和脊髓的作用。

（一）脊髓的被膜

1. 硬脊膜 硬脊膜（spinal dura mater）为厚而坚韧的致密结缔组织膜（图 10-54），松弛地包裹在脊髓最外面，上端在枕骨大孔处与硬脑膜相连，下端达第 2 骶椎水平向下包裹终丝，其末端附着于尾骨。硬脊膜与椎管壁之间的间隙，称为硬膜外隙（epidural space），间隙内呈负压，含有疏松结缔组织、脂肪、淋巴管、脊神经根和椎内静脉丛。硬膜外麻醉即将药物注入此间隙，从而阻止脊神经根神经冲动的传导，达到麻醉的目的。

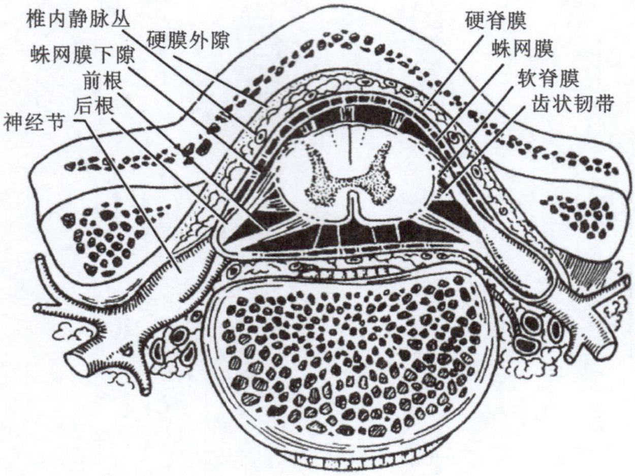

图 10-54 脊髓的被膜

2. 蛛网膜 蛛网膜为一层薄而透明的薄膜，无血管和神经，贴在硬膜的内面，并发出丝状的结缔组织小束与软脊膜相连，它们之间的间隙为蛛网膜下隙（subarachnoid space），内有脑脊液，蛛网膜下隙在脊髓圆锥以下扩大为终池，内有脊神经根丝，临床常在终池内穿刺抽取脑脊液。

3. 软膜 软膜为一层富含血管的薄膜，紧贴于脊髓的表面，并且伸入沟裂之中。软脊膜在脊髓两侧前、后根之间形成齿状韧带。

（二）脑的被膜

1. 硬脑膜 硬脑膜（cerebral dura mater）包裹在脑的表面，厚而坚韧，有光泽，它的特点如下。①与颅顶连接疏松，故颅顶骨折时易形成硬膜外血肿。与颅底连接紧密，颅底骨折，会造成硬脑膜撕裂，造成脑脊液外漏。②伸入大脑纵裂形成大脑镰（cerebral falx），呈矢状位的镰刀状结构。硬脑膜伸入大脑横裂形成小脑幕（tentorium of cerebellum），后缘附着于横窦沟，前缘为幕切迹，当颅内压升高时，部分海马旁回、钩则挤入小脑幕切迹，形成小脑幕切迹疝，压迫中脑，危及生命。③分两层，外层与颅骨内面的骨膜相连，并在某些部位分开，内衬内皮细胞，形成硬脑膜窦（venous sinuses of dura matter），窦壁无平滑肌，损伤后出血比较多。硬脑膜窦主要有如下几种（图 10-55）。

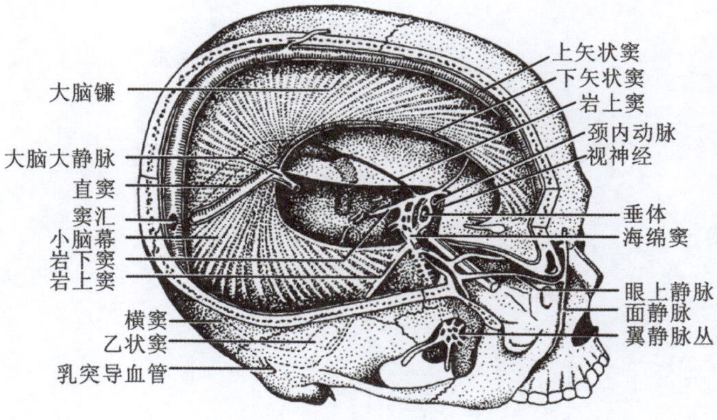

图 10-55　硬脑膜及硬脑膜窦

(1)上矢状窦(superior sagittal sinus)位于大脑镰上缘,向后注入窦汇。

(2)下矢状窦(inferior sagittal sinus)位于大脑镰下缘,向后注入直窦。

(3)直窦(straight sinus)位于大脑镰和小脑幕连接处,前端接受大脑大静脉和下矢状窦,后端与上矢状窦汇合成窦汇。

(4)横窦(transverse sinus)和乙状窦(sigmoid sinus)成对。横窦起自窦汇,沿横窦沟向前下入乙状窦沟续为乙状窦。乙状窦穿过颈静脉孔出颅,移行为颈内静脉。

(5)海绵窦(cavenous sinus)位于蝶鞍的两侧,形似海绵,窦内有颈内动脉和展神经通过,在海绵窦的外侧壁内从上到下有动眼神经、滑车神经、眼神经和上颌神经通过。海绵窦向前借眼静脉与面静脉相交通,故面部感染可蔓延至海绵窦,引起海绵窦炎或血栓形成,从而累及窦内神经,产生相应的症状。

硬脑膜窦内血液注流方向如下:

上矢状窦 ──→(窦汇)

下矢状窦 → 直窦 → 窦汇 → 横窦 → 乙状窦 → 颈内静脉

海绵窦 → 岩上窦 ──→(横窦)

海绵窦 ──→ 岩下窦 ──→(颈内静脉)

2. 蛛网膜　脑的蛛网膜下隙在某些部位扩大,称为蛛网膜下池。在小脑与延髓之间形成小脑延髓池。蛛网膜突入上矢状窦在窦腔内形成颗粒状的突起,称为蛛网膜粒(arachnoid granulations),脑脊液通过蛛网膜粒吸收,渗入硬脑膜窦内,回流入静脉(图10-56)。

3. 软膜　软膜紧贴于脑的表面,并且伸及沟裂之中。软脑膜连同血管伸入到各脑室的一定部位与室管膜上皮形成树根状结构称为脉络丛,它是产生脑脊液的主要结构。

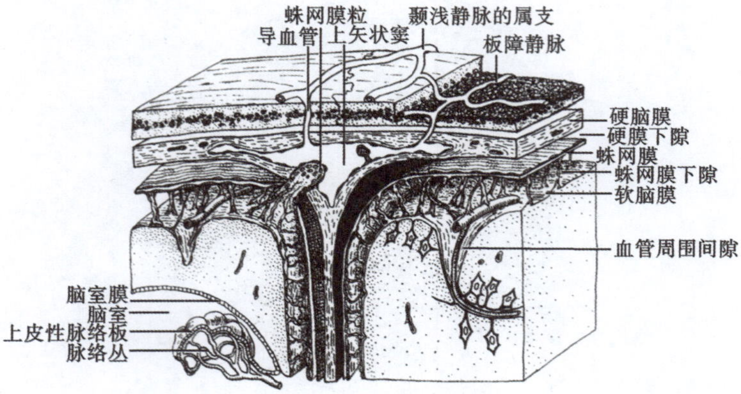

图 10-56　蛛网膜粒与硬脑膜窦

二、脑和脊髓的血管

(一)脊髓的血管

1. 脊髓的动脉　脊髓的动脉来源于椎动脉和附近的颈外动脉、肋间后动脉以及腰动脉的节段性分支。在脊髓形成一条脊髓前动脉和两条脊髓后动脉，前者位于前正中沟，后者位于后外侧沟内(图 10-57)。

2. 脊髓的静脉　脊髓的静脉比动脉粗而且多，与同名动脉伴行，最后汇入硬膜外隙的椎内静脉丛。

(二)脑的血管

1. 脑的动脉　脑的动脉占心输出量的15%～30%，中断5 s，意识丧失，中断5 min，出现脑死亡。脑的动脉来源于颈内动脉和椎动脉(图 10-58)。颈内动脉供应大脑半球前2/3和部分间脑，椎动脉供应基底核、内囊和间脑等，两者均发出皮质支和中央支。皮质支供应大脑皮质及髓质，中央支供应内囊、基底核和间脑等。

(1)颈内动脉：起自颈总动脉，向上经过颈动脉管入颅后，再向前穿过海绵窦，行至视交叉的外侧，分出眼动脉、大脑前动脉(anterior cerebral artery)、大脑中动脉(middle cerebral artery)和后交通动脉等分支。大脑前动脉行向大脑纵裂内，沿胼胝体背侧向后走行，分布于枕叶以前的内侧面及上外侧面上部(图 10-59，图 10-60)。两侧大脑前动脉在入大脑纵裂前，还发出前交通动脉，相互连通。

(2)椎动脉：起自锁骨下动脉，穿过第6至第1颈椎横突孔，向上经枕骨大孔入颅腔，在延髓与脑桥交界处，左、右椎动脉汇合形成一条基底动脉，沿基底沟上行至脑桥上缘发出左、右大脑后动脉(posterior cerebral artery)，分布于颞叶底面、内侧面和枕叶。椎动脉和基底动脉沿途发出分支供应脊髓、小脑、脑干和内耳迷路等。

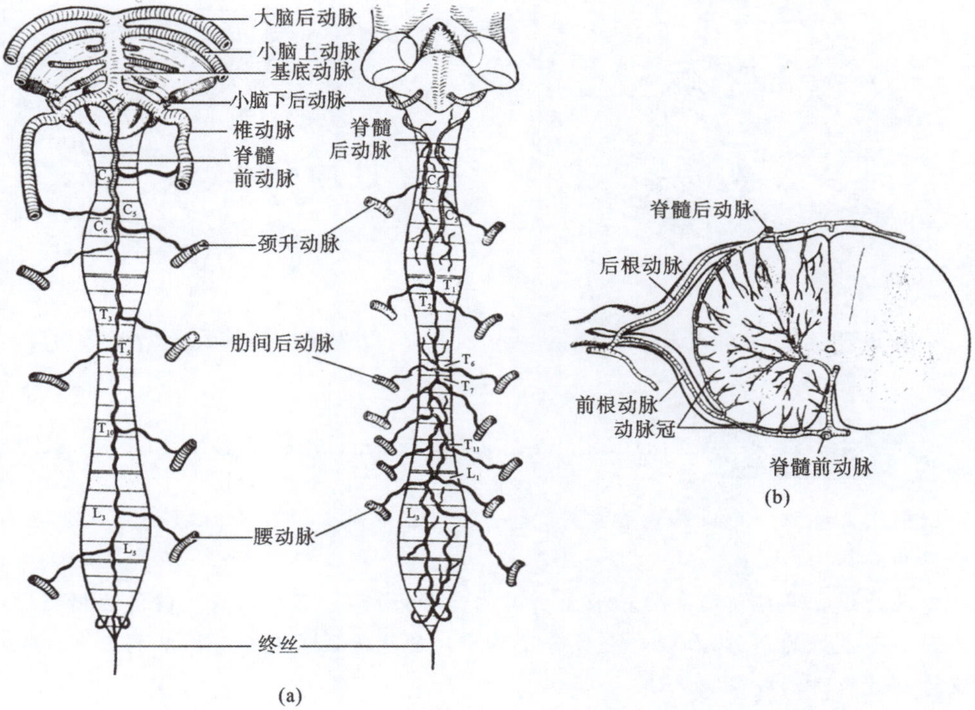

图 10-57　脊髓的动脉

(3)大脑动脉环：又称 Willis 环，由大脑前动脉、前交通动脉、大脑中动脉、大脑后动脉和后交通动脉环绕在视交叉、灰结节、乳头体周围所形成的血管环。该动脉环对维持脑的血液供应具有十分重要的代偿意义。

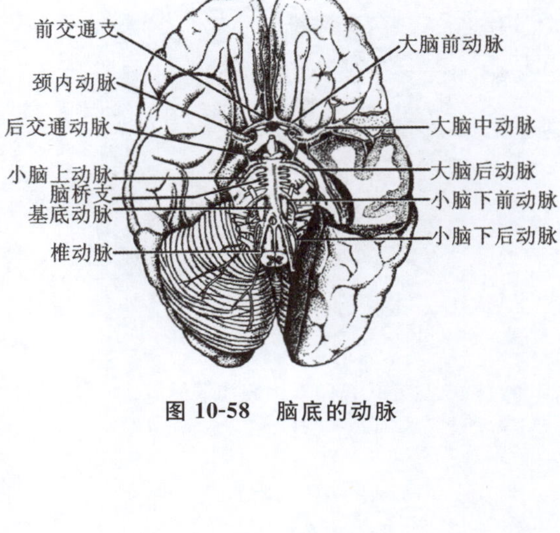

图 10-58　脑底的动脉

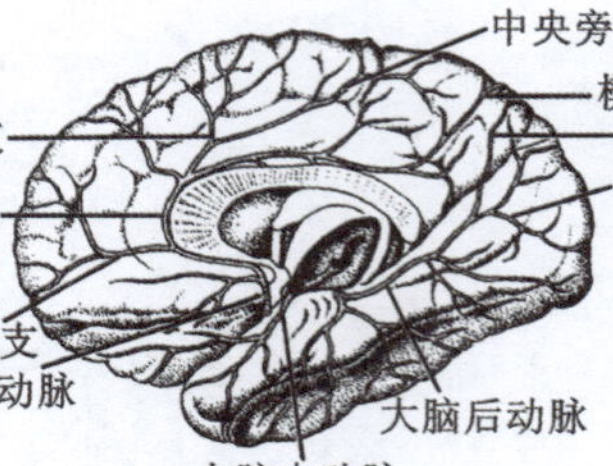

图 10-59　大脑半球内侧面的动脉

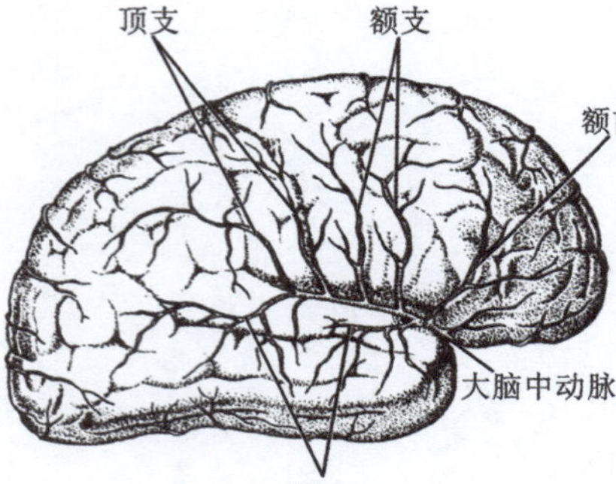

图 10-60　大脑半球上外侧面的动脉

知识链接

脑中风又称脑卒中或脑血管意外，是一组以脑部缺血及出血性损伤症状为主要临床表现的疾病。

中风的死亡率也有随年龄增长呈上升的趋势，由于一直缺乏有效的治疗措施，目前认为预防是最好的措施，加强对全民普及脑中风的危险因素及先兆症状的教育，才会真正获得有效的防治效果。

2. 脑的静脉　脑的静脉可分浅、深两种，不与动脉伴行。浅静脉形成静脉丛，主要有大脑上、中、下静脉(图 10-61)，收集大脑皮质及髓质浅部的静脉血，注入邻近的硬脑膜窦；深静脉收集髓质深部、内囊、基底核、间脑以及脉络丛的静脉血，汇合成一条大脑大静脉注入直窦。

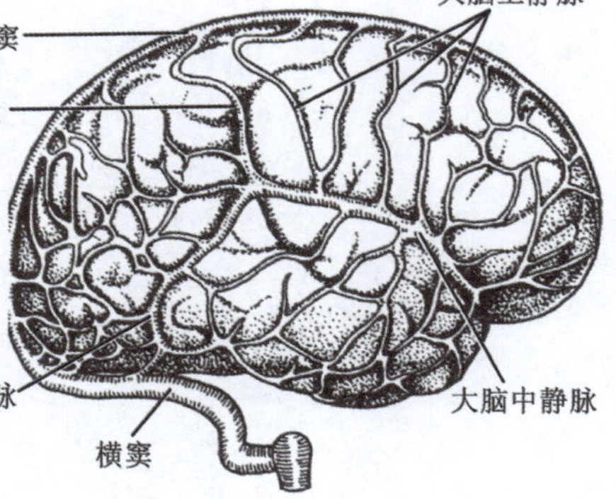

图 10-61　大脑浅静脉

三、脑脊液及其循环

脑脊液(cerebrospinal fluid)是由脑室的脉络丛产生的无色透明液体,充满在脑室和蛛网膜下隙内(图 10-62)。成人总量平均约为 150 mL,对脑和脊髓具有营养、保护、缓冲外力震荡的作用。脑脊液不断地产生,不断地回流,平均 7～8 h 更新一次。脑脊液的循环途径:左、右侧脑室→室间孔→第三脑室→中脑水管→第四脑室→正中孔、外侧孔→蛛网膜下隙→蛛网膜颗粒→上矢状窦→窦汇→左、右横窦→左、右乙状窦→颈内静脉。

中枢神经系统病变,脑脊液的成分发生改变。脑脊液循环障碍可导致脑积水或者颅内压升高,甚至形成脑疝,危及生命。

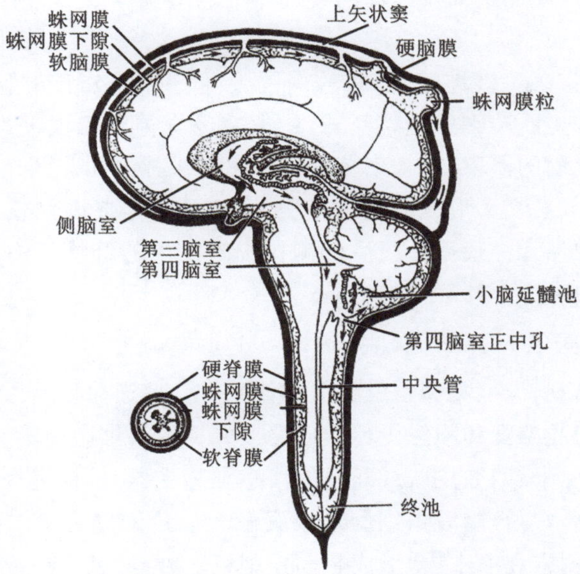

图 10-62　脑脊液循环模式图

第五节　脑和脊髓的传导通路

学习目标

1. 掌握躯干和四肢本体感觉和精细触觉传导通路的组成;躯干和四肢痛觉、温度觉和粗触觉传导通路的组成,视觉传导通路的组成;锥体束的组成、起始、行程、终止,以及上、下运动神经元的概念及损伤后的临床表现。

2. 熟悉头面部浅感觉传导通路。

3. 了解瞳孔对光反射的途径、锥体外系的概念。

机体不断地通过感受器将各种内、外环境刺激转化为神经冲动，经传入神经传至中枢，经中枢整合后，再发出冲动，经传出神经，传至效应器，最后产生一系列效应。神经系统这种中枢与感受器和效应器进行联系的传导路径，称为传导通路。它包括感觉（上行）传导通路和运动（下行）传导通路两部分。

一、感觉传导通路

（一）躯干、四肢的本体感觉和精细触觉传导通路

本体感觉又称深感觉，是指来自肌、肌腱、关节的运动觉、位置觉和振动觉。精细触觉是指皮肤辨别两点间的距离及物体的纹理粗细的感觉。该传导通路由三级神经元组成（图 10-63）。

脊神经节细胞为第一级神经元，它的周围突随脊神经分布于躯干和四肢的肌、肌腱、关节本体感觉和皮肤精细触觉感受器，中枢突经脊神经后根进入脊髓后索，形成薄束和楔束，上行至延髓的薄束核、楔束核细胞为第二级神经元。两核内神经元发出的纤维，在中央管前方左、右交叉形成内侧丘系交叉，交叉后组成内侧丘系至丘脑腹后外侧核细胞，为第三级神经元。最后由腹后外侧核细胞发出的纤维经内囊后肢投射到中央后回中、上部以及中央旁小叶后部的皮质。

（二）痛觉、温度觉和粗触觉传导通路

皮肤、黏膜的痛觉、温度觉和粗触觉又称浅感觉。此通路也是由三级神经元组成。

1. 躯干、四肢的浅感觉和粗触觉传导通路　脊神经节细胞为第一级神经元，其周围突随脊神经分布于躯干、四肢皮肤或黏膜的浅感觉感受器，中枢突经脊神经后根进入脊髓，上行 1～2 节段后，与脊髓后角细胞形成突触。后角细胞为第二级神经元。它们发出纤维交叉到对侧侧索和前索内，形成脊髓丘脑束，上行经脑干组成脊髓丘系到丘脑腹后外侧核细胞，为第三级神经元。由腹后外侧核细胞发出纤维，经内囊后肢投射到中央后回中、上部和中央旁小叶后部的皮质。

2. 头面部痛觉、温度觉和粗触觉传导通路　三叉神经半月节细胞为第一级神经元，其周围突随三叉神经感觉支分布于头面部皮肤、黏膜浅感觉感受器，中枢突形成三叉神经根入脑桥，与三叉神经脑桥核和三叉神经脊束核细胞联系，为第二级神经元。两核细胞发出的纤维交叉到对侧，上行形成三叉丘系，至丘脑腹后内侧核细胞，为第三级神经元。由丘脑腹后内侧核细胞发出纤维，经内囊后肢投射到中央后回下部的皮质（图 10-64）。

（三）视觉传导通路和瞳孔对光反射通路

1. 视觉传导通路　视觉传导通路也是由三级神经元组成。视网膜内双极细胞为第一级神经元，其周围突连于视网膜内的视杆细胞、视锥细胞，中枢突与节细胞（第二级神

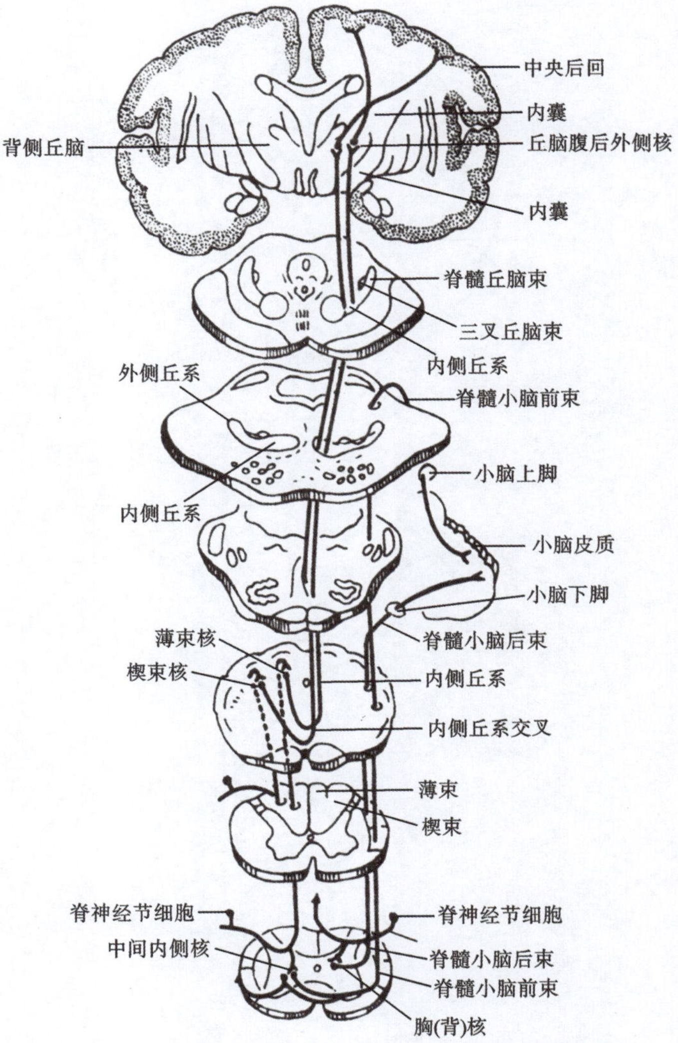

图 10-63　躯体和四肢本体感觉、精细触觉传导通路

经元)联系。节细胞的轴突在视神经盘处集中形成视神经,经视神经管进入颅腔。来自两视网膜鼻侧半的纤维交叉形成视交叉,来自两视网膜颞侧半的纤维则不交叉。交叉后的纤维和不交叉的纤维合成视束,终止于外侧膝状体细胞(第三级神经元)。由外侧膝状体细胞发出纤维组成视辐射,经内囊后肢投射到大脑枕叶距状沟上、下的皮质(图 10-65)。

视觉传导通路不同部位损伤时,可引起不同的视野缺损。①一侧视神经损伤,可致整个患侧眼视野偏盲。②视交叉正中损伤(如垂体细胞瘤的压迫),可致两眼颞侧半视野偏盲。③一侧不交叉纤维损伤可引起患侧眼鼻侧半视野偏盲。④一侧视束损伤可引起两眼损伤的对侧半视野同向性偏盲。

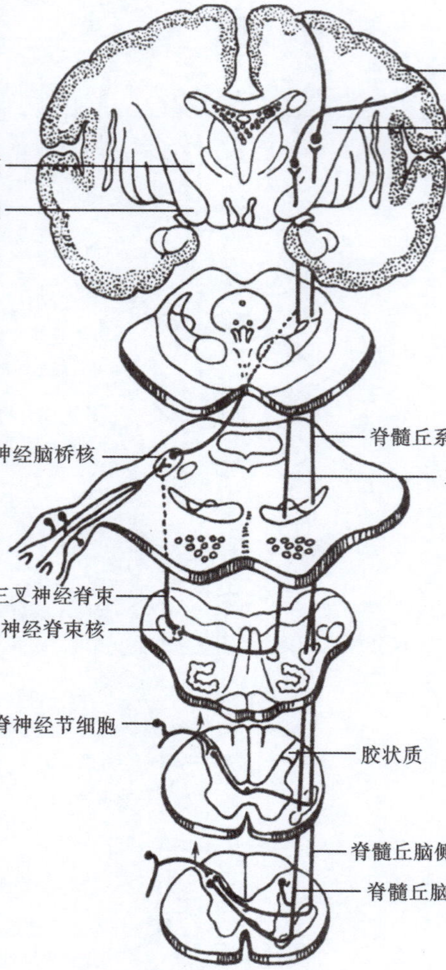

图 10-64　浅感觉传导通路

2. 瞳孔对光反射通路　光照一侧眼球引起两眼瞳孔同时缩小的反应，称瞳孔对光反射。光照一侧引起同侧的反应称直接对光反射，引起对侧的反应称为间接对光反射。瞳孔对光反射的传导通路为：视网膜→视神经→视交叉→两侧视束→上丘臂→顶盖前区→双侧动眼神经副核→动眼神经→睫状神经节→节后纤维→瞳孔括约肌收缩→瞳孔缩小（图 10-65）。

瞳孔对光反射在临床上具有重要的诊断意义。一侧视神经损伤时，光照患眼，两眼对光反射均消失；光照健侧眼，两眼对光反射均存在。一侧动眼神经损伤时，患侧眼直接、间接对光反射均消失，健侧眼直接、间接对光反射均存在。

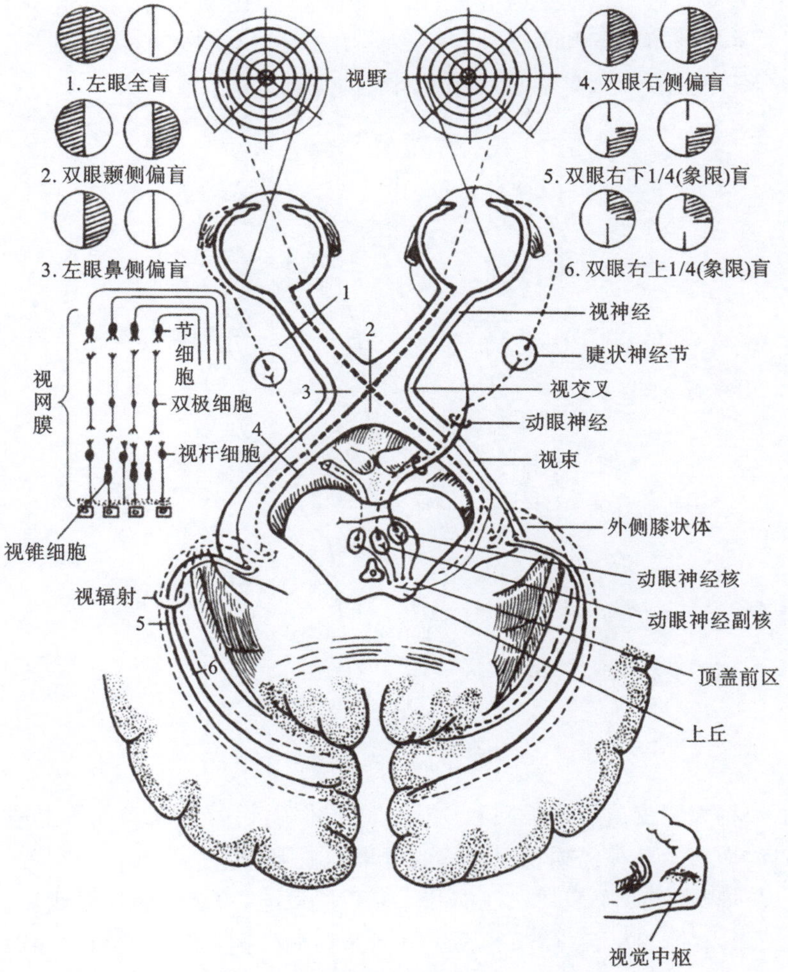

图 10-65 视觉传导通路和瞳孔对光反射通路

二、运动传导通路

运动传导通路包括锥体系和锥体外系两部分。

（一）锥体系

锥体系（pyramidal system）的功能是直接发动和控制全身骨骼肌的随意运动，由上、下两级运动神经元组成。上运动神经元为大脑皮质中央前回、中央旁小叶前部的锥体细胞，其轴突形成锥体束（皮质核束和皮质脊髓束）终止于下运动神经元。下运动神经元则为脑干脑神经躯体运动核神经细胞和脊髓前角运动神经元，它们的轴突组成脑神经和脊神经分布于全身的骨骼肌。

1. 皮质核束 皮质核束起自大脑皮质中央前回下部的锥体细胞，经内囊膝下行至脑干，大部分纤维陆续终止于脑干双侧的躯体运动核，只有少部分纤维终止于对侧的面神经核下半部(支配眼裂以下面肌的核)和舌下神经核(图 10-66)。因此,一侧皮质核束损伤,对侧面神经核下半部和舌下神经核瘫痪明显。由脑神经躯体运动核发出轴突组成脑神经的躯体运动纤维,支配头面部骨骼肌的随意运动。

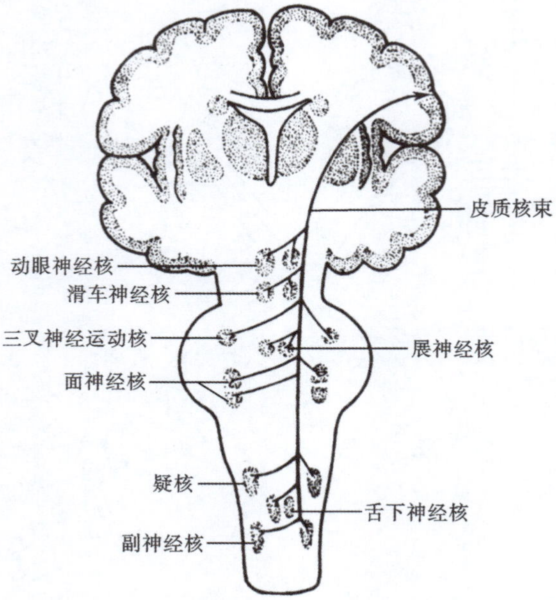

图 10-66　皮质核束

临床上常将大脑皮质锥体细胞和皮质核束损伤引起的肌瘫痪称核上瘫;而将脑干脑神经躯体运动核及脑神经损伤引起的肌瘫痪称核下瘫。一侧面神经和舌下神经核上瘫时,可出现对侧眼裂以下表情肌瘫痪和对侧舌肌瘫痪,表现出病灶对侧鼻唇沟变浅或消失,不能鼓腮露牙,说话流涎,口角下垂并且歪向病灶侧;伸舌时,舌尖偏向病灶对侧。面部其他肌因受双侧皮质核束支配而不发生瘫痪。一侧面神经和舌下神经核下瘫时,可出现同侧睑裂上、下肌全部瘫痪和同侧舌肌全部瘫痪,除表现出面神经核下瘫症状外,还出现额纹消失,不能皱眉,不能闭眼;患者伸舌时舌头偏向患侧等症状(图 10-67)。

2. 皮质脊髓束　皮质脊髓束起自大脑皮质中央前回中、上部和中央旁小叶前部锥体细胞,发出纤维经内囊后肢、中脑、脑桥下行到延髓锥体,大部分纤维(80%)在延髓下端左右交叉,形成锥体交叉,交叉后的纤维下行于对侧脊髓侧索中形成皮质脊髓侧束,并逐渐终止于同侧脊髓前角运动神经元。小部分纤维不交叉,下行于同侧脊髓前索中,形成皮质脊髓前束,下降到胸节为止,并逐节交叉到对侧,终止于对侧前角运动神经元。皮质脊髓前束中有一部分纤维始终不交叉,而是终止于同侧前角运动神经元,故躯干肌受双侧神经支配。如果一侧皮质脊髓束在锥体交叉以上损伤,主要引起对侧肢体瘫痪,而躯干肌无明显影响(图 10-68)。

锥体系损伤可引起骨骼肌随意运动障碍,出现肢体瘫痪。但损伤部位不同表现也不同。上运动神经元损伤(核上瘫)时,由于下运动神经元失去了上运动神经元的抑制,

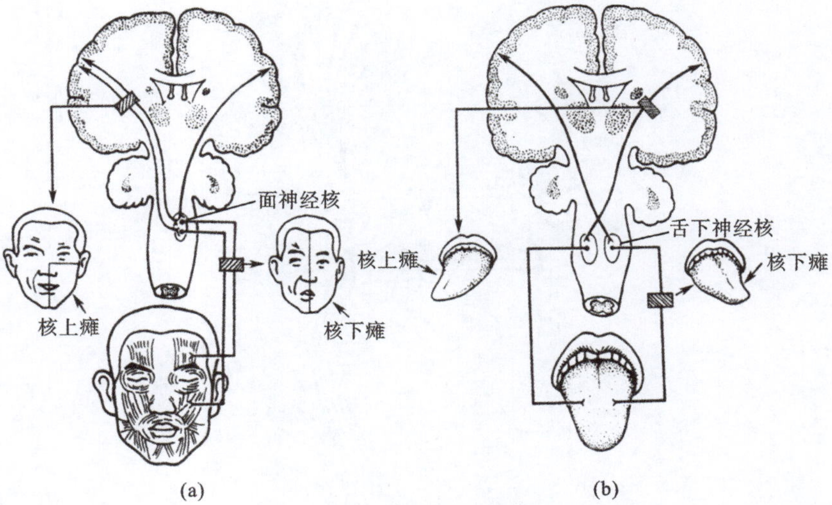

图 10-67 面肌瘫痪

肌张力增高，表现为痉挛性瘫痪（硬瘫）；下运动神经元损伤（核下瘫）时，肌失去了神经的直接支配，肌张力降低，表现为弛缓性瘫痪（软瘫）（表 10-4）。

表 10-4 上、下运动神经元损伤后的不同临床表现

临床表现	上运动神经元损伤	下运动神经元损伤
瘫痪特点	痉挛性瘫痪（硬瘫）	弛缓性瘫痪（软瘫）
肌张力	增高	减低
深反射	亢进	消失
浅反射	减弱或消失	消失
病理反射	阳性体征（+）	阴性体征（−）
肌萎缩	不明显	明显

（二）锥体外系

锥体外系（extrapyramidal system）是指锥体系以外所有支配骨骼肌随意运动有关的传导通路。其主要功能是维持身体姿势和平衡，调节肌张力，协调肌群的运动。其结构复杂，联络广泛。锥体外系起自大脑皮质各部，下行途中与纹状体、背侧丘脑、红核、黑质、小脑和网状结构等构成复杂联系，最后到达脑干躯体运动核和脊髓前角运动神经元（图 10-69）。锥体外系是协助锥体系完成精细的随意运动，为随意运动做好准备，损伤后会造成运动不协调。

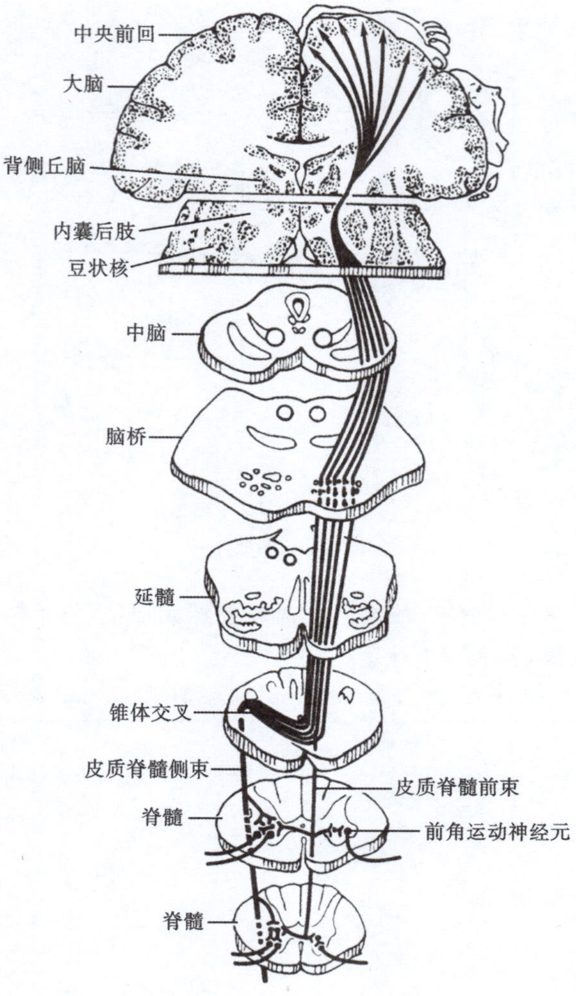

图 10-68　皮质脊髓束

知识链接

锥体系与锥体外系的关系

锥体系是直接发动和控制随意运动的，损伤会出现瘫痪，而锥体外系则是为随意运动做出必要的准备，锥体外系损伤会造成运动不协调。它们之间的关系就好比锥体系相当于演员，没有演员，戏演不起来，锥体外系相当于道具，没有道具，戏演不好。

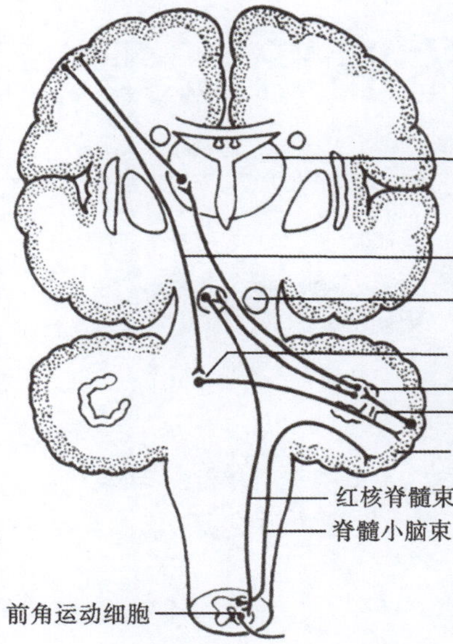

图 10-69 锥体外系

能力检测

一、名词解释

1. 硬膜外隙 2. 蛛网膜粒 3. 大脑动脉环 4. 血-脑屏障 5. 交感干
6. 牵涉性痛

二、问答题

1. 简述内囊的位置、分部及一侧内囊损伤可能出现的临床表现。
2. 为什么光照一侧眼球，会引起双侧瞳孔缩小？
3. 简述上、下运动神经元损伤后不同的临床表现。
4. 简述脑脊液的产生和循环途径。
5. 简述颈丛、臂丛、腰丛、骶丛的位置、组成及主要分支分布。
6. 舌的运动、味觉及一般感觉各由什么神经支配？
7. 简述交感神经和副交感神经的区别。
8. 简述内脏感觉的特点。

（马永贵）

第十一章

人体胚胎概要

学习目标

1. 掌握卵裂的概念；胚泡形成、植入的过程和部位；三胚层的形成及分化；胎盘的结构与功能。

2. 熟悉受精必备的条件、地点、过程和意义；植入的条件。

3. 了解生殖细胞的成熟和获能；蜕膜的形成和变化；双胎、多胎和联胎、先天性畸形的概念，致畸原因及致畸敏感期。

胚胎学是研究受精卵发育为新生个体的过程及其机理的科学，研究内容包括生殖细胞发生、受精、胚胎发育、胚胎与母体关系、先天性畸形等。人胚胎在母体子宫中的发育经历了约 38 周(266 天)，可分为两个时期：①胚期：从受精卵形成到第 8 周末，此期的主要特征是细胞分化，受精卵历经卵裂、胚层形成与分化的不同阶段，发育为各器官、系统与外形都初具雏形的胎儿，质变剧烈，是胚胎发育的关键时期，是研究和学习的重点。②胎期：从第 9 周至出生，此期内量变显著，胎儿逐渐长大，各器官、系统继续发育，并出现不同程度的功能活动。人体胚胎概要主要叙述前 8 周(即胚期)的发育及胚胎与母体的关系，重点在 1～4 周的变化。

第一节　胚胎早期发育

一、受精

(一)精子的成熟与获能

自青春期开始，睾丸精曲小管内的精原细胞经过两次成熟分裂形成 4 个精子，其中，两个精子的染色体核型为 23，X，另两个染色体核型为 23，Y。精子在附睾内经雄激素和一些分泌物的作用，达到成熟并获得运动的能力，但精子头部的外表面被一层来自精液中的糖蛋白覆盖，阻止其顶体酶释放，而无受精能力。当精子通过女性生殖管道时，该糖蛋白被女性生殖管道分泌的酶降解，从而获得受精能力，此现象称获能。精子在女性生殖道中能存活 1～3 天，但其受精能力一般可维持 1 天左右。

(二)卵子的成熟

青春期后,卵巢内初级卵母细胞开始发育,排卵前完成第一次成熟分裂;排出的次级卵母细胞处于第二次成熟分裂中期,当其进入输卵管壶腹与精子相遇时受到激发,完成第二次成熟分裂,形成成熟的卵子,此时卵子的染色体核型为23,X。若排出的卵子未受精,则在12～24 h内迅速退化。

(三)受精

成熟获能的精子与卵子结合形成受精卵的过程,称为受精(图11-1)。

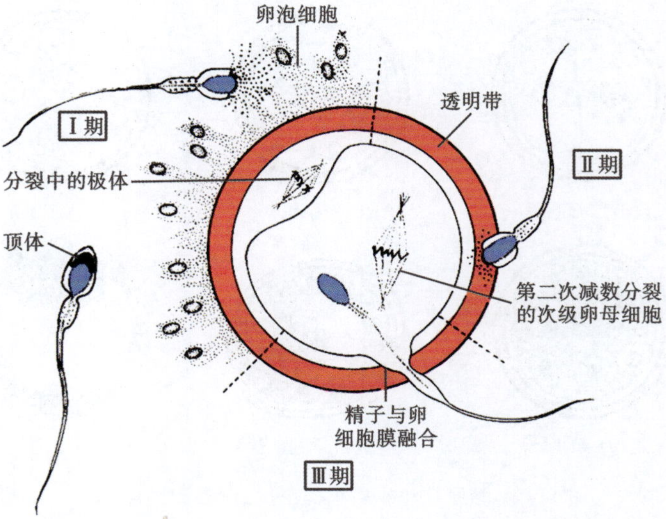

图11-1 受精的过程

1. 受精的必备条件 受精的必备条件:①卵细胞在排卵前必须处于第二次成熟分裂中期,精子必须成熟和获能。②精子必须有足够的数量和发育正常,正常男子每次射精2～6 mL,每毫升含精子1亿个左右。若精子数量低于500万个/mL,或精液中形态异常的精子较多(占20%),或活动能力明显减弱,可引起男性不育。③精子与卵子必须在排卵后24 h以内相遇,因为精子在女性生殖管道内只能存活一天,卵子在排出后12～24 h内即死亡。④男、女生殖管道必须通畅。因此发育正常的卵子和发育正常并已获能的精子在限定的时间相遇是受精的基本条件,应用子宫帽、输卵管或输精管结扎等措施,可以阻止精子和卵子相遇,达到避孕目的。

2. 受精的过程 受精的过程:①获能的精子与卵细胞周围的放射冠接触时,即开始释放顶体酶,溶解放射冠和透明带,打开进入卵细胞的通道,此过程称顶体反应。②当精子头穿越透明带后,其头部的细胞膜与卵细胞膜融合,随即其细胞核和细胞质进入卵细胞内。透明带结构随之发生变化从而阻止其他精子的穿越,此过程称透明带反应,保证了正常的单精受精。③在精子的激发下,卵细胞立即完成第二次减数分裂,此时的卵细胞核称雌原核,精子的细胞核也迅速膨大成圆形的雄原核。两个原核逐渐靠拢,核膜消失，染色体混合，并且同源染色体配成23对，形成了二倍体的受精卵，又称合子（图11-2）。

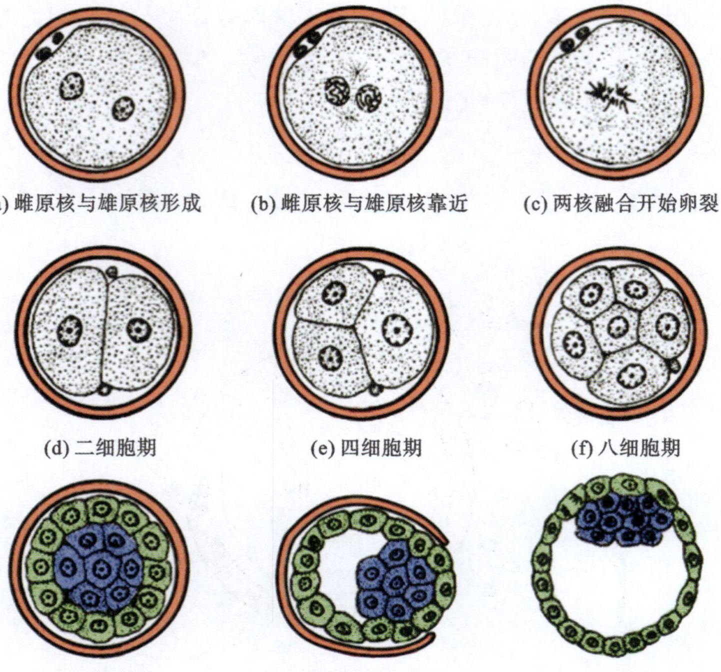

(a) 雌原核与雄原核形成　(b) 雌原核与雄原核靠近　(c) 两核融合开始卵裂

(d) 二细胞期　(e) 四细胞期　(f) 八细胞期

(g) 桑椹胚　(h) 早期胚泡　(i) 胚泡

图 11-2　雌原核和雄原核的形成、卵裂和胚泡形成

3. 受精的意义　受精的意义：①激发卵细胞完成第二次成熟分裂，启动了胚胎发育的进程；②受精卵的染色体数目恢复到46条，保证物种延续；③决定遗传性别，含X染色体的精子与卵子结合，则受精卵的核型为46，XX，将发育成女性；含Y染色体的精子与卵子结合，则受精卵的核型为46，XY，将发育成男性。④来自双亲的遗传物质随即组合，新个体既保持了双亲的遗传特点，又具有与亲代不完全相同的性状。

知识链接

试管婴儿

试管婴儿就是采用人工方法，用激素诱发排卵，采集多个卵细胞，与体外获能的精子在体外受精，体外培养受精卵至2～8个细胞胚时，移植到母体子宫内发育而诞生的婴儿。在经历了第一代试管婴儿技术（体外受精-胚胎移植技术）和第二代试管婴儿技术（卵浆内单精注射-胚胎移植技术）后，第三代试管婴儿技术即早胚优选-胚胎移植技术所取得的突破是革命性的，它从生物遗传学的角度，从体外受精的胚胎早期阶段（4～8个卵裂球）取部分胚胎细胞进行基因检测，排除带致病基因的胚胎后，从中选择最符合优生条件的那一个胚胎植入母体，为不育家庭带来了幸福。

二、植入前的发育

（一）卵裂（第 1～3 天）

受精卵在输卵管内向子宫腔移动的同时，不断进行的细胞分裂称为卵裂。卵裂后产生的新子细胞称卵裂球。由于卵裂球仍聚集在透明带内，所以卵裂球的数目越分越多，但体积越分越小，在受精后第 3 天，形成了有 12～16 个卵裂球的实心细胞团，其形似桑椹，称桑椹胚，此时桑椹胚已接近子宫腔（图 11-2，图 11-3）。

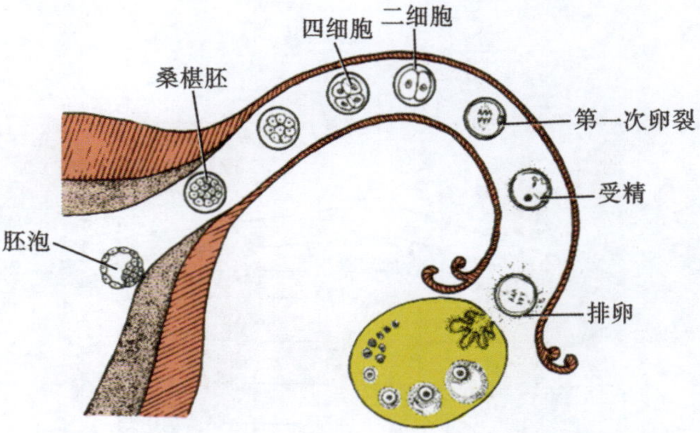

图 11-3　排卵、受精与卵裂过程

（二）胚泡形成（第 4～5 天）

桑椹胚的细胞继续进行分裂，当卵裂球数达到 100 个左右时，细胞间出现一些小腔，以后逐渐融合成大腔，即胚泡腔，腔内充满液体。此时透明带开始溶解，桑椹胚形成囊泡状称胚泡（图 11-2，图 11-3）。胚泡腔内一侧的一群细胞称内细胞群，将来发育成胚体和部分胎膜，胚泡腔周围的一层扁平细胞称滋养层，滋养层构成胚泡壁，将来发育成绒毛膜，邻近内细胞群的滋养层称极端滋养层。受精后的第 4 天胚泡形成并进入子宫腔。

三、植入后的发育

（一）植入

植入是胚泡全部埋入子宫内膜的过程，始于受精后第 6～7 天，至第 11～12 天完成。

1. 植入过程（第 6～12 天）　受精后第 6～7 天，此时透明带已完全溶解消失，极端滋养层细胞迅速分裂增多，并首先接触子宫内膜，分泌蛋白水解酶溶解子宫内膜形成缺口，胚泡由此缺口逐渐埋入，至第 11～12 天整个胚泡全部埋入子宫内膜中。子宫内膜缺口由附近的上皮增殖、修复，植入完成(图 11-4)。

植入时，滋养层细胞迅速增殖，并分化为外面的合体滋养层和内面的细胞滋养层。

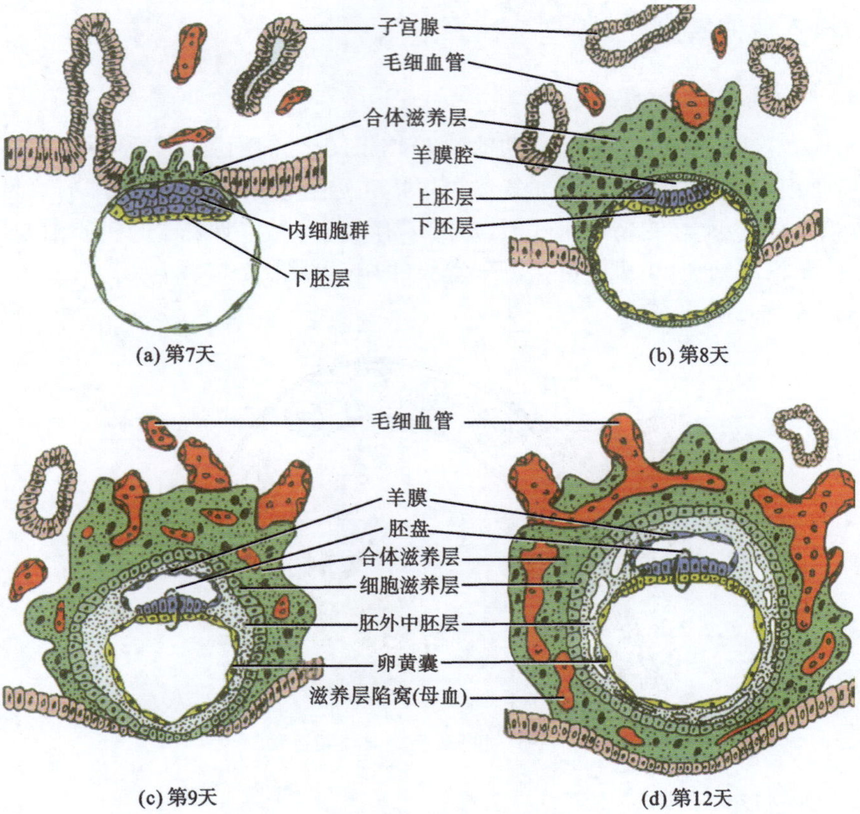

图 11-4　植入过程，伴二胚层胚盘形成

2. 植入部位　植入部位通常在子宫体和子宫底(图 11-5)。若植入部位在子宫颈附近，则形成前置胎盘，在妊娠晚期易发生胎盘早期剥离或分娩时胎盘堵塞产道导致分娩困难。若植入部位在子宫以外的部位，称宫外孕，常发生在输卵管，偶见于肠系膜、卵巢及腹膜腔等处。宫外孕胚胎多因营养不足早期死亡或使植入处组织破裂，引起大出血。

3. 植入条件　植入条件包括：①母体雌激素和孕激素分泌正常，使子宫内膜处于分泌期状态；②胚的发育与子宫内膜周期性变化同步，透明带按时消失，胚泡准时进入子宫腔；③子宫内环境正常等。口服避孕药使母体内分泌紊乱，宫腔放置节育器等，均可干扰植入，达到避孕目的。

(二)蜕膜的形成

胚泡植入后的子宫内膜进一步增厚，血液供应更丰富，腺体分泌更旺盛，基质细胞肥大富含糖原和脂滴，此时的子宫内膜称蜕膜(图 11-6，图 11-15)。蜕膜分为三部分：位于胚深部的称基蜕膜；覆盖在胚表面的为包蜕膜；其余的部分称壁蜕膜。

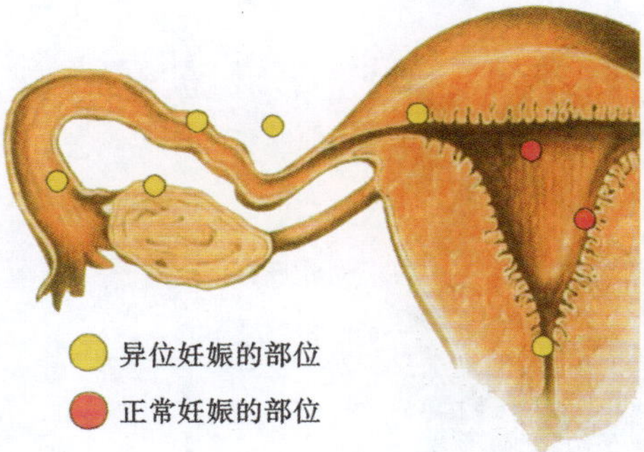

图 11-5 胚泡植入的部位

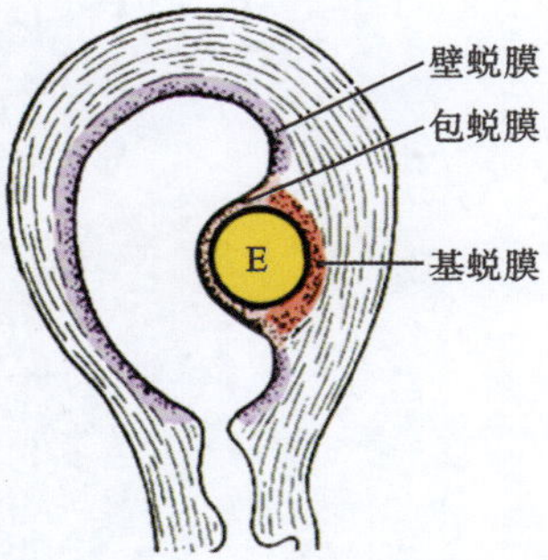

图 11-6 胚胎与子宫蜕膜关系

知识链接

早期流产

妊娠于 28 周前终止，胎儿体重少于 1000 g，称为流产。流产发生于孕 12 周前者，称为早期流产。早期流产时胚胎多数先死亡，随后发生基蜕膜坏死，造成胚胎的绒毛与蜕膜层分离，血窦开放引起出血，已分离的胚胎落入子宫腔成为异物，引起反射性子宫收缩而被排出。导致早期流产的原因较多，主要有染色体数目和结构的异常、环境不良因素对胚胎的损害等方面。

（三）胚层的形成及早期发育

1. 二胚层胚盘及相关结构的形成 受精后第 2 周，胚泡内细胞群不断增殖分化形成两层细胞，其中靠近胚泡腔的一层立方形细胞称下胚层；邻近极端滋养层的一层柱状细胞称上胚层。上、下胚层紧贴呈圆盘状称二胚层胚盘（图 11-4），是人胚发生的原基。随后，在上胚层与极端滋养层之间出现一个腔，称羊膜腔，该腔底为上胚层；下胚层周边的细胞向腹侧生长围成一个腔，称卵黄囊，其顶为下胚层。

在羊膜腔和卵黄囊形成的同时，由滋养层细胞向胚泡腔分化出一些星状细胞，称胚外中胚层，胚外中胚层充填于羊膜腔、卵黄囊与滋养层之间。继而在胚外中胚层细胞间出现小腔，并逐渐融合成大的胚外体腔。随着胚外体腔的扩大，在羊膜腔与滋养层之间，靠近胚盘尾侧的胚外中胚层形成体蒂，是构成脐带的主要成分（图 11-7）。

2. 三胚层胚盘及相关结构的形成 受精后第 3 周初，部分上胚层细胞迅速分裂增殖，在胚盘尾侧中轴线上形成一条纵行的细胞隆起，称原条。原条分头、尾两端，头端细胞增殖较快，形成结节状的细胞团，称原结（图 11-8）。原条的出现可确定胚盘的中轴和头、尾方向。首先出现原条的一端为尾端，另一端为头端。原条细胞继续增殖，中央凹陷成沟，沟底细胞在上、下胚层之间向头、尾和两侧扩展形成中胚层。一部分细胞进入下胚层，逐渐全部置换下胚层的细胞，形成一层新的细胞，称内胚层。在内胚层和中胚

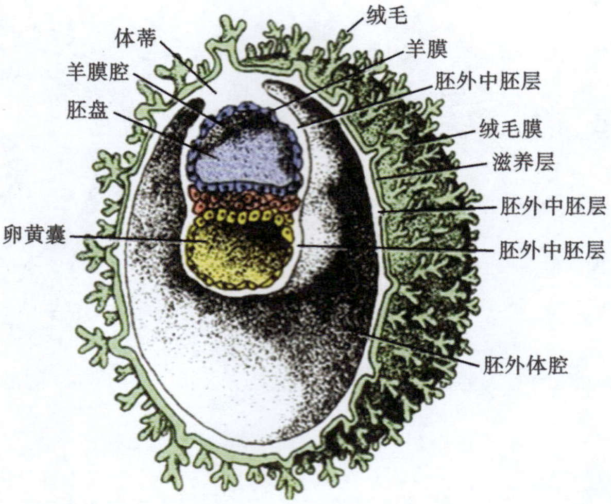

图 11-7 第 3 周初胚的剖面

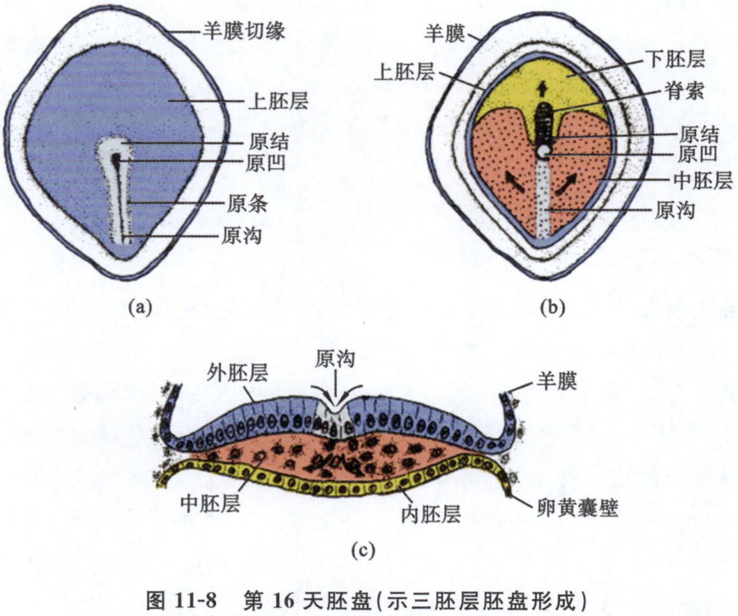

图 11-8 第 16 天胚盘(示三胚层胚盘形成)

层出现后,原上胚层改称外胚层。原结的细胞沿胚盘中轴向头端增生延伸,在内、外胚层之间形成一条单独的细胞索,称脊索(图 11-9),脊索在后期退化,仅部分残留演变成椎间盘的髓核。此时,在脊索的头侧和原条尾侧各有一小区无中胚层,分别形成口咽膜和泄殖腔膜,这两处的内、外胚层直接相贴呈薄膜状。口咽膜前端的中胚层是心发生的原基。随着胚体发育,脊索向胚盘头端生长迅速,原条生长缓慢,最终消失。到第 3 周末,已形成由内、外、中三个胚层构成的扁平梨形胚盘。

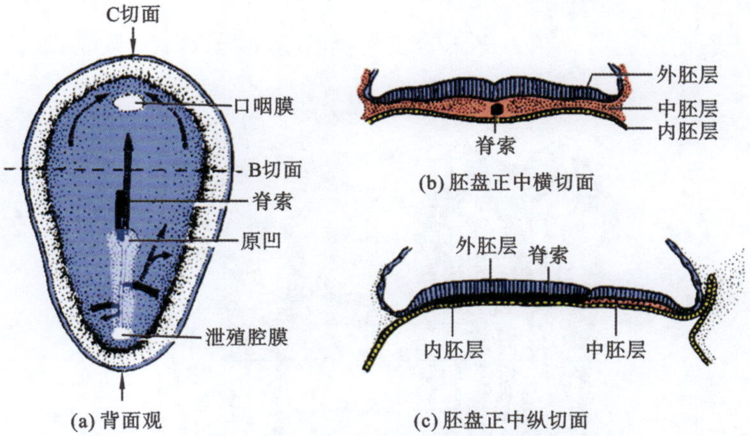

图 11-9　第 18 天胚盘(示脊索形成)

3. 三胚层分化与胚体的形成　受精后第 4 周至第 8 周，三个胚层逐渐分化形成各种器官的原基。

(1)外胚层的分化：脊索出现后，诱导其背侧中线的外胚层迅速增厚形成神经板，神经板中央下陷成神经沟，神经沟两侧隆起构成神经褶。两侧神经褶在中段靠拢愈合并向头、尾两侧延伸形成神经管(图 11-10，图 11-11)。神经管是中枢神经系统的原基，将分化为脑、脊髓和视网膜等。神经管因某种原因闭合不好，若发生在头端可形成无脑畸形，发生在尾端则形成脊髓裂，可伴有脊柱裂。在神经沟闭合为神经管时，神经沟缘的细胞与神经管分离，附着在神经管背部两侧，形成左、右两条纵行的细胞索，称神经嵴。神经嵴是周围神经系统的原基，将分化为脑神经节、脊神经节、自主神经节、肾上腺髓质

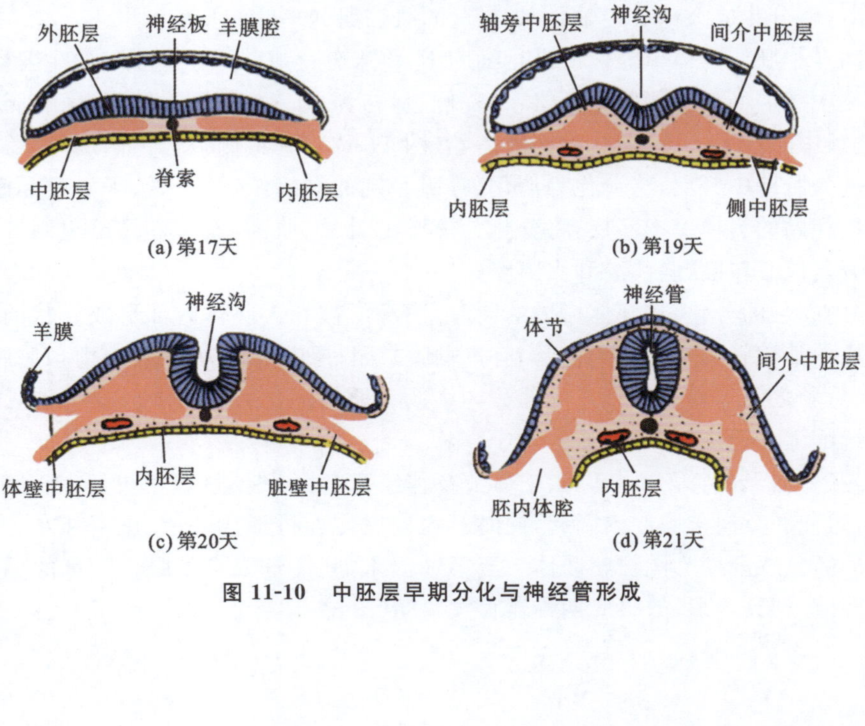

图 11-10　中胚层早期分化与神经管形成

等结构。

外胚层表面的细胞将分化为皮肤的表皮及其衍生物，口腔、鼻腔、肛门的上皮以及部分感觉器。

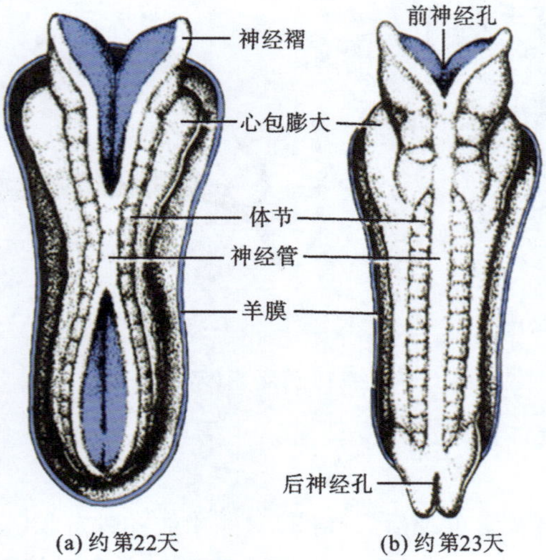

图 11-11　神经管形成

(2)中胚层的分化：中胚层细胞由中轴向两侧依次分化为轴旁中胚层、间介中胚层和侧中胚层。其余散在的中胚层细胞统称间充质，间充质可分化为部分结缔组织、肌组织和血管等。

①轴旁中胚层紧邻脊索，分裂为块状细胞团，称体节（图 11-11）。体节最多可达42～44对，将分化成大部分中轴骨（如椎骨）、骨骼肌和皮肤的真皮。

②间介中胚层为体节外侧的纵行细胞索，将来分化成泌尿生殖系统的主要器官。

③侧中胚层为最外侧的中胚层，又称侧板，初为单一的薄板状结构，随着胚体的发育，在侧板中出现了一个大腔，称胚内体腔（图 11-12），它将侧板分为两层，覆盖于内胚层外面的为脏壁中胚层，将分化为消化、呼吸系统的结缔组织、血管、平滑肌和间皮等；与外胚层相贴的为体壁中胚层，将分化为体壁的骨骼、肌肉、血管和结缔组织等。胚内体腔将分化成心包腔、胸膜腔和腹膜腔。

(3)内胚层的分化：在胚体形成的同时，内胚层被卷入胚体内部形成管状的原始消化管。原始消化管头端部分为前肠，有口咽膜封闭；尾端部分为后肠，有泄殖腔膜封闭；位于前、后肠之间与卵黄囊相连的部分为中肠。原始消化管将主要分化为消化系统与呼吸系统的上皮等。

(4)胚体的形成：第 4 周初，由于体节及神经管生长迅速，胚盘中央部生长速度快于边缘部，致使胚盘向羊膜腔内隆起，同时胚盘向腹侧卷折形成头褶、尾褶和左、右侧褶，扁平状的胚盘逐渐变为圆柱状胚体。至第 8 周末，胚体外表可见眼、耳、鼻的原基及发育中的四肢，初具人形，故将此期称器官发生期（图 11-13）。

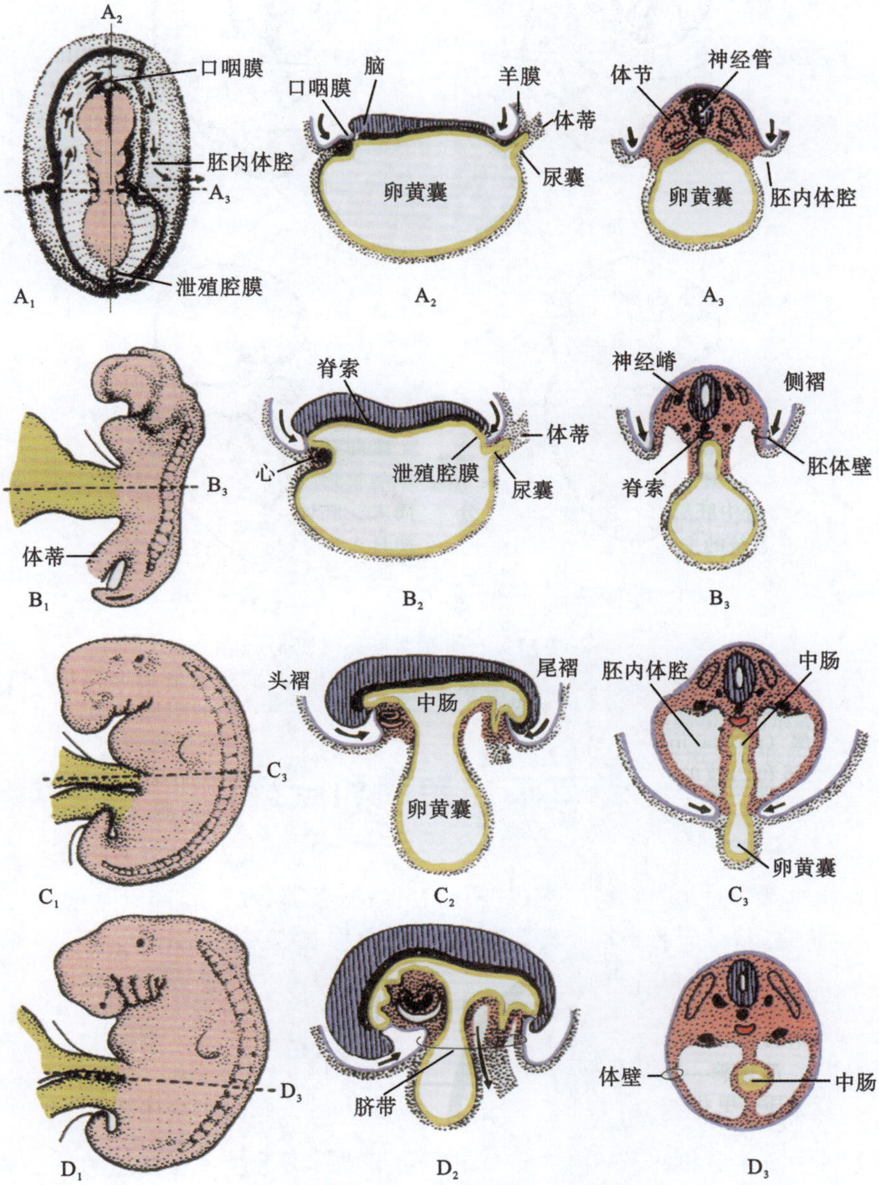

图 11-12 三胚层演变和胚体外形与内部结构的演变

注：A_1—约第 20 天人胚背面观；B_1—约第 23 天人胚侧面观；

C_1—约第 26 天人胚侧面观；D_1—约第 28 天人胚侧面观；

A_2～D_2—A_1～D_1的相应纵切面；A_3～D_3—A_1～D_1的相应横切面。

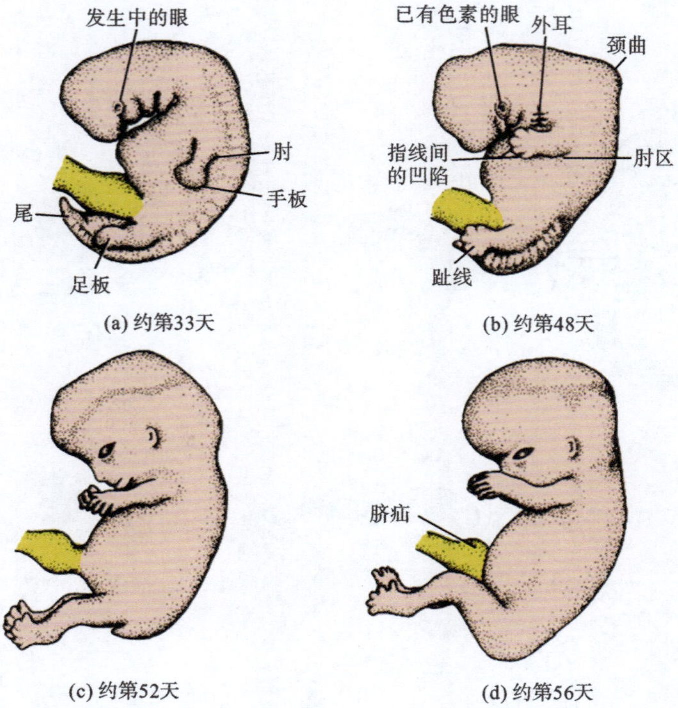

图 11-13　5～8 周人胚外形演变

（杨雅迪）

第二节　胎膜和胎盘

胎膜和胎盘是胎儿的附属结构，对胚胎有保护、营养、呼吸和排泄等重要功能。胎儿娩出后，胎膜、胎盘即与子宫分离并排出体外，总称衣胞。

一、胎膜

胎膜包括绒毛膜、羊膜、卵黄囊、尿囊和脐带（图 11-14，图 11-15）。

（一）绒毛膜

绒毛膜由滋养层和贴于其内的胚外中胚层组成。绒毛膜包在胚胎的最外面，其表面有许多树枝状突起，称绒毛，直接与子宫蜕膜接触。绒毛表面的滋养层可分外表的合体滋养层和内部的细胞滋养层，绒毛的中轴为胚外中胚层，内含血管，这些血管与脐带中的血管分支相通。

胚胎早期，绒毛膜上的绒毛分布均匀，随着胚胎发育，包蜕膜与壁蜕膜融合，包蜕膜侧的绒毛因血供匮乏而退化，形成平滑绒毛膜；基蜕膜侧的绒毛血供丰富，发育良好，形成丛密绒毛膜。

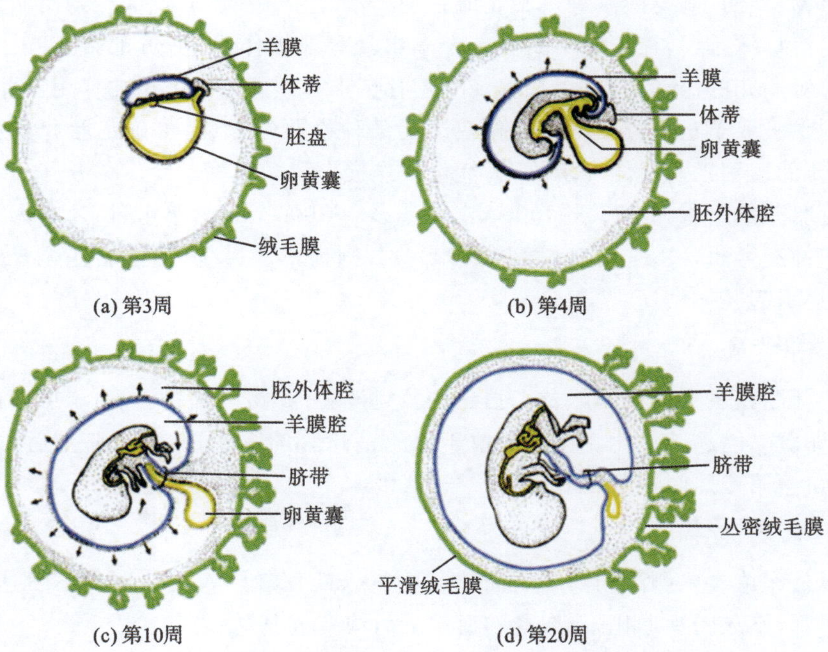

图 11-14 胎膜变化示意图

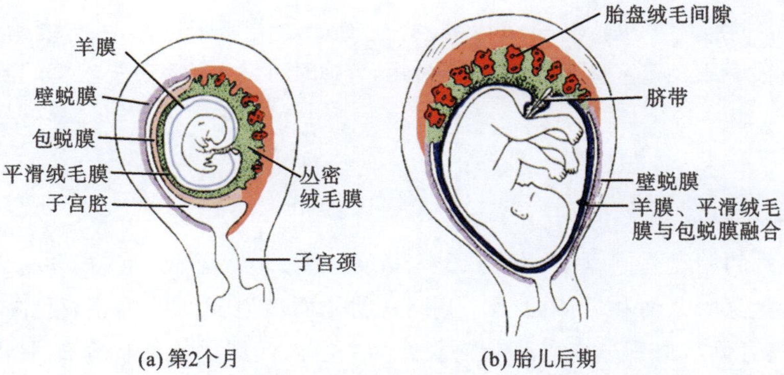

图 11-15 胎膜、蜕膜与胎盘

在绒毛膜的发育过程中，如果绒毛表面的滋养层细胞过度增生，绒毛变成囊泡状，绒毛中轴部分的结缔组织变性水肿，血管消失，形成很多大小不等的水泡样结构，形似葡萄，称葡萄胎或水泡状胎块。如滋养层细胞癌变，则称绒毛膜上皮癌。

（二）羊膜

羊膜是由一层扁平的羊膜细胞和少量胚外中胚层构成的半透明薄膜，包裹脐带和胎盘的胎儿面。

羊膜腔内充满羊水，胚胎浸浴在羊水中生长发育。羊水来自羊膜细胞的分泌物和胚胎的排泄物。羊水 98%～99% 为水分，含有胎儿的脱落上皮细胞、无机盐、蛋白质、碳水化合物、脂肪、酶与激素等。胎儿能吞咽羊水，经肠吸收，其代谢产物由胎儿血循环运至胎盘由母体排出，使羊水不断更新。羊水具有保护作用，可防止胎儿肢体粘连，能缓冲外部对胎儿的振动和压迫，在分娩时还有扩张宫颈和冲洗产道的作用。此外，通过羊膜穿刺术吸取羊水进行细胞学检查或测定某种物质的含量，可确定胎儿染色体有无异常、胎儿的性别以及代谢异常等，为优生工作提供科学根据。

足月胎儿的羊水为 1000～1500 mL。若多于 2000 mL 为羊水过多，常因胎儿消化管闭锁或神经管闭合不全引起；若少于 500 mL 则为羊水过少，常由胎儿无肾或尿道闭锁所致，易引起胚体粘连。

(三)卵黄囊

鸟类胚胎卵黄囊内充满卵黄，为胚胎发育提供营养物质，但人胚由于可从母体获得营养，故卵黄囊已趋于退化。卵黄囊位于原始消化管的腹侧，被包入脐带后，逐渐变细成卵黄蒂，至第 6 周闭锁。

(四)尿囊

尿囊是卵黄囊尾侧端的内胚层向体蒂内长入的盲囊。人类的尿囊不发达，缩小变细成脐尿管，不久闭锁退化，而尿囊的血管最后演变成脐动、静脉。

(五)脐带

脐带是连于胚体与胎盘之间的圆索状结构，外包羊膜，内含两条脐动脉和一条脐静脉。足月胎儿的脐带常扭转呈螺旋状，长 40～60 cm。若脐带过长，可缠绕胎儿颈部或肢体，可致局部发育不良或窒息死亡；若脐带过短，分娩时可发生胎盘过早剥离，引起大出血。

二、胎盘

(一)胎盘的形态和结构

妊娠足月的胎盘呈圆盘状，直径 15～20 cm，厚 2.5～3 cm，重约 500 g，中央厚，边缘较薄。胎盘分胎儿面和母体面(图 11-16)，胎儿面覆以光滑的羊膜，近中央处附有脐带，透过羊膜可见脐血管分支以脐带附着处为中心向四周呈放射状分布；胎盘的母体面较粗糙，可见由浅沟分隔的 15～30 个胎盘小叶。

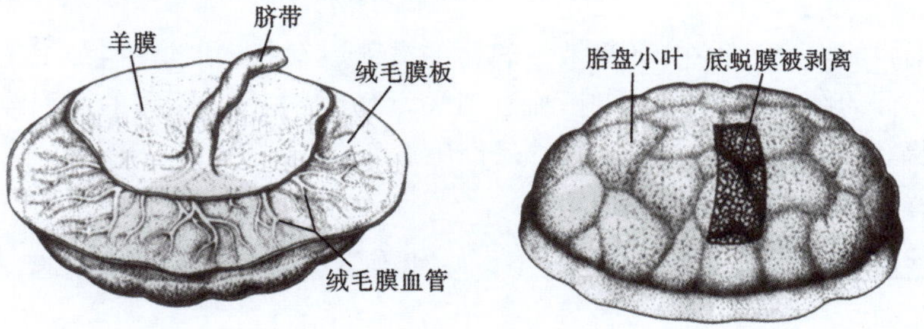

(a) 胎儿面　　(b) 母体面

图 11-16　胎盘大体结构模式图

胎盘由胎儿的丛密绒毛膜和母体的底蜕膜构成(图 11-17)。胎儿面羊膜深部为绒毛膜板；母体面为底蜕膜构成的基板；中间为绒毛和绒毛间隙。绒毛膜板发出 40～60 个绒毛干，每个绒毛干又分出数个分支。从底蜕膜上发出若干短隔，称胎盘隔，胎盘隔伸入绒毛间隙，将其分隔为 15～30 个胎盘小叶。每个胎盘小叶中含有 1～4 个绒毛干及其分支。子宫螺旋动脉与子宫静脉开口于绒毛间隙，间隙中充满母体血液，绒毛浸浴其中。

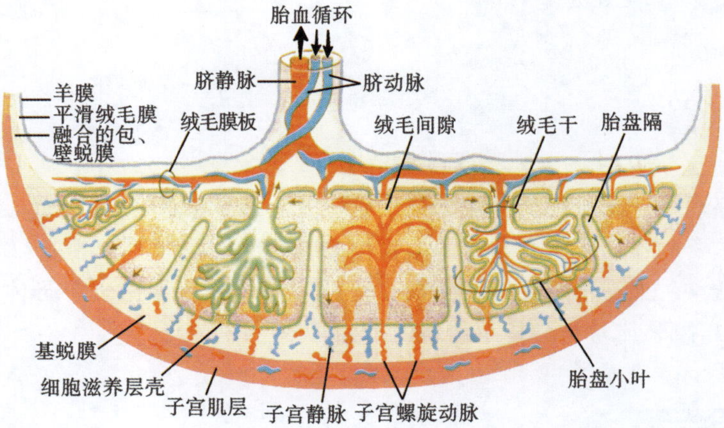

图 11-17　胎盘结构与血液循环模式图

(二)胎盘的血液循环

胎盘内有母体和胎儿两套血液循环系统。母体动脉血由子宫内膜的螺旋动脉进入绒毛间隙，与绒毛毛细血管内的胎儿血进行物质交换后，再通过子宫静脉回流入母体。胎儿的静脉血经脐动脉及其分支流入绒毛毛细血管，与母体血进行物质交换后，再经脐静脉回流到胎儿体内(图 11-17)。

(三)胎盘屏障

胎儿与母体的血液在各自封闭的管道内循环，互不相通，两者间隔以胎盘膜，又称胎盘屏障。胎盘膜由合体滋养层、细胞滋养层及其基膜、绒毛膜内结缔组织、毛细血管基膜及内皮构成(图 11-18)。胎盘膜有阻挡母体血内的大分子物质(如细菌等)进入胎儿血液循环的作用。但某些病毒(如风疹病毒、水痘病毒、麻疹病毒、流感病毒、乙型肝炎病毒、脊髓灰质炎病毒及艾滋病病毒等)可通过此膜进入胎体使胎儿感染，因此在妊娠期要尽力保护孕妇免受感染。此外，某些药物能通过胎盘屏障，因而，孕妇用药要慎重选择，否则会影响胎儿发育，甚至引起先天性畸形。

(四)胎盘的功能

1. 物质交换功能　胎儿与母体间的物质交换是在绒毛间隙中通过胎盘屏障来完成的。胎儿通过胎盘从母体血中获得氧和营养物质，并排出二氧化碳和代谢产物。因而胎盘是胎儿与母体间进行物质交换的场所。

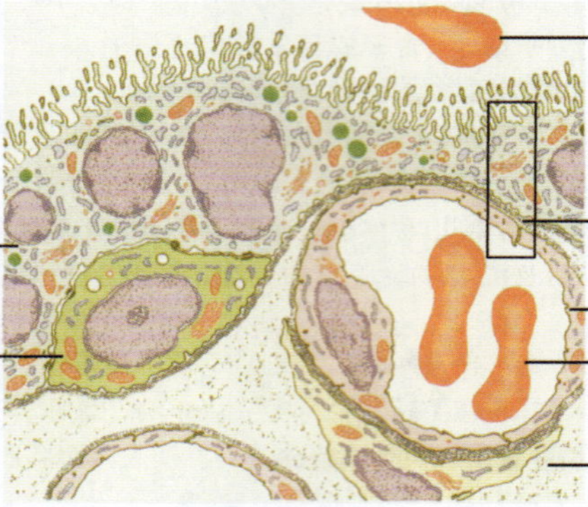

图 11-18　胎盘屏障模式图

2. 内分泌功能　胎盘的合体滋养层细胞能分泌多种激素，对维持妊娠、保证胎儿正常发育起着重要的作用。胎盘分泌的激素主要有人绒毛膜促性腺激素、人胎盘催乳素、孕激素和雌激素。人绒毛膜促性腺激素在受精后第 2 周末即出现于母体血中，可以从孕妇尿中检出，故临床常作为早孕诊断的指标之一。

知识链接

胎龄推算与预产期的计算

胎龄的推算通常有两种方式，一是通过月经龄，二是通过受精龄。临床上常以月经龄推算胎龄，即从孕妇末次月经的第 1 天算起，至胎儿娩出共约 40 周，计 280 天，以 28 天为一个妊娠月，则为 10 个月。胚胎学者则常用受精龄，即从受精之日为起点推算受精龄。受精一般发生在末次月经第 1 天之后的第 14 天左右，故从受精到胎儿娩出约经 38 周，计 266 天，实为 9 个半月。

从孕妇末次月经的第 1 天算起，减去 3 个月加 7 天再加 1 年即是预产期的计算方法。如孕妇末次月经是 2010 年 6 月 9 日，其预产期是 2011 年(年加 1)3 月(月减 3)16 日(天加 7)。

第三节　双胎、多胎、联胎与畸胎

一、双胎

凡一次分娩产出两个胎儿者称为双胎。双胎有两种，即单卵双胎和双卵双胎。

(一)单卵双胎

由一个受精卵发育成两个胚胎，其遗传基因完全一样，因此性别、相貌、体态和生理特性极相似。单卵双胎可发生于下列三种情况(图 11-19)。

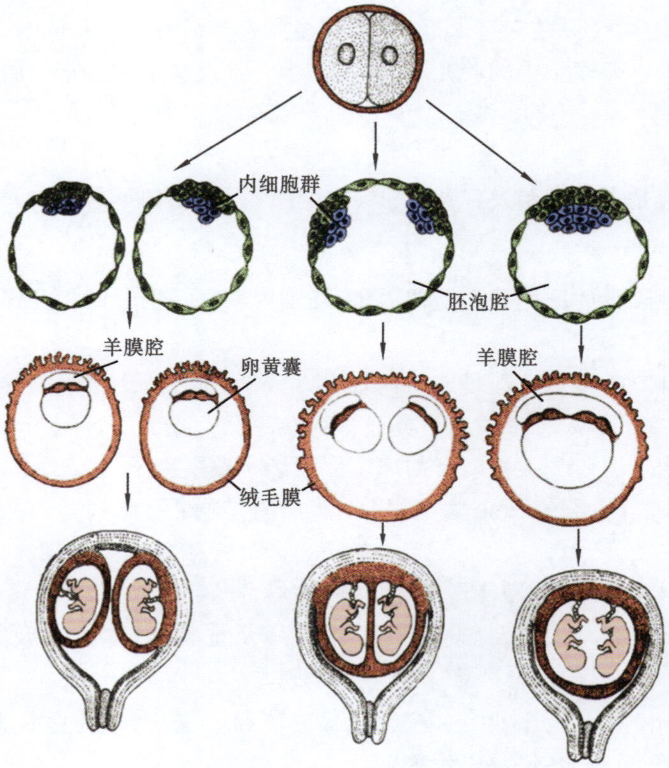

图 11-19　单卵双胎形成机制

(1)卵裂球分离形成两个胚泡，分别植入，两个胚胎各有其独立的羊膜腔和胎盘，各自发育成一个完整的个体。

(2)一个胚泡内出现两个内细胞群，形成两个胚盘，各发育成一个胚胎，有各自的羊膜腔，但共享一个胎盘。

(3)一个胚盘形成两个原条与脊索，发育成两个胚胎，具有同一个羊膜腔和胎盘。

(二)双卵双胎

由母体一次排出两个卵子，形成两个受精卵，分别发育为两个胚胎。胎儿的性别不一定相同，外貌及生理特性的差异如同一般兄弟姐妹。每个胚胎有其独立的羊膜腔和胎盘。双卵双胎多有家族遗传倾向。

二、多胎

一次娩出两个以上新生儿为多胎。多胎的原因可以是一卵性、多卵性或混合性多胎。

三、联体双胎

联体双胎是指两个未完全分离的单卵双胎。当一个胚盘形成两个原条并分别发育为两个胚胎时，若两个原条靠得太近，则胚体发生局部连接，如头联体、头胸联体、腹盆联体及臀联体等。若联胎中的胎儿一大一小，小者常发育不全称寄生胎。

四、畸形

先天性畸形是由于胚胎发育紊乱，造成出生时即存在的形态结构异常。

（一）致畸的因素

引起先天性畸形的原因分为遗传因素、环境因素以及两者的相互作用。

1. 遗传因素

（1）染色体畸变：染色体数目或结构改变，由亲代遗传或生殖细胞异常发育引起。

（2）基因突变：DNA 分子碱基组成或排列顺序发生改变。

2. 环境因素　引起先天性畸形的环境因素统称致畸因子。

（1）生物因素：主要有风疹病毒、巨细胞病毒、单纯疱疹病毒、弓形体、梅毒螺旋体等。

（2）物理因素：射线、机械性压迫和损伤、高温、严寒及微波等。

（3）致畸性药物：抗肿瘤、抗惊厥、抗精神病及抗凝血药物，以及部分抗生素、激素等。

（4）致畸性化学因子：工业“三废”（废水、废渣和废气）、农药、食品添加剂及防腐剂均含有致畸因子；重金属（铅、镉、汞等）。

（5）其他因素：吸烟、酗酒、缺氧及严重营养不良等。

3. 遗传因素与环境因素的相互作用　胚胎的遗传特性可决定其对环境致畸因子的易感程度。

（二）致畸敏感期

胚胎发育过程中，最易发生畸形的发育时期称致畸敏感期。在这一时期的孕期保健最为重要。在胚期前两周受到致畸因子作用后，胚胎通常死亡而很少发展为畸形，临床上常把受精后的前两周称“安全期”。胚期第 3～8 周是人体外形及其内部许多器官、系统原基发生的重要时期，增殖分化活跃的细胞最易受致畸因子的作用而发生畸形，所以处于致畸敏感期，孕妇此期应特别注意避免与致畸因子接触。胎儿期可发生微观结构异常和功能缺陷，较少发生宏观形态的畸形。各器官的发育时期不同，故致畸敏感期也不尽相同（图 11-20）。

（三）先天畸形的预防

1. 遗传咨询　目前防止遗传性畸形的主要措施是预防，遗传咨询是达到这一目的

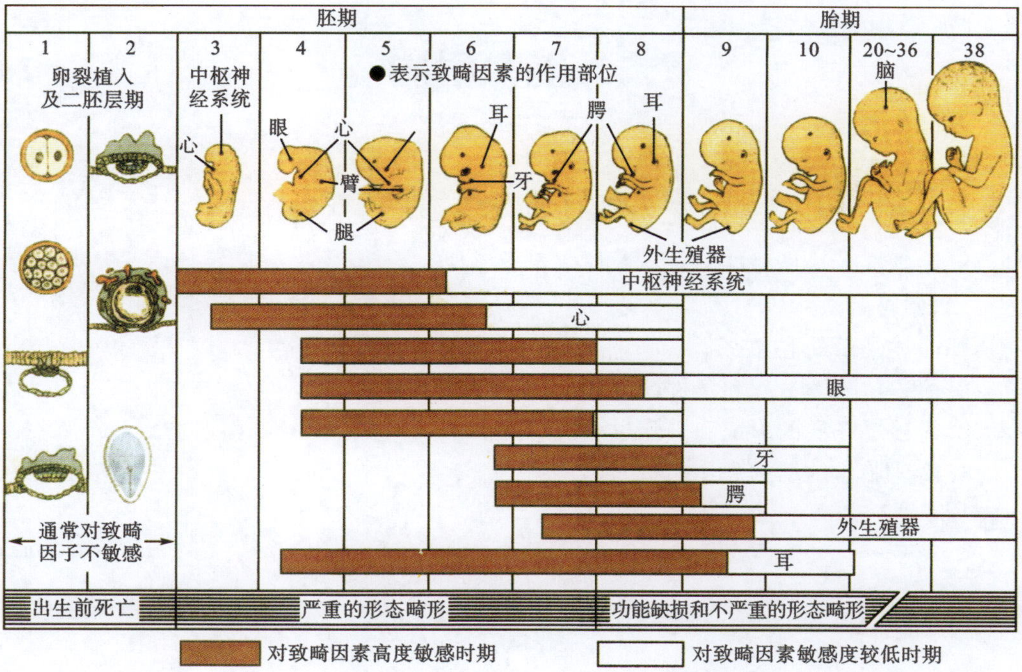

图 11-20 人胚胎主要器官的致畸敏感期

重要措施。婚前进行遗传咨询，对不适宜生育的夫妇可建议采取如他精人工授精等生殖工程学措施，避免亲代畸形的血缘遗传。

2. 妊娠期避免接触环境致畸因子 做好孕期保健是防止环境致畸的根本措施。

3. 产前检查

(1)羊水检查：细胞的染色体组型检查、DNA 分析、羊水化学成分检测。

(2)绒毛膜活检：细胞的染色体组型检查、DNA 分析。

(3)仪器检查：B 型超声波扫描、胎儿镜检。

知识链接

治疗性克隆

治疗性克隆是指把患者体细胞移植到去核卵母细胞中进行细胞融合形成重组胚，把重组胚通过体外培养到囊胚，然后从囊胚内分离出胚胎干细胞，使获得的胚胎干细胞定向分化为所需的特定细胞类型，如神经细胞，肌肉细胞和血细胞等，用于替代疗法。克隆技术将在生物制药、组织工程、细胞替代治疗及器官移植等方面开拓新的思路。

能力检测

一、名词解释

1.受精　2.卵裂　3.胚泡　4.植入　5.蜕膜　6.胚盘　7.胎膜　8.脐带　9.胎盘屏障　10.致畸因子　11.致畸敏感期

二、问答题

1.简述受精的意义。

2.简述植入的过程和条件。

3.简述三胚层的形成和分化过程。

4.简述胎盘的结构和功能。

（郑一鸣）

附录

人体解剖学和组织胚胎学学时分配(供参考)

教学内容	学时数		
	理论	实验、实践	总学时
绪论	2		2
组织学基础	6	4	10
运动系统	4	12	16
消化系统	6	3	9
呼吸系统	4	1	5
泌尿系统	2	0.5	2.5
生殖系统	4	1.5	5.5
脉管系统	12	2	14
感觉器	4	1	5
内分泌系统	2	1	3
神经系统	15	4	19
人体胚胎概要	1		1
合计	62	30	92

中英文名词对照

A

abdominal aorta	腹主动脉
abducent nerve	展神经
accessory hemiazygos vein	副半奇静脉
accessory nerve	副神经
afferent lymphatic	输入淋巴管
amygdaloid body	杏仁体
anal canal	肛管
angular artery	内眦动脉
anterior corticospinal tract	皮质脊髓前束
anterior descending branch	前降支
anterior funiculus	前索
anterior horn	前角
anterior interventricular branch	前室间支
anterior interventricular groove	前室间沟
anterior tibial artery	胫前动脉
aorta	主动脉
aortic arch	主动脉弓
aortic glomera	主动脉小球
aortic sinus	主动脉窦
aortic valve	主动脉瓣
apex of heart	心尖
apical lymph nodes	尖淋巴结
appendicular artery	阑尾动脉
appendix	阑尾
arachnoid mater	蛛网膜
arterial ligament	动脉韧带
artery	动脉
ascending aorta	升主动脉
association(intermediate)neuron	联络(中间)神经元
atrioventricular bundle	房室束

atrioventricular junction	房室交点
auriculoventricular node	房室结
axillary artery	腋动脉
axillary lymph nodes	腋淋巴结
axon	轴突
azygous vein	奇静脉

B

basal nuclei	基底核
base of heart	心底
basilic vein	贵要静脉
blood sinus	血窦
blood-brain barrier(BBB)	血-脑屏障
blood-CSF barrier	血-脑脊液屏障
brachial artery	肱动脉
brachiocephalic vein	头臂静脉(无名静脉)
bronchopulmonary hilar lymph nodes	支气管肺门淋巴结
bundle cell	束细胞

C

caecum	盲肠
capillary	毛细血管
cardiac apical incisure	心尖切迹
cardiac skeleton	心骨骼
cardiovascular system	心血管系统
carotid glomus	颈动脉小球
carotid sinus	颈动脉窦
cauda equina	马尾
caudate nucleus	尾状核
cavernous sinus	海绵窦
celiac lymph nodes	腹腔淋巴结
celiac trunk	腹腔干
central canal	中央管
central lymph nodes	中央淋巴结
cephalic vein	头静脉
cerebellum	小脑
cerebral arterial circle	大脑动脉环
cerebral cortex	大脑皮质

cerebral dura mater	硬脑膜
cerebral falx	大脑镰
cerebrospinal fluid	脑脊液
cerebrum	大脑
cervical enlargement	颈膨大
cheek	颊
chorda tendineae	腱索
circumflex branch	旋支
circumflex scapular artery	旋肩胛动脉
claustrum	屏状核
colon	结肠
common carotid artery	颈总动脉
common hepatic artery	肝总动脉
common iliac artery	髂总动脉
common iliac lymph nodes	髂总淋巴结
common iliac vein	髂总静脉
common interosseous artery	骨间总动脉
continuous capillary	连续毛细血管
conus arteriosus	动脉圆锥
conus medullaris	脊髓圆锥
coronary sinus	冠状窦
coronary sulcus	冠状沟
cortex	皮质
corticonuclear tract	皮质核束
corticospinal tract	皮质脊髓束
cranial nerves	脑神经
CSF-brain barrier	脑脊液-脑屏障
cuneate tubercle	楔束结节
cystic artery	胆囊动脉
cystic vein	胆囊静脉

D

danger triangle of face	危险三角区
deep femoral artery	股深动脉
deep inguinal lymph nodes	腹股沟深淋巴结
deep lateral cervical lymph nodes	颈外侧深淋巴结
deep lymphatic vessel	深淋巴管

deep palmar arch	掌深弓
deep palmar branch	掌深支
dendrites	树突
dentate line	齿状线
diencephalon	间脑
diffuse lymphoid tissue	弥散淋巴组织
digestive canal	消化管
digestive gland	消化腺
digestive system	消化系统
diploic vein	板障静脉
dorsal artery of foot	足背动脉
dorsal thalamus	背侧丘脑
duodenum	十二指肠
dura matter	硬膜

E

efferent lymphatics	输出淋巴管
endocardium	心内膜
epicardium	心外膜
esophageal venous plexus	食管静脉丛
esophagus	食管
external carotid artery	颈外动脉
external elastic lamina	外弹性膜
external iliac artery	髂外动脉
external iliac lymph nodes	髂外淋巴结
external iliac vein	髂外静脉
external pudendal vein	阴部外静脉
extrapyramidal system	锥体外系

F

facial artery	面动脉
facial nerve	面神经
facial vein	面静脉
facies diaphragmatica	膈面
fasciculus cuneatus	楔束
fasciculus gracilis	薄束
fasciculus	纤维束
femoral artery	股动脉

fenestrated capillaries	有孔毛细血管
fibrous pericardium	纤维心包
fibrous skeleton	心纤维骨骼
filum terminale	终丝
flocculonodular lobe	绒球小结叶
forth ventricle	第四脑室
fossa ovalis	卵圆窝
frontal lobe	额叶

G

gall bladder	胆囊
ganglion	神经节
gastroduodenal artery	胃十二指肠动脉
germinal center	生发中心
globus pallidus	苍白球
glossopharyngeal nerve	舌咽神经
gracile tubercle	薄束结节
gray matter	灰质
great cardiac vein	心大静脉
great saphenous vein	大隐静脉
greater circulation	体循环(大循环)

H

heart	心
hemiazygos vein	半奇静脉
hepatic portal system	肝门静脉系
hepatic portal vein	肝门静脉
hepatic vein	肝静脉
hilum of lymph gland	淋巴结门
hypoglossal nerve	舌下神经
hypothalamus	下丘脑

I

ileal arteries	回肠动脉
ileocolic artery	回结肠动脉
ileum	回肠
inferior border	下缘
inferior colliculus	下丘
inferior gluteal artery	臀下动脉

inferior mesenteric artery	肠系膜下动脉
inferior mesenteric lymph nodes	肠系膜下淋巴结
inferior mesenteric vein	肠系膜下静脉
inferior pancreaticoduodenal artery	胰十二指肠下动脉
inferior rectal artery	直肠下动脉
inferior suprarenal artery	肾上腺下动脉
inferior thyroid artery	甲状腺下动脉
inferior vena cave	下腔静脉
inferior vesical artery	膀胱下动脉
insula	岛叶
interatrial septum	房间隔
intercostal lymph nodes	肋间淋巴结
intermediate zone	中间带
internal carotid artery	颈内动脉
internal elastic lamina	内弹性膜
internal iliac artery	髂内动脉
internal iliac lymph nodes	髂内淋巴结
internal iliac vein	髂内静脉
internal jugular vein	颈内静脉
internal pudendal artery	阴部内动脉
internal spermatic artery	精索内动脉
internal thoracic artery	胸廓内动脉
intestinal trunk	肠干
intestine	肠
isthmus of fauces	咽峡

J

jejunal arteries	空肠动脉
jejunum	空肠

L

lateral corticospinal tract	皮质脊髓侧束
lateral femoral circumflex artery	旋股外侧动脉
lateral horn	侧角(柱)
lateral lemniscus	外侧丘系
lateral lymph nodes	外侧淋巴结
lateral plantar artery	足底外侧动脉
lateral superficial femoral vein	股外侧浅静脉

lateral thoracic artery	胸外侧动脉
lateral ventricle	侧脑室
lateral funiculus	外侧索
left atrium	左心房
left auricle	左心耳
left border	左缘
left colic artery	左结肠动脉
left coronary artery	左冠状动脉
left gastric artery	胃左动脉
left gastric vein	胃左静脉(胃冠状静脉)
left pulmonary artery	左肺动脉
left ventricle	左心室
lentiform nucleus	豆状核
lingual artery	舌动脉
liver	肝脏
lower motor neurons	下运动神经元
lumbosacral enlargement	腰骶膨大
lymphatic nodule	淋巴小结
lymphatic system	淋巴系统
lymphoid sinus	皮质淋巴窦

M

mastoid lymph nodes	乳突淋巴结
maxillary artery	上颌动脉
medial corticospinal tract	皮质脊髓前束
medial femoral circumflex artery	旋股内侧动脉
medial lemniscus	内侧丘系
medial plantar artery	足底内侧动脉
medial superficial femoral vein	股内侧浅静脉
median cubital vein	肘正中静脉
medulla oblongata	延髓
medulla	髓质
medullary cord	髓索
medullary sinus	髓窦
membranous part	膜部
mesencephalic aqueduct	中脑水管
middle cardiac vein	心中静脉

middle colic artery	中结肠动脉
middle meningeal artery	脑膜中动脉
middle suprarenal artery	肾上腺中动脉
mitral valve	二尖瓣
moderator band	隔缘肉柱
motor fiber	运动纤维
motor(efferent)neuron	运动(传出)神经元
muscular part	肌部
myocardium	心肌层

N

nervous system	神经系统
nervus	神经
neuroglia	神经胶质
neuron	神经元
nucleus	神经核

O

oblique sinus of pericardium	心包斜窦
obturator artery	闭孔动脉
occipital lobe	枕叶
occipital lymph node	枕淋巴结
oculomotor nerve	动眼神经
oral cavity	口腔
oral lips	口唇
orifice of coronary sinus	冠状窦口
orifice of inferior vena cava	下腔静脉口
orifice of superior vena cava	上腔静脉口
ovarian vein	卵巢静脉

P

palate	腭
pancreas	胰腺
paracortical area	副皮质区
parasternal lymph nodes	胸骨旁淋巴结
parasympathetic nerve	副交感神经
paratracheal lymph nodes	气管旁淋巴结
paraumbilical veins	附脐静脉
paraumbilical venous rete	脐周静脉网

parietal lobe	顶叶
parotid lymph nodes	腮腺淋巴结
pectoral lymph nodes	胸肌淋巴结
perforating arteries	穿动脉
periarterial lymphatic sheath	动脉周围淋巴鞘
pericardium	心包
peripheral cortex	浅层皮质
peritoneum	腹膜
peroneal artery	腓动脉
pharynx	咽
pia mater	软膜
popliteal artery	腘动脉
porta hepatic	肝门
portal area	门管区
post capillary venule	毛细血管后微静脉
posterior funiculus	后索
posterior horn	后角
posterior humeral circumflex artery	旋肱后动脉
posterior intercostal arteries	肋间后动脉
posterior interventricular groove	后室间沟
posterior tibial artery	胫后动脉
principal artery of thumb	拇主要动脉
proper hepatic artery	肝固有动脉
proper palmar digital arteries	指掌侧固有动脉
pulmonary circulation	肺循环(小循环)
pulmonary trunk	肺动脉干
pulmonary valve	肺动脉瓣
pulmonary vein	肺静脉
Purkinje cell	浦肯野细胞
purkinje fibers	浦肯野纤维
putamen	壳
pyramid body	锥体
pyramidal system	锥体系
pyramidal tract	锥体束

R

radial artery	桡动脉

rami parietals	壁支
rami viscerales	脏支
rectal venous plexus	直肠静脉丛
rectum	直肠
red pulp	红髓
regional lymph node	局部淋巴结
renal artery	肾动脉
renal vein	肾静脉
reticular formation	网状结构
retromandibular vein	下颌后静脉
right and left bronchomediastinal trunk	左、右支气管纵隔干
right and left jugular trunk	左、右颈干
right and left lumbar trunk	左、右腰干
right and left subclavian trunk	左、右锁骨下干
right and reft bundle branch	左、右束支
right atrioventricular orifice	右房室口
right atrium	右心房
right border	右缘
right colic artery	右结肠动脉
right coronary artery	右冠状动脉
right gastric artery	胃右动脉
right gastric vein	胃右静脉
right gastroepiploic artery	胃网膜右动脉
right pulmonary artery	右肺动脉
right ventricle	右心室

S

sensory fiber	感觉纤维
sensory(afferent)neuron	感觉(传入)神经元
serous pericardium	浆膜心包
sigmoid artery	乙状结肠动脉
sinuatrial node	窦房结
sinuses of dura mater	硬脑膜窦
small cardiac vein	心小静脉
small saphenous vein	小隐静脉
spinal cord	脊髓
spinal dura mater	硬脊膜

spinal ganglion	脊神经节
spinal nerves	脊神经
spinothalamic lemniscus	脊髓丘脑系
spinothalamic tract	脊髓丘脑束
spleen	脾
splenic artery	脾动脉
splenic cord	脾索
splenic sinusoid	脾血窦
splenic vein	脾静脉
sternocostal surface	胸肋面
stomach	胃
subscapular artery	肩胛下动脉
subclavian artery	锁骨下动脉
subclavian vein	锁骨下静脉
subcostal artery	肋下动脉
subendocardial layer	心内膜下层
submandibular lymph nodes	下颌下淋巴结
submental lymph nodes	颏下淋巴结
subscapular lymph nodes	肩胛下淋巴结
superficial circumflex iliac vein、	旋髂浅静脉
superficial epigastric vein	腹壁浅静脉
superficial inguinal lymph nodes	腹股沟浅淋巴结
superficial lateral cervical lymph nodes	颈外侧浅淋巴结
superficial lymphatic vessel	浅淋巴管
superficial palmar arch	掌浅弓
superficial palmar branch	掌浅支
superficial temporal artery	颞浅动脉
superior colliculus	上丘
superior gluteal artery	臀上动脉
superior mesenteric artery	肠系膜上动脉
superior mesenteric lymph nodes	肠系膜上淋巴结
superior mesenteric vein	肠系膜上静脉
superior pancreaticoduodenal artery	胰十二指肠上动脉
superior rectal artery	直肠上动脉
superior thyroid artery	甲状腺上动脉
superior vena cava	上腔静脉

suprarenal vein	肾上腺静脉
suprascapular artery	肩胛上动脉
supraventricular crest	室上嵴
sympathetic nerve	交感神经
synapses	突触

T

telencephalon	端脑
temporal lobe	颞叶
tentorium of cerebellum	小脑幕
testicular artery	睾丸动脉
testicular vein	睾丸静脉
third ventricle	第三脑室
thoracic aorta	胸主动脉
thoracic duct	胸导管
thoracoacromial artery	胸肩峰动脉
thoracodorsal artery	胸背动脉
thymus	胸腺
thyrocervical trunk	甲状颈干
tongue	舌
tonsil of cerebellum	小脑扁桃体
trabecula	肉柱
tracheobronchial lymph nodes	气管支气管淋巴结
transverse sinus of pericardium	心包横窦
tricuspid valve	三尖瓣
trigeminal lemniscus	三叉丘系
trigeminal nerve	三叉神经
trochlear nerve	滑车神经

U

ulnar artery	尺动脉
umbilical artery	脐动脉
upper motor neurons	上运动神经元
uterine artery	子宫动脉

V

vagus nerve	迷走神经
vascular anastomosis	血管吻合
vein	静脉

venous angle	静脉角
venous valve	静脉瓣
vertebral artery	椎动脉
vertebral venous plexus	椎静脉丛
vestibulocochlear nerve	前庭蜗神经

W

white matter	白质
white pulp	白髓

参考文献

[1] 刑贵庆.解剖学及组织胚胎学[M].3版.北京:人民卫生出版社,1997.
[2] 于频.系统解剖学[M].4版.北京:人民卫生出版社,1999.
[3] 成为品,王玉花.正常人体解剖学[M].北京:中国盲文出版社,1996.
[4] 于晓谟,苏传怀.解剖学基础[M].北京:人民军医出版社,2010.
[5] 窦肇华,吴建清.人体解剖学与组织胚胎学.6版.北京:人民卫生出版社,2009.
[6] 刘文庆,吴国平.系统解剖学与组织胚胎学.2版.北京:人民卫生出版社,2010.
[7] 成令忠.组织学与胚胎学[M].4版. 北京:人民卫生出版社,1995.
[8] 刘贤钊.组织学和胚胎学[M].3版.北京:人民卫生出版社,2004.
[9] 邹仲之,李继承.组织学与胚胎学[M].7版.北京:人民卫生出版社,2008.
[10] 白咸勇,谌宏鸣.组织学与胚胎学[M].北京:科学出版社,2007.
[11] 程龙辉,涂蜡根.人体解剖学与组织胚胎学[M].北京:科学出版社,2010.
[12] 徐静.组织学与胚胎学[M].北京:人民卫生出版社,2011.
[13] 何从军.正常人体结构[M].郑州:河南科学技术出版社,2008.
[14] 柏树令.系统解剖学[M].7版. 北京:人民卫生出版社,2009.
[15] 杨壮来.人体结构学[M].北京:人民卫生出版社,2006.
[16] 苏传怀,姚玉芹.人体解剖学[M].2版.南京:东南大学出版社,2011.
[17] 郑黎明.人体解剖学[M].上海:复旦大学出版社,2008.
[18] 江会勇,车向新.人体形态学实验教程[M].北京:科学出版社,2011.
[19] 吴先国.人体解剖学[M].4版. 北京:人民卫生出版社,2009.
[20] 舒先涛.英汉对照人体解剖学简明图谱[M].武汉:湖北科学技术出版社,2004.
[21] 牟兆新,申社林.人体解剖学与组织胚胎学[M].北京:高等教育出版社,2006.
[22] 臧卫东,贺生,申社林.人体解剖学[M].3版.郑州:郑州大学出版社,2009.
[23] 申社林,王玉孝,熊水香.正常人体形态结构[M].武汉:华中科技大学出版社,2010.
[24] 赵凤臣.人体结构与功能[M].郑州:郑州大学出版社,2003.
[25] 李炳宪.正常人体结构[M].郑州:河南科学技术出版社,2008.
[26] 宋永春.正常人体学基础(上册)[M].北京:科学出版社,2003.
[27] 王之一.正常人体学基础(下册)[M].北京:科学出版社,2003.
[28] 王之一.解剖组胚学(上册)[M].北京:科学出版社,2003.
[29] 李根源.解剖组胚学(下册)[M].北京:科学出版社,2003.

[30] 王滨，甘泉涌. 解剖组胚学（上册）[M]. 北京：科学出版社，2003.
[31] 甘泉涌，王滨. 解剖组胚学（下册）[M]. 北京：科学出版社，2003.

本书写作过程中使用了部分图片，在此向这些图片的版权所有人表示诚挚的谢意！由于客观原因，我们无法联系到您。请相关版权所有人与出版社联系，出版社将按照国家相关规定和行业标准支付稿酬。

联系电话：13971594703　联系人：居颖